Michael Wipp, Peter Sausen, Dirk Lorscheider

Der Regelkreis der Einsatzplanung

Dienstpläne sicher und effizient erstellen

Die erste Ausgabe von „Der Regelkreis der Einsatzplanung" wurde
von Michael Wipp und Wolfgang Wagner geschrieben.
Dem für die aktuelle Ausgabe von 2012 nicht mehr aktiven Autor
Wolfgang Wagner dankt der Verlag herzlich für sein Engagement.

Bibliografische Information der Deutschen Nationalbibliothek

Die Deutsche Bibliothek verzeichnet diese Publikation in der Deutschen Nationalbibliografie; detaillierte bibliografische Daten sind im Internet über http://dnb.d-nb.de abrufbar.

Sämtliche Angaben und Darstellungen in diesem Buch entsprechen dem aktuellen Stand des Wissens und sind bestmöglich aufbereitet.

Der Verlag und der Autor können jedoch trotzdem keine Haftung für Schäden übernehmen, die im Zusammenhang mit Inhalten dieses Buches entstehen.

© VINCENTZ NETWORK, Hannover 2012

Besuchen Sie uns im Internet: www.altenpflege.vincentz.net

Satz: Jürgen Rohrßen, Hannover
Druck: Mundschenk Druck- und Verlagsgesellschaft mbH, Soltau

ISBN 3-86630-184-7
    978-3-86630-184-9

Michael Wipp, Peter Sausen, Dirk Lorscheider

Der Regelkreis der Einsatzplanung

Dienstpläne sicher und effizient erstellen

VINCENTZ NETWORK

Vorwort

Der Regelkreis der Einsatzplanung ist ein in der Praxis bewährtes Handbuch für Dienstplanende, welches jetzt in einer zweiten Auflage mit deutlich erweiterten Inhalten vorliegt. Auch die Autoren sind nicht mehr die gleichen wie bei der ersten Auflage. Wie in allen Bereichen des Arbeitens in der Pflege nehmen juristische Anforderungen einen immer größeren Raum ein. Vor diesem Hintergrund ist neu im „Regelkreis-Team 2" Rechtsanwalt und Fachanwalt für Arbeitsrecht Peter Sausen. Neu im Team ist außerdem Dirk Lorscheider, geblieben aus dem ersten Team ist Michael Wipp. Alle drei Autoren sind mit den täglichen Anforderungen aus der Dienst- und Einsatzplanung bestens vertraut

Was ist neu im Regelkreis-Buch? Bei der Überarbeitung wurde die in ihrer Grundstruktur über Jahre bewährte „Regelkreis-Systematik" nicht nur beibehalten, sondern durch eine Vielzahl nachvollziehbarer Umsetzungsbeispiele erweitert und um gänzlich neue Kapitel zum Praxistransfer ergänzt. Selbstverständlich sind alle Kapitel den aktuellen Anforderungen angepasst worden und um zahlreiche Beispiele, Berechnungsmethoden und Umsetzungshilfen ergänzt. Somit können sich jetzt Dienstplanungsanfänger schnell in die Thematik einfinden. Aber auch Dienstplanprofis, die ihre über Jahre bewährte Planung möglicherweise durch eine nettoarbeitszeitbasierte Planung optimieren oder/und möglicherweise um eine Fehlzeitenstatistik erweitern möchten, finden Antworten auf ihre Fragen. Das Buch beginnt mit allgemeinen Grundlagen zur Dienstplanung sowie wichtigen rechtlichen Hinweisen in Teil I und setzt den Regelkreis der Einsatzplanung Schritt für Schritt in Teil II um. Es können durchaus auch einzelne Kapitel betrachtet werden; Querverweise erlauben das Nachschlagen an anderer Stelle.

Neu ist beispielsweise die komplette Schrittfolge vom „Pflegeschlüssel zur Dienstplanbesetzung", die anhand einer beispielhaften Pflegeeinrichtung herunter gebrochen wird bis auf die Wohnbereiche sowie eine Rechtssprechungssammlung zu der Thematik der Dienstplanung. Ebenso werden unmittelbar zu jedem einzelnen Kapitel die wesentlichen rechtlichen Fragestellungen direkt angesprochen. Beispiele zur Lösung komplexer Aufgaben wie die der Ermittlung von Sollarbeitszeiten, der Anrechnung von Fortbildung und Krankheit im Dienstplan oder der Umstellung Winter/Sommerzeit etc. finden sich in dem Praxishandbuch jetzt wieder. Einzigartig in dieser Form ist auch die ausführliche Darstellung, Anwendung und Umsetzung der Pflegeschlüssel der einzelnen Bundesländer.

Mit dem Anspruch, in diesem Buch alle in der Dienstplanung wichtigen Zusammenhänge darzustellen und alle dabei entstehenden Fragen zu beantworten, ist ein Buch entstanden, das sich den Charakter „Standardwerk" verdienen will.

Wie schon bei der ersten Auflage – die Macher sind gefragt!

Die Pflege braucht Sie und wir freuen uns, wenn Ihnen unsere Ausführungen dabei helfen. Die Dienstplanung mit professionellem Engagement anzugehen ist unumgänglich und wird Ihnen mit dieser Arbeitsgrundlage gelingen.

Wipp, Sausen, Lorscheider
2012

TEIL I

Grundlagen und Arbeitsrecht

Grundsätzliches zur Verfügbarkeit von Arbeitszeiten

Arbeitsrechtliche Grundbetrachtung

1. Grundsätzliches zur Verfügbarkeit von Arbeitszeiten

1.1 Brutto- und Netto-verfügbare Arbeitszeiten

KAPITELMERKSÄTZE

- Die gesamte wöchentliche Arbeitszeit – als im Arbeitsvertrag vereinbarte Arbeitszeit eines Mitarbeiters – kann auch als Brutto-Arbeitszeit bezeichnet werden.
- Davon darf lediglich der Netto-Arbeitszeitanteil für die Pflegearbeit eingeplant werden.

Eine der grundsätzlichen Voraussetzungen für das Gelingen der Dienstplanung in stationären Einrichtungen ist, die verfügbaren – also planbaren – Arbeitszeitanteile zu kennen. Die arbeitsvertraglichen Regelungen in Bezug auf die Arbeitszeit weisen heute noch in aller Regel innerhalb der Arbeitsverträge die wöchentliche Arbeitszeit als Grundlage der vertraglichen arbeitszeitlichen Leistungsverpflichtungen zwischen Mitarbeiter und Arbeitgeber aus.

Die im Arbeitsvertrag beschriebene wöchentliche Arbeitszeit setzt sich aus verschiedenen Anteilen zusammen, welche überwiegend der unmittelbaren Tätigkeit im Betrieb zugute kommen sollen, gleichzeitig aber Anteile enthalten, die der Erhaltung der Arbeitskraft und damit der Erholung des Mitarbeiters dienen (Urlaub), andererseits aber auch dabei helfen, dessen Fachwissen auf dem aktuellen Stand zu halten (Anteile seitens des Arbeitgebers zur Fortbildung). Darüber hinaus sind aber auch weitere Abwesenheitszeiten wie zum Beispiel für Krankheit, Mutterschutz, Kur etc. zu berücksichtigen.

Das Wissen um diese Arbeitszeitbestandteile führt zu der Fragestellung, wie hoch derjenige Anteil an arbeitsvertraglicher vereinbarter Arbeitszeit ist, welcher unmittelbar für die Tätigkeiten im Betrieb eingesetzt werden kann. Dieses Zeitkontingent darf dann für die Dienstplangestaltung herangezogen werden. Die Gefahr, dass man – aufgrund der Überlegung, dass die für die Pflege zur Verfügung stehenden Zeitkontingente ohnehin zu knapp sind – die eben genannten Zeitanteile aus der gesamten Brutto-Arbeitszeit mit für Pflegetätigkeiten (aus falsch verstandener Verantwortung heraus) einsetzt, ist groß. Dabei wird allerdings die Quadratur des Kreises versucht. Und dieser Versuch kann nur scheitern – wie dies vermieden werden kann, wird im Folgenden beschrieben, weil die Abgrenzung zwischen planbaren (dispositionsfähigen) und nicht planbaren Arbeitszeitbestandteilen überhaupt die wesent-

Der Regelkreis der Einsatzplanung • Wipp/Sausen/Lorscheider
© Vincentz Network GmbH & Co. KG Hannover 2011 • ISBN 978-3-86630-184-9

liche Grundlage für eine kontinuierliche und verlässliche Dienstplanung darstellt.

> **Definition**
>
> Netto-Arbeitszeit ist die um die durchschnittlichen statistischen/tatsächlichen Ausfallzeiten infolge von Krankheit, Urlaub, Fortbildungen etc. reduzierte vertraglich geschuldete Arbeitszeit. Lediglich die Netto-Arbeitszeit der Mitarbeiter steht für die direkte und indirekte Pflege zur Verfügung. (siehe Schaubilder 1.1.1 und 1.1.2, Teil I)

Viele Einrichtungen kalkulieren intern auf Basis der geltenden Wochenarbeitszeiten mit einer sog. Jahres-Netto-Arbeitszeit. Der Einfachheit halber soll hier von einer festen Bezugsgröße der Jahres-Netto-Arbeitszeit ausgegangen werden. Das ist insofern von großer Bedeutung, weil diese Jahres-Netto-Arbeitszeit letztendlich das Verständnis für die Differenz zwischen der Brutto- und der Netto-Arbeitszeit aufzeigt und gleichzeitig sehr häufig gedankliche Planungsfehler offenbart. Dies vor dem Hintergrund, dass nicht die Brutto-Arbeitszeit, sondern die Netto-verfügbare Arbeitszeit die Planungsgröße für die unmittelbare Dienstplanung darstellen muss.

Am einfachsten und nachvollziehbar lässt sich die Verfügbarkeit von Brutto- und Netto-Arbeitszeit mit dem eigenen Gehalt vergleichen. Fragestellung: Wird das Netto- oder das Bruttogehalt auf das Konto des Mitarbeiters überwiesen? Möglicherweise gibt es Monate, in denen mancher mehr Geld ausgibt, als sein Nettogehalt grundsätzlich ermöglicht. Das mag einige Zeit gut gehen – das dicke Ende kommt nach. Bei der Arbeitszeit spielt sich analog das gleiche ab: Wird über den Dienstplan ständig versucht die Brutto-Arbeitszeit zu verplanen, so äußert sich das in Form von

- einer massiven Überstundenanhäufung und
- der erheblichen Ansammlung von Urlaubsbeständen.

Beides zusammen sind Indizien für eine verfehlte Dienstplangestaltung, welche auf der Brutto-Arbeitszeit basiert; sofern ursächlich beispielsweise nicht vorübergehend unbesetzte Stellen dazu geführt haben.

Schaubild 1.1.1, Teil I zeigt in Form von 2 Säulen in der Gegenüberstellung die Brutto-Jahresarbeitszeit und den darin enthaltenen (überwiegenden) Anteil an Netto-Arbeitszeit in einer vereinfachten Berechnungsgrundlage (= größere linke Säule).

Teil I Grundlagen und Arbeitsrecht

Diese Jahres-Netto-Arbeitszeit teilt sich wiederum auf in
die direkte und indirekte Pflegezeit (= kleinere rechte Säule).

Im Schaubild ist ein Verhältnis der Brutto- zur Netto-verfügbaren Arbeitszeit mit
einer prozentualen Verteilung von 80 zu 20 Prozent angenommen. Diese Werte
basieren auf einer Vielzahl von Erhebungen. Das Schaubild 1.1.2 differenziert weiter wie sich die durchschnittlich 20 Prozent Ausfallzeit (= Urlaub, Fortbildung,
Krankheit) wiederum untergliedern.

Vorsicht: Für den ca. 20-prozentigen Anteil, der von der Brutto-Arbeitszeit
abgeht, gibt es keine allgemeingültigen inhaltlichen Festlegungen. Aus diesem
Grund ist es von erheblicher Bedeutung, diese Größe inhaltlich einrichtungsintern zu definieren. In der Regel zählen die nachfolgenden Parameter dazu:
Urlaub, Krankheit, Fortbildung etc. Die hier definierten Inhalte dürfen nicht
nochmals in die hausinterne Definition der indirekten Pflegezeiten mit einfließen,

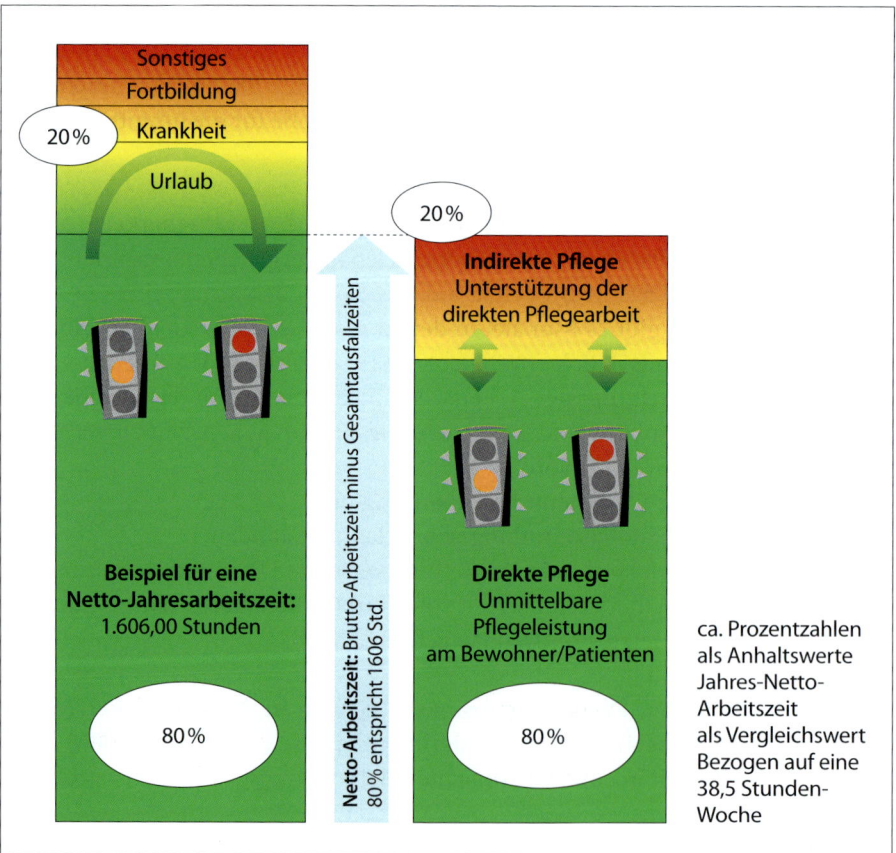

Schaubild 1.1.1: Brutto- und Netto-verfügbare Arbeitszeiten – jahresbezogen

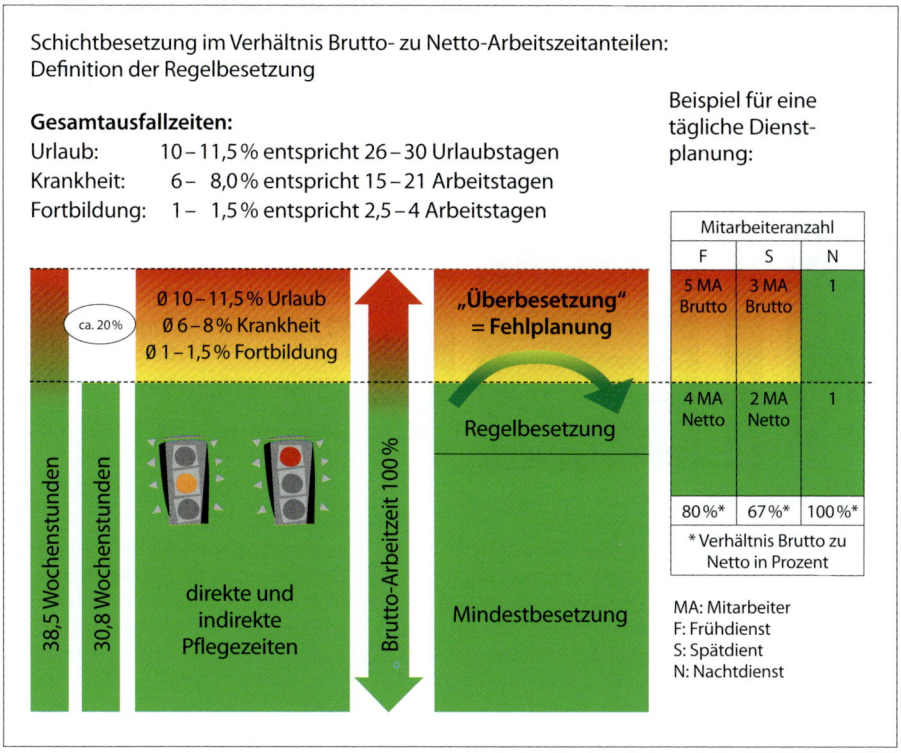

Schaubild 1.1.2: Brutto- und Netto-verfügbare Arbeitszeiten – wochenbezogen

weil dies ansonsten zu einer doppelten Bewertung führen würde. Wie eine Ausfallstatistik auch ohne EDV mit einfachen Mitteln erstellt werden kann, ist in Kap. 4.1 von Teil II beschrieben.

Das Schaubild 1.1.2 zeigt mit der Säule mittig im Schaubild innerhalb des Übergangs vom grünen Netto – in den gelben Brutto-Arbeitszeitbereich einen gebogenen Pfeil, welcher vom grünen Bereich über den gelben in den grünen zurückfließt. Damit ist ein kurzfristiges Überschreiten der Netto-Arbeitszeitanteile mit „Anleihen" im „20 Prozent-Bereich" dargestellt.

Geschieht dies jedoch kontinuierlich ist eine typische Situation dramatischer Dienstplanung dargestellt: Derjenige, der die Dienstplanung durchführt, muss sich im Rahmen der von ihm durchgeführten Dienstplanung darüber bewusst sein, ob er sich im roten, im gelben oder im grünen Bereich bewegt. Gelegentliche begründete Ausnahmen mit „Anleihen" im gelben oder roten Bereich in Zeiten besonderer Anforderungssituationen und der gleichzeitigen Abwesenheit von Urlaub oder bei nicht Vorhandensein von Überstunden sind unproblematisch. Diese Anleihe muss aber eine Ausnahme bleiben und darf keinesfalls zur Gewohnheit werden. Eine ständige Planung innerhalb des gelben und roten

Teil I Grundlagen und Arbeitsrecht

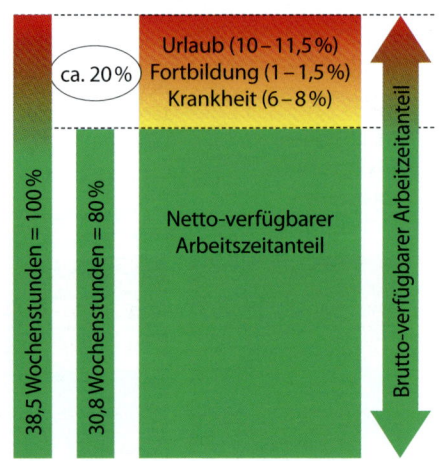

Beispiel Basis 38,5 Std. Woche
mit 4-Wochen-Dienstplan

Team mit 10,25 VK-Stellen
und einerDifferenz der Brutto- zu
Netto-Arbeitszeiten

10,25 VZK x 7,7 Std. x 4 Wochen
= 315,7 Stunden in 4 Wochen;
entspricht 30 U Tage

= 2 Mitarbeiter a 15 Tage a Ø 7 Std.
+ 15 Krank-/Fortbildungstage Ø 7 Std.
ohne die Regelbesetzung zu gefährden!

Auf das Jahr bezogen:
315,7 Std. x 13 (= 52 Wochen/4)
= 4104,1 Stunden !

Auf den ersten Blick erscheint eine Differenz von 7,7 Stunden zwischen der Brutto- und der Netto-Arbeitszeit/Mitarbeiter wenig. Betrachtet man diese bezogen auf alle Mitarbeiter eines Teams und beispielsweise ein Jahr ist sehr schnell zu erkennen, warum Fehlplanungen auf Basis der Brutto-Arbeitszeiten zu exorbitanten Anhäufungen von Überstunden und hohen (Rest)-Urlaubsbeständen führen können. Und in diesem Beispiel ist nur ein Team hochgerechnet.

Schaubild 1.1.3: Beispiel zur Dimension der Differenz zwischen Netto- und Brutto-Arbeitszeiten

Bereichs zieht zwangsweise das kontinuierliche Ansteigen von Überstunden und Urlaubsbeständen nach sich, weil sich die Planung in einem Bereich befindet, welcher – wie bereits beschrieben – vertraglich (Arbeitsverträge Mitarbeiter und Leistungsverträge mit den Kostenträgern) gar nicht für die Einsatzplanung vorgesehen ist.

Überstunden/Mehrarbeit: Definitionen und Abgrenzung

Unter **Überstunden** im hier verwendeten Sinne ist die Arbeitszeit zu verstehen, die der Mitarbeiter über die für sein Arbeitsverhältnis individuell geltende Arbeitszeit hinaus arbeitet. Maßstab des Vergleichs ist die Arbeitszeit, wie sie für den Mitarbeiter durch Arbeitsvertrag, anwendbaren Tarifvertrag oder aber eine Betriebsvereinbarung geregelt ist.

Beispiel „Überstunden"
Mitarbeiterin A hat eine feste monatliche Arbeitszeit von 168 Stunden. Arbeitet sie in einem Monat gemäß Dienstplan 174 Stunden, hat sie 6 Überstunden geleistet.

Von Überstunden ist die sogenannte **Mehrarbeit** im hier verwendeten Sinne begrifflich zu unterscheiden. Als Mehrarbeit wird ein Überschreiten der allgemeinen gesetzlichen Arbeitszeitgrenzen (gem. § 3 ArbZG regelmäßig 8 Stunden am Werktag), insbesondere der Grenzen des Arbeitszeitgesetzes bezeichnet. Teilzeitbeschäftigte können so beispielsweise in erheblichem Umfang Überstunden leisten, ohne dass es sich dabei um Mehrarbeit im Sinne des Arbeitszeitgesetzes handelt.

Beispiel „Mehrarbeit"
Mitarbeiterin A leistet in einer Schicht 9 Arbeitsstunden und damit 1 Stunde mehr, als die 8 Stunden regelmäßige werktägliche Höchstarbeitszeit des § 3 Abs. 1 Satz 1 ArbZG.
    ACHTUNG! Tarifverträge und AVR verwenden abweichende Definitionen von Überstunden und Mehrarbeit.

„Plus-"/„Minusstunden": Definitionen
Plusstunden sind die positive Differenz, **Minusstunden** sind die negative Differenz zwischen der in einem vereinbarten Referenzzeitraum geleisteten Ist-Arbeitszeit und der vertraglich geschuldeten Soll-Arbeitszeit.

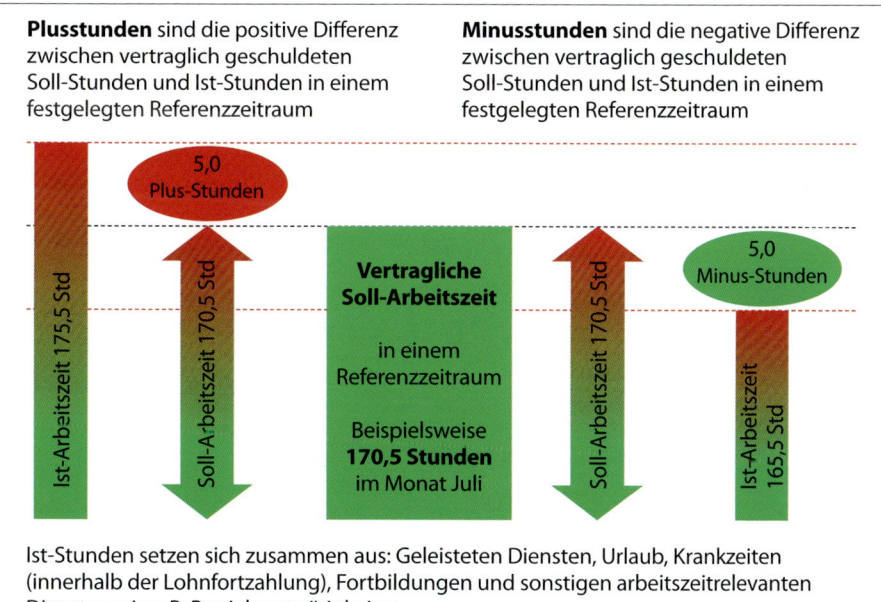

Plusstunden sind die positive Differenz zwischen vertraglich geschuldeten Soll-Stunden und Ist-Stunden in einem festgelegten Referenzzeitraum

Minusstunden sind die negative Differenz zwischen vertraglich geschuldeten Soll-Stunden und Ist-Stunden in einem festgelegten Referenzzeitraum

5,0 Plus-Stunden

5,0 Minus-Stunden

Ist-Arbeitszeit 175,5 Std

Soll-Arbeitszeit 170,5 Std

Vertragliche Soll-Arbeitszeit

in einem Referenzzeitraum

Beispielsweise
170,5 Stunden
im Monat Juli

Soll-Arbeitszeit 170,5 Std

Ist-Arbeitszeit 165,5 Std

Ist-Stunden setzen sich zusammen aus: Geleisteten Diensten, Urlaub, Krankzeiten (innerhalb der Lohnfortzahlung), Fortbildungen und sonstigen arbeitszeitrelevanten Diensten wie z. B. Betriebsratstätigkeiten

Schaubild 1.1.4: Definition Plus-/Minusstunden

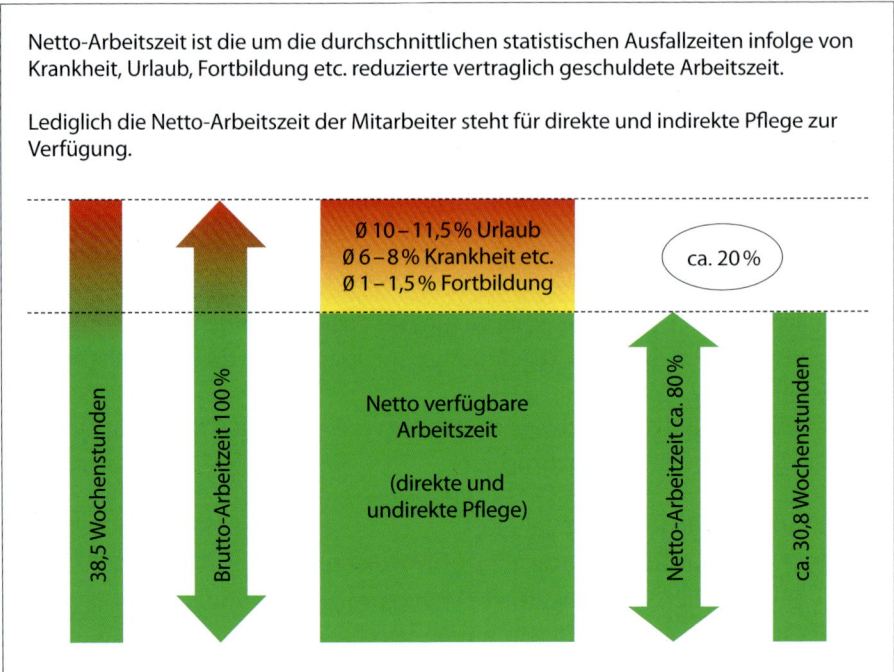

Netto-Arbeitszeit ist die um die durchschnittlichen statistischen Ausfallzeiten infolge von Krankheit, Urlaub, Fortbildung etc. reduzierte vertraglich geschuldete Arbeitszeit.

Lediglich die Netto-Arbeitszeit der Mitarbeiter steht für direkte und indirekte Pflege zur Verfügung.

Ø 10 – 11,5 % Urlaub
Ø 6 – 8 % Krankheit etc.
Ø 1 – 1,5 % Fortbildung

ca. 20 %

38,5 Wochenstunden

Brutto-Arbeitzeit 100 %

Netto verfügbare Arbeitszeit

(direkte und undirekte Pflege)

Netto-Arbeitzeit ca. 80 %

ca. 30,8 Wochenstunden

Schaubild 1.1.5: Definition Netto-Arbeitszeiten

Beispiel „Plus-"/„Minusstunden"

Mitarbeiterinnen A und B haben im Monat August eine Soll-Arbeitszeit von jeweils 170,5 Stunden. Während Mitarbeiterin A am Ende des Monats 165,5 Ist-Stunden geleistet hat, kommt Mitarbeiterin B auf 176,0 Ist-Stunden. Dem Arbeitszeitkonto der Mitarbeiterin A werden 5 Minusstunden belastet, wohingegen dem Arbeitszeitkonto der Mitarbeiterin B 5,5 Plusstunden gutgeschrieben werden.

	Netto-arbeitszeitbasierte Dienstplanung hat zur Folge	Finde ich gut- finde ich nicht gut.			Brutto-arbeitszeitbasierte Dienstplanung hat zur Folge	Finde ich gut- finde ich nicht gut.	
O	Regelmäßige Bewohner- versorgung gewährleistet	☐ ja	☐ nein	O	Regelmäßige Bewoh- nerversorgung nur begrenzt gewährleistet	☐ ja	☐ nein
O	Einspringen deutlich reduziert/ Kontinuität f. Mitarbeiter	☐ ja	☐ nein	O	Häufiges Einspringen/ Keine Kontinuität der Dienst-Tage	☐ ja	☐ nein
O	Regelmäßig freie Tage	☐ ja	☐ nein	O	Unregelmäßig freie Tage	☐ ja	☐ nein
O	Planung von Urlaubstagen deutlich leichter	☐ ja	☐ nein	O	Planung von Urlaubstagen deutlich erschwert	☐ ja	☐ nein
O	Gleichbleibende Pflege wg. gleich bleibender Besetzung	☐ ja	☐ nein	O	Ungleichmäßige Leistungserbringung in Folge ungleichmäßiger Besetzung	☐ ja	☐ nein
O	Zeitreserven für zusätzliche Aufgaben	☐ ja	☐ nein	O	Keine Zeitreserven – jede Zusatztätigkeit wird zur Überstunde	☐ ja	☐ nein
O	Das Auftreten von Minusstunden	☐ ja	☐ nein	O	Das Auftreten von Überstunden	☐ ja	☐ nein
O	Möglicherweise weniger freie Tage b. gleich blei- bendem Stundenumfang	☐ ja	☐ nein	O	Möglicherweise mehr freie Tage	☐ ja	☐ nein
O	Wirtschaftliche Sicherheit garant. Arbeitsplatz	☐ ja	☐ nein	O	Mögliche wirtschaftliche Risiken	☐ ja	☐ nein
O	Kontinuierliche Arbeits- belastung	☐ ja	☐ nein	O	Ungleichmäßige Arbeits- belastung	☐ ja	☐ nein
O	Gleichbleibende Besetzung der Dienste	☐ ja	☐ nein	O	Ungleichmäßige Besetzung der Dienste	☐ ja	☐ nein
O	Geringere körperliche Belastung der Mitarbeiter durch gleichmäßige Besetzung der Dienste	☐ ja	☐ nein	O	Höhere körperliche Belastung der Mitarbeiter durch ungleichmäßige Besetzung der Dienste	☐ ja	☐ nein
Σ	Anzahl ja/nein			Σ	Anzahl ja/nein		

Schaubild 1.1.6: Checkliste Brutto-/Netto-arbeitszeitbasierte Dienstplanung

Teil I Grundlagen und Arbeitsrecht

17

FAZIT

- Die Kenntnis der Anteile der Brutto- und der Netto-Arbeitszeiten ist von erheblicher Bedeutung, um den eigenen Standpunkt innerhalb der Dienstplanung bewerten zu können. Dazu soll die „Ampelkonstellation" bildlich beitragen – befindet sich die Planungsgrundlagen für unsere Einsatzplanung im roten, gelben oder grünen Bereich?

- Inwieweit diese Planungsgrundlage der Netto-Arbeitszeit (= Soll Planung) auf Erfolgskontrolle (= Ist – Umsetzung) hin einrichtungsintern überprüft werden kann, wird in Kapitel 4 Abschnitt 1 beschrieben.

- Besteht eine einrichtungsinterne und arbeitsbereichsübergreifende Definition, was unter dem Begriff „Ausfallzeiten" inhaltlich zu berücksichtigen ist?

- Diese Definition ist erforderlich, um abklären zu können, welche Arbeitszeitanteile der verbleibenden Netto-Arbeitszeit jeweils der direkten und der indirekten Pflege zufließen. (Kap. 1.3, Teil I, Schaubild 1.3.2)

- Die einrichtungsinterne inhaltliche Definition der Ausfallzeiten ist auch deswegen von großer Bedeutung, weil nur dann externe Vergleichszahlen zur Beurteilung des eigenen Standortes herangezogen werden können, wenn interne Regelungen nicht zu sehr von allgemein gebräuchlichen abweichen.

1.2 Definition der Regelbesetzung

KAPITELMERKSÄTZE

- Die Regelbesetzung im Dienstplan errechnet sich aus der gesamten wöchentlich verfügbaren Netto-Arbeitszeit aller Mitarbeiter des Arbeitsbereichs. Diese wird dienstplanmäßig auf die einzelnen Wochentage verteilt.

Das Schaubild 1.1.2 zeigt das Verhältnis von Jahres-Brutto- und Jahres-Netto-Arbeitszeit auf die Arbeitswoche herunter gebrochen. Die hier beschriebenen Ausführungen auf die Woche sollen Vorrang haben, weil die Umsetzung von Jahresarbeitszeiten in der Praxis der stationären Altenhilfe eine eher untergeordnete Rolle spielt. Die Farbgebung der Schaubilder bezieht sich wieder auf die Ampelkonstellation.

Wird das Beispiel mit der ca. 20-prozentigen Gesamtausfallzeit weiterverfolgt, stellt die 80 Prozent Marke die Regelbesetzung der Einrichtung bezogen auf die vertragliche zugrunde gelegte Bewohnerstruktur nach Pflegestufen dar. Diese wird anhand eines Dienstplanbesetzungsprofils optisch dargestellt (Kap. 2.1, Teil II). Auch hier darf es zu den bereits genannten Zeiten kurzfristige zeitliche Anleihen im gelben bis roten Bereich geben (= „20 Prozent Bereich"). Wenn dies allerdings zur Regel wird, ergeben sich daraus die nachfolgend genannten Problemkonstellationen.

Das Schaubild 1.1.2 zeigt es: Basiert die Einsatzplanung auf einer Brutto-Schichtbesetzung von 5 Mitarbeitern im Frühdienst kann diese Besetzung auf Dauer nicht gehalten werden, weil dies kalkulatorisch weder in den Pflegeschlüsseln (= Bruttozeitwerte einschließlich Urlaub etc.) noch in den Arbeitsverträgen der Mitarbeiter (= Wochenarbeitszeit sind Bruttozeitkontingente einschließlich Urlaub etc.) vorgesehen ist. Dieser Sachverhalt macht keinesfalls eine Aussage dahingehend, ob die jeweilige Besetzung in der jeweiligen Situation ausreichend ist oder nicht. Es dreht sich hier lediglich darum, ob eine Besetzung im Interesse der Bewohner und Mitarbeiter bei gleicher Belegung des Wohnbereichs kontinuierlich zu halten ist oder nicht.

Der Versuch einer ständigen Einsatzplanung im gelben oder gar im roten Bereich entspricht einer Fehlplanung mit der Ausnahme, wenn es sich um vereinzelte und begründete Abweichungen beispielsweise zur Bewältigung besonderer kurzfristiger Arbeitsanforderungen handelt.

Teil I Grundlagen und Arbeitsrecht

Der Regelkreis der Einsatzplanung · Wipp/Sausen/Lorscheider
© Vincentz Network GmbH & Co. KG Hannover 2011 · ISBN 978-3-86630-184-9

Gravierend stellen sich die Folgen einer derartigen Fehlplanung dar:

- Aufbau von Überstunden,
- Anwachsen der Urlaubsbestände,
- ständiges Einspringen der Mitarbeiter wird erforderlich, weil eine unrealistische Besetzung geplant ist und alles unternommen wird, um diese Fehlplanung durchzuhalten.

Wird eine Einsatzplanung im roten Bereich gar als Regelsituation über einen längeren Zeitraum durchgeführt ist das Ergebnis fatal. Erfolgt dann die früher oder später immer unausweichliche Korrektur, erscheint es den Mitarbeitern, als würde eine Reduktion der Schichtbesetzungen erfolgen, was rein zahlenmäßig betrachtet auch zutrifft („Wir waren schon immer 5 im Frühdienst"). Dabei handelt es sich lediglich um eine Anpassung an die mit den Kostenträgern vertraglich vereinbarten Grundlagen. Die Anpassung einer verfehlten Dienstplanung an die vertragliche vereinbarte Planung kann niemals umgangen werden, stellt aber einen schmerzlichen Einschnitt in das bisherige System der „Überbesetzung" dar. Überbesetzung ist in diesem Verständnis die verplante Brutto-Arbeitszeit; die Regelbesetzung ist die Dienstplanung auf Basis der Netto-Arbeitszeit.

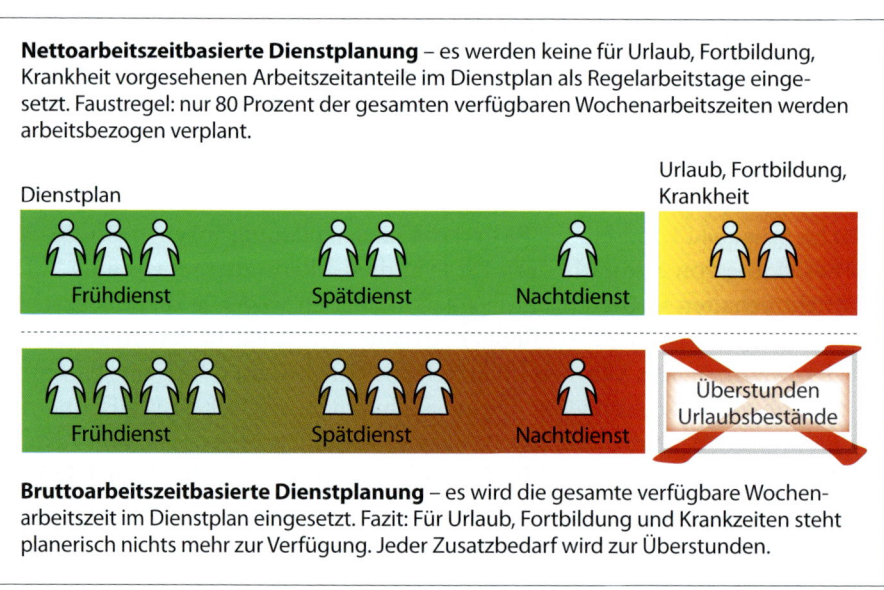

Nettoarbeitszeitbasierte Dienstplanung – es werden keine für Urlaub, Fortbildung, Krankheit vorgesehenen Arbeitszeitanteile im Dienstplan als Regelarbeitstage eingesetzt. Faustregel: nur 80 Prozent der gesamten verfügbaren Wochenarbeitszeiten werden arbeitsbezogen verplant.

Urlaub, Fortbildung, Krankheit

Dienstplan

Frühdienst · Spätdienst · Nachtdienst

Frühdienst · Spätdienst · Nachtdienst · Überstunden Urlaubsbestände

Bruttoarbeitszeitbasierte Dienstplanung – es wird die gesamte verfügbare Wochenarbeitszeit im Dienstplan eingesetzt. Fazit: Für Urlaub, Fortbildung und Krankzeiten steht planerisch nichts mehr zur Verfügung. Jeder Zusatzbedarf wird zur Überstunden.

Schaubild 1.2.1: Auswirkungen Brutto- und Netto-arbeitszeitbasierter Dienstplanung

Wird diese Anpassung nicht durchgeführt, ist die weitere Entwicklung noch viel problematischer. Eine Dienstplanung im gelben oder roten Bereich, kann wie beschrieben niemals kontinuierlich umgesetzt werden, weil darin Arbeitszeitanteile enthalten sind, welche schlichtweg nicht für die direkten und indirekten Pflegetätigkeiten zur Verfügung stehen. Spätestens mit zunehmender Urlaubszeit – welcher heute nahezu das gesamte Jahr abdeckt – muss diese (Fehl)- Besetzung nach unten korrigiert werden. Dazu kommen mehr oder weniger häufige Fehlzeiten in Folge von Krankheit, welche neben dem Urlaub zu einer (weiteren) Reduktion der Schichtbesetzungen führen. Zumindest nachvollziehbar ist der darauf folgende Rückschluss von manchen Mitarbeitern, dass eine ständige Unterbesetzung besteht. Dies aber nicht, weil zu wenige Mitarbeiter verfügbar sind (das lässt sich aus dieser Konstellation gar nicht erkennen), sondern weil die Dienstplanung massiv über ihre Verhältnisse gelebt hat und den Mitarbeitern zuvor infolge einer definitiven (Fehl-) Planung eine höhere Schichtbesetzung als Regelsituation vorgegaukelt hat.

Und das dicke Ende kommt wie beschrieben. Ob es dann edle Motive waren („die Besetzung reicht doch ansonsten nicht für eine gute Pflege") oder welche Gründe auch immer zu dieser Finalsituation geführt haben: Die Konsequenzen tragen leider oft nicht die dafür Verantwortlichen, sondern die Mitarbeiter. Entlassungen und/oder unüberlegte drastische Reduzierungen der Schichtbesetzungen sind häufige Folge der hier beschriebe Fehlplanung. Nicht selten entsteht dann unter dem Druck der Verhältnisse eine operative Hektik, anstelle einer frühzeitigen und zielgerichteten Überprüfung der Grundlagen, auf welchen die Dienstplanung vorgenommen worden ist. Nur, die erst genannten Reaktionen lösen fast nie das grundlegende Problem, sondern kaschieren es vorübergehend. Deswegen muss sich die Einsatzplanung immer an der Netto-verfügbaren Arbeitszeit orientieren. Eine Erhöhung der Regelbesetzung, welche auf der Netto-Arbeitszeit basiert, ist dann begrenzt möglich, wenn

- aktuell kein Urlaub geplant und kein Abbau von bestehenden Urlaubstagen erforderlich ist und
- aktuell keine Überstunden bestehen, deren Abbau erforderlich ist.

Aber Vorsicht: Die Urlaubszeit wird beginnen und dann sind Arbeitszeitkontingente, welche zu dem Anteil Urlaub gehören, für direkte und/oder indirekte Pflegezeiten verplant. Dieser Gefahr muss sich der Dienstplanende bewusst sein.

Aus der Defensive in die Offensive. Der Nachteil bzw. der Vorteil liegt auf der Hand: Befindet sich der Dienstplanende in der Situation, dass er die Einsatzplanung auf Basis der Brutto-Arbeitszeit ansetzt, muss er seine Planung ständig nach unten korrigieren – das heißt: er agiert ständig aus der Defensive heraus und muss seine (Fehl)-Planung auch noch dahingehend verteidigen, weil er diese nicht einhalten kann. Eine groteske Situation! Könnte er es, wäre das in der Tat wirklich die Quadratur des Kreises.

Plant er dagegen wie hier beschrieben auf Basis der Netto-Arbeitszeit

- kann er beim Auftreten der beschriebenen Situation die Regelschichtbesetzung erhöhen,
- er befindet sich damit in der Rolle des Handelnden (Geberrolle),
- er hat aktiv das Handeln in der Hand und
- zugleich eine Arbeitszeitreserve innerhalb der Spanne der einrichtungsintern definierten Ausfallzeiten (= kalkulatorisch 20 Prozent).

Dies stellt aus Sicht der Autoren eine weitaus mehr erstrebenswerte Rolle dar, weil dabei nicht ständig auf verlorenem Posten wie bei einer Dienstplanung auf Basis der Brutto-Arbeitszeit gekämpft wird.

Die Negativ-Spirale dreht sich aber noch weiter nach unten!

Der Schluss dieser Fehlplanung kann aber noch weitaus massivere Konsequenzen für die Einrichtung haben. Dadurch, dass die „Fehl-geplante" Besetzung ständig aufgrund von Fehlzeiten wie Urlaub, Krankheit etc. zwangsweise reduziert werden muss, kann die Zusage der kontinuierlichen und vertragsgemäßen Leistung gegenüber den Vertragspartnern (zum Beispiel Bewohnern und Kostenträgern) nicht eingehalten werden.

Das heißt, dass diese Fehlplanung in der Summe dargestellt folgende Konsequenzen hat:

- Aufbau von Überstunden,
- Anhäufung von Urlaubsbeständen,
- verärgerte Mitarbeiter wegen ständigem Einspringen,
- verärgerte Bewohner und Angehörige wegen nicht Einhaltung von geplanten Regelleistungen wegen ständig notwendiger Besetzungsreduzierung,
- extreme Überziehung der wirtschaftlichen Planungsgrundlagen.

Eine negative Steigerung der hier beschriebenen Fehlplanung im gelben oder roten Bereich ist nur noch in der Form möglich und in der Praxis nicht selten vorkommend, dass die Brutto Arbeitszeit komplett verplant wird (zu 100 Prozent) und damit *jede einzelne Stunde* der Ausfallzeiten wie Urlaub, Krankheit, Dienstbesprechungen etc. – sofern zumindest nicht letztere Bestandteil der zu 100 Prozent verplanten Arbeitszeiten sind – zusätzlich über Zeitarbeit, GFBs, Mini-Jobs, Überstunden etc. kompensiert werden muss.

Damit laufen nicht nur die Kosten komplett aus dem Ruder, sondern der Versuch hier noch eine kontinuierliche Einsatzplanung auf der ohnehin verfehlten Basis einer Brutto-Arbeitszeit zu erhalten, gleicht dem Kampf von Don Quichote gegen die Windmühlen. Dieses Vorgehen ist aufgrund der beschriebenen Folgesymptomatik an Brisanz nicht mehr zu übertreffen.

Bezogen auf die mit der Brutto-Arbeitszeit gleichzusetzenden 100 Prozent werden in diesem Beispiel 120 Prozent Arbeitszeit verplant (= 100 Prozent für die direkte und die indirekte Pflege und zusätzlich 20 Prozent für die Anteile der Ausfallzeiten (Urlaub, Krankheit, Fortbildung).

		MA-Anzahl	1.	2.	3.	4.	5.	6.	7.	8.	9.	10.	11.
Netto-AZ	Frühdienst	1	F	F	F	F	F	F	F	F	F	F	F
		2	F	F	F	F	F	F	F	F	F	F	F
		3	F	F	F	F	F	F	F	F	F	F	F
		4	F	F	F	F	F	F	F	F	F	F	F
		5			F		F	F	F	F	F	F	F
		6											K
Netto-AZ	Spätdienst	7	S	S	S	S	S	S	S	S	S	S	S
		8	S	S	S	S	S	S	S	S	S	S	S
		9							S	S	S	S	S
Brutto-Anteile	Urlaub, Fortbildung, Krankheiten		👤	👤	👤	👤	👤	👤	👤	⊠	⊠	⊠	⊠
			👤	👤	👤	👤	👤	⊠	⊠	⊠	⊠	⊠	⊠

Schaubild 1.2.2: Auswirkungen einer Brutto-arbeitszeitbasierten Dienstplanung

Schaubild 1.2.2 zeigt die negativen Auswirkungen einer von der Netto auf die Brutto-Arbeitszeiten übergehenden Dienstplanung an einem konkreten Dienstplanbeispiel. In dem Zeitraum vom 1. – 4. des Monats sind im Frühdienst 4 und im Spätdienst 2 Mitarbeiter eingeplant. Im unteren Bildabschnitt ist zu sehen, dass 2 Mitarbeiter entweder in Urlaub, auf Fortbildung oder Krank sind. An der Besetzung 4 zu 2 der Nettobasierten Dienstplanung ändert sich dadurch nichts. Am 3. des Monats ist einmalig der Frühdienst aus besonderem Anlass um einen Mitarbeiter verstärkt besetzt worden, ohne dass daraus eine Regelsituation wird. Das ändert sich jedoch: Ab dem 5. des Monats wird jetzt der Frühdienst – bei gleichbleibender Mitarbeitzahl täglich um einen Dienst auf eine Besetzung mit 5 Mitarbeitern erhöht. Als unmittelbares Resultat daraus ist zu erkennen, dass im unteren Bildabschnitt sich die Möglichkeit für Mitarbeiter Urlaub einzuplanen, Fortbildung zu besuchen oder Krank zu sein, um 50 Prozent reduziert. Ab dem 7. des Monats wird ebenfalls eine Erhöhung der Besetzung im Spätdienst von 2 auf 3 Mitarbeiter durchgeführt. Damit sind de facto alle Erholungsphasen gestrichen; die Mitarbeiterüberforderung beginnt jetzt gnadenlos ihren Lauf zunehmen. Am 11. des Monats kollabiert das System der Dienstplanung: Es wird einer der 5 eingesetzten Mitarbeiter aus dem Frühdienst krank und es ist niemand mehr da, die überhöhte Besetzung auszugleichen. Ab dieser Stelle ist die völlig verfehlte Einsatzplanung höchstens noch kurze Zeit über „Geteilte Dienste" zu retten. Der endgültige Absturz steht unmittelbar bevor.

Bevor an dieser Stelle dann die emotional getriebene Geschichte von den sowieso zu wenigen Mitarbeitern als Entschuldigung angeführt wird, ist eines zu sagen: Der hier beschriebene Hintergrund hat seine Ursache ausschließlich in einer verfehlten Dienstplanung. Denn wenn die Besetzung nicht ausreicht, kann das nicht über den Dienstplan kompensiert werden. Wenn das möglich wäre, würden das alle ambulanten und stationären Dienste in Deutschland sofort durchführen.

Abweichungen von der Regelbesetzung (Unterbesetzung/ Personalengpass)

Abweichungen von der Regelbesetzung werden im alltäglichen Sprachgebrauch als Unterbesetzung oder Personalengpass bezeichnet. Für beide Begrifflichkeiten gibt es keine Legaldefinitionen. Ein dauerhaftes Unterschreiten der Regelbesetzung bzw. eine kontinuierliche Unterbesetzung wird langfristig eine negative Auswirkung auf die Leistungserbringung für die Bewohner und die Arbeitsleistung der Mitarbeiter haben. Dabei ist noch nichts über das Verschulden oder die möglichen Ursachen und Hintergründe ausgesagt. Gleichwohl ist das Feststellen einer Abweichung von der Regelbesetzung deswegen von zentraler Bedeutung, weil sich hier auch die Frage nach der vertragsgemäßen Leistungserbringung stellt. Die Unterbesetzung kann verschiedenste Ursachen haben und im Praxisalltag findet sich häufig eine ungünstige Konstellation mehrerer auslösender Faktoren wie zeitgleiche Fehlplanungen, Kündigungen, Fortbildung und Urlaub. Dies kann dann in Kombination mit hohen Fehlzeiten eskalieren.

Bei Gesprächen zum Thema Personalengpass und/oder Unterbesetzung sollten grundsätzlich neutrale Bewertungsmaßstäbe herangezogen werden. Die Meinung des einzelnen mag interessant, aber im Praxisalltag von untergeordneter Bedeutung sein, weil sich diese Thematik in endlosen hoch emotional geführten Diskussionen ergießt. Zielführend ist das keineswegs. Eine eindeutige Berechnungsgrundlage ist deswegen im Interesse von Mitarbeitern und Bewohnern von herausragender Bedeutung, weil es darum geht, ob unter Bezugnahme auf die gesetzlichen und vertraglichen Kriterien eine Unterschreitung der Besetzung auftritt, welche von außenstehenden Stellen (Gesetzgeber, Pflegekassen etc.) bei sachgerecht vorgenommener Umsetzung als „angemessen" angesehen wird. Inwieweit diese Besetzung ausreichend im Verständnis einer kundenorientierten Leistungserbringung ist, kann hier nicht Maßstab sein, sondern muss an anderer Stelle entschieden werden. Hier geht es um die objektiv messbare Arbeitsbelastung der Mitarbeiter. Dazu kommt, dass die Führungskraft neutrale Bewertungsmaßstäbe benötigt, um sich nicht von unterschiedlichen Interessengruppen einvernehmen zu lassen.

Definition Unterbesetzung

Von einer Unterbesetzung oder einem Personalengpass kann dann gesprochen werden, wenn eine (nicht nur kurzfristige) Unterschreitung der bereits beschriebenen Netto-verfügbaren Arbeitszeit (= Regelbesetzung) eintritt. Dabei muss die Übereinstimmung der vorgesehenen dienstplanmäßigen Besetzung mit der rechnerisch zugrunde gelegten Belegung beachtet werden. Bezugsgrößen stellen dabei die vertraglich vereinbarten Pflegeschlüssel in Verbindung mit der Bewohnerstruktur nach Pflegestufen dar oder anderer Vergleichswerte aus der Branche wie dem Budget oder anderen vereinbarten Grundlagen zur Personalbesetzung/Leistungserbringung. Dabei ist zu bedenken, dass es Mitarbeiter gibt, welche den Personalengpass als ständige reale Situation des Alltags erleben. Gerade diese Mitarbeiter sollten auch über die Hintergründe der Personalplanung und Berechnung informiert werden. Viele Mitarbeiter haben in diesem Punkt das Gefühl, die tägliche Besetzung der Dienste sei mehr oder weniger willkürlich von den Vorgesetzten festgesetzt. Dem kann nur durch Aufklärung entgegengewirkt werden. Nicht alle Mitarbeiter werden das nachvollziehen können oder wollen, aber die meisten. Den Autoren bleibt die Rückmeldung eines Mitarbeiters in Erinnerung, der nach einer derartigen Informationsveranstaltung sagte: „Mit dem, was ich erfahren habe, bin ich in der Sache nicht zufrieden, aber ich habe es verstanden und kann es jetzt nachvollziehen". Dieser Aspekt ist für das Wohlbefinden des Mitarbeiters am Arbeitsplatz wichtig, weil es hier um dessen subjektives Empfinden geht.

Eine nicht nur vorübergehende Unterbesetzung wird spätestens dann kritisch, wenn:

- ein längerer Zeitraum davon betroffen ist, in dessen Folge eine Leistungsminderung für die Kunden eintritt,
- planbare Fehlzeiten wie Urlaub nicht (mehr) aufgefangen werden können,
- tätigkeitsbezogene Defizite (Dekubiti etc.) infolge der Engpässe/Ausfälle zeitgleich auftreten ohne erkennbare andere Ursachen,
- eine nicht nur kurzfristige Nichterfüllung gesetzlicher „Dienstplanvorgaben" (= ArbZG, Nichteinhaltung von Ruhezeiten, Ersatzruhetage etc.) auftritt,
- eine Nichterfüllung vertraglicher Verpflichtungen auftritt (wie SGB V-Vorgaben; Fachkraftquote (Bundes-) HeimPersVO, Landesheimpersonalverordnungen etc.),

- Vergleichszahlen aus der Branche unterschritten werden (= quantitativer Leistungsabfall),
- ein kontinuierliches Unterschreiten der Netto-verfügbaren Arbeitszeit infolge auftritt.

Eine unregelmäßig vorkommende Unterbesetzung führt nicht automatisch zu einer defizitären Leistungserbringung i. S. d. § 115 SGB XI bzw. der entsprechenden Regelungen aus den Landesheimgesetzen, weil diese möglicherweise durch einen Mehreinsatz an Stunden aufgefangen wird. Das lässt sich im Dienstplan einfach nachprüfen. Dagegen muss eine Anhäufung diesbezüglicher Situationen zwingend eine Überprüfung der internen Planungsstrukturen nachsichziehen mit der Folge des ggf. notwendigen Einleitens von Korrekturmaßnahmen zur Vermeidung möglicher Wiederholungen in der Zukunft. Davon ausgenommen sind beispielsweise erkennbare und vorübergehende Einzelsituationen (z. B. Grippewelle, Norovirusinfektionsperioden).

Meistens werden Fehlzeiten beim Unterschreiten der Netto-verfügbaren Arbeitszeit (= Regelbesetzung, diejenige Arbeitszeit, welche vertraglich zu erbringen ist) kompensiert und durch ergänzende Maßnahmen (Einsatz von Aushilfen, Zeitarbeit, Überstunden etc.) aufgefangen. Das ist daran zu erkennen, dass zwar tatsächlich ein nachweisbarer Anstieg an Fehlzeiten da ist, dieser jedoch durch eingeleitete Maßnahmen in Bezug auf den Bewohner und dessen Leistungserbringung kompensiert wurde. In der Außenwirkung darf dieser Punkt bei der Diskussion um die Höhe von Fehlzeiten als Korrektiv in Bezug auf die Verlässlichkeit der Leistungserbringung nicht vergessen werden.

Berücksichtigung der Abwesenheitstage von Bewohnern und Bettenleerstand
Eine hausinterne Statistik, welche die Belegungstage sorgfältig ermittelt, stellt ein weiteres wichtiges Merkmal dar. Ist die Regelbesetzung vereinzelt unterschritten, sollte geprüft werden, ob infolge von
- Abwesenheitstagen von Bewohnern,
- dem Aufbau von Überstunden oder
- durch Bettenleerstand
eine Kompensation stattgefunden hat. Alle hier genannten Sachverhalte stellen indirekte „arbeitsentlastende" Maßnahmen dar. Der Aufbau von Überstunden, welcher zunächst eine erhöhte Arbeitsbelastung für den betroffenen Mitarbeiter auslöst, entlastet insofern, dass durch einen erhöhten Tagesstundeneinsatz die Arbeitsbelastung gleichermaßen für alle diensthabenden Mitarbeiter sinkt. Infolge auch dadurch, weil der Mehreinsatz an Stunden wieder in Form von freien Tagen ausgeglichen wird.

Folglich stellt sowohl die Unterbesetzung als auch der sich möglicherweise darauf aufbauende Personalengpass zwar eine möglicherweise subjektiv empfundene, auf jeden Fall aber rechnerisch zu ermittelnde Größe dar. Die Mitarbeiter mit Führungsverantwortung sind gehalten darauf zu achten, dass dieser unter Einhaltung der oben genannten Maßnahmen nicht eintritt. Und das ist möglich. Unumgängliche Voraussetzung dafür ist, die Dienst- und Einsatzplanung auf Basis der Netto-Arbeitszeit zu planen. Abweichungen davon müssen in der Tourenorganisation ambulanter Dienste gemacht werden, weil insbesondere bei kleinen ambulanten Diensten infolge von Nachfrageschwankungen eine netto-basierte Einsatzplanung wirtschaftlich nur begrenzt durchführbar ist. Somit gilt es hier ein besonderes Augenmerk auf die erforderlichen Erholungsphasen der Mitarbeiter zu richten.

FAZIT

- Die Dienstplanung muss die hausintern definierten Gesamtausfallzeiten mit einkalkulieren. Wird dies kontinuierlich beobachtet und die Regelbesetzung daran ausgerichtet, ist die Wahrscheinlichkeit einer gelingenden Dienstplangestaltung ohne den Aufbau von Überstunden und die regelmäßige Einplanung von Urlaub ohne (wesentliche) Einbrüche in den Schichtbesetzungen möglich.

Minusstunden sind die negative Differenz zwischen der in einem vereinbarten Referenzzeitraum geleisteten Ist-Arbeitszeit und der vertraglich geschuldeten Soll-Arbeitszeit.

Bei Urlaub und Krankheit im bestehenden Dienstplan greift das sogenannte Ausfallprinzip. Der Mitarbeiter ist so zu stellen, als habe er wie geplant gearbeitet. An die Stelle des Zeitwertes für den ausgefallenen Dienst tritt bspw. nicht eine durchschnittliche tägliche Arbeitszeit, was in Fällen von langen Diensten zu Minusstunden führen würde.

Bei konsequenter Umsetzung der Netto-Arbeitszeit-basierten Dienstplanung kann es dazu kommen, dass Minusstunden auftreten. Minusstunden sind für manche Mitarbeiter wie für den Teufel das Weihwasser. Überstunden sind nicht beliebt, aber eher anzustreben. Vermutlich wegen der psychologischen Seite: Man hat etwas auf der hohen Kante oder „ich werde gebraucht, das sieht man an meinen Überstunden". Warum dann aber diese Unruhe? Keiner bekommt bei Minusstunden ein entsprechend reduziertes Gehalt – dann wäre die Aufregung ja noch verständlich. In Branchen mit Saisonarbeit würden die dortigen Mitarbeiter sicherlich unsere Diskussionen nicht nachvollziehen können, zumal es sich ja nicht um hunderte von Minusstunden handelt.

Aber wie entstehen denn konkret Minusstunden?

Unter Bezugnahme auf die Definition können Minusstunden nur entstehen, wenn die geleisteten Dienste und die Zeitwerte für Urlaubstage, Krankheitstage und Fortbildungen in der Zeitsumme die anzusetzende Soll-Arbeitszeit unterschreiten. Wird beispielsweise das monatliche Soll-Stundenvolumen einer Vollzeitkraft in Höhe von 171,5 Stunden nicht vollständig mit Diensten und Fortbildungen verplant und das verbleibende Soll-Stundenvolumen auch nicht durch Urlaubstage oder Feizeitausgleich/Überstundenabbau aufgefüllt, entstehen im Umfang des verbleibenden Soll-Stundenvolumens Minusstunden.

Fragen an den Juristen

- *Was ist konkret unter Arbeitszeit zu verstehen?*
  Antwort: Arbeitszeit im Sinne des Arbeitszeitgesetzes (ArbZG) ist die Zeit vom Beginn bis zum Ende der Arbeit ohne die Ruhepausen (§ 2 Abs.1 ArbZG). Arbeitszeiten bei mehreren Arbeitgebern sind zusammenzurechnen! Aufgrund der Zusammenrechnung der Arbeitszeiten bei mehreren Arbeitgebern sollte der Arbeitgeber die Mitarbeiter arbeitsvertraglich verpflichten, jede Nebentätigkeit vor Aufnahme genehmigen zu lassen und anzuzeigen.

- *Ist Bereitschaftsdienst Arbeitszeit?*
  Antwort: Aus § 7 Abs1 Ziffer 1 a) Arbeitszeitgesetz folgt, dass Bereitschaftsdienst zur Arbeitszeit zählt. Diese erst seit 01.01.2004 im Arbeitzeitgesetz befindliche Regelung geht auf eine Entscheidung des Europäischen Gerichtshofs (EuGH) aus Oktober 2000 zurück. Der EuGH urteilte, dass die früher übliche Qualifikation des Bereitschaftsdienstes als grundsätzliche Ruhezeit, mit erst dann Berücksichtigung als Arbeitszeit, wenn tatsächliche Arbeitsleistung abgerufen wird, gegen Europäisches Recht (die Richtlinie 93/104/EG („Arbeitszeitrichtlinie") vom 23.11.1993) verstößt. Das Bundesarbeitsgericht hat sich in der Folge der Rechtsprechung des EuGH angeschlossen.

- *Was unterscheidet Arbeitsbereitschaft, Bereitschaftsdienst und Rufbereitschaft arbeitszeitrechtlich?*
  Antwort: Von **Arbeitsbereitschaft** spricht man, wenn sich der Mitarbeiter an seinem Arbeitsplatz aufhalten und von sich aus bei Bedarf jederzeit die Arbeit aufnehmen muss. Die in der Pflegepraxis so nicht anzutreffende Arbeitsbereitschaft ist Arbeitszeit im Sinne des Arbeitszeitgesetzes (ArbZG). Bei **Bereitschaftsdienst** muss sich der Mitarbeiter an einem vom Arbeitgeber bestimmten Ort mit der Pflicht zur unverzüglichen Arbeitsaufnahme der Arbeit bei Bedarf aufhalten. Auch Bereitschaftsdienst ist Arbeitszeit im Sinne des ArbZG. Während einer **Rufbereitschaft** kann sich der Mitarbeiter

Vertragliche Wochenarbeits-zeit	Brutto-Arbeits-zeit je VK/Jahr	Netto-Arbeitszeit je VK/Jahr	Netto-Arbeitszeit je VK/Monat	Netto-Arbeits-zeit je VK/Woche
	52,14 Wochen im Jahr			
	x Wochenar-beitszeit (gem. Arbeits-vertrag)	20 % Abzug für Erkrankung, Urlaub, Fortbil-dungen etc. bei der Brutto-Arbeits-zeit/Jahr		
38,5 Stunden/ Woche	= 2.007,4 Std. / Jahr	= 1.606,0 Std./Jahr (2007,4 Std. – 20 %)	= 133,83 Std./ Monat (1.606,0 Std./12 Monate)	= 30,80 Std./ Woche (1.606,0 Std./52,14 Wochen)
40,0 Stunden/ Woche	= 2.085,6 Std./ Jahr	= 1.668,5 Std./Jahr (2085,6 Std. – 20 %)	= 139,00 Std./ Monat (1.668,5 Std./12 Monate)	= 32,00 Std./ Woche (1.668,5 Std./52,14 Wochen)

Brutto- und Netto-Arbeitszeiten sind bei Leiharbeitnehmern identisch

	Vertrags-verhältnis	Jahres-Brutto-AZ	– Ausfall zeiten	= Jahres-Netto-AZ	Bewertung des Stellenanteils
38,50 Std./ Woche	Angestellter MA	2.007,4 Std.	20 %	1.606,0 Std.	1,00
40,00 Std./ Woche	Angestellter MA	2.085,6 Std.	20 %	1.668,5 Std.	1,04
38,50 Std./ Woche	Leiharbeit-nehmer	2.007,4 Std.	keine	2.007,4 Std.	1,20
40,00 Std./ Woche	Leiharbeit-nehmer	2.085,6 Std.	keine	2.085,6 Std.	1,25

Der zunehmende Mangel an Pflegefachkräften macht es verstärkt erforderlich, dass Träger auf Fachkräfte von Personalleasing-Firmen zurückgreifen müssen. Diese Mitarbeiter haben in der Einrichtung, in der sie eingesetzt werden, keine Fehlzeiten, da die Personalfirma verpflichtet ist, an Urlaubs- und Krankheitstagen anderes Personal bereitzustellen. Aufgrund dieser fehlenden Ausfallzeiten leistet „eine" Vollzeitkraft einer Personalleasingfirma im Heim effektiv mehr Arbeitszeit als ein fest angestellter Mitarbeiter.

Bei einer Soll-Arbeitszeit von 38,5 Std./Wo. beträgt der Unterschied zwischen der Jahres-Brutto-Arbeitszeit einer Vollzeitkraft von 2.007,4 Stunden (38,5 Std./Wo. x 52,14 Wochen/Jahr) und der Netto-Jahres-Arbeitszeit von 1.606,0 Stunden ca. 20 %. Ein Leiharbeitnehmer erbringt eine Brutto- = Netto-Jahres-Arbeitszeit von 2.007,4 Stunden. Damit zählt ein Leiharbeitnehmer ohne Ausfallzeiten bei einer 38,5 Std./Wo. wie eine 1,20 VK, bzw. bei einer 40,0 Std./Wo. 1,25 VK.

Schaubild 1.2.3: Übersicht Brutto- und Netto-verfügbare Arbeitszeiten

an einem von ihm selbst gewählten Ort aufhalten, muss aber seine Arbeit auf Abruf innerhalb einer festgelegten Zeit aufnehmen können. Die reine Rufbereitschaft ist keine Arbeitszeit im Sinne des ArbZG. Erst die Heranziehung zur Arbeit während der Rufbereitschaft zählt als Arbeitszeit.

■ *Sind Minusstunden zulässig?*
Antwort: Um dem flexiblen Arbeitskräfteeinsatz gerecht zu werden, sind in den Arbeitsverträgen der Pflegekräfte oder aber den anwendbaren Tarifverträgen regelmäßig Arbeitszeitkonten vereinbart. Die einfachste Variante eines solchen Arbeitszeitkontos ist die Vereinbarung einer „durchschnittlichen wöchentlichen Arbeitszeit" von xy Stunden, wobei der Durchschnitt in einem bestimmten (sogenannten) Ausgleichszeitraum – zumeist 12 Monate – erreicht sein muss. Damit können in einer Woche bedarfsgerecht mehr Stunden als der Durchschnitt (= Plusstunden) und in einer anderen Woche bedarfsgerecht weniger Stunden als der Durchschnitt (= Minusstunden) verplant werden. Ausgeklügelte und auf die jeweilige Einrichtung zugeschnittene Arbeitszeitkonten können in der Praxis ohne allzu großen Aufwand – auch gemeinsam mit den Mitarbeitern und deren Interessenvertretungen – entwickelt werden. (Siehe auch Kapitel 2.5, Teil I)

■ *Was passiert mit Minusstunden, wenn ein Mitarbeiter kündigt oder gekündigt wird und die Stunden nicht mehr bis zum Ablauf des Arbeitsverhältnisses in freien Tagen eingeplant werden können?*
Antwort: Bei einer wirksamen Regelung zum Ausgleich von Minusstunden bei Ausscheiden im Arbeitsvertrag, einem anwendbaren Tarifvertrag oder einer anwendbaren Betriebsvereinbarung können Minusstunden bis zur Grenze der Pfändungsfreigrenzen mit dem letzten Gehalt des Mitarbeiters verrechnet und darüber hinaus eine gesonderte Rückzahlung des überzahlten Entgelts vom Mitarbeiter gefordert werden. (Siehe auch Kapitel 2.5, Teil I)

■ *Welche Formulierung wäre von Vorteil in Arbeitsverträgen, wenn man mit Minusstunden arbeiten will?*
Antwort: Sofern nicht bereits eine anwendbare tarifvertragliche Regelung hierzu besteht, ist eine Vertragsklausel erforderlich, die Minusstunden im Rahmen eines Arbeitszeitkontos in einem angemessenen Umfang zulässt und zudem den Ausgleich von bestehenden Minusstunden bei Ausscheiden des Mitarbeiters durch diesen regelt. (Siehe Kapitel 2.5, Teil I)

■ *Muss ich als Dienstplanender den Betriebsrat informieren, wenn ich Minus-*
stunden plane oder was kann ich hier tun, um flexibel im Interesse der Bewoh-
ner handeln zu können?
Antwort: Die Verteilung der Arbeitszeit und damit die Erstellung und die
Änderung des Dienstplans bedarf der Zustimmung des Betriebsrates. So
auch das Planen von Minusstunden. Besondere Flexibilität ist bei kurzfristigen Dienstplanänderungen gefragt. Hier hilft eine Betriebsvereinbarung
mit dem Betriebsrat in der kurzfristig notwendige Dienstplanänderungen
von bspw. bis zu 3 Kalendertagen nicht der ausdrücklichen Zustimmung des
Betriebsrates bedürfen. **(Siehe Kapitel 2.5 und 2.9, Teil I)**

Teil I Grundlagen und Arbeitsrecht

1.3 Indirekte und direkte Pflegezeiten

KAPITELMERKSÄTZE

- Zur Abgrenzung von direkter zu indirekter Pflege ist eine Definition erforderlich.
- Es muss einrichtungsintern bekannt sein, wie sich der zeitliche Aufwand zwischen direkter und indirekter Pflege verhält: Anhaltswert 2/3 zu 1/3.
- Es sollte über eine Aufgabenzuordnung/Matrix geregelt sein, welche Qualifikationen für welche Anteile der indirekten Pflege zeitlich gebunden werden.

Die einrichtungsinterne Klärung der Fragestellung, welche Arbeitszeitanteile den Gesamtausfallzeiten zuzuordnen sind, ist die Voraussetzung dafür sich der nächsten Fragestellung zu widmen: der jeweiligen Anteile für die direkte und indirekte Pflege an der gesamten „verbleibenden" Netto-Arbeitszeit. Die Netto-Arbeitszeit wird häufig auch „Bruttopflegezeit" genannt, weil – wie der Begriff schon sagt – diese nicht umfassend für die unmittelbare Pflegearbeit zur Verfügung steht, sondern sich in Tätigkeiten der direkten und der indirekten Pflege weiter untergliedert.

Die Frage nach der Zuordnung von Tätigkeiten zu der direkten oder der indirekten Pflege hat insofern eine hohe Bedeutung, als sie zeigt, das die knappe Ressource Pflege-Arbeitszeit überwiegend dort auch ankommt, wo sie hin soll: bei dem Pflegebedürftigen.

Was ist unter direkter und indirekter Pflege zu verstehen?

Eine umfassende Recherche in der Fachliteratur führt zu dem Ergebnis, dass diese Begrifflichkeiten zwar ständig verwendet werden, aber keine bundesweit übertragbaren und allgemeingültigen Definitionen dazu vorhanden sind. Um aber eine Zuordnung von Arbeitsinhalten zu ermöglichen, bedarf es zunächst einer internen Definition. Aus diesem Grund verwenden wir die nachfolgenden Definitionen.

In der Fachliteratur ist der Begriff Pflege unterteilt in
- **Direkte Pflege** (entspricht dem häufig verwendeten Begriff der Grundpflege),
- **Mitarbeit bei ärztlicher Therapie und Diagnostik** (entspricht dem häufig verwendeten Begriff der Behandlungspflege),
- **Indirekte Pflege.**

Die Bezeichnung „Grundpflege" hält sich hartnäckig, wurde jedoch bereits 1993 damals vom Agnes-Karll-Institut als veraltet bezeichnet.

Der Regelkreis der Einsatzplanung • Wipp/Sausen/Lorscheider
© Vincentz Network GmbH & Co. KG Hannover 2011 • ISBN 978-3-86630-184-9

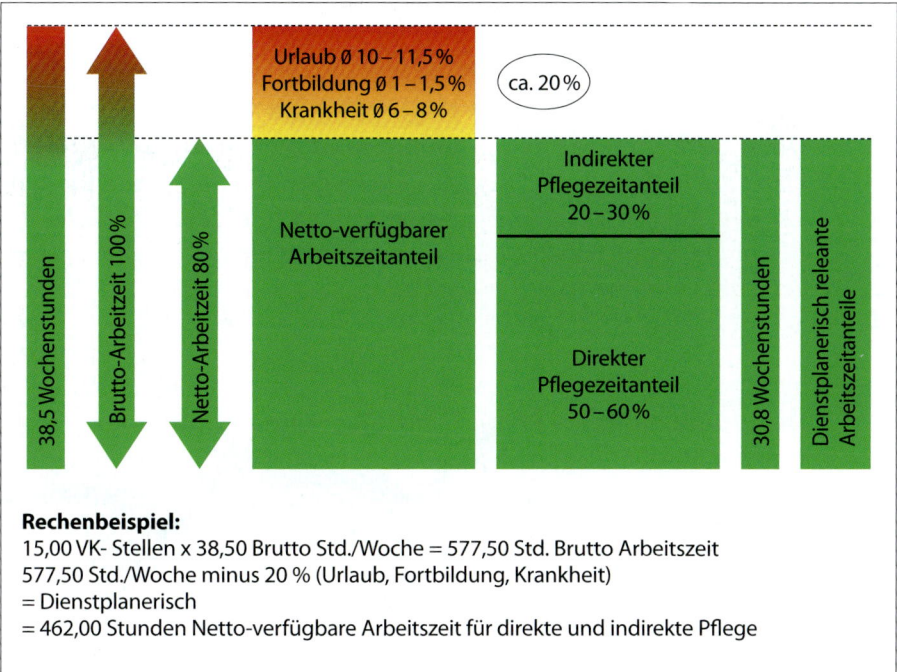

Rechenbeispiel:
15,00 VK- Stellen x 38,50 Brutto Std./Woche = 577,50 Std. Brutto Arbeitszeit
577,50 Std./Woche minus 20 % (Urlaub, Fortbildung, Krankheit)
= Dienstplanerisch
= 462,00 Stunden Netto-verfügbare Arbeitszeit für direkte und indirekte Pflege

Schaubild 1.3.1: Schematische Übersicht Brutto- zu Netto-Arbeitszeitanteilen und zu direkten
und indirekten Pflegearbeitszeitanteilen

Die Fachliteratur beschreibt die indirekte Pflege wie folgt: *Pflegemanagement, Pflegeorganisation, Pflegedokumentation, Praxisanleitung, Begleitung der Mitarbeiter, Kooperation mit anderen Berufsgruppen. Die indirekten Pflegeaufgaben haben Einfluss darauf, wie die Qualität der direkten pflegerischen Leistungen ist.*

In der Wingenfeld Studie „Grundlagen der Personalbemessung in vollstationären Pflegeeinrichtungen"; Juli 2010, ist Folgendes auf Seite 42 nachzulesen: *Es gibt allerdings keine einheitliche Definition von indirekter Pflege, und auch die verfügbaren Untersuchungsergebnisse weisen in dieser Hinsicht große Unterschiede auf (vgl. BMFSFJ 2005). Besonders die Frage der Zuordnung von hauswirtschaftlichen Tätigkeiten wird unterschiedlich beantwortet.*

Wingenfeld kommt zu dem Ergebnis, dass der durchschnittliche Anteil von mittelbar bewohnerbezogenen Maßnahmen 33 Prozent an der Arbeitszeit der für die Bewohnerversorgung zuständigen Mitarbeiter ausmacht. Das ist nahezu deckungsgleich mit den diesbezüglichen Ergebnissen der Saarländischen Pflegegesellschaft. Diese geht in ihrer Veröffentlichung vom 12.08.2010 von 33% der Bruttopflegezeit aus. Es zeigt sich jedoch auch hier wieder, wie wichtig es ist, die einzelnen Parameter zu betrachten, In den 33 Prozent von Wingenfeld sind Anteile enthalten, welche andere Veröffentlichungen wiederum nicht der indirekten Pflege zuordnen.

> **Definition: Direkte Pflege – unmittelbar und bewohnernah**
> Unter direkter Pflege und Betreuung verstehen wir Tätigkeiten, die direkt am und für den Bewohner geleistet werden und deren Wirkung dem Bewohner **unmittelbar** zugute kommt. Es handelt sich dabei überwiegend um bewohnernahe Tätigkeiten.

> **Definition: Indirekte Pflege – mittelbar und bewohnerfern**
> Unter indirekter Pflege und Betreuung verstehen wir Tätigkeiten, die Pflegebegleitend für den Bewohner geleistet werden oder erforderlich sind, um direkte Pflege und Betreuung zu unterstützen/zu ermöglichen und/oder zu organisieren. Sie haben in der Regel planerischen sowie organisatorischen Charakter. Die Wirkung dieser Tätigkeiten kommt dem Bewohner **mittelbar** zugute. Es handelt sich dabei überwiegend um bewohnerferne Tätigkeiten.

Bei dem Versuch dieser Definition geht es nicht darum, wissenschaftliche Untersuchungen durchführen zu wollen. Dennoch sollte die Bedeutung einer einrichtungsinternen Definition nicht unterschätzt werden, weil damit jederzeit belegt werden kann, welche Arbeitszeitanteile von der direkten bzw. der indirekten Pflege gebunden werden.

Es kann anhand dieser Zuordnungen jederzeit überprüft werden, ob die Verwendung der knappen Ressource Arbeitszeit

- im Verhältnis zwischen diesen beiden Aufteilungen sinnvoll ist,
- ob Tätigkeiten, welche einen massiven und in Bezug auf das Ergebnis umfassenden Zeiteinsatz binden, nicht anderweitig geregelt werden müssen.

Allein diese mit einfachen Mitteln zu erzielenden Ergebnisse sprechen für eine interne Regelung im Rahmen des einrichtungsinternen Qualitätsmanagements, zeigen sie doch in Bezug auf die interne Ergebnisüberprüfung mögliche Verbesserungspotenziale auf und erlauben eine recht genau Kalkulation des Arbeitszeit- und damit verbundenen Kostenaufwands, um mögliche Alternativen rechnerisch zu prüfen.

Beispiel:
Angehörige äußern bei ihren Besuchen in den Einrichtungen, dass die Mitarbeiter zunehmend mehr Arbeitszeit für die administrativen Tätigkeiten verbringen. Administrative Tätigkeiten wären insofern Maßnahmen der indirekten Pflegearbeit. Es ist wichtig, Anhaltswerte aus der Pflegebranche zu kennen, um im Vergleich dazu den eigenen Arbeitszeitaufwand auf Sinnhaftigkeit zu überprüfen.

Vorsicht ist jedoch bei rein zahlenmäßigen Vergleichen geboten, wenn die herangezogenen Grundlagen nicht eindeutig bekannt sind. Gerade im Bereich der administrativen Tätigkeiten ist die Frage der Zuordnung zu der direkten oder indirekten Pflegetätigkeit nicht immer eindeutig zu beantworten. Beispiel: Wohin gehört die Pflegevisite? Sie findet zu großen Teilen unmittelbar beim Bewohner statt, aber auch im Bereich der Administration. Bei der Pflegeplanung ist es da schon etwas einfacher: Diese bezieht sich zwar inhaltlich dezidiert auf den Bewohner, wird aber in der Regel bewohnerfern geschrieben: im Dienstzimmer manuell oder am PC. Vor diesem Hintergrund erscheint es wichtig über eine einrichtungsinterne Definition zu verfügen, welche es aber auch ermöglicht, sich an Vergleichswerten zu orientieren.

Der sowohl in der Fachwelt als auch in einer breiten Öffentlichkeit zunehmend höchst umstrittene Umfang an administrativen Tätigkeiten hat insbesondere mit der Einführung der Pflegeversicherung in den Jahren 1995/1996 einen rasant wachsenden Aufschwung genommen und ist trotz aller politischer Bekundungen zur „Entbürokratisierung" bis heute ständig angestiegen. Dazu gibt es entgegen der Aussagen mancher Politiker, welche auch noch unterstellen, dass die Heime selbst daran schuld seien – tatsächlich konkrete Erhebungen und wissenschaftliche Arbeiten. Die meisten vorliegenden Studien gehen von einem Anteil von 20 Prozent aus. Eine vorliegende Studie der Saarländischen Pflegegesellschaft e.V. kommt zu dem Ergebnis, dass 33 Prozent der Gesamtarbeitszeit (Bruttopflegezeit) für Tätigkeiten der indirekten Pflege zur Verwendung kommen. Diese Aussage muss man sich in letzter Konsequenz einmal in Ruhe durch den Kopf gehen lassen: Wenn von 100 Prozent Brutto-Arbeitszeit zunächst – wenn es gut läuft – „nur" 20 Prozent für Urlaub, Krankheit und Fortbildung abgehen (siehe Kap. 1.1, Teil I) – bedeutet die Erhebung aus dem Saarland letztlich nichts anderes, als dass für die direkte und unmittelbare Leistung am Kunden/Bewohner gerade einmal noch knapp 50 Prozent der Brutto-Arbeitszeit verbleiben.

Entscheidend ist es, den Mitarbeitern im Team klar zu machen, dass diese Tätigkeiten im Rahmen der Administration vertraglichen und gesetzlichen Grundlagen entsprechen. Über deren Sinnhaftigkeit und Notwendigkeit kann man sicherlich im Einzelfall streiten. Es stellt aber keineswegs eine wirkliche Alternative dar, diese Tätigkeiten deswegen nicht durchzuführen nach dem Motto

Tätigkeiten	Direkte Pflege	Indirekte Pflege	Qualifikations-bedarf	Funktion	Ø Zeitbedarf/Monat	Häufigkeit	Mo-Fr.	Sa./So.
Pflegedokumentation/Pflegeplanung	X							
Körperpflege	X							
Angehörigengespräche	X							
Hauswirtschaftliche Arbeiten	X	X						
Pflegevisiten	X							
Begleitung von Arztvisiten	X							
Medikamente verteilen	X							
Behandlungspflege	X							
Essen verteilen	X							
Getränke anbieten	X							
Bewohnerferne Dienstübergaben		X						
Prophylaxen	X							
Telefonate	X	X						
Kontakte mit Firmen		X						
Tagesbetreuung	X							
Begleitung zu externen Maßnahmen	X							
Raumgestaltung	X							
Fortbildungen		X						
Gespräche mit Bewohnern	X							
Mitarbeitergespräche		X						
Besprechungen /Fallbesprechungen	X	X						
Qualitätszirkel								
Dienstplanerstellung und lfd. Anpassung/Korrekturen								
Dienstplangestaltung		X						
Material Bestellungen		X						
Mentorenarbeit/Praxisanleitung		X						
Vorbereitung und Nachbereitung von Qualitätsprüfungen und Heimbegehungen		X						

1.3.2: Beispiele für die Zuordnung von Tätigkeiten zu indirekter und direkter Pflege

„Wir umsorgen zuerst unsere Bewohner". Diese gutgemeinte naive Aussage hört sich in der Öffentlichkeit publikumswirksam an, zeugt aber häufig davon, dass es lediglich als lästig empfunden wird, Pflegeplanungen oder Pflegevisiten oder andere erforderliche Arbeiten umzusetzen. Hier müssen die Pflegefachkräfte noch lernen, sich gegenüber den Helfern nicht dafür zu verteidigen, dass sie eben fachkraftbezogene qualifizierte Aufgaben durchführen, deren Umsetzung letztlich den Erhalt des Arbeitsplatzes – auch den der Helfer – garantiert.

Die Darstellung in der Tabelle 1.3.2 ist ein Beispiel für eine mögliche Ausarbeitung und gibt Hinweise auf die grobe Tätigkeitenzuordnung. Es müssen nicht immer detaillierte Untersuchungen durchgeführt werden. Sollte sich allerdings auf Basis der Erhebungen zeigen, dass massive Defizite in der Zuordnung von Tätigkeiten (konkrete Aktivitäten) zu den Mitarbeitern (quantitativ und qualitativ) auftreten, muss dies zu genauerem Nachschauen führen. Dabei sollte allerdings immer der Aufwand im Verhältnis zum Ergebnis stehen.

FAZIT

- Der Anteil der Gesamtausfallzeit an der gesamten Brutto-Arbeitszeit unter Heranziehen vergleichbarer Parameter ist bekannt,
- die Anteile der direkten und indirekten Pflege sind definiert und ein Zeitanteil von mindestens 60 Prozent der Brutto-Arbeitszeit an direkter Pflege kommt den Bewohnern zugute.

Fragen an den Juristen

- *Welche Bedeutung haben die administrativen Tätigkeiten? Geht es nicht vor allem darum, dass die Bewohner gut gepflegt sind?*
  Antwort: Eine Einrichtung kommt um eine funktionierende Administration nicht herum. Sie ist fester Bestandteil des Unternehmens Pflegeeinrichtung und damit Teil auch der Pflege. Der Arbeitgeber legt im Rahmen des ihm zustehenden sogenannten „Direktionsrechts" für den Arbeitnehmer verbindlich fest, welche administrativen Tätigkeiten und in welchem Umfang diese vom Arbeitnehmer zu leisten sind.

- *Ist es wichtig, dass auch administrative Tätigkeiten nach Qualifikationsbedarfen einrichtungsintern festgelegt sind?*
  Antwort: Die internen und externen Qualitätserfordernisse bedingen, dass konsequent nach Qualifikationsbedarfen geplant und gehandelt wird. Es drohen ansonsten auch haftungsrechtliche Risiken.

1.4 Wochenarbeitszeit und X-Tage Woche

KAPITELMERKSÄTZE

- Die klassische Form der 5-Tage-Woche stellt im Altenhilfesektor eher die Ausnahme als die Regelsituation dar.
- Innerhalb der Teams sollten die Vor- und Nachteile der klassischen Formen der Tage-Wochen bekannt sein und bei Umstieg in die eine oder andere Form die Arbeitsabläufe auf Übereinstimmung/Anpassungsbedarf mit den neuen Arbeitszeiten hin dringend analysiert werden.
- Die 5,5-Tage-Woche kann einen tragfähigen Kompromiss darstellen.
- Die Dienstplanung greift auf eine Grundstruktur zurück, welche Regelungen zur strukturellen Zusammensetzung (= Anstellungsverhältnisse) der Teams enthält, um Auswirkungen wie Geteilte Dienste, häufiges Einspringen oder eine erhöhte Anzahl an Wochenenddiensten soweit nur möglich zu minimieren.

Arbeitstagewoche und Mitarbeiterzufriedenheit/ Historische Entwicklung

Aus der ideologisch gefärbten Diskussion der späten 70er Jahre, deren Ausgangspunkt die Kliniken waren, hält sich bis heute das hartnäckige Gerücht, dass die 5-Tage-Woche im Pflegedienst für die Mitarbeiter besser sei als andere Formen der Arbeitszeitgestaltung. Häufig wird in dieser allgemeinen und unreflektierten Diskussion die 5-Tage-Woche mit Wohlergehen und Mitarbeitergesundheit gleichgesetzt. Zu Recht wird dies inzwischen wesentlich differenzierter betrachtet. Nicht die Frage nach der 5-Tage-Woche, sondern die, was darunter zu verstehen ist, stellt einen zentralen Ansatz aus Sicht einer für die Mitarbeiter verlässlichen Dienst- und Einsatzplanung und damit deren betrieblichem Wohlbefinden dar. Die zwei freien Tage im Durchschnitt pro Woche werden durch nichts anderes als eine Reduzierung der täglichen Stärke der Schichtbesetzungen erkauft, was zu konsequent erhöhter täglicher Arbeitsbelastung führt. Diese bereits erhöhte Arbeitsbelastung wird noch verstärkt beim Auftreten von Fehlzeiten durch eine daraus resultierende weitere Reduzierung der Stärke der Besetzung. Besteht dann noch eine Bruttoeinsatzplanung handelt es sich um hochgradige Organisationsfehler in der Planung.

Eine allgemeine, unreflektierte und extrem einseitige Betrachtungsweise in Bezug auf eine „Pro 5-Tage-Woche" gaukelt eine scheinbare Idealsituation vor. Der versierte Praktiker kann über eine derartig lebensfremde Vorstellungen nur den Kopf schütteln; die Praxis belegt das Gegenteil. Die Gründe liegen auf der Hand und sind im Folgenden in ihren Auswirkungen nachzulesen.

Der Regelkreis der Einsatzplanung · Wipp/Sausen/Lorscheider
© Vincentz Network GmbH & Co. KG Hannover 2011 · ISBN 978-3-86630-184-9

Welche Auswirkungen und Folgen dies haben kann, wird im Folgenden anhand konkreter Alltagssituationen dargestellt. Gerade die verantwortlichen Mitarbeiter müssen sich darüber im Klaren sein, welche Vor- und Nachteile mit der Entscheidung zu einer X-Tage-Woche verbunden sind und sich ernsthaft fragen, ob sie diese in Bezug auf ihre Auswirkungen auf die Interessenpartner hin in Kauf zu nehmen verantworten können bzw. überhaupt dürfen.

Gerade die 5-Tage-Woche ist oft geprägt von einem hohen Anteil an Vollzeitmitarbeitern, was zu einer enormen Steigerung der Arbeitsbelastung führt. Rechnerisch ergibt sich die Form der Tage-Woche aus der individuellen Wochenarbeitszeit geteilt durch die für diesen Mitarbeiter im Wesentlichen einrichtungsintern geplanten Regeldienstlängen. Diese Form der 5-Tage-Woche ist immer machbar, hängt aber auch von der individuellen (wirtschaftlichen) Möglichkeit und vom Wollen eines Arbeitens in Teilzeit ab. Unter dieser Form der Betrachtung ist es einzig und allein die Entscheidung des Mitarbeiters in einer 5-Tage-Woche zu arbeiten: Er selbst bestimmt über seine dienstvertragliche Wochenarbeitszeit. Jeder kann somit letztendlich eine „5-Tage-Woche" haben, wenn ihm dies über alles wichtig ist.

Eine 5-Tage-Woche in der Form, dass einfach nur die täglichen Dienste verlängert und somit Arbeitszeit verbraucht wird mit der Zielsetzung zwei freie Tage pro Woche zu erzielen, kann der Hauptzielgruppe der Leistungserbringung – den Bewohnern – nicht zugemutet werden. Sie ist weder wirtschaftlich vertretbar (= wer bezahlt die Pflegeversicherung?) noch ist diese Arbeitsform wegen ihrer nachfolgend beschriebenen tageszeitlichen Problematik und der verringerten Stärke der Schichtbesetzungen weder Mitarbeiter- noch Klientenfreundlich.

Der Arbeitsform 5-Tage-Woche wird unterstellt, dass die Fehlzeiten geringer seien, was nicht im Ansatz belegt ist. Die zwei freien Tage im Durchschnitt pro Woche werden
- durch eine Reduzierung der täglichen Stärke der Schichtbesetzungen erkauft,
- mit der Folge permanent erhöhter täglicher Arbeitsbelastung.
- Diese bereits erhöhte Arbeitsbelastung wird weiter verstärkt beim Auftreten von Fehlzeiten und als Resultat daraus
- durch weitere Reduzierung der Stärke der Besetzung mit wiederum der Folge eines noch weiteren Anstiegs der Arbeitsbelastung.

Folge: eine gefährliche Spirale beginnt sich zu entwickeln.

Definition „5-Tage-Woche"

Was versteht man konkret unter der 5-Tage-Woche? Bereits hier gibt es unterschiedliche Sichtweisen:

Wird darunter verstanden, dass
- ausschließlich mit Dienstlängen von 7,7 oder 8,00 Stunden gearbeitet wird oder
- im Wochendurchschnitt 2 freie Tage zur Verfügung stehen oder
- jedes Wochenende dienstfrei ist?

In den folgenden Ausführungen wird von a und b ausgegangen, weil diese Formen überwiegend die Diskussion prägen. Punkt c gleicht gemessen an den Anforderungen der Bewohner, eher einer weltfremden Diskussion.

Es geht hier keineswegs darum, ein Plädoyer für die eine oder die andere Form der X-Tage-Woche zu halten, sondern darum, dass sich jede Einrichtung aufgrund ihrer Zielsetzungen in der Bewohnerbetreuung über die Auswirkungen der von ihr gewählten Tage-Woche im Klaren sein muss und hier in einen konstruktiven Diskussionskontext mit den Mitarbeitern eintritt. Parolen für die eine oder andere Form sind nicht zielführend und schon gar nicht kundenorientiert. Den Mitarbeitern vorzugaukeln, dass die 5-Tage-Woche im Pflegedienst der Nabel der Welt ist, ist schlichtweg in dieser vereinfachten Form der Darstellung unseriös und weder bewohner- noch mitarbeiterorientiert.

Auswirkungen der „5-Tage-Woche"

Im Folgenden werden die zentralen und am häufigsten diskutierten Auswirkungen der 5-Tage-Woche näher betrachtet.

1. 2 freie Tage pro Woche

Als herausragendes Merkmal der 5-Tage-Woche werden grundsätzlich die 2 freien Tage im Durchschnitt pro Woche angeführt.

2. Auswirkungen der langen Dienste auf die Arbeitszeitgestaltung

Die 5-Tage-Woche geht in der Regel mit „langen" Dienstschichten einher. Für Dienstlängen mit 7,7 oder 8 Stunden bestehen im Rahmen der Arbeitszeitgestaltung nur die nachfolgend aufgeführten Möglichkeiten der Umsetzung:
- Früher Dienstbeginn gegen 6.00 Uhr morgens. Das entspricht nicht den heutigen Erkenntnissen einer bewohnerorientierten Arbeitszeitgestaltung und Leistungserbringung.
- Lange Dienstüberlappungszeiten von Früh- zu Spätdiensten: Hier stellt sich die Frage nach der effektiven Nutzung dieser massiven Anhäufung von Arbeitszeiten und die Frage nach deren wirtschaftlicher Vertretbarkeit.

- Ein spätes Dienstende zur Entzerrung der mittäglichen Überlappungszeiten käme bei sinnvoller Nutzung den Bewohnern zugute, ist aber häufig bei den Mitarbeitern sehr unbeliebt. Ein Dienstende gegen 22.00 Uhr oder 22.30 Uhr würde bedeuten, dass manche Mitarbeiter erst gegen 23.00 Uhr zuhause sind.
- Geteilte Dienste würde die langen 7,7 oder 8 Stunden Dienste unter den heutigen wirtschaftlichen Wettbewerbsbedingungen akzeptabel machen, sind aber auch im stationären Sektor weitgehend unbeliebt; ambulant dagegen oft die einzig akzeptiert Möglichkeit zum Einsatz von Vollzeitkräften.
- Ein spätes Dienstende korreliert nicht selten dann mit den Anforderungen aus dem Arbeitszeitgesetz (= Ruhezeiten; siehe Kap. 2.3, Teil I), wenn auf einen Spätdienst ein Frühdienst erfolgen soll und die gesetzlich vorgegebene Zeitspanne nicht eingehalten wird (werden kann).

3. Auswirkungen langer Dienste auf die Stärke der Schichtbesetzungen

Eine erhebliche negative Auswirkung dieser langen Dienstschichten ist eindeutig darin zu sehen, dass sich die Stärke der tageszeitlichen Dienstbesetzungen zwangsläufig reduziert als Folge von Verlängerungen der einzelnen Dienste – beispielsweise von 7,00 auf 8,00 Stunden. Das gesamt verfügbare Stundenkontingent kann nur einmal verteilt werden. Das bedeutet: jede Verlängerung eines Dienstes führt automatisch zur anteiligen Reduktion eines anderen Dienstes. (Siehe Gegenüberstellung Schaubilder 1.4.1 a und 1.4.1 b im Teil I).

Das Resultat davon ist, dass es bei einer geringeren Anzahl an Mitarbeitern pro Dienst und einem hohen Anteil an Vollzeitmitarbeitern in Verbindung mit längeren Diensten automatisch zu einer signifikant höheren Arbeitsbelastung als Negativfolge einer geringen Stärke der Schichtbesetzungen für jeden einzelnen Mitarbeiter kommt. Aufgrund der Tatsache, dass sich Personalbemessungswerte nicht wegen einer veränderten Tage-Woche erhöhen, führt eine Arbeitszeitverteilung mit täglichen langen Schichten von 7,7 oder 8 Stunden automatisch zu einer Reduzierung der Besetzung in Form einer geringeren Anzahl der Mitarbeiter pro Schicht.

4. Reduzierte Möglichkeiten des Eingehens auf tageszeitbezogene Bewohncrbcdürfnisse

Der Arbeitsanfall im Tagesverlauf – insbesondere der unmittelbar bewohnerbezogene Anteil – kann nur bedingt einer veränderten Lage der Arbeitszeit angepasst werden. Diese Verteilung hat jedoch dort ihre Grenzen, wo sie einem bewohner- und biografieorientiertem Handeln im Wege steht. Folglich können Arbeitsspitzen nicht einfach dadurch entzerrt werden, dass Arbeitsanteile zu einem frühern oder späteren Tageszeitpunkt erbracht werden. Dies gelingt maximal für administrative Arbeitsanteile.

Beispiel für eine Einsatzplanung mit reduzierten Dienstlängen,
vermehrt Teilzeitmitarbeitern und in Folge höherer Besetzung

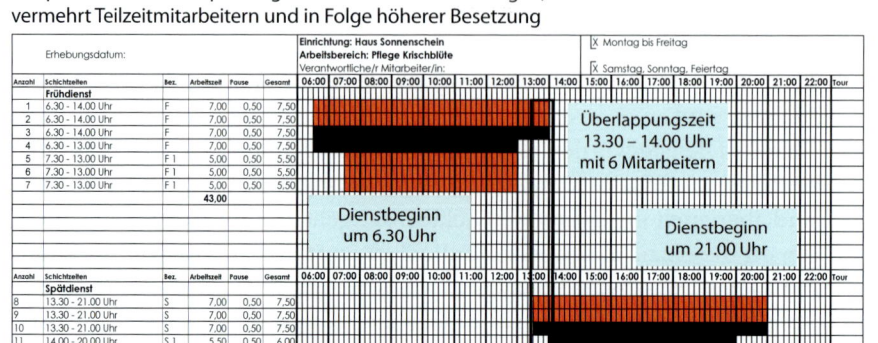

- Verkürzte Dienstlängen erlauben in Verbindung mit den passenden Anstellungsverhältnissen einen stärkeren Abgleich mit den Arbeitsspitzen im Alltag des Arbeitsbereichs mit der Folge sinkender Arbeitsbelastung für den einzelnen Mitarbeiter während dieser Arbeitsphase.
- Ist die Wochenarbeitszeit – gemessen an den Dienstlängen – zu hoch – führt diese zwangsläufig zu vermehrten Arbeitstagen.
- Fazit: Es muss arbeitsbereichsbezogen sorgfältig abgewogen werden, ob die Mehrbelastung, die für vermehrt freie Tage zu erbringen ist, gerechtfertigt ist, die täglich erhöhte Arbeitsbelastung bei verringerter Besetzung pro Tag und zuzeiten mit höchstem Arbeitsanfall in Kauf zu nehmen.

Schaubild 1.4.1 a: Länge der Dienste vs. Stärke der Schichtbesetzungen

Beispiel für eine Einsatzplanung mit langen Diensten,
überwiegend Vollzeitmitarbeitern und in Folge reduzierter Besetzung

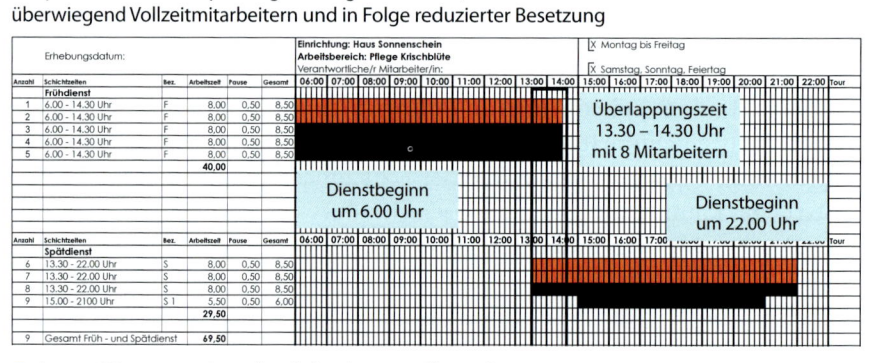

- Lange Dienste werden erkauft durch ausgedünnte Besetzungen
- Ausgedünnte Besetzungen verfügen über keinen Kompensationsspielraum mehr
- Ausgedünnte Besetzungen erfordern häufigeres Einspringen des Einzelnen
- Ausgedünnte Besetzungen erhöhen die Arbeitsbelastung maximal
- Häufigeres Einspringen reduziert Erholungsphasen

Das Hauptproblem hier ist, dass eine im Vorfeld durch lange Dienstlängen bereits ausgedünnte Besetzung – selbst wenn sie auf Basis der Netto-Arbeitszeiten geplant ist – über wenig Reservekapazitäten verfügt, um Ausfälle welcher Art auch immer nachhaltig und ohne den ständigen Aufbau von Überstunden zu kompensieren.

Schaubild 1.4.1 b: Länge der Dienste vs. Stärke der Schichtbesetzungen

Der Mitarbeitereinsatz umfasst in beiden Beispielen jeweils 69,5 Stunden Tagdienst

5. Erhöhung der Anzahl an Wochenenddiensten

Die Anzahl der Wochenenddienste hängt immer von der Anzahl der Mitarbeiter ab. Das zu verteilende Stellenkontingent ist über Pflegeschlüssel (noch) in den Leistungs- und Qualitätsvereinbarungen geregelt. Wird das mögliche Stellenkontingent an Mitarbeitern, welches sich aus der Pflegestufenverteilung in Kombination mit dem Pflegeschlüssel ergibt, auf überwiegend Vollzeitmitarbeiter verteilt, steigt die Anzahl der Wochenenddienste als logische Konsequenz an.

Ein weiterer kritischer Punkt bei der 5-Tage-Woche ist darin zu sehen, dass eine geringere Anzahl an Mitarbeitern in Folge eines hohen Anteils an Vollzeitmitarbeitern automatisch zu einer höheren Anzahl an Wochenenddiensten für den einzelnen führt. Einrichtungen mit einer 5-Tage-Woche haben meist einen hohen Anteil an Vollzeitmitarbeitern und damit nachvollziehbar einen indirekten „Bedarf" zum „Verbrauch" langer Arbeitszeitstundenkontingente.

Um diese erheblich belastenden Auswirkungen für die Mitarbeiter in den Griff zu bekommen, bestehen hier grundsätzlich 2 Alternativen:

- Kompensation durch hohe Anzahl an geringfügig Beschäftigten. Vorsicht: Qualität der Dienstleistung, Kontinuität in der Bewohnerversorgung. (Vgl. Schaubild 2.8.2, Teil II)
- Geteilte Dienste reduzieren automatisch die erforderliche Kopfzahl pro Wochenende mit der Folge von vermehrt freien Wochenenddiensten für die übrigen Mitarbeiter.

Geteilte Dienste haben im stationären Sektor häufig ein Negativimage. Die Häufigkeit von Geteilten Diensten stellt ein automatisches Resultat einer Anstellungspolitik von überwiegend oder nahezu ausschließlich Vollzeitmitarbeitern dar und in der Regel nicht – wie häufig unterstellt – von Fehlern der Dienstplanersteller. Nicht selten wird letzteren unterstellt, sie seinen nicht in der Lage oder Willens auf geteilte Dienste zu verzichten oder würden dies aus reiner Willkür machen. Eine derartige Aussage stellt schlichtweg eine Verkennung der Realität dar. Eine besondere Absurdität gipfelt in dem Vorgehen, Geteilte Dienste per Betriebsvereinbarung auszuschließen; vergleichbar könnte im Sommer der Regen vertraglich ausgeschlossen werden.

6. Erhöhte Anzahl an „Geteilten Diensten"

Eine geringere Anzahl an Mitarbeitern in Folge eines hohen Anteils an Vollzeitmitarbeitern führt automatisch zu einem höheren Bedarf an „Geteilten Diensten" für den einzelnen (siehe Kap. 2.8, Teil II). Besteht die Zielsetzung jedes zweite Wochenende dienstfrei zu geben, führt dies bei einem überwiegenden Anteil an Vollzeitmitarbeitern zwangsläufig zu „Geteilten Diensten".

Zu den „Geteilten Dienste" bestehen genau 3 Alternativen:
- Kompensation durch eine hohe Anzahl an Geringfügig Beschäftigten.
- Statt „Geteilten Diensten" Schichtdienst an drei Wochenenden pro Monat (= wirkliche Alternative?).
- Versetzte Wochenenddienste mit ebenfalls drei Wochenenden, wobei an einem davon nur Samstag oder nur Sonntag gearbeitet wird (Versetzt = Freitag/Samstag oder Sonntag/Montag) ist. Aber auch diese Möglichkeit hängt wieder von der Aufteilung der Stellenkontingente über den Pflegeschlüssel ab.

7. Deutlich erhöhte Notwendigkeit zum „Einspringen"

Die 5-Tage-Woche führt in Verbindung mit einem hohen Anteil an Vollzeitmitarbeitern dazu, dass ein deutlich erhöhter Bedarf an Einspringen für den einzelnen besteht. Die Rechnung ist einfach:

Die Häufigkeit des Einspringens wird entscheidend von der verfügbaren Anzahl an Mitarbeitern geprägt. Bei einem Mehr an Mitarbeitern reduziert sich die Anzahl des Einspringens allein durch eine Verteilung auf mehr Beteiligte innerhalb der erforderlichen Qualifikationen; im Umkehrschluss erhöht sie sich bei einer geringeren Anzahl an verfügbaren Mitarbeitern. Gerade die 5-Tage-Woche ist oft geprägt von einem hohen Anteil an Vollzeitmitarbeitern, was genau diesen Konflikt verschärft. Mit jeder Erhöhung des Anteils an Vollzeitmitarbeitern erhöht sich der Bedarf an Einspringen, mit deren Reduktion in Verbindung mit einer Erhöhung des Teilzeitanteils verringert sich der Bedarf.

Um diese Konfliktsituation zu entzerren, bestehen 2 Alternativen:
- Kompensation durch hohe Anzahl an Geringfügig Beschäftigten. Vorsicht: Qualität der Dienstleistung kann sich reduzieren mit einer Abnahme in der Kontinuität in der Bewohnerversorgung durch eine steigende Mitarbeiterzahl. (Vgl. Schaubild 2.8.2, Teil II)
- Geteilte Dienste reduzieren automatisch die erforderliche Kopfzahl pro Wochenenden mit der Folge von vermehrt freien Wochenenddiensten für die anderen Mitarbeiter und der Reduktion in der Häufigkeit des Einspringens.

8. Anzahl der Fahrten zum Arbeitsplatz

Als Vorteil der 5-Tage-Woche wird von vielen Mitarbeitern die geringere Anzahl der Fahrten zum Dienst gesehen. Das ist bei den heutigen Kosten für die PKW-Unterhaltung auch ein nicht von der Hand zu weisendes Argument. Bei näherer Betrachtung von Dienstplänen reduziert sich dieser scheinbare Vorteil jedoch massiv. Aufgrund der verringerten Anzahl an Mitarbeitern und dünnen Schichtbesetzungen als Konsequenz verlängerter Dienste mit 7,7 oder 8 Stunden steigt der Bedarf des Einspringens grundsätzlich – und speziell bei Fehlzeiten verstärkt – zwangsweise an (weil die ohnehin reduzierte Besetzung Zusatzarbeiten nicht mehr auffangen kann) und zehrt damit wiederum mindestens einen der geplanten freien Tage häufig auf. Aus besagten Gründen kann aber auch der Wiederholungs-Frei-Tag nur schwer eingeplant werden und so steigen die Überstunden an und der scheinbare Vorteil rückt in weite Ferne.

Die gewonnenen 2 freien Tage pro Woche mit den dadurch zunächst 2 Tagen weniger Fahrten zum Dienst werden meist aufgefressen durch

- ein mehr an Wochenenddiensten
- „Geteilte Dienste" und durch
- häufigeres Einspringen.

9. Reduktion von Büro- und Organisationstagen

Mit der beschriebenen Verlängerung von Diensten reduziert sich automatisch auch die Verfügbarkeit von Büro- und Organisationstagen und das bei dem in Kap. 1.3, Teil I beschriebenen enormen Umfang an administrativen Arbeiten. Das diese Tätigkeiten in den langen Überlappungszeiten gemacht werden, mag es theoretisch funktionieren – praktisch zeigt sich das Gegenteil. Möglicherweise können hier noch Fallbesprechungen oder Qualitätszirkel durchgeführt werden; aber bei allen bewohnerbezogenen Maßnahmen scheiden diese um die Mittagszeit aus, will man nicht die Ruhezeit der Bewohner stören. Mitarbeiter bestätigen, dass die Wahrscheinlichkeit administrative Arbeiten während eines geplanten Regeldienstes „zwischendurch" zu erledigen wenig Erfolgsaussichten haben; ganze geplante Administrations-Tage dagegen sehr.

Rechenbeispiel:
Bisher hat die Einrichtung in der 5,5-Tage-Woche mit 7,0 Stunden Dienstlängen geplant, jetzt wurde auf die 5 Tage-Woche mit 7,7 Stunden Dienstlängen umgestellt. Bei 9 Fachkräften im Wohnbereich mit jeweils einer Vollzeitstelle fallen pro Monat 9 x 2 Arbeitstage weg. (**bisher:** 1 freier Tag in 14 Tagen; **jetzt** 2 in 14 Tagen = pro Monat jetzt 2 freie Tage). Das bedeutet, dass gleichermaßen mit der Erhöhung der freien Tage intern Arbeitstage entfallen. Da zuerst die direkte Pflegearbeit geplant wird, trifft diese folglich die Büro- und Organisationstage. Die Frage stellt sich dann, wann diese Tätigkeiten erledigt werden sollen?

10. Besetzung der Dienste mit Pflegefachkräften

Genauso wie in Punkt 9 die Büro- und Administrationstage sich reduzieren, reduziert sich mit jedem zusätzlichen freien Tag jeweils infolge automatisch ein möglicher „Fachkraftbesetzungstag". Hier stellt sich das Dilemma, einerseits den Fachkräften entgegenzukommen, um einen attraktiven Arbeitsplatz zu bieten, und gleichermaßen die Arbeitsbelastung der sich im Dienst befindlichen Mitarbeiter auf einem vertretbaren Level zu halten. Diese Diskrepanz belegt, dass nicht

45

die Frage nach der grundsätzlichen Tage-Woche das Problem löst, sondern der einrichtungsinterne Abgleich von Pro und Contra im Gespräch mit den beteiligten Mitarbeitern. Dazu kann die Gegenüberstellung mit den Vor- und Nachteilen der einzelnen Tage-Woche in diesem Kapitel eine Diskussionshilfe darstellen und mit als Entscheidungsgrundlage dienen.

Auswirkungen von Dienstlängen der jeweiligen Tage-Woche auf die Anzahl von Arbeitstagen (= AT) und damit der Anzahl an freien Tagen.

X-Tage-Woche	Dienstlängen	Anzahl AT/ 14 Tage	Anzahl freie Tage/ 14 Tage	Summe Tage
5-Tage-Woche	7,70 Std.	10	4	14
5,5-Tage-Woche	7,00 Std.	11	3	14
6-Tage-Woche	6,42 Std.	12	2	14

Basis 38,5 Stunden/Woche   AT = Arbeitstage

Auswirkungen der „6-Tage-Woche"

Im Folgenden werden die zentralen und am häufigsten diskutierten Auswirkungen der 6-Tage-Woche näher betrachtet.

Stabilität statt Illusion

Als in der Auswirkung und allgemeinen Diskussion herausragendes Negativmerkmal wird diskutiert, dass lediglich ein freier Tag durchschnittlich pro Woche zur Verfügung steht und somit auch gegenüber der 5-Tage-Woche eine Fahrt mehr zum Dienst erforderlich wird. Das bedeutet einen Arbeitszyklus von 12 Arbeitstagen innerhalb von 14 Kalendertagen.

Dabei darf jedoch nicht vergessen werden, dass die Wahrscheinlichkeit, dass dieser freie Tag auch eingehalten werden kann, gegenüber der 5-Tage-Woche deutlich größer ist, weil:
- Kurzfristige Ausfälle als Folge höherer Grundbesetzung (als Folge kürzerer Dienstlängen) besser zu kompensieren sind und
- aufgrund dieser etwas höheren Grundbesetzung die Arbeitsbelastung gleichmäßiger auf die Einzelnen verteilt ist.

Gefahr frühes Dienstende

Als negative Auswirkung der 6-Tage-Woche muss sicherlich die Möglichkeit ernsthaft in Betrachtung gezogen werden, dass durch die kürzeren Dienstlängen aus pflegefachlicher Sicht die Gefahr eines sehr frühen Dienstendes besteht, welches eine bewohnerorientierte Versorgung am Abend beeinträchtigen kann. Allerdings muss bei der einrichtungsinternen Betrachtung dieses Sachverhalts die Besetzung des Nachtdienstes mit in die Betrachtung einbezogen werden. Die beschriebene Gefahr hängt wesentlich von der Besetzung des Nachtdienstes in Verbindung mit der Bewohnerstruktur und ganz besonders der Aufgabenabstimmung/Arbeitsorganisation speziell an der Schnittstelle von Spät- zu Nachtdienst in der Zeitspanne von ca. 18.00 bis 22.00 Uhr ab.

Gleichwohl darf dabei nicht übersehen werden, dass die beschriebene Gefahr teilweise auch bei der 5-Tage-Woche besteht, wenn die mittäglichen Überlappungszeiten enorm überstrapaziert werden.

Dienstübergabezeiten und Tage-Woche
Ein Vorteil ist unter Bezugnahme auf das heutige Verständnis eines bewohnerorientierten und wirtschaftlichen Umgangs mit der knappen Ressource Arbeitszeit sicherlich, dass aufgrund der deutlich verkürzten Dienstlängen automatisch kurze Dienstüberlappungszeiten bestehen. Selbst die aktuell gültige „MDK-Anleitung" aus 06/09 erkennt, dass die heutigen Formen der Arbeitsorganisation eine differenzierte Betrachtung der Thematik der Dienstübergabe einfordern und hat deshalb die unsinnigen Zeitanhaltswerte pro Bewohner aus der zuvor gültigen Anleitung aufgegeben.

Geringere Arbeitsbelastung pro Mitarbeiter und Dienst
Betrachtet man die Arbeitsbelastung der Mitarbeiter pro Dienst, reduziert sich diese Belastung gleichermaßen mit der Reduktion der Arbeitszeit pro Tag. Hier kommt eine geringere Arbeitsbelastung pro Mitarbeiter gegenüber der 5-Tage-Woche nicht nur wg. kürzerer Dienste zum tragen. Aufgrund der höheren Besetzung pro Dienst in Folge kürzerer Dienstlängen gegenüber der 5-Tage-Woche erhöht sich daraus resultierend auch die Schichtbesetzung. Mit der Erhöhung der Schichtbesetzung wiederum reduziert sich die Arbeitsbelastung für den einzelnen Mitarbeiter, weil sich der gleiche Arbeitsanfall auf mehr Mitarbeiter verteilt und gleichzeitig mehr verfügbare Arbeitstage pro Woche gesehen auf das gesamte Team zur Verfügung stehen. Die oft im Raum stehende Behauptung, dass ein (weiterer) zusätzlicher freier Tag pro Woche, wie beispielsweise bei der 5-Tage-Woche, der um den massiven Preis einer erhöhten Arbeitsbelastung an allen anderen Tagen pro Woche erkauft wird, letztendlich unter dem Strich einen höheren Erholungsfaktor nach sich zieht, darf in der Grundsätzlichkeit dieser Aussage erheblich bezweifelt werden. Hier spielen noch eine Vielzahl anderer Faktoren eine Rolle.

Kürzere Dienstlängen bei gleichem Pflegeschlüssel erhöhen die verfügbare Stärke der Schichtbesetzungen pro Tag. Aufgrund der höheren Besetzung pro Dienst in Folge kürzerer Dienstlängen gegenüber der 5-Tage-Woche erhöht sich die

Schichtbesetzung. Mit der Erhöhung der Schichtbesetzung reduziert sich die Arbeitsbelastung für den einzelnen Mitarbeiter, weil sich der gleiche Arbeitsanfall auf mehr Mitarbeiter verteilt und gleichzeitig mehr verfügbare Arbeitstage pro Woche gesehen auf das gesamte Team zur Verfügung stehen.

Anzahl der Vollzeitanstellungsverhältnisse und Geteilte Dienste

Bei einem hohen Anteil an Vollzeitmitarbeitern besteht auch in der 6-Tage-Woche die Notwendigkeit für „Geteilte Dienste". Auch bei der 6-Tage-Woche ist es entscheidend, dass ein entsprechender Anteil an Teilzeitmitarbeitern vorhanden ist, um „Geteilte Dienste" vermeiden zu können. Die Häufigkeit von Geteilten Diensten beim Einsatz von Teilzeitmitarbeitern ist hierbei jedoch allein aufgrund deren kürzerer Dienstlänge (z. B. 5,00 oder 6,00 Stunden vs. 7,7 oder 8,0 Std.), in deren Folge sich die Anzahl der verfügbaren Arbeitstage erhöht, gegenüber der 5-Tage-Woche deutlich verringert.

Arbeitsmotivation und 6-Tage-Woche

Ebenso wird das Gerücht in die Diskussion eingebracht, dass die Arbeitsmotivation von der X-Tage-Woche beeinflusst sei. Aus 30 Jahren Berufserfahrung kann der Autor belegen, dass Arbeitsmotivation ein enorm vielschichtiges Ergebnis ist, welches von unterschiedlichsten Faktoren geprägt, aber nachweislich nicht wesentlich von der Arbeitszeitlichen Tage-Woche abhängt. Arbeitsmotivation hängt wesentlich mit der Verlässlichkeit der Dienste für die Mitarbeiter und damit indirekt der Planbarkeit freier Tage zusammen. Arbeitszeitformen, welche die einzelnen Früh- und/oder Spätdienste aufgrund ihrer Struktur eher instabil machen, sind sicherlich nicht förderlich für die Motivationssteigerung.

Fehlzeiten und 6-Tage-Woche

Für das sich hartnäckig haltende Gerücht, dass die 6-Tage-Woche zu erhöhten Krankenständen führt, gibt es keinen nachweislichen Beleg. Vor allem, wenn man betrachtet, um welchen (gesundheitlichen) Preis der scheinbare Vorteil eines zusätzlichen freien Tages erkauft wird.

Weniger Einspringen, weniger Geteilte Dienste und erhöhte Schichtbesetzungen stellen keine gesundheitlichen Gefahren dar, sondern minimieren diese eher. Auch hier stellt die Kausalität des Gleichstellens von Fehlzeiten in Verbindung mit einer Arbeitszeitgestaltung nach der 6-Tage-Woche einen in keiner Form belegten Sachverhalt dar. Auch hier ist die Vielzahl möglicher Einflussfaktoren weitaus differenzierter zu betrachten.

Aber auch hier zeigt sich wieder der Vorteil der kürzeren Dienstlängen, weil diese zu einem – in der Regel – geringeren Bedarf an Geteiltem Dienst wg. einer erhöhten Verfügbarkeit von Arbeitstagen pro Woche führen. Durch die höhere

Anzahl an verfügbaren Diensten reduziert sich die Häufigkeit des Einspringens verbunden mit der Notwendigkeit von Teilzeitmitarbeitern im Team (= Erhöhung der Kopfzahl).

Kompensationsmöglichkeiten
Rechenbeispiel:
7 MA x 38,50 Std. u. Dienstlängen von 7,7 Std. = ca. 35 verfügbare Dienste
7 MA x 38.50 Std. u. Dienstlängen von 6,41 Std. = ca. 42 verfügbare Dienste

Geringere Häufigkeit des Einspringens gegenüber der 5-Tage-Woche.
Durch die höhere Anzahl an verfügbaren Diensten reduziert sich die Häufigkeit des Einspringens in Abhängigkeit von dem Anteil an Teilzeitmitarbeitern im Team. Bei der 5-Tage-Woche ist die Stärke der Besetzungen ohnehin in Folge der längeren Dienste bereits reduziert. Die bereits reduzierte Besetzung führt als Folge fehlender Kompensationsmöglichkeiten innerhalb der täglichen Besetzung zu einem häufigeren Einspringen für den einzelnen Mitarbeiter: ein gefährlicher Kreislauf entsteht.

Verbesserte Kompensationsmöglichkeiten bei kurzfristigem Mitarbeiterausfall.
Bei der 6-Tage-Woche ist die Stärke der Besetzungen gegenüber der 5-Tage-Woche höher (siehe Rechenbeispiel) In Folge der höheren Besetzung pro Dienst können kurzfristige Mitarbeiterausfälle besser kompensiert werden.
Eine Erhöhung der Kopfzahl der Mitarbeiter (z. B. durch mehr Teilzeitmitarbeiter) reduziert in Folge automatisch die Häufigkeit Geteilter Dienste.

Weniger Wochenenddienste
Die Anzahl der erforderlichen Wochenenddienste ist in der Regel konstanter, weil wiederum – wie bereits beschrieben – ein ganz entscheidender Faktor für die ungünstigen Auswirkungen bei der 5-Tage-Woche die dort üblicherweise geltenden längeren Dienste pro Tag sind (7,7 oder 8,0 Stunden). Wenn die Dienste verlängert sind, sinkt automatisch die Anzahl der verfügbaren Tage (wechselseitige Beziehung, weil sich das verfügbare Stundenkontingent nur anders verteilen, aber nicht erhöhen lässt). Wenn die Anzahl der verfügbaren Tage sinkt, kommen die einzelnen Dienste häufiger an die Reihe. Auch bei den Wochenenden ist die Konstanz der freien Wochenendtage für die Mitarbeiter eher gewährleistet, wenn mehr verfügbare „Diensttage" insgesamt zur Verfügung stehen. Die Anzahl der Wochenenddienste hängt in der Regel wesentlich von der Anzahl der Teilzeitmitarbeiter (mit) ab und/oder vom Arbeiten in Geteilten Diensten.

Bessere Berücksichtigung tageszeitlicher Bewohnerbedürfnisse
Durch die höhere Anzahl an Diensten pro Tag kann verstärkt die individuelle

Bewohnersituation berücksichtigt werden. Bei einer reduzierten Besetzung in Folge längerer Dienste bleibt weniger Spielraum. Entscheidend für den Arbeitsablauf ist somit vorrangig nicht die Frage nach der **Verfügbarkeit an Stunden** für den Früh- oder Spätdienst, sondern eindeutig die **Anzahl der Mitarbeiter** pro Dienst, um gezielt bewohnerorientiert reagieren zu können. Nicht alle direkten bewohnerbezogenen Arbeitsanteile lassen sich beliebig in Tageszeiten mit geringerem Arbeitsanfall z. B. zwischen 13.00 und 15.00 Uhr verschieben, wenn man bewohnerorientiertes Arbeiten wirklich ernst nimmt.

Arbeitszeitreserven durch nicht volles Ausschöpfen der tageszeitlich möglichen Dienstlängen

Dienstlängen beispielsweise mit 7,00 Std. lassen immer gegenüber Dienstlängen von 7,7 Std. einen zeitlichen Spielraum zu. Eine Planung auf Basis von ausschließlich 7,7 oder 8,0 Std. Dienstlängen lässt absolut keinen Spielraum mehr für weitere erforderliche Tätigkeiten (sofern diese nicht Bestandteil der Dienste sind). Konkret bedeutet das, das jeder einzelne darüber hinausgehende zeitliche Einsatz sofort zur Überstunde wird.

Keine Gefahr des zu frühen Dienstbeginns unter fachlichen Gesichtspunkten

Würde der Dienst zu früh beginnen, wäre mittags keine Zeit mehr für Dienstübergaben. Hier regelt die kürzere Dienstlänge gegenüber der 5-Tage-Woche automatisch ihren eigenen Bedarf. Auf jeden Fall erfordert sowohl die 5-, wie auch die

- Je länger die tageszeitlichen Dienste, desto dünner die Schichtbesetzungen (siehe auch Schaubild 2.3.3)
- Bewohnerbezogene Tätigkeiten lassen sich nicht beliebig tageszeitlich verschieben, sondern haben ihre biographisch geprägten Arbeitsspitzen
- Die Anpassung von ausschließlich 7,7 oder 8-Stunden-Dienstlängen an tageszeitlich ausgerichtete Bewohnerbedarfe, ergibt zusätzliche Arbeitszeitkapazitäten für verstärkte Dienstbesetzungen zu den Arbeitsspitzen (im Schaubild grüne Markierungen)

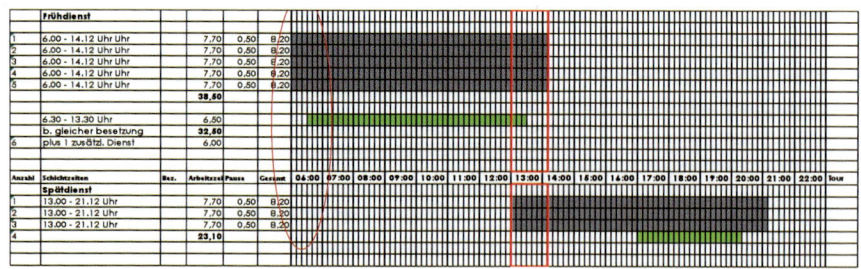

Die Überlappungszeiten über Mittag summieren sich auf 1,2 Std. x 8 Mitarbeiter/Tag = 9,6 Std./Tag – selbst bei einem bewohnerorientiertem Dienstende um 21."12" Uhr

Schaubild 1.4.2: Ideologie Faktor X-Tage-Woche

6-Tage-Woche versetzten Dienstbeginn und versetztes Dienstende innerhalb von verschiedener Formen von Früh- und Spätdiensten, um den Tag über bewohner-bezogen sinnvoll die Arbeitszeit zu verteilen.

Mischformen

Seit Mitte der 70er Jahre das KDA die sog. Vorteile der 5-Tage-Woche ebenfalls in ihren Auswirkungen kritisch hinterfragt hat, erschien als eine mögliche Alternative die 5,5-Tage-Woche. Diese stellt eine Mischform aus den beiden klassischen Tage-Wochen dar.

Somit sind bei der **6-Tage-Woche 2 freie Tage innerhalb von 14 Arbeitstagen** regelmäßig möglich; bei der **5-Tage-Woche 4 freie Tage** innerhalb von 14 Arbeitstagen und bei der **5,5-Tage-Woche 3 freie Tage innerhalb von 14 Arbeitstagen**. Insofern stellt die 5,5-Tage-Woche den Versuch eines Kompromisses dar, welcher die beschriebenen Vor- und Nachteile der 5- und der 6-Tage-Woche kompensieren soll, um auf diese Weise möglichst allen Beteiligten einigermaßen gerecht zu werden. Leider ist das in der Praxis nicht so einfach, wie sich das anhört, weil sich zwar Nachteile dadurch reduzieren lassen, aber diese eben dennoch bestehen.

Vor diesem Hintergrund werden zunehmend häufiger Mischformen aus den X-Tage-Wochen angewandt und deren Übergänge zu den klassischen Tage-Wochen immer mehr fließend, weil in Folge einer differenzierten tageszeitlichen Notwendigkeit zur Leistungserbringung immer mehr Teilzeitmitarbeiter mit unterschiedlichen Dienstlängen zum Einsatz kommen.

Die Frage nach der 5-, 5,5- oder 6-Tage-Woche spielt zunehmend nur noch eine wirklich zentrale Rolle bei der Frage nach der Berechnung des Urlaubsanspruchs, weil sich – wie beschrieben – die klassischen Arbeitszeitformen zugunsten sehr einer sehr differenzierten Arbeitszeitgestaltung mit einer Vielzahl unterschiedlicher Dienstlängen auflösen. In dem Kap. „Vom Pflegeschlüssel zur Dienstplanbesetzung" ist beschrieben, woran sich die Lage der Arbeitszeiten heute orientiert und welche Auswirkungen sich daraus für die Dienst- und Einsatzplanung ergeben.

Tage-Woche	„Pro"	
5-Tage-Woche	1. Zwei freie Tage durchschnittlich pro Woche 2. Eine Fahrt pro Woche durchschnittlich weniger z. Dienst 3. Möglicherweise spätes Dienstende (Bewohnerorientiert)	
6-Tage-Woche	1. Kurze Dienstüberlappungszeiten 2. Erhöhte Schichtbesetzung wg. kürzerer Dienstlängen pro Tag gegenüber der 5-Tage-Woche und damit mehr verfügbare Arbeitstage pro Woche gesehen auf das gesamte Team 3. In der Regel geringerer Bedarf an Geteiltem Dienst wg. einem Mehr an verfügbaren Arbeitstagen pro Woche 4. Geringere Arbeitsbelastung (wg. 2) gegenüber der 5-Tage-Woche und wg. kürzerer Dienstlängen 5. Verbesserte Kompensationsmöglichkeiten b. kurzfristigem Mitarbeiterausfall (wg. 2) 6. Verringerte Häufigkeit der Notwendigkeit zum Einspringen gegenüber der 5-Tage-Woche (wg. 2,) 7. Bessere Berücksichtigung tageszeitlicher Bewohnerbedürfnisse (wg. 2)/Stärke der Schichtbesetzungen 8. Arbeitszeitreserven durch nicht volles Ausschöpfen der tageszeitlich absolut möglichen Dienstlänge 9. Keine Gefahr des zu frühen Dienstbeginns unter fachlichen Gesichtspunkten 10. Möglichkeit des Einplanens von Büro-/Organisationstagen erhöht sich in Folge erhöhter Gesamtzahl an verfügbaren Arbeitstagen 11. Verfügbarkeit an Fachkraftbesetzungen der Dienste erhöht sich in Folge erhöhter Gesamtzahl an verfügbaren Arbeitstagen.	
5,5-Tage-Woche	Mischform aus der 5- und 6-Tage-Woche mit Pro- und Contra-Anteilen aus den Wochenformen;	
Mischformen	Zunehmend häufiger, weil in Folge der differenzierten tageszeitlichen Notwendigkeit zur und damit reine 5-, 5,5- oder 6-Tage-Wochen immer mehr zum Grundlegenden Rechenfaktor	

Schaubild 1.4.3: Pro- und Contra X-Tage-Woche

„Contra"	Ergänzende Informationen
1. Möglicherweise lange Dienstüberlappungszeiten 2. Möglicherweise früher Dienstbeginn (nicht mehr zeitgemäß) 3. Hohe Arbeitsbelastung wg. verringerter Stärke der Schichtbesetzungen und längerer Dienste 4. Geteilte Dienste bei hohem Anteil an Vollzeitmitarbeitern 5. Geringere Kompensationsmöglichkeiten b. kurzfristigem Mitarbeiterausfall b. ohnehin red. Besetzung (wg. 3) und damit erneut erhöhte Arbeitsbelastung 6. Häufigeres Einspringen (wg. 3) 7. Eine Fahrt weniger zum Dienst wird möglicherweise aufgezehrt durch häufigeren Bedarf an Geteilten Diensten (wg. 3, 4, 5, 6) 8. Reduzierung der Besetzung an den Wochenendtagen zum Ausgleich einer geringer verfügbaren Anzahl an Arbeitstagen pro Mitarbeiter und Woche. 9. Büro-/Organisationstage reduzieren sich in Folge der reduzierten Gesamtzahl an verfügbaren Arbeitstagen 10. Verfügbarkeit an Fachkraftbesetzungen der Dienste reduziert sich in Folge der reduzierten Gesamtzahl an verfügbaren Arbeitstagen.	■ Stärke der Dienstbesetzungen reduziert sich in Folge von Verlängerung der einzelnen Dienste ■ Kompensation der Nachteile kann durch hohen Anteil an Geringfügig Beschäftigten Kompensiert werden (Vorsicht: Qualität der Dienstleistung). ■ Die Anzahl der Wochenenddienste hängt in der Regel von der Anzahl der Teilzeitmitarbeiter ab und/oder des Arbeitens in Geteilten Diensten. ■ Ebenso wird die Häufigkeit des Einspringens mit von dem Anteil an Teilzeitmitarbeitern geprägt (erhöht oder gesenkt)
1. Nur ein freier Tag durchschnittlich pro Woche 2. Geteilte Dienste bei hohem Anteil an Vollzeitmitarbeitern (wie 5-Tage-Woche) 3. Eine Fahrt mehr zum Dienst gegenüber der 5-Tage-Woche 4. Gefahr des zu frühen Dienstendes am Abend wg. kürzerer Dienstlängen gegenüber der 5-Tage-Woche (in Abhängigkeit von der Arbeitsorganisation am Abend in Verbindung mit dem Nachtdienst).	■ Kompensation der Nachteile aus 2 oben kann durch erhöhten Anteil an Geringfügig Beschäftigten erfolgen. (Vorsicht: Qualität der Dienstleistung). ■ Für das sich hartnäckig haltende Gerücht, dass die 6-Tage-Woche zu erhöhten Krankenständen führt, gibt es keinen nachweislichen Beleg. Vor allem, wenn man betrachtet, um welchen Preis der scheinbare Vorteil eines zusätzlichen freien Tages erkauft wird. ■ Ebenso wird das Gerücht in die Diskussion eingebracht, dass die Arbeitsmotivation von der X-Tage-Woche beeinflusst sei. Aus 30 Jahren Berufserfahrung kann der Autor belegen, dass Arbeitsmotivation die Summe vielerlei Faktoren darstellt, aber nicht ausschließlich von der Arbeitszeitlichen Tage-Woche abhängt. ■ Die Anzahl der Wochenenddienste hängt in der Regel von der Anzahl der Teilzeitmitarbeiter ab und/oder des Arbeitens in Geteilten Diensten. ■ Ebenso wird die Häufigkeit des Einspringens mit von dem Anteil an Teilzeitmitarbeitern geprägt.

letztlich ein Kompromiss aus den Vor- und Nachteilen beider klassischer Wochenarbeitszeitformen.

Leistungserbringung immer mehr Teilzeitmitarbeiter mit differenzierten Dienstlängen zum Einsatz kommen degradiert werden.

Teil I Grundlagen und Arbeitsrecht

Frage an den Juristen

- *Wie lange darf in der Pflege maximal an einem Tag gearbeitet werden?*
  Antwort: Die reguläre maximale werktägliche Arbeitszeit von 8 Stunden
  gem. § 3 Satz 1 Arbeitszeitgesetz (ArbZG) kann in der Pflege auf bis zu
  10 Arbeitsstunden täglich verlängert werden, sofern innerhalb von sechs
  Kalendermonaten oder 24 Wochen im Durchschnitt 8 Arbeitsstunden werktäglich nicht überschritten werden. **(Siehe auch Kapitel 2.3, Teil I)** Bei vorübergehenden Arbeiten in Notfällen und in außergewöhlichen Fällen darf die
  Arbeitszeit ausnahmsweise auf mehr als 10 Stunden werktäglich verlängert
  werden (§ 14 Abs.1 ArbZG). Eine solche Verlängerung der Arbeitszeit über
  10 Stunden werktäglich hinaus ist zudem an einzelnen Tagen bei unaufschiebbaren Arbeiten zur Behandlung, Pflege und Betreuung von Personen
  möglich, wenn dem Arbeitgeber andere Vorkehrungen nicht zugemutet
  werden können (§ 14 Abs.2 ArbZG).
  Darüberhinaus sehen teilweise Tarifverträge eine Verlängerung der täglichen
  Arbeitszeit über 10 Stunden als Maximum auf bis zu 12 Stunden an Sonn-
  und Feiertagen vor, wenn dadurch die Arbeitnehmer häufiger an Sonn- und
  Feiertagen frei haben.

1.5 Berechnungsgrundlagen zur Dienstplangestaltung

Jeder der mit der Dienstplanerstellung befasst ist, kommt um grundlegende Rechenoptionen nicht herum. Keine Sorge, um höhere Mathematik handelt es sich dabei nicht. Für manches dabei könnte man eine Tabelle erstellen, und dann in Folge immer nur ablesen. Anderes wiederum muss in Abhängigkeit von Bedarfen jeweils ermittelt werden. Unter „Berechnungsfragen" ist hier auch z. B. zu verstehen, was bei der Dienstplanabrechnung wie und in welchem Umfang berücksichtigt wird oder nicht. Gerade jedoch bei dieser Thematik tauchen sehr viele strittige Sachverhalte auf, auf die dieses Buch eine Antwort geben will. Deswegen sind hier in Folge viele der wichtigsten Dienstplanberechnungsfragen beispielhaft erläutert.

Rechnen mit der Einfachen Arbeitsplatzmethode

Die einfache „Arbeitsplatzmethode" hat ihren Namen daher, weil das Ergebnis ihrer Anwendung keine konkreten Aussagen zu dem tatsächlichen Bedarf macht. Ob dieser Bedarf in der Sache erforderlich ist, kann diese Methode nicht messen.

Rechenbeispiele:
Es soll geprüft werden, welcher Aufwand an Stellen erforderlich würde, wenn der Nachtdienst um eine komplette Fachkraft zusätzlich aufgestockt würde und im Gegensatz dazu der Aufwand für einen sog. Späten Spätdienst. Der Nachtdienst komplett würde 10 Stunden pro Nacht dauern; der zusätzliche Aufwand für den Späten Spätdienst bis 22.30 Uhr 2,5 Std. pro Nacht.

Rechenweg zu der ersten Frage:
7 Nächte x 10 Stunden geteilt durch die Netto-Arbeitszeit von 30,8 Stunden = 2,27 VK-Stellen. Mehr als 2 VK-Stellen sind erforderlich, weil ein Mitarbeiter jeweils einen Turnus frei hat und zusätzlich die Ausfallzeiten berücksichtigt werden müssen (siehe Kap. 1.1, Teil I)

Rechenweg zu der zweiten Frage:
7 Nächte x 2,5 Stunden geteilt durch die Netto-Arbeitszeit von 30,8 Stunden = 0,57 VK-Stellen. Es war natürlich abzusehen, dass dabei der personelle Aufwand geringer ausfällt. Gleichwohl gilt es zu berücksichtigen, dass jede Erhöhung im Nachtdienst zwangsweise eine Reduzierung im Tagdienst nach sich ziehen muss – „jeder Kuchen kann nur einmal verteilt werden". Und nicht selten ist ein sog. Später Spätdienst ein guter Kompromiss als Zwischen- und/oder ergänzende Lösung gerade in der ersten Nachtdienstphase, um die höchste Arbeitsspitze im Nachtdienst abzubauen.

Der Regelkreis der Einsatzplanung • Wipp/Sausen/Lorscheider
© Vincentz Network GmbH & Co. KG Hannover 2011 • ISBN 978-3-86630-184-9

Teil I Grundlagen und Arbeitsrecht

Die „Einfache Arbeitsplatzmethode" kann in dieser Form für alle anstehenden Fragen zur Ermittlung des Personalbedarfs in Bezug auf geplante Besetzungen oder neu zu schaffende oder zu strukturierende Arbeitseinheiten als sehr gutes Arbeitsmittel angewandt werden.

Umrechnung von Dezimalzahlen in Minuten
Auf Dienstplänen mit Minuten und Stunden zu rechnen würde eine erhebliche Unübersichtlichkeit mit sich bringen. Deswegen wird mit Dezimalzahlen gerechnet. Wer hierzu einmal eine „Grundlagen-Tabelle" erstellt, spart sich das Rechnen für die Zukunft.

Rechenformel:
Dezimalzahl multipliziert mit 60 Minuten ergibt den Minutenwert.
Beispiele:
0,50 Stunden x 60 Minuten = 30 Minuten
0,33 Stunden x 60 Minuten = 19,8 Minuten
0,44 Stunden x 60 Minuten = 26,4 Minuten
0,25 Stunden x 60 Minuten = 15 Minuten
0,75 Stunden x 60 Minuten = 45 Minuten

Umrechnung von Minuten in Dezimalzahlen
Ein erforderliches Umrechnen von Minuten in Dezimalzahlen gestaltet sich wie folgt.

Rechenformel:
Minutenwert geteilt durch 60 Minuten ergibt die Dezimalzahl
Beispiele:
30 Minuten geteilt durch 60 (Minuten) = 0,50
19,8 Minuten geteilt durch 60 (Minuten) = 0,33
26,4 Minuten geteilt durch 60 (Minuten) = 0,44
25 Minuten geteilt durch 60 (Minuten) = 0,42
45 Minuten geteilt durch 60 (Minuten) = 0,75

Ermitteln der monatlichen und jährlichen Soll-Arbeitszeit für Vollzeit- und Teilzeitmitarbeiter
Die Berechnung der Soll-Arbeitszeit wird je nach Arbeitgeber unterschiedlich praktiziert.

Die für den jeweiligen Mitarbeiter anwendbare Berechnungsmethode ergibt sich unmittelbar aus dem Arbeitsvertrag, einer anwendbaren Betriebsvereinbarung oder aber einem anwendbaren Tarifvertrag. Gibt es keine ausdrückliche Regelung im Arbeitsvertrag und findet auch keine diesbezügliche Betriebsvereinbarung und kein Tarifvertrag Anwendung, so ist die nachfolgend unter

Ziffer 1. dargestellte Methode zutreffend. (S. grundlegend: Kap. 2.2, Teil I)

Gleichwohl wird in vielen Einrichtungen auch ohne entsprechende rechtliche Grundlage eine der unter den nachfolgenden Ziffern 2. und 3. dargestellten „Vorababzug-Methoden" angewendet.

1. Berechnung *ohne Vorababzug* von Samstagen, Sonntagen und Feiertagen.
Sofern nicht bereits im Arbeitsvertrag oder einem anwendbaren Tarifvertrag eine monatliche oder jährliche Arbeitszeit festgelegt ist, erfolgt die Berechnung bei vertraglich möglicher Verteilung der Arbeitszeit auf die Wochentage Montag – Sonntag auf Basis der vertraglich vereinbarten (durchschnittlichen) wöchentlichen Arbeitszeit wie folgt:

- Monatliche Soll-Arbeitszeit
  „(Kalendertage des Monats) : 7 x (vertragliche wöchentliche Arbeitszeit)"
  Beispiel:
  Monat Juni 2011 (bei einer 38,5 Stunden-Woche):
  30: 7 x 38,5 = 165 Soll-Stunden

- Jährliche Soll-Arbeitszeit
  „(Kalendertage des Jahres) : 7 x (vertragliche wöchentliche Arbeitszeit)"
  Beispiel
  Jahr 2011:
  365: 7 x 38,5 = 2007,5 Soll-Stunden

2. Berechnung *mit Vorababzug* von Sonntagen und Feiertagen.
Diese Soll-Stunden-Berechnung beruht auf der Annahme einer 6-Tage-Woche, wobei fiktiv davon ausgegangen wird, dass es sich um wöchentlich die Tage Montag bis Samstag handelt. Hinzu kommt der Abzug von Wochenfeiertagen. Die Berechnungsmethode lautet wie folgt:

- „(Arbeitstage des Monats) x (Durchschnittliche tägliche Arbeitszeit)"

  Die **„Arbeitstage des Monats"** werden hierbei wie folgt berechnet:
  „(Kalendertage des Monats)
  abzüglich (Anzahl der Sonntage des Monats)
  abzüglich (Anzahl der Wochenfeiertage des Monats)
  = Anzahl der „Arbeitstage"

Die **„Durchschnittliche tägliche Arbeitszeit"** wird hierbei wie folgt berechnet:

„(vertragliche Wochenarbeitszeit) : 6 (da 6-Tage-Woche)"
= „Durchschnittliche tägliche Arbeitszeit"

Beispiel:
Monat Juni 2011 (bei einer 38,5 Stunden-Woche) in NRW:
Wochenfeiertage waren Christi Himmelfahrt, Pfingstmontag, Fronleichnam

Arbeitstage:
30 – 4 (Sonntage) – 3 (Wochenfeiertage) = 23 Arbeitstage
„Durchschnittliche tägliche Arbeitszeit":
38,5 (Wochenstunden) : 6 = 6,41 Stunden/Tag

Daraus folgt als monatliche Soll-Arbeitszeit:
23 Arbeitstage x 6,41 Stunden/Tag = 147,4 Soll-Stunden

3. Berechnung *mit Vorababzug* von „jedem zweiten" Samstag, Sonntagen und Feiertagen.
Diese Soll-Stunden-Berechnung beruht auf der Annahme einer 5,5-Tage-Woche, wobei fiktiv davon ausgegangen wird, dass es sich um wöchentlich die Tage Montag bis Samstag handelt. Hinzu kommt der Abzug von Wochenfeiertagen. Die Berechnungsmethode lautet wie folgt:

- „(Arbeitstage des Monats) x (Durchschnittliche tägliche Arbeitszeit)"

Die **„Arbeitstage des Monats"** werden hierbei wie folgt berechnet:
„(Kalendertage des Monats)
abzüglich (Anzahl der Sonntage des Monats)
abzüglich (jeden zweiten Samstag des Monats)
abzüglich (Anzahl der Wochenfeiertage des Monats)
= Anzahl der „Arbeitstage"

Die **„Durchschnittliche tägliche Arbeitszeit"** wird hierbei wie folgt berechnet:
„(vertragliche Wochenarbeitszeit) : 5,5 (da 5,5-Tage-Woche)"
= „Durchschnittliche tägliche Arbeitszeit"

Beispiel:
Monat Juni 2011 (bei einer 38,5 Stunden-Woche) in NRW:
Wochenfeiertage waren Christi Himmelfahrt, Pfingstmontag, Fronleichnam

Arbeitstage:
30 – 2 („zweite Samstage") – 4 (Sonntage) – 3 (Wochenfeiertage) = 21 Arbeitstage

„Durchschnittliche tägliche Arbeitszeit":
38,5 (Wochenstunden) : 5,5 = 7 Stunden/Tag

Daraus folgt als monatliche Soll-Arbeitszeit:
21 Arbeitstage x 7 Stunden/Tag = 147 Soll-Stunden

4. Berechnung des Urlaubsanspruchs

Bei der Berechnung des Urlaubsanspruchs eines Mitarbeiters, also der Antwort auf die Frage, „Wieviel Urlaub steht mir zu ?", ist zu unterscheiden, ob der Mitarbeiter an der immer gleichen Anzahl von Arbeitstagen pro Woche eingesetzt ist oder eben nicht kontinuierlich. (S. grundlegend: Kap. 2.6, Teil I) Ausgangspunkt jeder Berechnung ist der sogenannte „Referenzurlaub", die Urlaubsdauer, die im Arbeitsvertrag als Basis angegeben wird. In der Regel ist dies eine bestimmte Anzahl von Urlaubstagen in einer x-Tage-Woche (z.B. „30 Tage Urlaub in einer 5-Tage-Woche"). Zu dieser x-Tage-Woche ist die vom Mitarbeiter tatsächlich geleistete Tage-Woche ins Verhältnis zu setzen. Erfolgt der tatsächliche Arbeitseinsatz des Mitarbeiters an unterschiedlich vielen Tagen in der Woche, muss in einem vorgezogenen Schritt der Durchschnitt der Arbeitstage innerhalb der letzten 13 Wochen oder der letzten 3 Monate berechnet werden. Am Beispiel des Referenzurlaubs „30 Tage Urlaub in einer 5-Tage-Woche" bedeutet dies folgende Umrechnung:

- 4-Tage-Woche

$$„\frac{30\ Referenzurlaubstage}{5\ (Referenzarbeitstage/Woche)}\ x\ 4\ (4\ tatsächliche\ Arbeitstage/Woche)"$$

Ergebnis: 24 Urlaubstage

- 6-Tage-Woche

$$„\frac{30\ Referenzurlaubstage}{5\ (Referenzarbeitstage/Woche)}\ x\ 6\ (6\ tatsächliche\ Arbeitstage/Woche)"$$

Ergebnis: 36 Urlaubstage

- 4,5-Tage-Woche (als berechneter Durchschnitt der letzten 13 Wochen/ 3 Monate)

$$„\frac{30\ Referenzurlaubstage}{5\ (Referenzarbeitstage/Woche)}\ x\ 4,5\ (4,5\ tatsächliche\ Arbeitstage/Woche)"$$

Ergebnis: 27 Urlaubstage

5. Berechnung des Zeitwertes eines Urlaubstags

Für den genommenen Urlaub des Mitarbeiters ist im Dienstplan ein urlaubstäglicher Wert zu hinterlegen. Bei der Festlegung dieses Wertes ist danach zu unterscheiden, ob der Urlaub im bereits geplanten Dienstplan oder aber im noch nicht geplanten Zeitraum genommen wird. ACHTUNG: Hier gibt es abweichende tarifvertragliche Regelungen.

a. Im bereits geplanten Dienstplan ist in Umsetzung des „Ausfallprinzips" für die Urlaubstage der Zeitwert des im Dienstplan geplanten Dienstes anzusetzen.

b. Im noch nicht geplanten Dienstplan ist auf die durchschnittliche Schichtlänge der letzten 13 Wochen vor Urlaubsantritt abzustellen.

6. Berechnung von Zeitwerten bei sonstigen Ausfallzeiten (s. auch Kap. 2.6, Teil I)

■ Berücksichtigung von Arbeitsunfähigkeit im Dienstplan (stundenmäßige Anrechnung)

Für die durch Krankheit des Mitarbeiters ausfallende Arbeitszeit ist im Dienstplan ein Zeitwert je Krankheitstag zu hinterlegen. Bei der Festlegung dieses Wertes ist danach zu unterscheiden, ob die Arbeitsunfähigkeit im bereits geplanten Dienstplan, oder aber im noch nicht geplanten Zeitraum anfällt.

a. Im bereits geplanten Dienstplan ist in Umsetzung des „Ausfallprinzips" für die Krankheitstage der Zeitwert des im Dienstplan geplanten Dienstes anzusetzen.

b. Im noch nicht geplanten Dienstplan ist auf die durchschnittliche Schichtlänge der letzten 13 Wochen vor Urlaubsantritt abzustellen.

■ Berücksichtigung von Fortbildungstagen im Dienstplan (stundenmäßige Anrechnung)

Da es sich bei einer vom Arbeitgeber angeordneten Fortbildung um Arbeitszeit handelt, ist im Dienstplan als Arbeitszeitwert für die Fortbildung der tatsächliche zeitliche Umfang der Fortbildung zu hinterlegen.

■ Berücksichtigung von Betriebratstätigkeit im Dienstplan (stundenmäßige Anrechnung)

Für Betriebsratsarbeit während der Arbeitszeit gilt der Grundsatz der bezahlten Freistellung. Die Betriebsratsarbeit ist zeitlich so zu stellen, als habe er nach der im Dienstplan geplanten Schicht gearbeitet.

Liegt die Betriebsratsarbeit außerhalb der geplanten Arbeitszeit des Betriebsratsmitgliedes, findet sie in der Freizeit des Betriebsratsmitgliedes statt. Hierfür erhält das Betriebsratsmitglied auf sein Verlangen hin einen bezahlten Freizeitausgleich im Umfang der Betriebsratsarbeit in der Freizeit, jedoch gedeckelt auf die durchschnittliche Schichtlänge eines in Vollzeit beschäftigten Mitarbeiters.

7. Ermitteln der Mitarbeiteranzahl aus den Pflegeschlüsseln

Die Ermittlung des Mitarbeitersolls aus den Pflegeschlüsseln ist in Kap. 2.2, Teil I ausführlich beschrieben.

Rechenformel:

Bewohneranzahl nach Pflegestufen geteilt durch den Pflegeschlüssel ergibt das Mitarbeitersoll.

Doch Vorsicht: Von entscheidender Bedeutung ist es innerhalb des jeweiligen Bundeslandes zu betrachten, welche Anteile die Pflegeschlüssel enthalten, die nicht zu der Dienstplanung herangezogen werden können. (z. B. die Pflegedienstleitung oder die Ergotherapie – beides ist in Baden-Württemberg im Pflegeschlüssel enthalten; jedoch nicht in Rheinland Pfalz und in anderen Bundesländern bestehen möglicherweise abweichende Konstellationen)

8. Erstellen einer Ausfallstatistik

Die Erstellung einer Ausfallstatistik ist in Kap. 4.1, Teil II im 4. Schritt der Regelkreissystematik innerhalb der Dienstplanauswertung ausführlich beschrieben. Hier soll eine kurze Darstellung erfolgen und zeigen, dass eine Ausfallstatistik einfach zu erstellen ist; auch bei manueller Dienstplanung.

Beispiel:

Aus dem abgerechneten Dienstplan ergeben sich die gesamten Ist-Stunden aller Mitarbeiter im Umfang von 1855,00 Stunden. Darin enthalten sind alle Arbeitstage, die Urlaubs- und Krankheitstage (sofern diese wie beschrieben in die Berechnung einfließen), Fortbildungszeiten, Überstundenaufbau und -abbau. Diese 1855 Stunden werden mit 100 Prozent angesetzt. In diesem Zeitraum sind angefallen:

Urlaubstage in Stunden = 100,80 Stunden
Abwesenheiten in Folge v. Krankheit = 84,50 Stunden
Fortbildungsstunden = 65,00 Stunden
Gesamt: 250,3 Stunden.

Diese werden durch die 100 Prozent, also 1855,00 Stunden geteilt und mit 100 multipliziert = 13,49 Prozent Ausfallzeit. Analog kann auch jede einzelne Teil-Ausfallzeit ermittelt werden:

Urlaubstage in Stunden: 100,80 Stunden geteilt durch 1855,00 x 100 = 5,4 Prozent

Krankheitsabwesenheiten mit 84,5 Stunden geteilt durch 1855,00 x 100 = 4,55 Prozent

Fortbildungen mit 65,00 Stunden geteilt durch 1855,00 Stunden x 100 = 3,50 Prozent

Die Abweichung in der Summe aus: 5,4 + 4,55 + 3,50 Prozent zu dem Gesamtergebnis von 13,49 Prozent sind Rundungsdifferenzen.

2. Arbeitsrechtliche Grundbetrachtung

2.1 Dienstplangestaltung aus arbeitsrechtlicher Sicht

KAPITELMERKSÄTZE

- Der Gestaltung des Dienstplans sind arbeitsrechtliche Grenzen gesetzt.
- Die Schranken ergeben sich aus Gesetz, Arbeitsvertrag, Betriebsvereinbarungen und Tarifvertrag.

Der am Bewohnerbedarf ausgerichtete und wirtschaftliche Mitarbeitereinsatz ist Ziel der Dienstplangestaltung. Die vom Gesetzgeber und den Pflegekassen formulierten Vorgaben an eine leistungsfähige und wirtschaftliche pflegerische Versorgung der Bewohner stellen eine große Herausforderung für die Dienstplanenden dar.

So formuliert § 84 Abs. 6 SGB XI:

„Der Träger der Einrichtung ist verpflichtet, mit der vereinbarten personellen Ausstattung die Versorgung der Pflegebedürftigen jederzeit sicherzustellen. Er hat bei Personalengpässen oder -ausfällen durch geeignete Maßnahmen sicherzustellen, dass die Versorgung der Pflegebedürftigen nicht beeinträchtigt wird."

Hinsichtlich der Zulassung einer Pflegeeinrichtung durch Versorgungsvertrag durch die Pflegekassen bestimmt § 72 Abs. 3 Ziffer 2. SGB XI:

„Versorgungsverträge dürfen nur mit Pflegeeinrichtungen abgeschlossen werden, die …
2. die Gewähr für eine leistungsfähige und wirtschaftliche pflegerische Versorgung bieten …"

Ergänzend gibt § 29 Abs. 1 SGB XI unter der Überschrift „Wirtschaftlichkeitsgebot" vor.

„Die Leistungen müssen wirksam und wirtschaftlich sein; sie dürfen das Maß des Notwendigen nicht übersteigen."

Die Vorgaben sind damit klar. Stets gute Versorgung der Bewohner durch bedarfsgerechten Einsatz von genügend Personal; aber bitte nicht mehr als erforderlich.

Der Regelkreis der Einsatzplanung • Wipp/Sausen/Lorscheider
© Vincentz Network GmbH & Co. KG Hannover 2011 • ISBN 978-3-86630-184-9

Bei diesen Vorgaben drängt sich mit Blick auf die Gestaltung eines bedarfsgerechten und wirtschaftlich verantwortlichen Dienstplans die Frage auf, *„Wie kann und darf geplant werden?"* Einerseits liegen die sich ständig ändernden Bedürfnisse der Bewohner auf der Hand, andererseits kann der Personaleinsatz nicht willkürliche Verfügungsmasse des Arbeitgebers sein. Es gilt, die Interessen aller Beteiligten in einen sachgerechten Ausgleich zu bringen. Wie aber sehen die arbeitsrechtlichen Möglichkeiten des Dienstplanenden aus?

Eine erste und zugleich zentrale Aussage findet sich in § 106 der Gewerbeordnung (GewO). § 106 GewO lautet:

„Weisungsrecht des Arbeitgebers.
Der Arbeitgeber kann Inhalt, Ort und Zeit der Arbeitsleistung nach billigem Ermessen näher bestimmen, soweit diese Arbeitsbedingungen nicht durch den Arbeitsvertrag, Bestimmungen einer Betriebsvereinbarung, eines anwendbaren Tarifvertrages oder gesetzliche Vorschriften festgelegt sind.

Dies gilt auch hinsichtlich der Ordnung und des Verhaltens der Arbeitnehmer im Betrieb.

Bei der Ausübung des Ermessens hat der Arbeitgeber auch auf Behinderungen des Arbeitnehmers Rücksicht zu nehmen."

Der Arbeitgeber kann also innerhalb der Bandbreite des Arbeitsverhältnisses Inhalt, Ort und Zeit der Arbeitsleistung näher bestimmen und dem Mitarbeiter verbindliche Weisungen erteilen. Welcher Mitarbeiter was, wann und wie zu erledigen hat, bestimmt demnach grundsätzlich der Arbeitgeber. Der Arbeitgeber hat hierbei jedoch die in § 106 GewO genannten Schranken zu beachten. Diese Schranken sind:

- die Gesetze (insbesondere die diversen Arbeitsschutzgesetze),
- der Arbeitsvertrag, anwendbare Betriebsvereinbarungen, anwendbare Tarifverträge und
- „billiges Ermessen" (§ 315 BGB).

Billiges Ermessen besagt, dass alle wesentlichen Umstände des Einzelfalles abzuwägen und die beiderseitigen Interessen von Arbeitgeber und Arbeitnehmer angemessen zu berüksichtigen sind. Die teils widerstreitenden Interessen von Arbeitgeber und Arbeitnehmer lassen sich verallgemeinernd nur grob umreißen. Während der Arbeitgeber in der Pflege eine zu jedem Zeitpunkt bedarfsgerechte und stets wirtschaftliche Versorgung der Bewohner mittels in höchstem Maße flexiblem Mitarbeitereinsatz anstrebt, möchte der Mitarbeiter frühzeitig feststehende und sich nicht in der laufenden Dienstplanperiode ändernde Arbeitszeiten, wobei die Arbeitszeiten im Idealfall seinen persönlichen

Bedürfnissen angepaßt sind und genügend Raum für Freizeit und freie Wochenenden lassen.

Ist die bedarfsorientierte Schichtbesetzung durch den Dienstplanenden bestimmt, hat er also folgende arbeitsrechtliche Überlegungen anzustellen:

1. Welche Arbeitszeitvolumina der Mitarbeiter stehen für die Dienstplanung zur Verfügung?
2. Welche Möglichkeiten der flexiblen Verteilung der Arbeitszeitvolumina gibt es?

Ist die erstgenannte Frage nach der Soll-Arbeitszeit der Mitarbeiter noch relativ einfach zu beantworten, verbergen sich hinter der zweitgenannten Überlegung eine Vielzahl von Grenzen des Direktionsrechts des Arbeitgebers. Die Grenzen des Direktionsrechts können dabei gesetzlicher und vertraglicher Natur sein. Die gesetzlichen Grenzen zeigen sich in den verschiedenen Arbeitsschutzgesetzen wie beispielsweise dem Arbeitszeitgesetz. Die vertraglichen Grenzen folgen aus dem – wie kann es anders sein – Inhalt des Arbeitsvertrags des jeweiligen Mitarbeiters.

Merke:
Je enger die Arbeitspflichten im Arbeitsvertrag nach Tätigkeit, Arbeitsort und Arbeitszeit vereinbart sind, um so geringer ist der Spielraum für Weisungen des Arbeitgebers.

Eine Mitarbeiterin, deren Arbeitsvertrag bei einer festen Wochenarbeitszeit von 24 Stunden, ausschließlich eine Beschäftigung auf dem Wohnbereich A, im Frühdienst von jeweils 07:00 Uhr bis 13:00 Uhr (ohne Pause) an den Wochentagen Montag bis Donnerstag festlegt, kann auch nur so eingesetzt werden. In diesem Fall bedarf es seitens des Arbeitgebers bei der Dienstplanung kaum noch eines Gedankens an einen flexiblen Mitarbeitereinsatz. Einen solchen gibt es ersichtlich und nachvollziehbar nicht. Der Arbeitgeber hat sein Weisungsrecht durch die enge Vertragsausgestaltung extrem eingeschränkt.

Nun mag man im Umkehrschluss annehmen, dass eine entsprechende Gestaltung der Arbeitsverträge mit möglichst umfassenden Erweiterungsklauseln (flexible Arbeitszeitmodelle, weite Versetzungsklauseln, Klauseln zur Abrufarbeit und Verpflichtung zur Leistung von Überstunden etc.) die Weisungsrechte des Arbeitgebers bis zu den zwingenden Grenzen der Schutzgesetze erweitert.

Dem ist nicht so. Denn hier kommt zum Schutz des Arbeitnehmers die „Leistungsbestimmung nach billigem Ermessen" ins Spiel. Der Arbeitgeber hat die berechtigten Interessen des Mitarbeiters und dessen persönliche Verhältnisse sowie die Zumutbarkeit der Weisung im Einzelfall zu berücksichtigen. So ist es beispielsweise denkbar, dass der Einsatz einer alleinerziehenden Mutter eines siebenjährigen Kindes im Nachtdienst trotz vertraglicher Verpflichtung zur Tätigkeit in Früh-, Spät- und Nachtschicht für die Mitarbeiterin unzumutbar und damit nicht realisierbar ist. Dennoch bleibt die Feststellung, dass ein flexibler Mitarbeitereinsatz schon bei der Gestaltung des Arbeitsvertrages beginnt. Es können und sollen durch den Arbeitgeber die Möglichkeiten genutzt werden, die das Arbeitsrecht bietet. Ein ausgewogenes Verhältnis von Vollzeit- und Teilzeitarbeitsverhältnissen, mit jeweils der Verpflichtung der Mitarbeiter zu Nacht-, Sonn- und Feiertagsarbeit, Mehrarbeit und Überstunden, ggf. Abrufarbeit sowie Rufbereitschaft und Bereitschaftsdienst, unter Zugrundelegung eines Arbeitszeitkontos, ist der Schlüssel zu einem flexiblen Mitarbeitereinsatz. In Kombination mit interessengerechten Betriebsvereinbarungen in Einrichtungen mit einem Betriebsrat ist eine bedarfsorientierte und wirtschaftliche Dienstplanung keine Hexerei.

Inhalt und Auswirkung der jeweiligen Grenzen des Direktionsrechts des Arbeitgebers und damit die arbeitsrechtlichen Möglichkeiten der Dienstplanung werden in den nachfolgenden Unterkapiteln behandelt. Sie befassen sich mit den für die Dienstplanung wesentlichen arbeitsrechtlichen Themen und zeigen praxisorientierte Lösungswege auf. Die Darstellung orientiert sich dabei an den gesetzlichen Grundmodellen. Zu beachten sind zudem die vielfältigen tarifvertraglichen (und arbeitsvertragsrichtlinienrechtlichen) Regelungen, welche in den folgenden Unterkapiteln nur ausgewählt aufgegriffen werden können. Die tarifvertraglichen Regelungen – beispielsweise des TVöD – und die Arbeitsvertragsrichtlinien der kirchlichen Arbeitgeber modifizieren die gesetzlichen Grundmodelle teils erheblich. Wird nachfolgend auf „tarifvertragliche" Regelungen oder Tarifverträge verwiesen, sind damit auch die Arbeitsvertragsrichtlinien (AVR) gemeint.

2.2 Die Berechnung der Soll-Arbeitszeit

KAPITELMERKSÄTZE

- Die Soll-Arbeitszeit bezeichnet die vom Arbeitnehmer in einem Referenzzeitraum (Woche/Monat/Jahr) vertraglich geschuldete Arbeitszeit.
- Wochenfeiertage sind ohne eine anderslautende Vereinbarung für die Berechnung der Soll-Arbeitszeit unbeachtlich.
- Nur ein bereits auf flexible Mitarbeitereinsatzplanung ausgerichteter Arbeitsvertrag ermöglicht eine bedarfsgerechte Dienstplanung.

Vor der Frage, wie die Arbeitszeiten der Mitarbeiter bedarfsorientiert zu verteilen sind, stellt sich die grundlegende Frage nach dem zur Verteilung stehenden Arbeitszeitvolumen der Mitarbeiter. Es ist die Frage nach der sogenannten „Soll-Arbeitszeit".

Die Dienstplanung erfolgt in der Regel für den Kalendermonat. Die Kalendermonate haben bekanntlich 28, 29, 30 oder 31 Kalendertage, wobei die Monate mit jedem denkbaren Wochentag beginnen und enden können. Auf den jeweiligen Monat hat der Arbeitgeber die zur Verfügung stehende Arbeitszeit der Mitarbeiter zu verteilen. Vor der Verteilung steht für den Dienstplanenden die Ermittlung des für den zu planenden Monat zur Verfügung stehenden Arbeitszeitvolumens der Mitarbeiter, die Soll-Arbeitszeit. In der Praxis finden sich teils abenteuerliche Berechnungsmodelle. Es werden ohne vertragliche oder tarifvertragliche Grundlage Berechnungen angestellt, die kaum nachvollziehbar sind und zu die Dienstplanung unnötig erschwerenden Ergebnissen führen. Ausgangspunkt der Berechnung der Soll-Arbeitszeit ist schlicht der Arbeitsvertrag des Mitarbeiters.

Berechnung der Soll-Arbeitszeit

I. Wöchentliche Arbeitszeit, X-Tage-Woche

Soll-Arbeitszeit ist die Arbeitszeit, die der Arbeitnehmer für seine monatliche Vergütung zu erbringen hat. Die meisten Arbeitsverträge und/oder Tarifverträge sehen eine „regelmäßige" oder „durchschnittliche" wöchentliche Arbeitszeit vor. Oftmals enthält der Arbeitsvertrag und/oder Tarifvertrag auch eine Regelung hinsichtlich der Anzahl der Wochentage, auf die die wöchentliche Arbeitszeit zu verteilen ist (X-Tage-Woche).

Der Regelkreis der Einsatzplanung • Wipp/Sausen/Lorscheider
© Vincentz Network GmbH & Co. KG Hannover 2011 • ISBN 978-3-86630-184-9

Beispiel:
Im Arbeitsvertrag des Arbeitnehmers A ist eine regelmäßige wöchentliche Arbeitszeit von 40 Stunden, gleichmäßig verteilt auf die Wochentage Montag bis Freitag vorgesehen.

Eine solch starre Regelung macht in der Pflegebranche keinen Sinn. Pflegebedürftige Bewohner müssen an 7 Tagen in der Woche, d.h. auch an Samstagen, Sonn- und Feiertagen, rund um die Uhr betreut werden. Um dies zu gewährleisten, muss die Arbeitszeit so auf die einzelnen Wochentage (einschließlich der Feiertage) verteilt werden können, wie es die Versorgung der Bewohner erfordert.

Aus der Notwendigkeit der leistungsfähigen und wirtschaftlichen Bewohnerversorgung ergibt sich darüber hinaus das Bedürfnis unterschiedlicher Schichtlängen. Würde die wöchentliche Arbeitszeit immer gleichmäßig auf die einzelnen Wochentage verteilt, hätte dies insbesondere bei Vollzeitbeschäftigten extrem lange Überschneidungszeiten zur Folge. Die hier gebundenen Arbeitszeiten würden dann in Zeiten von Arbeitsspitzen fehlen. Dem kann nur durch unterschiedlich lange Schichten sinnvoll begegnet werden.

Um die Pflege der Bewohner an 7 Tagen pro Woche rund um die Uhr gewährleisten zu können, erfolgt der Arbeitseinsatz der Mitarbeiter aufgrund von Dienstplänen, die in der Regel jeweils für einen Monat erstellt werden. Für die Mitarbeiter wird idealerweise ein Arbeitszeitkonto geführt, welches die monatlich zu leistenden Soll-Stunden den tatsächlich geleisteten Ist-Stunden gegenüberstellt (zu den rechtlichen Voraussetzungen eines Arbeitszeitkontos siehe Kapitel 2.5, Teil I).

Ist im Arbeitsvertrag nur die Dauer der wöchentlichen Arbeitszeit geregelt, aber keine Regelung dazu getroffen, auf wie viele Tage pro Woche die vereinbarte wöchentliche Arbeitszeit zu verteilen ist (X-Tage-Woche), können die Mitarbeiter grundsätzlich an 7 Tagen in der Woche eingeplant werden. Hinsichtlich der Schichtlängen, der Pausen, der Ruhezeiten etc. sind freilich die Grenzen des Arbeitszeitgesetzes zu beachten (siehe dazu Kapitel 2.3, Teil I).

Sieht der Arbeitsvertrag hingegen eine bindende Verteilung der wöchentlichen Arbeitszeit auf eine X-Tage-Woche vor (z.B. 5-Tage-Woche oder 6-Tage-Woche), ist dies bei der Dienstplanerstellung zu berücksichtigen. Solche Vertragsmodelle sind in der Pflege tunlichst zu vermeiden. Denn bereits ein Blick in bedarfsorientiert erstellte Dienstpläne zeigt, dass die Mitarbeiter über die 52 Wochen des Jahres verteilt an unterschiedlich vielen Tagen je Woche arbeiten.

Zwischenfazit:

Klauseln zur flexiblen Mitarbeitereinsatzplanung gehören in jeden Arbeitsvertrag. Ausgangspunkt ist hierbei die Vereinbarung einer durchschnittlichen (beispielsweis wöchentlichen oder monatlichen) Arbeitszeit, welche in einem Ausgleichszeitraum (beispielsweise einem Kalenderjahr) zu erreichen ist oder in einem fortlaufenden Arbeitszeitkonto geführt wird und welches in gewissem Umfang Plus- und Minusstunden zulässt.

Ungeeignet ist die in der Praxis in Formulararbeitsverträgen oft anzutreffende Klausel

> *„§ x Arbeitszeit*
> *Die durchschnittliche wöchentliche Arbeitszeit beträgt 38,5 Stunden."*

Aus der Formulierung „durchschnittlich" ohne jede weitere Erläuterung ist für den Arbeitnehmer nicht ersichtlich, in welchem Zeitraum (dem sogenannten „Ausgleichzeitraum") die vereinbarte wöchentliche Arbeitszeit von 38,5 Stunden erreicht werden muss. Im Quartal? Im Halbjahr? Im Jahr? Während des gesamten Arbeitsverhältnisses? Die Klausel ist insoweit intransparent und damit nach der Rechtsprechung des Bundesarbeitsgerichtes unwirksam. Zu einer wirksamen Klausel über flexible Arbeitszeit wird die Formulierung durch die Ergänzung des Ausgleichszeitraums

> *„Die durchschnittliche wöchentliche Arbeitszeit ist in einem Zeitraum von einem Kalenderjahr zu erreichen."*

oder aber alternativ durch die Ergänzung um ein (im Beispiel fortlaufendes) Arbeitszeitkonto

> *„Es wird ein Arbeitszeitkonto eingerichtet, das durchlaufend zu führen ist und der Feststellung der tatsächlich geleisteten Arbeitszeit dient. Im Rahmen des Arbeitszeitkontos ist ein Zeitguthaben oder ein Zeitsoll bis zu _____ Stunden möglich."*

II. Berechnung der monatlichen Soll-Arbeitszeit

Im Arbeitsvertrag wird in der Regel eine wöchentliche Arbeitszeit (z. B. 38,5, 39 oder 40 Stunden) vereinbart. Die Dienstpläne werden demgegenüber für einen Zeitraum von in der Regel einem Monat erstellt, so dass bei der Gestaltung des jeweiligen Dienstplans zunächst die monatliche Soll-Arbeitszeit eines jeden Mitarbeiters zu bestimmen ist. Es hat eine Umrechnung der vertraglich geschuldeten Wochenarbeitszeit auf eine Monatsarbeitszeit zu erfolgen. Nur wie?

In der Praxis werden bei dieser Umrechnung häufig von vornherein – ohne eine vertragliche oder tarifvertragliche Grundlage – die Stunden an Wochenfeiertagen für alle Mitarbeiter pauschal abgezogen. Diese gängige Berechnungspraxis ist ohne ihre ausdrückliche Vereinbarung im Arbeits- oder anwendbaren Tarifvertrag nicht korrekt. Das Bundesarbeitsgericht hat in ständiger Rechtsprechung entschieden, dass sich durch den Wochenfeiertag die geschuldete Wochenarbeitszeit eines im Schichtdienst Beschäftigten nicht automatisch um die auf den Wochenfeiertag entfallenden Arbeitsstunden verringert, sondern nur dann, wenn die Arbeitsleistung allein wegen des Feiertages ausgefallen ist. Hätte der Mitarbeiter auch ohne den Feiertag frei gehabt, so verringert sich seine Soll-Arbeitszeit nicht. Dies ist in der Pflege der Regelfall, da sich das Frei des Mitarbeiters nicht aufgrund des Feiertags, sondern alleine aufgrund der Dienstplanung ergibt.

Zwischenfazit:
Wochenfeiertage bleiben in der Pflege bei der Berechnung der monatlichen Soll-Arbeitszeit ohne anderslautende Vereinbarung unberücksichtigt.

Auch ist es gängige Praxis, bei der Berechnung der monatlichen Soll-Arbeitszeit die in dem jeweiligen Monat anfallenden Samstage und Sonntage (bei einer 5-Tage-Woche) oder nur die Sonntage (bei einer 6-Tage-Woche) abzuziehen. Die so ermittelten Arbeitstage sollen dann mit der durchschnittlichen täglichen Arbeitszeit multipliziert werden, was die monatliche Soll-Arbeitszeit ergäbe. Auch diese Berechnungsweise ist unseres Erachtens in mehrfacher Hinsicht verfehlt. Zum einen setzt sie voraus, dass ein Mitarbeiter, mit dem eine 5-Tage-Woche vereinbart wurde, seine Arbeitsleistung immer an den Wochentagen Montag bis Freitag erbringt, und ein Mitarbeiter, mit dem eine 6-Tage-Woche vereinbart wurde, immer an den Wochentagen Montag bis Samstag arbeitet. Diese Voraussetzungen sind angesichts der oben beschriebenen besonderen Bedürfnisse in der Pflege nicht einzuhalten. Die Pflege der Bewohner kann zum einen nicht starr auf Montag bis Freitag oder Montag bis Samstag gelegt werden. Zum anderen führt diese Berechnungsweise zu unterschiedlichen monatlichen Soll-Arbeitszeiten, je nachdem, ob die Verteilung der (gleichen) wöchentlichen Arbeitszeit auf 5 oder auf 6 Tage pro Woche erfolgt. Dies wird anhand der nachfolgenden Beispielberechnung für den Monat Oktober 2011 deutlich, welche Montag, den 03.10.2011 als gesetzlichen Feiertag unberücksichtigt lässt.

Der Monat Oktober 2011 hatte 5 Samstage und 5 Sonntage.

Für einen **Mitarbeiter in der 5-Tage-Woche** bedeutet dies nach der oben dargelegten Berechnungsweise, dass er im Monat Oktober 2011 an 21 Tagen arbeiten musste (31 Kalendertage abzüglich 5 Samstage und 5 Sonntage = 21 Arbeitstage). Seine durchschnittliche tägliche Arbeitszeit beträgt 7,7 Stunden (38,5 geteilt durch 5 = 7,7). 7,7 multipliziert mit 21 Arbeitstagen ergäbe eine monatliche Soll-Stundenzahl von 161,7.

Ein **Mitarbeiter in der 6-Tage-Woche** musste an 26 Tagen arbeiten (31 Kalendertage abzüglich 5 Sonntage = 26 Arbeitstage). Seine durchschnittliche tägliche Arbeitszeit beträgt 6,4166 Stunden (38,5 geteilt durch 6 = 6,4166). 6,4166 multipliziert mit 26 Arbeitstagen ergibt eine monatliche Soll-Stundenzahl von 166,833.

Zieht man nun wie eingangs dargestellt zusätzlich bei der Berechnung noch den Wochenfeiertag 3. Oktober mit der fiktiven Durchschnittstagesarbeitszeit ab, verringert sich die Monats-Soll-Arbeitszeit wie folgt weiter:

Für einen **Mitarbeiter in der 5-Tage-Woche** auf **154,0** Stunden.
Für einen **Mitarbeiter in der 6-Tage-Woche** auf **160,4** Stunden.

Dies ist beachtlich, wenn man bedenkt, dass beide Mitarbeiter die gleiche wöchentliche Arbeitszeit haben und die Einrichtung im Monat Oktober an 31 Tagen Pflege zu leisten hat. Die Dienstplanenden werden über „zu wenige Soll-Stunden" und die Mitarbeiter über erforderlich werdende „Überstunden" stöhnen. Ein ohne Not hausgemachtes Problem, wenn man sich vor Augen führt, dass die tatsächlich geschuldete Monats-Soll-Arbeitszeit ohne sonstige weitere Regelung – wie noch darzustellen ist –, für beide Mitarbeiter mit vertraglicher Wochenarbeitszeit von 38,5 Stunden im Oktober 170,5 beträgt.

Eine unterschiedliche monatliche Soll-Arbeitszeit trotz gleicher Dauer der Wochenarbeitszeit ist nicht einzusehen, zumal sich eine Verteilung der Arbeitszeit gleichbleibend auf 5 oder auf 6 Tage pro Woche in der pflegerischen Praxis ohnehin nicht einhalten lässt. Noch befremdlicher wird die Berechnung bei Ansatz einer fiktiven „5,5-Tage-Woche". Die in der Praxis ständig anzutreffende „5,5-Tage-Woche" beschreibt nicht den Einsatz des Mitarbeiters an fünf „ganzen" Tagen und einem „halben" Tag. Es soll vielmehr zum Ausdruck gebracht werden, dass ein Mitarbeitereinsatz an 11 Tagen in der Doppelwoche die Regel sein soll. An dieser Stelle zeigt sich deutlich, dass es ausgesprochen sinnvoll ist, Arbeitsverträge nach den Anforderungen der Praxis zu gestalten und sie zudem vertragsgemäß und praxisorientiert zu leben.

Praxisgerecht wäre es beispielsweise, mit den Mitarbeitern eine Jahresarbeitszeit zu vereinbaren, die in zwölf gleichen Anteilen gleichmäßig auf die zwölf Kalendermonate des Jahres verteilt wird und auf Basis eines fortlaufenden Arbeitszeitkontos im Jahresschnitt erreicht werden soll. Dazu nachfolgend mehr.

Bis sich solche Jahresarbeitszeitmodelle in der Pflege flächendeckend durchgesetzt haben, ist die monatliche Soll-Arbeitszeit aufgrundlage der vertraglichen Wochenarbeitszeit zu berechnen. Der Ansatz zur Berechnung der arbeitsvertraglich geschuldeten monatlichen Arbeitszeit (Soll-Arbeitszeit) ist konsequent auf die Vertragsabsprache bezogen und letztlich simpel. Im Arbeitsvertrag ist eine Wochenarbeitszeit vereinbart. Diese Wochenarbeitszeit multipliziert mit den Wochen des zu planenden Monats ergibt die vertragliche Soll-Arbeitszeit für diesen Monat.

Die Berechnungsweise in zwei Schritten:
- Man dividiert zunächst die Anzahl der Kalendertage des Monats durch 7. Dies ergibt die tatsächliche Anzahl der Wochen in dem betreffenden Monat.
- Sodann multipliziert man das Ergebnis mit der vertraglich vereinbarten Wochenarbeitszeit.

Beispiel
für einen Monat mit 31 Kalendertagen bei einer geschuldeten wöchentlichen Arbeitszeit von 38,5 Stunden:

$$31 : 7 \times 38{,}5 = 170{,}5$$

Beispiel
für einen Monat mit 30 Kalendertagen bei einer geschuldeten wöchentlichen Arbeitszeit von 38,5 Stunden:

$$30 : 7 \times 38{,}5 = 164{,}99$$

Die Formel lautet:

$$\frac{\text{Kalendertage des Monats x Wochenarbeitszeit}}{7\ \text{Wochentage}} = \text{monatliche Soll-Arbeitszeit}$$

Für vertragliche Wochenarbeitszeiten von 38,5 Stunden und 40,0 Stunden ergeben sich vorbehaltlich tarifvertraglich oder in Betriebsvereinbarungen abweichend vereinbarter Berechnungsmodelle folgende konstante (gerundete) Monats-Soll-Arbeitszeiten in Nicht-Schaltjahren:

Monat	Monats-Soll-Arbeitszeit in der	
	38,5-Std.-Woche	40,0-Std.-Woche
Januar (31 Kalendertage)	170,5 Stunden	177,1 Stunden
Februar (28 Kalendertage)	154,0 Stunden	160,0 Stunden
März (31 Kalendertage)	170,5 Stunden	177,1 Stunden
April (30 Kalendertage)	165,0 Stunden	171,4 Stunden
Mai (31 Kalendertage)	170,5 Stunden	177,1 Stunden
Juni (30 Kalendertage)	165,0 Stunden	171,4 Stunden
Juli (31 Kalendertage)	170,5 Stunden	177,1 Stunden
August (31 Kalendertage)	170,5 Stunden	177,1 Stunden
September (30 Kalendertage)	165,0 Stunden	171,4 Stunden
Oktober (31 Kalendertage)	170,5 Stunden	177,1 Stunden
November (30 Kalendertage)	165,0 Stunden	171,4 Stunden
Dezember (31 Kalendertage)	170,5 Stunden	177,1 Stunden

(Anmerkung: In Schaltjahren beträgt die Monats-Soll-Arbeitszeit im Februar mit dann 29 Kalendertagen in der 38,5-Stunden-Woche 159,5 Stunden und in der 40-Stunden-Woche 165,7 Stunden)

Die vorstehende Berechnung erfolgt unabhängig davon, ob mit dem Mitarbeiter die Verteilung der wöchentlichen Arbeitstage auf 6, auf 5 oder auf weniger Wochentage vereinbart wurde. Sie führt bei gleicher wöchentlicher Arbeitszeit daher nicht zu ungleichen Ergebnissen. Zudem geht sie nicht von der – falschen – Prämisse aus, dass die Mitarbeiter an Samstagen und/oder Sonntagen nicht eingesetzt werden. Selbst wenn letzteres nur als Grundlage für die Berechnung herangezogen wird, so führt diese Prämisse dennoch zu falschen Ergebnissen.

III. Berechnung der jährlichen Soll-Arbeitszeit

Die größtmögliche Flexibilität bei der Einsatzplanung bietet ein Jahresarbeits-zeitmodell. Kennzeichen des Jahresarbeitszeitmodells ist, dass die zu leistende Arbeitszeit auf Jahresbasis berechnet wird, und die vereinbarte Jahresarbeitszeit erst im Zeitraum eines Jahres erreicht werden muss. Für den Arbeitnehmer wird ein Arbeitszeitkonto eingerichtet, in das zu Beginn des Kalenderjahres die Jah-res-Soll-Arbeitszeit eingestellt wird, die dann im Rahmen der regulären Dienstplangestaltung abgearbeitet wird. Die Bezahlung erfolgt monatlich gleichbleibend als sogenanntes „verstetigtes Entgelt" in Höhe des vertraglich vereinbarten Monatsgehaltes unabhängig davon, an wievielen Tagen der Mitarbeiter gemäß Dienstplan tatsächlich gearbeitet hat.

■ Für die Ermittlung der jährlichen Soll-Arbeitszeit schlagen wir folgende Berechnungsweise vor:

Ein Jahr, welches kein Schaltjahr ist, hat 52 Wochen und einen Tag, dezimal ausgedrückt: somit 52,142857 Wochen (365 : 7 = 52,122857). Ein Schaltjahr hat 52 Wochen und zwei Tage, dezimal ausgedrückt somit 52,285714 Wochen.

Multipliziert man die Anzahl der Wochen in einem Kalenderjahr mit der individuell vereinbarten wöchentlichen Arbeitszeit, ergibt sich die jährliche Soll-Stundenzahl.

Berechnungsbeispiel
für ein Jahr, welches kein Schaltjahr ist, bei einer vertraglichen Arbeitszeit von 38,5 Wochenstunden:

365 : 7 x 38,5 (Wochenstunden) = 2007,5 (Soll-Stunden pro Jahr)

Die jährliche Sollstundenzahl beträgt im Beispielfall also 2007,5 Stunden.

Berechnungsbeispiel
für ein Jahr, welches ein Schaltjahr ist, bei einer vertraglichen Arbeitszeit von 38,5 Wochenstunden:

366 : 7 x 38,5 (Wochenstunden) = 2013 (Soll-Stunden pro Jahr)

Die jährliche Sollstundenzahl beträgt im Beispielfall also 2013 Stunden.

Auch hier ist es unseres Erachtens weder erforderlich noch richtig, die Wochenendtage und Wochenfeiertage bei der Berechnung abzuziehen. Dies führt vielmehr genau wie bei der Berechnung der monatlichen Soll-Arbeitszeit (siehe unter II.) zu ungenauen und widersprüchlichen Ergebnissen. Die ermittelte Jahresarbeitszeit lässt sich dividiert durch 12 gleichmäßig auf die einzelnen Kalendermonate mit dann jeweils gleicher Monats-Soll-Arbeitszeit verteilen. In unserem Beispiel einer vertraglichen 38,5-Stunden-Woche beläuft sich die so berechnete Monats-Soll-Arbeitszeit in einem Nicht-Schaltjahr auf 167,3 Stunden je Kalendermonat. Nun könnte auf den ersten Blick eingewendet werden, dass eine monatlich gleichbleibende Soll-Arbeitszeit in Monaten mit 28, 29 und

30 Kalendertagen ein Zuviel an Arbeitszeitvolumen und in Monaten mit 31 Kalendertagen ein Zuwenig an Arbeitszeitvolumen darstellt. Diesem Einwand wird jedoch durch die Existenz eines fortlaufenden Arbeitszeitkontos mit Plus- und Minusstunden der Boden entzogen. Dank des Arbeitszeitkontos kann bedarfsgerecht um die Soll-Arbeitszeit herum geplant werden.

IV. Sommer- und Winterzeitumstellung
Ein jährlich zweifach auftretendes Kuriosum ist die Dienstplanung an den Tagen der Umstellung von Sommer- auf Winterzeit und umgekehrt. Gelten hier Besonderheiten für die Berechnung der Soll-Arbeitszeit?

Der Kalendertag zum Wechsel zwischen Sommer- und Winterzeit hat zwar entweder 23 oder 25 Stunden, es bleibt aber bei jeweils unverändert 1 Kalendertag, an dem die auf diesen Tag entfallende, geplante Arbeitszeit vom Mitarbeiter zu erbringen ist. Bei der Berechnung der monatlichen Soll-Arbeitszeit bleibt die Zeitumstellung daher unberücksichtigt. Sie wirkt sich aber gegebenenfalls über die tatsächlich geleistete oder tatsächlich weggefallene Arbeitsstunde im Nachtdienst des Umstellungstags auf eventuelle Nacht-, Zeit- und Sonntagsarbeitszuschläge aus. Da die Ruhezeitregelungen des Arbeitszeitgesetzes ebenfalls auf den Tag bezogen sind, ist die sich aus der Zeitumstellung ergebende Verkürzung des für die Ruhezeit zur Verfügung stehenden Tags im Frühling sowie der sich verlängernde Nachtdienst am Tag der Zeitumstellung im Herbst zu berücksichtigen.

2.3 Vorgaben durch das Arbeitszeitgesetz (ArbZG)

KAPITELMERKSÄTZE

- Das Arbeitszeitgesetz stellt strenge Regeln zur Dauer von Arbeitszeiten, Pausen und Ruhezeiten auf.
- Die Pausen- und Ruhezeiten des Arbeitszeitgesetzes sind Mindestvorgaben.

Hat der Dienstplanende die zur Verplanung zur Verfügung stehenden Soll-Stunden der Mitarbeiter ermittelt, steht im nächsten Schritt der Dienstplanung die Verteilung der Arbeitszeit an. Aus dem Kapitel 2.1, Teil I wissen Sie, dass der Arbeitgeber nach § 106 Gewerbeordnung (GewO) die Zeit der Arbeitsleistung nach billigem Ermessen näher bestimmen kann, soweit u.a. gesetzliche Vorschriften nicht entgegenstehen. Die Regelungen des Arbeitszeitgesetzes (ArbZG) setzen einen vom Arbeitgeber zu beachtenden zeitlichen Rahmen, innerhalb dessen Grenzen er seine Mitarbeiter einsetzen darf. Die zu beachtenden Regelungen des ArbZG umfassen zum Schutz der Arbeitnehmer sowohl Obergrenzen für die tägliche und wöchentliche Arbeitszeit, als auch Mindestvorgaben in Bezug auf Pausen während der Arbeitszeit und Ruhezeiten im Anschluss an die Arbeit. Aufgrund der Bedeutung des ArbZG für den Schutz der Arbeitnehmer ist der Verstoß gegen die zwingenden Vorschriften des ArbZG mit empfindlichen Geldbußen für den Arbeitgeber belegt. Arbeitsanweisungen des Arbeitgebers, die gegen das ArbZG verstoßen, muss der Arbeitnehmer überdies nicht befolgen.

Neben dem Arbeitszeitgesetz finden sich häufig abweichende Regelungen in Tarifverträgen, Betriebsvereinbarungen und Arbeitsverträgen, welche die Grenzen der Arbeitszeit weiter konkretisieren. Für die Mitarbeiter günstigere Vereinbarungen lösen die Regelungen des Arbeitszeitgesetzes ab und müssen bei der Dienstplangestaltung und dem konkreten Einsatz der Mitarbeiter vorrangig beachtet werden (sogenanntes Günstigkeitsprinzip). Die mit dem Einsatz ihrer Mitarbeiter betraute Leitung muss daher neben den Regelungen des Arbeitszeitgesetzes stets auch etwaig anderweitig vorhandene Vereinbarungen im Auge behalten.

Der gesetzliche Rahmen des ArbZG zur Höchstarbeitszeit

Das ArbZG stellt – ganz überwiegend durch den Arbeitsvertrag nicht abänderbare – Regeln zur Arbeitszeit der Arbeitnehmer auf. Arbeitszeit ist die Zeit vom Beginn bis zum Ende der Arbeit ohne die Pausenzeiten (§ 2 Abs.1 ArbZG). Das Arbeitszeitgesetz erlaubt grundsätzlich eine Höchstarbeitszeit von acht Stunden werktäglich (§ 3 ArbZG). Da der Samstag Werktag im Sinne des ArbZG ist,

75

Der Regelkreis der Einsatzplanung • Wipp/Sausen/Lorscheider
© Vincentz Network GmbH & Co. KG Hannover 2011 • ISBN 978-3-86630-184-9

beträgt die durchschnittliche wöchentliche Höchstarbeitszeit 48 Stunden. Die Arbeitszeit kann jedoch auf bis zu zehn Stunden pro Tag bzw. 60 Stunden in der Woche verlängert werden, wenn die durchschnittliche tägliche Arbeitszeit von 8 Stunden über einen Ausgleichszeitraum von sechs Kalendermonaten oder 24 Wochen erreicht wird (§ 3 ArbZG). Die zulässige Gesamtarbeitszeit im Ausgleichzeitraum beträgt somit *[24 (Wochen) x 6 (Werktage) x 8 Stunden =]* 1.152 Stunden. Zu beachten ist, dass der Ausgleichszeitraum sowohl in die Zukunft als auch in die Vergangenheit gerichtet ist.

> **Achtung !** Die Arbeitszeiten eines Mitarbeiters bei mehreren Arbeitgebern sind zusammenzurechnen (§ 2 Abs. 1 ArbZG) und von allen Arbeitgebern des Mitarbeiters gesondert zu beachten. Um Verstöße gegen das ArbZG zu vermeiden, muss der Arbeitgeber seinen Arbeitnehmern aufgeben, weitere Beschäftigungsverhältnisse und den dortigen Umfang und die Lage der Arbeitszeit mitzuteilen.

Durch Tarifverträge darf die Arbeitszeit an Sonn- und Feiertagen auf bis zu 12 Stunden täglich verlängert werden, wenn dadurch mehr freie Sonn- und Feiertage für die Mitarbeiter ermöglicht werden (§ 12, Abs. 1, Ziff. 4 ArbZG). Auch darf die werktägliche Arbeitszeit durch Tarifvertrag über 10 Stunden verlängert werden, wenn in die Arbeitszeit regelmäßig und in erheblichem Umfang Arbeitsbereitschaft oder Bereitschaftsdienst fällt (§ 7, Abs. 1, Ziff. 1.a ArbZG). Umkleidezeiten zählen nicht zur Arbeitszeit. Das Umkleiden, wie auch eine vor Arbeitsaufnahme und nach Arbeitsende erforderliche Desinfektion beispielsweise der Hände, sind keine Hauptleistungspflichten des Arbeitnehmers aus dem Arbeitsverhältnis, weshalb sie nicht als Arbeitszeit gelten und für die der Arbeitgeber daher keine Vergütung zu gewähren hat.

Ruhepausen/Ruhezeiten

Der Arbeitgeber ist zur Gewährung von Ruhepausen verpflichtet, die dem Arbeitnehmer Entspannung und Erholung bringen und die Einnahme von Mahlzeiten ermöglichen sollen. Das Arbeitszeitgesetz gibt auch insoweit den Mindestrahmen vor und verlangt im Voraus feststehende Ruhepausen von mindestens 30 Minuten bei einer Arbeitszeit von mehr als sechs bis zu neun Stunden und 45 Minuten bei einer Arbeitszeit von mehr als neun Stunden. Die Ruhepausen können in Zeitabschnitte von jeweils mindestens 15 Minuten aufgeteilt werden. Länger als sechs Stunden hintereinander dürfen Mitarbeiter nicht ohne Ruhepause beschäftigt werden (§ 4 ArbZG). Die Festlegung der Ruhepausen im Voraus kann im Dienstplan in der Weise erfolgen, dass Zeitfenster für die Lage der Pausen definiert werden und die Mitarbeiter die Anweisung bekommen, ihre Pausen nach Abstimmung mit der Schichtleitung in diese Zeitfenster zu legen. Da es sich bei den Pausenregelungen des ArbZG um Mindestpausenzeiten handelt, kann der Arbeitgeber kraft seines Direktionsrechts problemlos längere Pausen als im ArbZG vorgesehen anordnen.

Darüber hinaus müssen Mitarbeiter nach Beendigung der täglichen Arbeitszeit eine ununterbrochene Ruhezeit von mindestens elf Stunden haben. Die Dauer der Ruhezeit kann in Krankenhäusern und allen Einrichtungen zur Behandlung, Pflege und Betreuung von Personen um bis zu eine Stunde auf 10 Stunden verkürzt werden, wenn jede Verkürzung der Ruhezeit innerhalb eines Kalendermonats oder innerhalb von vier Wochen durch Verlängerung einer anderen Ruhezeit auf mindestens zwölf Stunden ausgeglichen wird (§ 5 ArbZG).

Die Regelungen zu den Pausen und Ruhezeiten sind zu Lasten der Arbeitnehmer vertraglich nicht abänderbar. Solche Abänderungen dürfen nur durch einen Tarifvertrag erfolgen (§ 7 ArbZG).

Bereitschaftsdienst, Arbeitsbereitschaft und Rufbereitschaft

Definitionen
- **Bereitschaftsdienst** leistet ein Mitarbeiter, der sich außerhalb seiner regelmäßigen Arbeitszeit an einer vom Arbeitgeber bestimmten Stelle aufzuhalten hat, um auf Abruf unverzüglich seine Arbeit aufzunehmen.
- **Arbeitsbereitschaft** ist die „Zeit wacher Aufmerksamkeit im Zustande der Entspannung" an einem vom Arbeitgeber vorgegebenen Ort. So hat die Rechtsprechung die Arbeitsbereitschaft umschrieben und damit die erheblich geminderte Beanspruchung von Mitarbeitern während ihrer regelmäßigen Arbeitszeit gemeint.
- **Rufbereitschaft** (auch Hintergrunddienst genannt) leistet ein Mitarbeiter, wenn er verpflichtet ist, außerhalb seiner regelmäßigen Arbeitszeit auf Abruf die Arbeit aufzunehmen, sich aber an einem beliebigen Ort seiner Wahl aufhalten darf. Der Mitarbeiter muss für den Arbeitgeber lediglich (z. B. über Handy oder einen Piepser) erreichbar sein und kurzfristig seine Arbeit bei Bedarf aufnehmen können.

Die Unterscheidung zwischen Bereitschaftsdienst und Arbeitsbereitschaft auf der einen und Rufbereitschaft auf der anderen Seite ist rechtlich sehr erheblich. Bereitschaftsdienst und Arbeitsbereitschaft sind Arbeitszeit im Sinne des Arbeitszeitgesetzes und daher in vollem Umfang bei der Berechnung der Arbeitszeit zu berücksichtigen. Die Höchstgrenzen der Arbeitszeit (§ 3 ArbZG) sind so schnell erreicht.

Rufbereitschaft ist dagegen Ruhezeit im Sinne des Arbeitszeitgesetzes. Solange der Mitarbeiter aus der Rufbereitschaft nicht zur Arbeit abgerufen wird, ist sie bei der Berechnung der Arbeitszeit unbeachtlich. Erst die Inanspruchnahme der Arbeitsleistung fließt in die Berechnung der täglichen bzw. wöchentlichen Arbeitszeit ein.

Praxistipp: Die im Arbeitszeitgesetz für Kranken- und Pflegeeinrichtungen vorgeschriebene Mindestruhezeit von zehn Stunden im Anschluss an einen Dienst kann Rufbereitschaft sein. Die Inanspruchnahme während des Rufbereitschaftsdienstes darf in diesem Falle allerdings nicht mehr als die Hälfte der Ruhezeit betragen. Im Ergebnis kann somit die vorgeschriebene Ruhezeit auf bis zu fünf Stunden verkürzt werden.

Nachtarbeit

Das Arbeitszeitgesetz enthält zum Schutz von Nachtarbeitnehmern einige besondere Regelungen zur Nachtarbeit, die mitunter in Tarifverträgen modifiziert werden.

Definitionen:
- **Nachtarbeit** im Sinne des Arbeitszeitgesetzes ist jede Arbeit, die in der Zeit zwischen 23:00 Uhr und 06:00 Uhr in einem Umfang von mehr als zwei Stunden erbracht wird.
- **Nachtarbeitnehmer** im Sinne des Arbeitszeitgesetzes sind Mitarbeiter, die aufgrund ihrer Arbeitszeiteinteilung normalerweise Nachtarbeit in Wechselschicht zu leisten haben oder Nachtarbeit an mindestens 48 Tagen im Kalenderjahr leisten.

Die regelmäßige Arbeitszeit von Nachtarbeitnehmern darf – wenn sie Nachtarbeit ausüben – über acht Stunden täglich hinaus auf bis zu zehn Stunden nur dann erhöht werden, wenn im Durchschnitt die werktägliche Arbeitszeit von acht Stunden innerhalb eines Kalendermonats oder innerhalb von vier Wochen nicht überschritten wird (§ 6 ArbZG). Anders als bei sonstigen Mitarbeitern (dort beträgt der Ausgleichszeitraum bis zu sechs Monate) ist der Ausgleichszeitraum also wesentlich verkürzt. Für die mit der Nachtarbeit verbundenen Beeinträchtigungen muss der Arbeitgeber einen Ausgleich gewähren. Das Gesetz verlangt entweder angemessene Zuschläge auf das Bruttoarbeitsentgelt für die in der Nachtarbeit geleistete Zeit oder eine angemessene Zeit bezahlter freier Tage. Welche Form des Ausgleichs der Arbeitgeber wählt, liegt in seinem Ermessen. Die mit der Nachtarbeit verbundene Erschwernis muss mit dem Ausgleich in einem ausgewogenen Verhältnis stehen. Bei entsprechend hohem Grundgehalt können die Nachtzuschläge als mit dem Gehalt bereits abgegolten vereinbart werden.

Sonn- und Feiertagsarbeit

Das ArbZG enthält in § 9 Abs. 1 ein grundsätzliches Verbot von Sonn- und Feiertagsarbeit. Als Feiertage gelten die gesetzlichen Feiertage, die je nach Bundesland unterschiedlich sind bzw. sein können. Sonn- und Feiertagsarbeit ist hiervon abweichend in Krankenhäusern und allen Einrichtungen zur Behandlung, Pflege und Betreuung von Personen uneingeschränkt in den für alle anderen Wochentage geltenden Grenzen möglich. Werden Arbeitnehmer an einem Sonntag oder einem auf einen Werktag fallenden gesetzlichen Feiertag beschäftigt, muss lediglich innerhalb der folgenden Zeiträume ein Ersatzruhetag unmittelbar im Anschluss an eine Ruhezeit gewährt werden (§ 11 ArbZG):

- Sonntagsarbeit: Innerhalb von **zwei** Wochen
- Feiertagsarbeit: Innerhalb von **acht** Wochen

Hinsichtlich des Ausgleichzeitraums für den Ersatzruhetag ist von Interesse, dass er den Beschäftigungstag am Sonntag/Feiertag „einschließen" muss. § 11 ArbZG bestimmt nicht – wie oft fälschlich angenommen wird –, dass der Ersatzruhetag nach dem Beschäftigungstag liegen muss; er kann vielmehr auch vorher liegen. Der Beschäftigungstag am Sonntag/Feiertag kann folglich der erste oder letzte Tag des Ausgleichszeitraums sein.

Beispiel:
Mitarbeiterin T. wird am 17. September, einem Sonntag im Frühdienst eingesetzt. Der früheste Ersatzruhetag ist der 04. September, der späteste Ersatzruhetag ist der 30. September.

Mitarbeiterin B. wird am 01. Mai (gesetzlicher Feiertag in allen Bundesländern) im Frühdienst eingesetzt. Der früheste Ersatzruhetag ist der 06. März, der späteste Ersatzruhetag ist der 26. Juni.

Kann der Arbeitgeber einem Mitarbeiter aus tatsächlichen Gründen einen Ersatzruhetag für Sonntagsarbeit nicht gewähren, weil der Mitarbeiter bspw. vertraglich ausschließlich an Sonntagen eingesetzt wird und montags bis samstags einer weiteren Beschäftigung nachgeht, ist der Arbeitgeber zu einer personenbedingten Kündigung des Arbeitsverhältnisses berechtigt.

Die Ersatzruhetage für Sonn- und Feiertagsarbeit nach dem ArbZG sind entgegen weit verbreiteter Meinung ohne ausdrückliche Regelung hierüber im Arbeitsvertrag, einer anwendbaren Betriebsvereinbarung oder einem anwendbaren Tarifvertrag nicht zu vergüten. Sie werden demnach auch nicht mit einem

Dienst im Dienstplan hinterlegt, müssen nicht einmal gesondert im Dienstplan ausgewiesen werden, wobei es aus Gründen der Transparenz allerdings sinnvoll ist, die Ersatzruhetage im Dienstplan zu vermerken.

Praxistipp: Ersatzruhetag kann jeder Werktag einschließlich eines arbeitsfreien Samstags sein. Es muss sich nicht um einen geplanten Beschäftigungstag handeln, der etwa „frei" zu planen wäre. Als Ersatzruhetage gelten arbeitsfreie Werktage nämlich unabhängig davon, ob dieser Werktag für den Arbeitnehmer ohnehin frei ist oder nicht.

Auch haben Mitarbeiter nach ständiger Rechtsprechung des Bundesarbeitsgerichts keinen Anspruch auf Vergütungszuschläge für Sonn- und Feiertagsarbeit. Ein solcher Anspruch kann sich nur aus dem Arbeitsvertrag, einen anwendbaren Tarifvertrag oder einer Betriebsvereinbarung ergeben.

In der Praxis werden die Vorschriften zur Gewährung des Ersatzruhetages meist schon ganz automatisch ohne besondere Berücksichtigung bei der Dienstplangestaltung eingehalten. Der Gesetzgeber wollte mit der Vorschrift aus Arbeitsschutzgründen lediglich sicherstellen, dass Arbeitnehmer wenigstens einen arbeitsfreien Tag in der Woche zur Verfügung haben. Der Ersatzruhetag bedeutet somit keinen zusätzlichen freien Tag.

Mindestens 15 Sonntage im Jahr müssen beschäftigungsfrei bleiben (§ 11 ArbZG). Einen Anspruch auf ein arbeitsfreies Wochenende (Samstag und Sonntag) kennt das Arbeitszeitgesetz nicht. Entsprechende Regelungen zu einer gewissen Anzahl von freien Wochenenden finden sich jedoch regelmäßig in Betriebsvereinbarungen zur Dienstplangestaltung und gelegentlich in Tarifverträgen.

Abweichende Regelungen zu Lasten der Mitarbeiter

Das ArbZG enthält keine Vorgaben bezüglich der höchstens zulässigen Schichtfolgen im Tag und Nachtdienst. Die Grenzen ergeben sich aus der Kombination der vorgenannten Vorgaben von täglicher und wöchentlicher Höchstarbeitszeit, mindestens freien Sonntagen im Jahr, Ruhezeiten und Ersatzruhetagen. Hiernach sind Schichtfolgen von bis zu 19 Diensten in Folge denkbar, arbeitsmedizinisch jedoch nicht wünschenswert.

Sollen die Mitarbeiter über die im Arbeitszeitgesetz vorgegebenen Grenzen hinaus eingesetzt werden, ist dies bei Vorliegen einer gesonderten Regelung in einem Tarifvertrag oder aufgrund eines Tarifvertrages in einer Betriebsvereinbarung möglich. Darüber hinaus dürfen auch Kirchen und öffentlich-rechtliche Religionsgemeinschaften sowie deren Einrichtungen von den Regelungen des Arbeitszeitgesetzes in gewissem Umfang abweichen (§ 7 und § 12 ArbZG).

Die täglichen Arbeitszeiten können so noch weiter verlängert, Ruhezeiten sowie die Mindestanzahl der arbeitsfreien Sonntage verkürzt und Ersatzruhetage für auf einen Werktag fallende Feiertage gestrichen werden. In diesen Fällen müssen aber die folgenden Voraussetzungen eingehalten werden:

- In eine tägliche Arbeitszeit von mehr als zehn Stunden muss regelmäßig oder in erheblichem Umfang Arbeitsbereitschaft oder Bereitschaftsdienst fallen;
- Wird die tägliche Arbeitszeit über acht Stunden hinaus ohne Ausgleich verlängert, muss in die Arbeitszeit neben regelmäßiger oder in erheblichem Umfang anfallender Arbeitsbereitschaft oder anfallenden Bereitschafts- dienstes darüber hinaus sichergestellt sein, dass die Gesundheit der Arbeit- nehmer nicht gefährdet wird;
- Durch eine Kürzung darf die Ruhezeit neun Stunden nicht unterschreiten. Die Kürzung ist innerhalb eines festzulegenden Zeitraums auszugleichen;
- Die Anzahl der arbeitsfreien Sonntage im Jahr darf nicht auf weniger als zehn Sonntage reduziert werden.
- Eine Verlängerung der Arbeitszeit an Sonn- und Feiertagen auf bis zu 12 Stunden täglich muss zu mehr freien Sonn- und Feiertagen für die Mitar- beiter führen

Darüber hinaus dürfen ausnahmsweise jederzeit die gesetzlichen Zeitrahmen des Arbeitszeitgesetzes in Not- und außergewöhnlichen Fällen überschritten werden, die unabhängig vom Willen der Betroffenen eingetreten und deren Folgen nicht auf andere Weise beseitigt werden können sowie bei unaufschiebbaren Arbei- ten zur Behandlung, Pflege und Betreuung von Personen (§ 14 ArbZG). Diese Ausnahmen beschränken sich auf konkrete und unvorhergesehene Notfallsitua- tionen und können nicht zur Kompensation einer von vornherein mangelhaften Mitarbeitereinsatzplanung herangezogen werden. Da § 14 ArbZG auf unvor- hergesehene Notfallsituationen abstellt, kann diese Vorschrift denknotwendig nur auf Überschreitungen der gesetzlichen Zeitrahmen im laufenden Dienst- plan Anwendung finden und nicht für die Planung des anstehenden Dienstplans angewendet werden.

Die Lage der Arbeitszeit

Wie bereits mehrfach erwähnt, kann der Arbeitgeber die Lage der Arbeitszeit (wie auch den Inhalt der Arbeit) unter Beachtung der Vorgaben des ArbZG im Rahmen des billigen Ermessens nach § 106 GewO bestimmen. Finden sich keine diesbezüglichen vertraglichen Einschränkungen, kann ein Mitarbeiter den Anforderungen der Pflege entsprechend, im Drei-Schicht-System an allen Wochentagen eingeplant und eingesetzt werden. Dies gilt auch dann, wenn der Mitarbeiter über einen sehr langen Zeitraum hinweg beispielsweise nur im Tag-

Regelungen zur Arbeitszeit

Regelungsgegenstand	Gesetzliche Regelung	TvöD (Bund)
Tägliche Arbeitszeit	10 Std. als Höchstgrenze. 8 Std im Ø von 6 Kalendermonaten/24 Wochen.	Durch Dienstvereinbarung Abweichung von Vorgaben ArbZG unter bestimmten Voraussetzungen. 12 Std. als Höchstgrenze für Sonn- und Feiertagsarbeit, wenn dadurch zusätzlich freie Schichten erreicht werden.
Max. wöchentliche Arbeitszeit	60 Std. als Höchstgrenze, 48 Std. im Ø von 6 Kalendermonaten/24 Wochen.	60 Std. als Höchstgrenze. 39 Std. (Tarifgebiet West); 40 Std. (Tarifgebiet Ost) jeweils im Ø von bis zu einem Jahr.
Pausen	Bis 6 Std. Arbeitszeit = ./. Bis 9 Std. Arbeitszeit = 30 Min. Ab 9 Std. Arbeitszeit = 45 Min. Teilpausen von jeweils 15 Min. möglich.	Gesetzliche Regelung.
Ruhezeit	Mind. 11 Std. Reduzierung auf 10 Std. möglich, bei Ausgleich binnen 1 Monat oder 4 Wochen.	Gesetzliche Regelung.
Sonntagsarbeit	Ersatzruhetag innerhalb von 2 Wochen vor oder nach der Sonntagsarbeit.	2 arbeitsfreie Tage innerhalb von 2 Wochen. Hiervon soll ein freier Tag auf einen Sonntag fallen.
Mindestanzahl freier Sonntage im Jahr	15 Sonntage pro Jahr (nicht zwingend Kalenderjahr).	Gesetzliche Regelung.
Arbeit an einem auf einen Werktag fallenden gesetzlichen Feiertag	Ersatzruhetag innerhalb von 8 Wochen vor oder nach der Feiertagsarbeit.	Ausgleich durch Freistellung bis Ende des 3. Kalendermonats, möglichst aber schon bis Ende des nächsten Kalendermonats.
Arbeitszeitkonto	Keine gesetzlichen Vorgaben oder Regelungen. Arbeitszeitkonto folgt aus individual- oder kollektivrechtlichen Vereinbarungen.	Höchstmögliche Zeitschuld bis zu 40 Std; höchstzulässiges Zeitguthaben bis zu einem Vielfachen von 40 Std. Details in Dienstvereinbarung zu regeln.

Tabelle: Vergleich gesetzliche Regelungen – Regelungen (im Bereich Pflege) nach TVÖD/AVR Caritas/AVR EKD

AVR Caritas	AVR EKD
10 Std. als Höchstgrenze, wenn 8 Std. im Ø von 13 Wochen. 12 Std als Höchstgrenze für Sonn- und Feiertagsarbeit, wenn dadurch zusätzliche freie Schichten erreicht werden.	10 Std. als Höchstgrenze, wenn 8 Std. im Ø von 1 Jahr.
60 Std. als Höchstgrenze. 39 Std. (Tarifgebiet West); 40 Std. (Tarifgebiet Ost) jeweils im Ø von bis zu einem Jahr. 48 Std. im Ø bei regelmäßiger und erheblicher Arbeitsbereitschaft.	60 Std. als Höchstgrenze. 39 Std. (Tarifgebiet West); 40 Std. (Tarifgebiet Ost) jeweils im Ø von bis zu einem Jahr. 48 Std. im Ø, bei durchschnittlich mind. 2 Std. täglich Arbeitsbereitschaft in Arbeitszeit.
Gesetzliche Regelung. Aber: Kurzpausen durch Dienstvereinbarung möglich.	Gesetzliche Regelung. Aber: Kurzpausen durch Dienstvereinbarung möglich.
Mind. 11 Std. Reduzierung auf 9 Std. möglich, bei Ausgleich binnen 13 Wochen.	Mind. 11 Std. Reduzierung auf 9 Std. durch Dienstvereinbarung möglich, bei Ausgleich binnen 8 Wochen.
2 arbeitsfreie Tage innerhalb von 2 Wochen. Hiervon soll ein freier Tag auf einen Sonntag fallen.	Freier Werktag innerhalb der auf den Sonntag folgenden 2 Wochen.
Gesetzliche Regelung. Aber: Es sollen 2 Sonntage im Monat arbeitsfrei bleiben.	Gesetzliche Regelung. Aber: Es sollen 2 Sonntage im Monat arbeitsfrei bleiben.
Ersatzruhetag innerhalb von 13 Wochen vor oder nach der Feiertagsarbeit.	Freier Werktag innerhalb der auf den Feiertag folgenden 2 Wochen.
Höchstmögliche Zeitschuld bis zu 40 Std; höchstzulässiges Zeitguthaben bis zu einem Vielfachen von 40 Std. Details in Dienstvereinbarung zu regeln.	Pro Kalendermonat ist Abweichung von monatlicher Sollarbeitszeit um jeweils bis 30 Plus-und Minus-Std möglich. Bis zu 150 Plus-Std. und bis zu 50 Minus-Std. können auf das nächste Kalenderjahr übertragen werden. Fortlaufendes Jahresarbeitszeitsaldo darf 50 Minus-Std nicht überschreiten. Details in Dienstvereinbarung zu regeln.

Teil I Grundlagen und Arbeitsrecht

dienst, oder aber nie an Sonntagen, oder aber immer nur in einem 7,7-stündigen Dienst eingesetzt war.

Beispiel:
Der Arbeitsvertrag der Mitarbeiterin V. sieht unter dem Punkt „Arbeitszeit" unter anderem vor:

„Die Arbeitnehmerin wird im Drei-Schicht-System im Früh-, Spät- und Nacht-dienst an Werktagen sowie an Sonn- und Feiertagen eingesetzt werden."

Nachdem die Einrichtung die Mitarbeiterin über Jahre hinweg nicht im Nacht-dienst eingesetzt hat, weigert sich die Mitarbeiterin, zukünftig wieder im Nacht-dienst eingesetzt zu werden. Sie stellt sich auf den Standpunkt, dass sich ihr Arbeitsvertrag auf einen Einsatz nur im Tagdienst konkretisiert habe.

Dem ist aus den genannten Gründen nicht so. Die Mitarbeiterin riskiert bei Arbeitsverweigerung eine Abmahnung und im Wiederholungsfall eine Kündi-gung.

Aushang und Arbeitszeitnachweise

Der Arbeitgeber ist verpflichtet, einen Abdruck des Arbeitszeitgesetzes sowie etwaig abweichender Regelungen an geeigneter Stelle im Betrieb zur Einsicht-nahme auszulegen oder auszuhändigen. Darüber hinaus hat er die über die werk-tägliche Arbeitszeit von acht Stunden hinausgehende Arbeitszeit der Arbeitneh-mer aufzuzeichnen und für mindestens zwei Jahre aufzubewahren (§ 16 ArbZG).

FAZIT

- Trotz strenger Vorgaben des Arbeitszeitgesetzes bestehen hinreichende Möglich-keiten einer bedarfsgerechten Dienstplanung.

2.4 Arbeitsschutzgesetze und Dienstplangestaltung

KAPITELMERKSÄTZE

- Verschiedene arbeitsrechtliche Gesetze regeln den sozialen und technischen Arbeitsschutz.
- Ziel der Arbeitsschutzgesetze ist, die Gesundheit der Beschäftigten zu schützen und zu verbessern.

Durch seine berufliche Tätigkeit setzt sich der Arbeitnehmer mitunter gesundheitlichen Gefährdungen aus. Ziel der Arbeitsschutzgesetze ist es, die Gesundheit der Mitarbeiter zu schützen und zu verbessern. Als Arbeitsschutzgesetze werden all diejenigen Gesetze bezeichnet, die – auch – das genannte Ziel des Gesundheitsschutzes verfolgen. Dieses Unterkapitel beschäftigt sich mit den im Zusammenhang mit der Dienstplanung einschlägigen und relevanten Arbeitsschutzgesetzen. Daneben gibt es eine Vielzahl weiterer Arbeitsschutzgesetze, die nicht bei der Dienstplangestaltung im Fokus stehen, aber in der täglichen Arbeit selbstverständlich genauestens zu beachten sind. Beispielhaft seien nur die Gefahrstoffverordnung oder die Medizingeräteverordnung genannt.

Arbeitsschutzgesetze allgemein

Arbeitsschutz unterteilt sich systematisch in den

- **sozialen Arbeitsschutz**, der den Arbeitnehmer als abhängig Beschäftigten schützt (z.B. Mutterschutzgesetz, Jugendarbeitsschutzgesetz, SGB IX, Entgeltfortzahlungsgesetz, Bundesurlaubsgesetz etc.), und den
- **technischen Arbeitsschutz**, der die Sicherheit am Arbeitsplatz gewährleisten soll (z.B. Arbeitsschutzgesetz).

Sozialer Arbeitsschutz in der Pflege

1. Mutterschutzgesetz (MuSchG)

Werdende und stillende Mütter (sowie das Ungeborene) werden durch das MuSchG besonders geschützt. In Bezug auf die Dienstplanung sind insbesondere folgende Regelungen zu beachten:

Beschäftigungsverbote, §§ 3 und 6 MuSchG

Werdende Mütter dürfen nicht beschäftigt werden, soweit nach ärztlicher Beurteilung das Leben oder die Gesundheit von Mutter oder Kind durch die Beschäftigung gefährdet sind (§ 3 Abs. 1 MuSchG). Nach der Verordnung zum Schutze der Mütter am Arbeitsplatz (MuSchV) hat der Arbeitgeber nach Kenntnis von der Schwangerschaft eine Gefährdungsbeurteilung zur Feststellung der am Arbeits-

Teil I Grundlagen und Arbeitsrecht

85

Der Regelkreis der Einsatzplanung • Wipp/Sausen/Lorscheider
© Vincentz Network GmbH & Co. KG Hannover 2011 • ISBN 978-3-86630-184-9

platz der Schwangeren bestehenden Gefährdungen für Mutter und Kind vorzunehmen und der werdenden Mutter das Ergebnis derselben mitzuteilen. Die werdende und stillende Mutter darf zu sie und das Ungeborene gefährdenden Tätigkeiten nicht mehr herangezogen werden. In Zweifelsfällen muss der Arbeitgeber die zuständige Aufsichtsbehörde konsultieren. Die im jeweiligen Bundesland zuständige Behörde findet man auf der Internetseite des Bundesministeriums für Familien, Senioren, Frauen und Jugend (BMFSFJ) unter www.bmfsfj.de. Über die zuständigen Behörden können Informationsblätter und -broschüren zum Einsatz von Schwangeren und Stillenden in der ambulanten und stationären Pflege kostenlos bezogen werden. Neben den erst zu ermittelnden Gefahren gibt es arbeitsmedizinisch feststehende Gefährdungen für die Schwangere und stillende Mutter, die per se zu vermeiden sind. In den letzten sechs Wochen vor der Entbindung dürfen werdende Mütter nicht beschäftigt werden, es sei denn, sie erklären sich ausdrücklich zur Arbeitsleistung bereit (§ 3 Abs.2 MuSchG). Diese Erklärung kann von der werdenden Mutter jederzeit widerrufen werden. Ein absolutes Beschäftigungsverbot für Schwangere und stillende Mütter besteht acht Wochen nach der Entbindung (§ 6 MuSchG.) Bei Früh- und Mehrlingsgeburten verlängert sich das Beschäftigungsverbot auf 12 Wochen nach der Entbindung. Dieses Beschäftigungsverbot steht nicht zur Disposition der Mutter. Zeiten, die bei der Phase des Beschäftigungsverbots vor der Entbindung durch eine frühere Entbindung entfallen, werden an die Zeit des Beschäftigungsverbots nach der Entbindung angehängt. So ist sichergestellt, dass die Beschäftigungsverbote vor und nach der Entbindung zusammen zumindest 14 Wochen umfassen.

Verbot von Mehr-, Nacht- und Sonntagsarbeit, § 8 MuSchG
Werdende und stillende Mütter dürfen nicht mit Mehrarbeit, nicht in der Nacht zwischen 20:00 Uhr und 6:00 Uhr und nicht an Sonn- und Feiertagen beschäftigt werden. Als Mehrarbeit in diesem Sinne gilt bei Frauen unter 18 Jahren jede Arbeit, die über 8 Stunden täglich oder 80 Stunden in der Doppelwoche hinausgeht und bei Frauen ab 18 Jahren jede Arbeit, die über 8,5 Stunden täglich und 90 Stunden in der Doppelwoche hinausgeht. Für Pflegeeinrichtungen gilt hinsichtlich Sonn- und Feiertagsregelungen die Ausnahmeregelung des § 8 Abs. 4 MuSchG: Sofern ihnen in jeder Woche eine ununterbrochene Ruhezeit von 24 Stunden im Anschluss an eine Nachtruhe gewährt wird, dürfen werdende oder stillende Mütter ausnahmsweise an Sonn- oder Feiertagen beschäftigt werden.

Kündigungsverbot, § 9 MuSchG
Während einer Schwangerschaft und bis zum Ablauf von vier Monaten nach der Entbindung ist die arbeitgeberseitige Kündigung gegenüber einer schwangeren Arbeitnehmerin unzulässig, wenn dem Arbeitgeber die Schwangerschaft oder Entbindung bekannt war oder spätestens innerhalb von zwei Wochen nach Zugang der Kündigung mitgeteilt wird. In besonderen Fällen, die nicht mit dem

Zustand der Frau während der Schwangerschaft oder ihrer Lage nach der Entbindung in Zusammenhang stehen (z. B. Betriebsstilllegung), kann die für den Arbeitsschutz zuständige Landesbehörde oder die von ihr bestimmte Stelle die Kündigung ausnahmsweise für zulässig erklären. Eine ohne vorherige Zustimmung der zuständigen Behörde ausgesprochene Kündigung ist unwirksam. Die Kündigung muss schriftlich erfolgen und den Kündigungsgrund angeben.

Abschließend ist darauf hinzuweisen, dass die werdende Mutter keine Verpflichtung trifft, den Arbeitgeber über das Bestehen der Schwangerschaft zu informieren. Um die Fristen der Beschäftigungsverbote berechnen zu können, kann der Arbeitgeber von der Schwangeren die Vorlage einer ärztlichen Bescheinigung über das voraussichtliche Entbindungsdatum verlangen. Die Kosten hierfür hat der Arbeitgeber zu tragen. Es empfiehlt sich für den Arbeitgeber, von der Schwangeren in der 8. Woche vor dem prognostizierten Entbindungstermin eine erneute, aktuelle Bescheinigung zu verlangen, um so den Beginn des Beschäftigungsverbotes vor der Entbindung neu berechnen zu können, damit nicht mehr als die vorgeschriebenen 6 Wochen Freistellung vor der Entbindung gewährt werden. Denn zu viel gewährte Freistellung vor der Entbindung kann nicht auf das Beschäftigungsverbot nach der Entbindung angerechnet werden.

2. Jugendarbeitsschutzgesetz (JArbSchG)
Das Jugendarbeitsschutzgesetz regelt Beschränkungen der Arbeitszeit Jugendlicher. Zu beachten sind bei der Dienstplanung folgende Regelungen:

Zulässige Arbeitszeit, Ruhepausen, Schichtzeit §§ 8, 11, 12 JArbSchG
Jugendliche sind Personen, die mindestens 15, aber noch nicht 18 Jahre alt sind. Sie dürfen täglich maximal 8 Stunden und wöchentlich maximal 40 Stunden beschäftigt werden (§ 8 JArbSchG). Ihnen muss bei einer täglichen Arbeitszeit von 4,5 bis 6 Stunden eine Ruhepause von mindestens 30 Minuten, bei einer täglichen Arbeitszeit von mehr als 6 Stunden eine Ruhepause von mindestens 60 Minuten gewährt werden. Mehr als 4,5 Stunden dürfen Jugendliche nicht ohne Pause beschäftigt werden (§ 11 JArbSchG). Die tägliche Schichtzeit darf 10 Stunden nicht überschreiten (§ 12 JArbSchG).

Tägliche Freizeit und Nachtruhe, §§ 13, 14 JArbSchG
Nach Beendigung der täglichen Arbeitszeit muss eine ununterbrochene Ruhezeit von mindestens 12 Stunden liegen (§ 13 JArbSchG). Ferner dürfen Jugendliche nur in der Zeit von 6:00 Uhr bis 20:00 Uhr beschäftigt werden (§ 14 JArbSchG).

Fünf-Tage-Woche, Samstags-, Sonntags-, Feiertagsarbeit, §§ 15 bis 18 JArbSchG
Jugendliche dürfen nur an fünf Tagen in der Woche beschäftigt werden (§ 15 JArbSchG). Zudem dürfen Jugendliche entgegen dem ansonsten bestehenden

grundsätzlichen Verbot der Samstags- und Sonntagsbeschäftigung in Pflegeeinrichtungen auch an diesen beschäftigt werden (§ 16 Abs. 2 Nr. 1 und § 17
Abs. 2 Nr. 1 JArbSchG). Allerdings muss auch im Falle einer Beschäftigung an
Samstagen und Sonntagen stets die Fünf-Tage-Woche eingehalten werden. Bei
einer in Pflegeeinrichtungen ausnahmsweise zulässigen Beschäftigung an gesetzlichen Feiertagen (§ 18 Abs. 2 JArbSchG) ist in derselben oder der folgenden
Woche ein Ausgleichstag an einem berufsschulfreien Tag zu gewähren (§ 18 Abs.
3 JArbSchG). Ein absolutes Beschäftigungsverbot besteht am 25.12., am 01.01.,
am Ostersonntag und am 01.05. Am 24.12. und 31.12. besteht ein Beschäftigungsverbot für Jugendliche ab 14:00 Uhr.

3. Schwerbehindertenrecht (SGB IX)
Das Schwerbehindertenrecht ist in Teil 2 des neunten Sozialgesetzbuches (SGB
IX) geregelt. Die Regelungen finden Anwendung auf schwerbehinderte Menschen (Grad der Behinderung von mindestens 50). Für Personen mit einem Grad
der Behinderung von mindestens 30, die den Schwerbehinderten gleichgestellt
sind, gelten sie – mit Ausnahme des § 125 SGB IX und des Kapitels 13 – ebenfalls.

Mehrarbeit, § 124 SGB IX
Auf ihr Verlangen sind schwerbehinderte und ihnen gleichgestellte behinderte
Menschen von Mehrarbeit freizustellen. Mehrarbeit im Sinne dieser Vorschrift
ist die über die normale gesetzliche Arbeitszeit des § 3 S. 1 ArbZG hinaus geleistete Arbeit. Nicht abzustellen ist auf die individuelle Arbeitszeit des Schwerbehinderten

Zusatzurlaub, § 125 SGB IX
Schwerbehinderte Menschen (nicht aber die ihnen gleichgestellten behinderten
Menschen) haben Anspruch auf bezahlten zusätzlichen Urlaub. Dieser beträgt
bei einer Fünf-Tage-Woche fünf Arbeitstage pro Urlaubsjahr. Bei einer wöchentlichen Arbeitszeit von mehr oder weniger Arbeitstagen je Kalenderwoche erhöht
oder vermindert sich der Zusatzurlaub entsprechend (§ 125 SGB Abs. 1 SGB IX).

Sonderkündigungsschutz, §§ 85 ff. SGB IX
Die Kündigung des Arbeitsverhältnisses eines schwerbehinderten Menschen oder
eines diesen gleichgestellten behinderten Menschen durch den Arbeitgeber bedarf
der vorherigen Zustimmung des Integrationsamtes. Kündigt der Arbeitgeber ohne
die vorherige Zustimmung des Integrationsamtes, ist die Kündigung unwirksam.

4. Entgeltfortzahlung bei Arbeitsunfähigkeit und an Feiertagen/Bundesur-laubsgesetz
Die ebenfalls zum sozialen Arbeitsschutz zählenden Regelungen zur Entgeltfortzahlung bei Arbeitsunfähigkeit und an Feiertagen sowie das Bundesurlaubsge-

setz werden im Kapitel 2.6, Teil I „Die arbeitsrechtliche Behandlung von Ausfallzeiten" separat dargestellt und erläutert.

Technischer Arbeitsschutz (ArbSchG)

Das Arbeitsschutzgesetz gilt gemäß § 1 Abs. 1 S. 1 ArbSchG in allen Tätigkeitsbereichen. Der Arbeitgeber ist verantwortlich für die Einhaltung und Umsetzung des Arbeitsschutzes. Er hat alle erforderlichen Maßnahmen zu treffen, die Sicherheit und Gesundheit der Beschäftigten bei der Arbeit beeinflussen, § 3 ArbSchG. § 4 ArbSchG legt allgemeine Grundsätze fest, nach denen der Arbeitsschutz zu gestalten ist, u. a.:

- Die Arbeit ist so zu gestalten, dass eine Gefährdung für Leben und Gesundheit möglichst vermieden und die verbleibende Gefährdung möglichst gering gehalten wird.
- Gefahren sind an ihrer Quelle zu bekämpfen.
- Bei den Maßnahmen sind der Stand von Technik, Arbeitsmedizin und Hygiene sowie sonstige gesicherte arbeitswissenschaftliche Erkenntnisse zu berücksichtigen.
- Spezielle Gefahren für besonders schutzbedürftige Beschäftigtengruppen, etwa Jugendliche, werdende und stillende Mütter, sind zu berücksichtigen.
- Den Beschäftigten sind Anweisungen zu erteilen, die geeignet sind, Gefährdungen von den Beschäftigten abzuwenden oder diese abzumildern.

Durch eine Gefährdungsbeurteilung hat der Arbeitgeber zu ermitteln, welche Maßnahmen des Arbeitsschutzes im Einzelfall erforderlich sind (§ 5 ArbSchG). Der Katalog der zu ermittelnden Gefährdungen ist weit gefasst. Neben Fragen der Gestaltung von Arbeitsplätzen (Ergonomie) sowie den physikalischen, chemischen und biologischen Einwirkungen auf die Arbeitnehmer besteht auch Ermittlungsbedarf bei Gestaltung und Auswahl von Arbeitsmitteln sowie bei der Gestaltung von Arbeitsabläufen und der Arbeitszeit und deren Zusammenwirken. Darunter fällt nach höchstrichterlicher Rechtsprechung des Bundesarbeitsgerichts auch die Ermittlung psychischer Belastungen. Der Arbeitgeber kann externe Personen oder Stellen mit der Durchführung von Gefährdungsbeurteilungen etc. beauftragen (§ 13 Abs.2 ArbSchG). Die Delegation der Aufgaben an eine Fachkraft für Arbeitssicherheit nimmt dem Arbeitgeber jedoch nicht die Verantwortung für die Gewährleistung der Arbeitssicherheit ab. Die Arbeitnehmer haben ihrerseits die Hinweise des Arbeitgebers zu beachten und dafür Sorge zu tragen, dass durch ihre Tätigkeit andere Personen nicht gefährdet werden (§ 15 ArbSchG). Sie sind ferner verpflichtet, festgestellte Mängel, die Auswirkungen auf Sicherheit und Gesundheit haben können, dem Arbeitgeber zu melden (§ 16 ArbSchG). Das Ergebnis der Gefährdungsbeurteilung kann lauten, dass bestimmte Mitarbeiter mit bestimmten Arbeiten nicht oder nur eingeschränkt betraut werden können/dürfen. Dies ist in der Folge bei der Dienstplanung zu berücksichtigen.

2.5 Ausgleichszeiträume und Arbeitszeitkonten

KAPITELMERKSÄTZE

- Eine bedarfsorientierte Mitarbeitereinsatzplanung erfordert flexible Arbeitszeitmodelle.
- Es stehen dem Arbeitgeber verschiedene Arbeitszeitmodelle zur Verfügung, die nach dem individuellen Regelungsbedarf der Einrichtung bewertet werden müssen.
- Alle Arbeitszeitmodelle finden dort ihre Grenzen, wo die beiderseitigen Interessen von Arbeitgeber und Arbeitnehmer nicht mehr ausgewogen berücksichtigt werden.

Ausgleichszeiträume und Arbeitszeitkonten

Eine unregelmäßige Verteilung der Arbeitszeit ist in Pflegeeinrichtungen unabdingbar. Nur durch flexible Arbeitszeitmodelle und eine bedarfsgerechte Mitarbeitereinsatzplanung lassen sich die täglichen Aufgaben in der Altenpflege wirtschaftlich bewältigen. Die Einhaltung starrer Zeiten, die für jeden Arbeitstag und jede Arbeitswoche eine kontinuierlich gleiche Stundenzahl vorsehen, ist in der Praxis weder umsetzbar, noch wird dies von den Mitarbeitern erwartet. Das Gegenteil ist der Fall. Die Mitarbeiter in der Pflege sehen selber die Notwendigkeit einer bedarfsorientierten Dienstplangestaltung.

Erfreulicherweise hat auch die Rechtsprechung inzwischen die Notwendigkeit zur Anpassung von Arbeitsbedingungen an externe Gegebenheiten erkannt und ermöglicht eine flexiblere Gestaltung der Arbeitszeit. Die Arbeitnehmerinteressen dürfen dabei aber nicht außer Acht gelassen werden. Die Grenzen von Flexibilisierungsabreden ergeben sich aus einer umfassenden Interessenabwägung.

Es ist wichtig, dass der rechtlich zulässige Rahmen für eine flexible Verteilung der wöchentlichen Arbeitszeit geschaffen wird. Die regelmäßige Über- und Unterschreitung der wöchentlichen Arbeitszeit gewinnt dadurch auch die notwendige Akzeptanz und vermeidet Unzufriedenheit unter den Mitarbeitern.

Arbeitszeitmodelle

Die gesetzlichen Regelungen eröffnen einen weiten Rahmen für flexible Arbeitszeitmodelle. Es kommt damit schlicht auf das „Gewußt wie" der Umsetzung an. Heute sind in der Altenpflege insbesondere die folgenden Varianten vorzufinden:

- **Überstundenkonten:** Dabei werden geleistete Überstunden anstelle einer Auszahlung auf einem Arbeitszeitkonto gutgeschrieben, um sie später als

Der Regelkreis der Einsatzplanung · Wipp/Sausen/Lorscheider
© Vincentz Network GmbH & Co. KG Hannover 2011 · ISBN 978-3-86630-184-9

arbeitsfreie Zeit in Form von freien Tagen in Anspruch nehmen zu können oder durch Einteilung in kürzeren Schichten abzubauen.

Nachteil: Dieses Modell eröffnet lediglich die Möglichkeit des Abbaus zuvor aufgebauter Guthaben. Eine nicht „erarbeitete" Inanspruchnahme von Minusstunden ist von vorne herein nicht möglich. Solche Überstundenkonten sind zur Verwendung in der Altenpflege daher nur bedingt geeignet.

- **Bandbreitenmodelle:** Hierbei ist eine vertraglich vereinbarte wöchentliche oder monatliche Regelarbeitszeit als Durchschnittswert fixiert, um den die tatsächliche Arbeitszeit innerhalb festgelegter Grenzen bei gleichbleibender monatlicher Vergütung schwanken kann. Die tatsächlich geleistete Arbeitszeit wird in einem Arbeitszeitkonto festgehalten, das im Plus- und Minusbereich geführt werden kann.

  Vorteil: Derartige Modelle eröffnen ausreichend flexible Gestaltungsmöglichkeiten im Hinblick auf die Lage der Arbeitszeit. Der Schutz der Arbeitnehmer wird durch festzulegende Grenzen des möglichen Plus- und Minusbereiches sowie das Arbeitszeitgesetz gewährleistet.

- **Jahresarbeitszeit:** Mit den Mitarbeitern wird die jährlich zu erbringende Soll-Arbeitszeit vereinbart. Die tatsächliche Arbeitszeit kann dann wie beim Bandbreitenmodell innerhalb festgelegter Grenzen bei gleichbleibender monatlicher Vergütung schwanken und wird auf einem Arbeitszeitkonto erfasst.

  Vorteil: Der flexible Gestaltungsrahmen zur Lage der Arbeitszeit ist noch weitgehender als beim Bandbreitenmodell. Während des laufenden Kalenderjahres können Mitarbeiter auch über längere Zeiträume zulässig mit höheren bzw. niedrigeren Stundenzahlen eingesetzt werden.

Kennzeichnend für alle Modelle ist die wünschenswerte variable Lage der Arbeitszeit, die dem Direktionsrecht des Arbeitgebers unterstellt und im Rahmen der Dienstplangestaltung umgesetzt wird. Aufgrund des arbeitnehmerseitigen Interesses an einer planbaren Arbeitszeitdauer ist dies jedoch nicht unbeschränkt möglich. Die Grenzen von Flexibilisierungsabreden ergeben sich aus einer umfassenden Interessenabwägung. Stets sind auch die Vorgaben des Arbeitszeitgesetzes zu beachten.

Ausgleichszeiträume

Um den Arbeitnehmer vor übermäßigen Schwankungen der Arbeitszeit zu schützen, können Ausgleichszeiträume festgelegt werden, innerhalb derer die vereinbarte durchschnittliche Arbeitszeit erreicht werden muss. Die Arbeitszeiten können im Rahmen des Ausgleichszeitraumes sowohl über als auch unter der arbeitsvertraglich vereinbarten Arbeitszeit liegen. Vertraglich kann dies wie folgt fixiert werden:

> *„Die durchschnittliche regelmäßige wöchentliche Arbeitszeit beträgt _____ Stunden. Auf dieser Basis wird die Vergütung kontinuierlich monatlich gezahlt. Die Arbeitszeit kann aus betrieblichen Gründen zwischen _____ und _____ Stunden pro Woche ungleichmäßig verteilt werden. In _____ zusammenhängenden Wochen muss der Ausgleich erreicht sein."*

Neben den vertraglich fixierten Grenzen ist der gesetzliche Ausgleichszeitraum des Arbeitszeitgesetzes von sechs Monaten oder 24 Wochen zu beachten, innerhalb dessen die werktägliche Arbeitszeit von acht Stunden im Durchschnitt nicht überschritten werden darf, wenn sie zuvor auf bis zu zehn Stunden verlängert worden ist (§ 3 ArbZG).

Arbeitszeitkonten

Im Arbeitszeitkonto wird für jeden Mitarbeiter die Differenz der tatsächlich erbrachten Arbeitszeit zur Soll-Arbeitszeit dokumentiert. Hierdurch kann die Arbeitszeit für alle Beteiligten nachvollziehbar kontrolliert werden. Für die Erfassung berechtigter Fehlzeiten wie Urlaub oder Krankheit gelten zumindest dann keine Besonderheiten, wenn hierdurch bereits geplante Stunden ausfallen. In diesem Falle werden die Abwesenheitsstunden schlicht entsprechend der Planarbeitszeit notiert. Probleme können sich allerdings ergeben, wenn die von dem Mitarbeiter abzuleistende Arbeitszeit noch nicht festgelegt war und er z. B. längerfristig nicht arbeiten kann. Richtigerweise ist dann unter Berücksichtigung der letzten 13 Wochen von der durchschnittlichen täglichen Arbeitszeit auszugehen. Hierzu Näheres im folgenden Kapitel 2.6, Teil I „Die arbeitsrechtliche Behandlung von Ausfallzeiten".

Vertragsgestaltung

Durch die Vereinbarung von Höchstständen kann ein Schutz der Mitarbeiter vor unangemessener Benachteiligung auch über ein Arbeitszeitkonto selbst erfolgen.

> *„§ x Arbeitszeit*
> *(1) Es wird eine durchschnittliche wöchentliche Arbeitszeit von _____ Stunden vereinbart.*
> *(2) Ausgehend von der vertraglich vereinbarten durchschnittlichen wöchentlichen Arbeitszeit wird der Arbeitgeber die konkrete Arbeitszeit aufgabengerecht unter Berücksichtigung der betrieblichen Erfordernisse monatlich bestimmen.*
> *(3) Es wird ein Arbeitszeitkonto eingerichtet, das durchlaufend zu führen ist und der Feststellung der tatsächlich geleisteten Arbeitszeit dient. Im Rah-*

men des Arbeitszeitkontos ist ein Zeitguthaben oder ein Zeitsoll bis zu _____ Stunden möglich.

(4) Die Vergütung wird unabhängig vom jeweiligen Stand des Arbeitszeitkontos auf der Basis der vereinbarten durchschnittlichen wöchentlichen Arbeitszeit kontinuierlich gezahlt."

Beim Jahresarbeitsvertrag sind dem Arbeitgeber noch weitgehendere Möglichkeiten zur flexiblen Gestaltung der Arbeitszeit eröffnet. Zur Wahrung des Arbeitnehmerschutzes sind daher begrenzende Vorgaben umso wichtiger.

(1) Die jährliche Arbeitszeit des Mitarbeiters beträgt _____ Stunden (in einem Schaltjahr _____ Stunden) mit einer durchschnittlichen monatlichen Arbeitszeit von _____ Stunden (in einem Schaltjahr _____ Stunden). Die Lage der Arbeitszeit wird vom Arbeitgeber aufgabengerecht unter Berücksichtigung der betrieblichen Erfordernisse monatlich bestimmt.

(2) Die Arbeitszeit ist so festzulegen, dass mindestens eine monatliche Arbeitszeit von _____ % und höchstens von _____ % der durchschnittlichen monatlichen Arbeitszeit erreicht wird.

(3) Es wird ein Arbeitszeitkonto eingerichtet, das durchlaufend zu führen ist und der Feststellung der tatsächlich geleisteten Arbeitszeit dient.

(4) Die Vergütung wird unabhängig vom jeweiligen Stand des Arbeitszeitkontos auf der Basis der vereinbarten durchschnittlichen monatlichen Arbeitszeit kontinuierlich gezahlt.

(5) Das Arbeitszeitkonto soll am Ende des Kalenderjahres ausgeglichen sein. Ist das Arbeitszeitkonto am Ende des Kalenderjahres nicht ausgeglichen, erfolgt ein Übertrag von Zeitguthaben oder Zeitsoll in Höhe von bis zu _____ % der Jahresarbeitsstunden.

Werden flexible Arbeitszeitmodelle angemessen begrenzt, steht einer rechtssicheren Planung von Plus- und Minusstunden nichts im Wege. Eine Unterscheidung zwischen Vollzeit- und Teilzeitarbeitnehmer ist nicht erforderlich. Lediglich die Grenzen der Arbeitszeitflexibilisierung müssen für Teilzeitmitarbeiter im Verhältnis ihrer verringerten Stundenzahl entsprechend enger ausgestaltet sein. Die Fragestellung, ob Vollzeitbeschäftigte nur für lange Schichten und Teilzeitbeschäftigte nur für kurze und/oder lange Schichten verplant werden können, muss dabei im Zusammenhang mit den Notwendigkeiten aus dem Bedarf der Erforderlichkeiten in der Bewohnerversorgung einvernehmlich beantwortet und umgesetzt werden. Hierzu kann mit dem Betriebsrat oder der Personalvertretung/MAV eine Vereinbarung über den möglichen Mitarbeitereinsatz getroffen werden. Rechtlich gibt es hierzu keine Grenzen.

2.6 Die arbeitsrechtliche Behandlung von Ausfallzeiten

KAPITELMERKSÄTZE

- Die arbeitsrechtliche Bewertung von Ausfallzeiten durch Krankheit und Urlaub erfolgt stets nach dem sogenannten Ausfallprinzip.
- Bei der Berechnung nach dem Ausfallprinzip sind Ausfallzeiten im bereits geplanten Dienstplan und in noch nicht von einem Dienstplan erfassten Zeiten zu unterscheiden.
- Eine Rückrufklausel aus dem Urlaub kann im Arbeitsvertrag nicht wirksam vereinbart werden.
- Überstundenabbau ist bei Planung und Bekanntgabe vor Eintritt einer Erkrankung auch während der Erkrankung möglich.
- Das Recht auf unbegrenztes Ansammeln von Urlaubansprüchen während eines langen Zeitraums der Arbeitsunfähigkeit entspricht nicht dem Zweck des Urlaubsanspruchs.
- Die Möglichkeit des unbegrenzten Ansammelns von Ansprüchen aus bezahltem Jahresurlaub während einer langen Arbeitsunfähigkeit kann dadurch eingeschränkt werden, dass in entsprechenden Regelungen ein Übertragungszeitraum von 15 Monaten vorgesehen wird, nach dessen Ablauf der Anspruch erlischt.

Die arbeitsrechtliche Behandlung von Ausfallzeiten

Mitarbeiter werden krank, gehen in den Urlaub und nehmen an Fortbildungen teil. Während der Zeiten der Erkrankung, des Urlaubs und der Fortbildungen steht der Mitarbeiter für die Pflege nicht zur Verfügung. In Bezug auf die Pflege werden solche Zeiten auch als Ausfallzeiten bezeichnet. Hinsichtlich der Dienstplangestaltung stellt sich die Frage, wie solche Ausfallzeiten rechtlich einzuordnen und zu bewerten sind.

Gerade in flexiblen Arbeitszeitmodellen steht der Dienstplanende vor dem Problem, feststellen zu müssen, ob die Ausfallzeiten in Bezug auf das persönliche Arbeitszeitkonto des Arbeitnehmers relevant sind und wenn ja, in welchem Umfang. Auslöser für diese Problematik ist der Umstand, dass die Arbeitszeit des Mitarbeiters unregelmäßig auf den Planungszeitraum verteilt werden kann, weshalb sich regelmäßig eine Überschreitung oder Unterschreitung der vertraglich vereinbarten durchschnittlichen Arbeitszeit ergibt, hingegen aber das fortlaufende Gehalt des Mitarbeiters als sogenannter „verstetigter Monatslohn" Monat für Monat in gleicher Höhe gezahlt wird. Es tritt damit bezüglich der Ausfallzeiten die Frage in den Mittelpunkt, ob und wenn ja in welchem Umfang Ausfallstunden in das Arbeitszeitkonto einfließen.

Der Regelkreis der Einsatzplanung • Wipp/Sausen/Lorscheider
© Vincentz Network GmbH & Co. KG Hannover 2011 • ISBN 978-3-86630-184-9

Bei der arbeitsrechtlichen Bewertung von Ausfallzeiten durch Urlaub und Arbeitsunfähigkeit ist danach zu unterscheiden, ob diese

- im geplanten Dienstplan anfallen

oder

- in noch nicht durch Dienstplan abgedeckten Zeiträumen liegen oder in diese hineinreichen.

Beispiele:

Pfleger N. nimmt im laufenden, durch Dienstplan abgedeckten Monat Juni, für den Zeitraum 06.06. bis 12.06. Urlaub.

Pflegerin A. erkrankt im laufenden, durch Dienstplan abgedeckten Monat Juni, im Zeitraum 06.06. bis 12.06.

Pfleger L. beantragt im Februar Urlaub für den noch nicht durch Dienstplan abgedeckten Zeitraum 01.06. – 14.06.

Unproblematische Ausfallzeiten

So sehr Ausfallzeiten durch Urlaub und Krankheit in der Praxis erhebliche Probleme bei der arbeitsrechtlichen Bewertung machen, so einfach ist die Rechtslage bei Feiertagen und Fortbildungen.

1. Die Situation bei gesetzlichen Feiertagen

Feiertage erhalten in der Pflege durch zwei Umstände eine Relevanz bei der Dienstplangestaltung. Dies sind:

- Vertragliche oder tarifvertragliche Regelungen sowie Regelungen in Betriebsvereinbarungen, wonach (gesetzliche) Wochenfeiertage bei der Berechnung der Soll-Arbeitszeit in Abzug gebracht werden.
- Ein grundlegendes Fehlverständnis der gesetzlichen Regelung zur Entgeltfortzahlung an Feiertagen in § 2 Entgeltfortzahlungsgesetz (EFZG).

§ 2 EFZG lautet:

> *„Entgeltzahlung an Feiertagen*
> *Für Arbeitszeit, die infolge eines gesetzlichen Feiertags ausfällt, hat der Arbeitgeber dem Arbeitnehmer das Arbeitsentgelt zu zahlen, dass er ohne den Arbeitsausfall erhalten hätte."*

Durch die Regelung des § 2 EFZG soll der Arbeitnehmer vor Lohnkürzungen wegen Nichtleistung der vertragliche geschuldeten Arbeit aus Gründen geschützt werden, die der Mitarbeiter nicht beeinflussen kann. § 9 Arbeitszeitgesetz (ArbZG) verbietet die Arbeit an Sonn- und Feiertagen. Greift das Verbot der

Feiertagsarbeit, fällt die Arbeit aufgrund des Feiertages aus. Auf diesen Arbeitsausfall haben die Arbeitsvertragsparteien dann keinen Einfluss. Dies ist in der Pflege anders. § 10 Abs. 1 Nr. 3 ArbZG erlaubt in Pflegeeinrichtungen die Arbeit an Sonn- und Feiertagen. Wird also ein Mitarbeiter in der Pflege an einem Feiertag nicht eingesetzt und arbeitete er an diesem Tag aufgrund der Dienstplanung nicht, so fällt die Arbeit gerade nicht wegen des Feiertags aus. § 2 EFZG findet keine Anwendung. Ohne eine anderslautende Regelung im Arbeitsvertrag, einer anwendbaren Betriebsvereinbarung oder einem anwendbaren Tarifvertrag erfolgt ein in der Praxis sehr oft anzutreffender Abzug von Wochenfeiertagen bei der Berechnung der Soll-Arbeitszeit ohne jeden Rechtsgrund.

2. Die Situation bei Fortbildungen

Fortbildungen sind als vom Arbeitgeber festgelegte Dienstveranstaltungen Arbeitszeit im Umfang der Dauer der Fortbildung und entsprechend im Dienstplan und im Arbeitszeitkonto zu bewerten. Dauert eine Fortbildung länger als eingeplant, sind auch die zusätzlichen Zeiten zu berücksichtigen. Ist eine Fortbildung kürzer als geplant, sind dennoch die geplanten Zeiten der Fortbildung als Arbeitszeit zu berücksichtigen.

3. Ausfallzeiten durch Krankheit (Fehlzeiten)

Der Gesetzgeber schützt den Arbeitnehmer zeitlich beschränkt vor Lohnverlusten durch krankheitsbedingte Arbeitsunfähigkeit. § 3 des Entgeltfortzahlungsgesetz (EFZG) regelt die Entgeltfortzahlung im Krankheitsfall:

> *„Ist der Arbeitnehmer infolge unverschuldeter Krankheit an der Arbeitsleistung verhindert, hat er Anspruch auf Entgeltfortzahlung bis zur Dauer von sechs Wochen."*

Daraus folgt, dass Entgeltfortzahlung an (nur) solchen Tagen zu leisten ist, an denen der Mitarbeiter ohne die Erkrankung tatsächlich gearbeitet hätte. Wäre die Arbeit sowieso aus anderen Gründen – wie beispielsweise einer geplanten Freischicht – ausgefallen, fehlt es an der Kausalität zwischen Arbeitsausfall und Krankheit. Hinsichtlich der Bewertung der durch Krankheit ausgefallenen Arbeitstage greift das Ausfallprinzip, welches bei Arbeitszeitkonten und verstetigtem Monatslohn zur Frage der Zeitgutschrift bei Krankheit führt.

3.1 Krankheit in der laufenden Dienstplanperiode

Bei einer Erkrankung im laufenden Dienstplan ist (vorbehaltlich einer vertraglich oder tarifvertraglich längeren Dauer) für die Dauer von sechs Wochen der durch Krankheit ausgefallene Dienst zeitlich 1:1 so zu bewerten, wie er bei tatsächlicher Arbeitsleistung gewertet werden würde.

Beispiel:
Ein Spätdienst mit 6 Arbeitsstunden ist bei Erkrankung des Mitarbeiters an diesem Tag dem Arbeitszeitkonto mit sechs Stunden gutzuschreiben.

Es ist bei der Zeitbewertung des durch die Erkrankung ausgefallenen Arbeitstag auf den tatsächlichen Arbeitsausfall und **nicht** eine fiktive durchschnittliche Arbeitszeit abzustellen. Ausschließlich durch Tarifvertrag kann vom gesetzlich verankerten Lohnausfallprinzip abgewichen und vereinbart werden, dass beispielsweise unabhängig von der tatsächlich geplanten Arbeitszeit eine fiktive durchschnittliche tägliche Arbeitszeit auf Basis der vertraglich vereinbarten x-Tage-Woche anzusetzen sein soll, die dem Arbeitszeitkonto gutgeschrieben wird. Außerhalb von Tarifverträgen ist eine solche Vorgehensweise – so bequem und einfach sie auch sein mag – unzulässig. Ohne eine tarifliche Regelung bleibt es zwingend bei dem gesetzlichen Ausfallprinzip, von dem zum Nachteil des Arbeitnehmers nicht abgewichen werden darf. Ein Abweichen zum Vorteil des Arbeitnehmers durch beispielsweise Annahme eines stets 10-stündigen Ausfalls je Krankheitstag wäre nach dem Prinzip der Günstigkeit hingegen möglich.

Hinsichtlich des 6-Wochen-Zeitraums der Entgeltfortzahlung im Krankheitsfall ist zu beachten, dass ein Eintreten der Erkrankung während des Dienstes dazu führt, dass dieser Tag als gearbeitet gezählt wird. Der rechnerisch erste Krankheitstag ist erst der folgende Tag. Als Krankheitstag zählt nur der Tag, an dem die Arbeit aufgrund der Erkrankung nicht aufgenommen werden konnte.

3.2 Krankheit über die laufende Dienstplanperiode hinaus
Reicht der Entgeltfortzahlungszeitraum wegen Krankheit in eine noch nicht geplante Dienstplanperiode, so muss für die Berechnung der Zeitgutschriften auf dem Arbeitszeitkonto darauf abgestellt werden, an welchen Tagen der Mitarbeiter in welchem Umfang ohne Erkrankung gearbeitet hätte. Arbeitet der Mitarbeiter stets an den Tagen Montag bis Freitag mit je 7,7 Arbeitsstunden täglich, ist die Berechnung nachvollziehbar einfach. Fehlt es an einem festen Rhythmus der Dienstplanung, ist eine Berechnung im Jahresschnitt durchzuführen. Es ist auf die durchschnittliche Anzahl von Arbeitstagen pro Woche im Zeitraum von 12 Monaten abzustellen. Für diesen Zeitraum von 12 Monaten ist zu ermitteln, an wie vielen Tagen pro Woche der Mitarbeiter im Durchschnitt eingesetzt war.

Für die Frage der Zeitgutschrift pro Krankheitstag kann ebenso nach einer Durchschnittsberechnung verfahren werden. Der Mitarbeiter hat für jeden Krankheitstag, an dem er ohne Erkrankung gearbeitet hätte, Anspruch auf eine Zeitgutschrift entsprechend der wegen der Erkrankung ausgefallenen Schicht oder anders ausgedrückt in Höhe der geplanten Arbeitszeit. Ist die Arbeitszeit für den Zeitraum, in den die Erkrankung fällt, noch nicht geplant, ist hier auf die letzten 13 Wochen vor der Erkrankung abzustellen und die durchschnittliche tägliche Arbeitszeit in diesem Zeitraum zu ermitteln. Diese ist dem Mitarbeiter dann pro Krankheitstag gutzuschreiben. Aus den oben unter Ziffer 1.1 dargelegten Gründen bleiben gesetzliche Wochenfeiertage bei der Berechnung unberücksichtigt.

3.3 Krankheit und Überstundenabbau/Freizeitausgleich
In der Praxis kommt es immer wieder zu Verwirrungen und Unsicherheiten bei der Frage, wie mit Überstundenabbau und Freizeitausgleich bei Erkrankung der Mitarbeiter umzugehen ist.

Ein u. a. vertraglich vorgesehener Überstundenausgleich durch Freistellung von der Arbeit ist grundsätzlich auch während einer krankheitsbedingten Arbeitsunfähigkeit möglich. Es handelt sich bei der Arbeitsbefreiung und der Beschaffung von Freizeit lediglich um die Entbindung des Arbeitnehmers von seiner vertraglichen Arbeitspflicht im Umfang der vorab geleisteten Überstunden, nicht aber darüber hinaus, um das Verschaffen einer zu Erholungszwecken nutzbaren arbeitsfreien Zeit. Ein Recht des Arbeitnehmers auf weiteren Freizeitausgleich, wenn der Arbeitnehmer nach Festlegung des Freizeitausgleichstages an dem dafür vorgesehenen Arbeitstag arbeitsunfähig krank wird, besteht nicht. Dies gilt jedenfalls dann, wenn die Zeiten der Arbeitsbefreiung schon vor der Erkrankung des Arbeitnehmers festgelegt und bekannt gegeben worden waren. Daraus folgt:

- Ist der Überstundenabbau/Freizeitausgleich vor Bekanntwerden der Erkrankung geplant und dem Mitarbeiter durch den Dienstplan bekannt gegeben, hat die Erkrankung keinen Einfluss auf den Überstundenabbau. Die Überstunden werden wie geplant abgebaut und entsprechend auf das Arbeitszeitkonto gebucht.
- Ist die Erkrankung des Mitarbeiters dem Dienstplanenden hingegen bereits bei der Planung des Überstundenabbaus/Freizeitausgleichs bekannt, kann ein Überstundenabbau aufgrund der Erkrankung nicht erfolgen.

4. Ausfallzeiten durch Urlaub
Die gesetzlichen Regelungen zum Urlaub im Arbeitsverhältnis finden sich im Bundesurlaubsgesetzt (BurlG).

§ 1 BUrlG lautet:
„Jeder Arbeitnehmer hat in jedem Kalenderjahr Anspruch auf bezahlten Erholungsurlaub.“

4.1 Berechnung des gesetzlichen Urlaubsanspruchs in der konstanten X-Tage-Woche

Der gesetzliche Urlaubsanspruch eines Arbeitnehmers beträgt gemäß § 3 BUrlG 24 Werktage, wobei als Werktage alle Kalendertage gelten, die nicht Sonn- oder gesetzliche Feiertage sind. Der Samstag ist also ein Werktag. Das BUrlG geht mithin von einer 6-Tage-Woche (Montag bis Samstag) aus, so dass der gesetzliche Mindesturlaubsanspruch von 24 Werktagen insgesamt 4 Kalenderwochen entspricht.

In den meisten Betrieben ist die Bezugsgröße heutzutage nicht die 6-Tage-Woche, sondern die 5-Tage-Woche, so dass eine Umrechnung erforderlich ist. Auch bei einer Verteilung der wöchentlichen Arbeitszeit auf weniger als 5 Tage oder bei einer unregelmäßigen Verteilung der wöchentlichen Arbeitszeit auf die einzelnen Wochentage ist eine solche Umrechnung erforderlich, um den gesetzlichen Mindesturlaubsanspruch zu ermitteln.

- Am einfachsten lässt sich der **gesetzliche** Mindesturlaubsanspruch mit folgender Formel berechnen:

  Anzahl Arbeitstage pro Woche x 4 (Wochen) = Anzahl der Urlaubstage
  Berechnungsbeispiel für die 5-Tage-Woche:
  5 Arbeitstage pro Woche x 4 (Wochen) = 20 Urlaubstage

  Berechnungsbeispiel für einen Teilzeitbeschäftigten mit einer 3-Tage-Woche:
  3 Arbeitstage pro Woche x 4 (Wochen) = 12 Urlaubstage

- Die Berechnung kann auch mittels Dreisatz erfolgen:

  Berechnungsbeispiel für die 5-Tage-Woche:
  24 Urlaubstage: 6 Werktage x 5 Arbeitstage = 20 Urlaubstage

  Berechnungsbeispiel für einen Teilzeitbeschäftigten mit einer 3-Tage-Woche:
  24 Urlaubstage: 6 Werktage x 3 Arbeitstage = 12 Urlaubstage

Insgesamt entspricht der berechnete Urlaub in den vorgenannten Beispielen immer 4 Kalenderwochen. Wer in der 3-Tage-Woche arbeitet, muss 3 Arbeitstage einsetzen, um 1 Woche Urlaub zu erlangen. Um 4 Wochen Urlaub zu erlangen, muss er 12 Tage einsetzen. Für Tage, an denen ohnehin keine Arbeitspflicht besteht, muss er keinen Urlaub einsetzen.

Die Umrechnung des vertraglichen oder tariflichen Urlaubsanspruches erfolgt entsprechend. Sieht der Arbeitsvertrag der Parteien beispielsweise einen jährlichen Urlaubsanspruch von 30 Arbeitstagen unter Zugrundelegung der 5-Tage-Woche vor, entspricht dies einem Urlaubsanspruch von insgesamt 6 Wochen. Bei einer 3-Tage-Woche beträgt der Urlaubsanspruch nach der obigen Berechnungsformel demnach

3 Arbeitstage pro Woche x 6 (Wochen) = 18 Urlaubstage.

4.2 Berechnung des Urlaubsanspruchs bei flexibler Arbeitszeit

In der Pflege arbeiten die Mitarbeiter nach Dienstplänen. Ihre wöchentliche Arbeitszeit wird nicht gleichmäßig auf die Wochentage verteilt, sondern es fallen jeweils unterschiedlich viele Arbeitstage pro Woche an. Es kann vorkommen, dass ein Arbeitnehmer in einer Woche an 7 Tagen, in der nächsten Woche an 5 und in der übernächsten Woche nur an 3 Tagen eingeplant wird. Eine konstante X-Tage-Woche gibt es also nicht. Hinzukommt, dass die Dienstpläne in der Pflege meist im Monats- oder Zweimonatsrhythmus erstellt werden. Es ist somit nicht möglich, am Anfang des Jahres den konkreten Urlaubsanspruch des Mitarbeiters (in Tagen) zu berechnen.

Beispiel:
Einem Mitarbeiter, dessen Arbeitszeit nicht konstant auf die einzelnen Wochentage verteilt ist, stehen arbeitsvertraglich 25 Arbeitstage Urlaub auf Basis einer 5-Tage-Woche (mithin 5 Wochen Urlaub) zu.

Fehlt es an einem festen Rhythmus der Dienstplanung ist eine Berechnung im Jahresschnitt durchzuführen. Es ist auf die durchschnittliche Anzahl von Arbeitstagen pro Woche im Zeitraum von 12 Monaten abzustellen. Für diesen Zeitraum von 12 Monaten ist zu ermitteln, an wie vielen Tagen pro Woche der Mitarbeiter im Durchschnitt eingesetzt war. Die ermittelte Anzahl an tatsächlichen Arbeitstagen pro Jahr ist ins Verhältnis zu den im Arbeitsvertrag angenommenen 5 Arbeitstagen in der 5-Tage-Woche zu setzen.

Berechnungsbeispiel für vertraglich vereinbarte 25 Urlaubstage pro Jahr in einer 5-Tage-Woche, wenn bei der Jahresbetrachtung ein Durchschnitt von 4,3 Arbeitstagen pro Woche ermittelt wurde:

25 Urlaubstage : 5 fiktive Arbeitstage x 4,3 tatsächliche Arbeitstage
= 21,5 Urlaubstage

Merke

Eine Auf- oder Abrundung der berechneten Urlaubstage findet nicht statt. Die Rundungsregel in § 5 Abs. 2 BUrlG ist nur auf den dort geregelten Teilurlaub anzuwenden. Nach der Gewährung des Urlaubs in ganzen Tagen ist ein als Bruchteil eines Tages verbleibender Resturlaub durch stundenweise Freistellung zu gewähren.

4.3 Die Berechnung der für einen bestimmten Urlaubszeitraum einzusetzenden Urlaubstage

Wird Urlaub für Zeiten innerhalb eines laufenden Dienstplans genommen, stehen die Arbeitstage des Mitarbeiters fest. Er hat für jeden Arbeitstag einen Urlaubstag einzusetzen. Dies unabhängig davon, mit welchen Schichten und damit mit welchen Arbeitsstunden er an den jeweiligen Arbeitstagen eingeplant ist. Urlaub wird tageweise und nicht stundenweise gewährt. Hinsichtlich der Frage, wie viele Stunden dem Arbeitszeitkonto des Mitarbeiters je Urlaubstag gutzuschreiben sind, gilt das sogenannte „Ausfallprinzip". Es sind exakt die Dienste/Dienstlängen anzusetzen, die geplant sind und die der Mitarbeiter ohne den Urlaub auch gearbeitet hätte.

Merke

Das Entstehen von Minus- oder Plusstunden durch Urlaubstage weist auf schwerwiegende Fehler der Dienstplansystematik hin.

Schwieriger ist die Betrachtung bei der Urlaubsgewährung für einen noch nicht durch einen Dienstplan abgedeckten Zeitraum.

Beispiel:
Mitarbeiterin M. beantragt im Februar Urlaub für den Zeitraum 01.06. bis 14.06.

Da zu diesem Zeitpunkt weder der Dienstplan für den Monat Juni noch für die restlichen Monate des betreffenden Jahres feststeht, stellen sich folgende Fragen:

- Wie viele Urlaubstage muss die Mitarbeiterin für die beantragten 2 Wochen Urlaub einsetzen?
- Wie viele Stunden sind dem Arbeitszeitkonto der Mitarbeiterin pro Urlaubstag gutzuschreiben?

Wie im Entgeltfortzahlungsrecht gilt auch hier das sog. „Ausfallprinzip", welches jedoch nur bedingt weiterhilft: Danach muss die Mitarbeiterin die Arbeitstage einsetzen, die wegen des Urlaubs ausgefallen sind. Es ist also darauf abzustellen, an welchen Tagen die Mitarbeiterin in der Zeit vom 01.06. bis 14.06. eingeplant worden wäre, wenn sie in dieser Zeit keinen Urlaub gehabt hätte. Die Beantwortung dieser Frage bereitet in der Praxis Schwierigkeiten, weil

- der Dienstplan zum Zeitpunkt der Urlaubsbeantragung in der Regel noch nicht feststeht und
- sich bei einer unregelmäßigen Verteilung der wöchentlichen Arbeitszeit gerade nicht sagen lässt, an welchen Tagen der Mitarbeiter in dem Zeitraum, für den er Urlaub beantragt hat, eingeplant worden wäre.

Fehlt es an einem festen Rhythmus der Dienstplanung ist auch hier eine Berechnung im Jahresschnitt durchzuführen. Es ist auf die durchschnittliche Anzahl von Arbeitstagen pro Woche im Zeitraum von 12 Monaten abzustellen. Für diesen Zeitraum von 12 Monaten ist zu ermitteln, an wie vielen Tagen pro Woche der Mitarbeiter im Durchschnitt eingesetzt war. Für seinen Urlaub hat der Mitarbeiter dann pro Woche die auf diese Weise ermittelte durchschnittliche Anzahl der Arbeitstage einzusetzen. Aus den auf S. 97 f. unter Ziffer 1 dargelegten Gründen bleiben gesetzliche Wochenfeiertage bei der Berechnung unberücksichtigt.

Für die Frage der Zeitgutschrift pro Urlaubstag kann ebenso nach einer Durchschnittsberechnung verfahren werden. Der Mitarbeiter hat für jeden Urlaubstag Anspruch auf eine Zeitgutschrift entsprechend der wegen des Urlaubstages ausgefallenen Schicht oder anders ausgedrückt in Höhe der geplanten Arbeitszeit. Ist die Arbeitszeit für den Zeitraum, in den der beantragte Urlaub fällt, noch nicht geplant, ist hier auf die letzten 13 Wochen vor Urlaubsantritt abzustellen und die durchschnittliche tägliche Arbeitszeit in diesem Zeitraum zu ermitteln, § 11 Abs. 1 BUrlG. Diese ist dem Mitarbeiter dann pro Urlaubstag gutzuschreiben. Aus den auf S. 97 f. unter Ziffer 1 dargelegten Gründen bleiben gesetzliche Wochenfeiertage bei der Berechnung auch hier unberücksichtigt.

Demgegenüber ist es in der Praxis weit verbreitet, insoweit eine fiktive X-Tage-Woche zugrundezulegen und davon ausgehend eine durchschnittliche tägliche Arbeitszeit zu ermitteln, die pro Urlaubstag gutzuschreiben ist. Bei einer wöchentlichen Arbeitszeit von 38,5 Stunden unter Zugrundelegung einer 5-Tage-Woche müsste ein Mitarbeiter somit pro Urlaubswoche 5 Tage einsetzen, wobei jeder Tag mit 7,7 Stunden (38,5 : 5 = 7,7) bewertet würde. Diese Praxis führt zu ungenauen und ggfs. ungerechten Ergebnissen, da sie sich nicht an der tatsächlichen durchschnittlichen Verteilung der Arbeitszeit und der tatsächlichen durchschnittlichen täglichen Arbeitszeit orientiert, sondern auf eine fiktive

X-Tage-Woche abstellt. So erhält ein Mitarbeiter, der an nur zwei Tagen in einer Woche Urlaub nehmen möchte, dann eine zu geringe Zeitgutschrift für jeden der beiden Urlaubstage, wenn der Mitarbeiter durch häufige Nachtdienste eine durchschnittliche tatsächliche tägliche Arbeitszeit von beispielsweise 8,5 Stunden hat. Dieser Mitarbeiter würde durch den Urlaub Minusstunden aufbauen. Ein Verstoß gegen § 11 Abs. 1BUrlG. Eine Abweichung von der Berechnungsmethode des § 11 Abs. 1 BUrlG ist nur durch Tarifvertrag möglich!

4.4 Zeitpunkt, Übertragbarkeit und Abgeltung des Urlaubs, § 7 BUrlG

Bei der zeitlichen Festlegung des Urlaubs sind die Wünsche des Arbeitnehmers zu berücksichtigen, soweit dringende betriebliche Belange oder die Urlaubswünsche anderer Arbeitnehmer, die unter sozialen Gesichtspunkten (z. B. schulpflichtige Kinder) Vorrang verdienen, nicht entgegenstehen (§ 7 Abs. 1 BUrlG). Grundsätzlich ist der Urlaub zusammenhängend zu gewähren, es sei denn, dringende betriebliche oder in der Person des Arbeitnehmers liegende Gründe erfordern eine Teilung. Dann jedoch muss einer der Urlaubsteile mindestens 12 aufeinanderfolgende Werktage umfassen (§ 7 Abs. 2 BUrlG). Die Gewährung des Urlaubs und damit die Erfüllung des Urlaubsanspruchs erfolgt durch entsprechende Erklärung des Arbeitgebers. Die zur Erfüllung des Urlaubsanspruchs erforderliche Erklärung des Arbeitgebers muss hinreichend deutlich erkennen lassen, dass eine Befreiung von der Arbeitspflicht zur Erfüllung des Anspruchs auf Urlaub gewährt wird. Die Erfüllung von Urlaubsansprüchen durch den Arbeitgeber bedarf der unwiderruflichen Befreiung des Arbeitnehmers von der Arbeitspflicht. Nur dann ist es dem Arbeitnehmer möglich, anstelle der geschuldeten Arbeitsleistung die ihm aufgrund des Urlaubsanspruchs zustehende Freizeit uneingeschränkt zu nutzen. Das ist nur dann gewährleistet, wenn der Arbeitnehmer während der Freistellung nicht damit rechnen muss, zur Arbeit gerufen zu werden. Äußert der Arbeitnehmer keine abweichenden Urlaubswünsche gegen eine einseitige Festlegung des Urlaubs durch den Arbeitgeber und bleibt der Arbeitnehmer hiernach im festgesetzten Zeitraum der Arbeit fern, so ist der Urlaubsanspruch des Arbeitsnehmers ordnungsgemäß erfüllt.

Ist der Mitarbeiter zur Erfüllung des Urlaubsanspruchs freigestellt, kann der Arbeitgeber den Mitarbeiter selbst in dringenden Fällen nicht aus dem Urlaub zurückrufen. Eine vertragliche Vereinbarung, in der sich der Arbeitnehmer verpflichtet, den Urlaub auf Aufforderung des Arbeitgebers abzubrechen und die Arbeit wieder aufzunehmen, verstößt gegen § 13 Abs. 1 Bundesurlaubsgesetz (BUrlG). Eine solche Vereinbarung ist rechtsunwirksam.

Der Urlaub ist grundsätzlich im Kalenderjahr vollständig zu nehmen, wenn nicht dringende betriebliche oder in der Person des Arbeitnehmers liegende Gründe (Krankheit) eine Übertragung auf das nächste Kalenderjahr rechtfertigen. In diesen Fällen muss der Urlaub grundsätzlich bis zum 31.03. des Folgejahres genommen werden (§ 7 Abs. 3 BUrlG). Bislang galt, dass der Urlaub, der im Übertragungszeitraum nicht genommen werden konnte, ersatzlos verfiel, auch wenn er wegen Krankheit des Arbeitnehmers im Übertragungszeitraum nicht gewährt werden konnte. Der Europäische Gerichtshof hat jedoch mit Urteil vom 20.01.2009 (Az.: C-350, 520/06) entschieden, dass der Anspruch auf Urlaub dann nicht erlöschen darf, wenn der Arbeitnehmer während des gesamten oder eines Teils des Urlaubsjahres arbeitsunfähig war und deshalb den Urlaub nicht nehmen konnte. Diese Vorgabe des Europäischen Gerichtshofes ist durch eine richtlinienkonforme Auslegung des Bundesurlaubsgesetzes zu beachten (BAG, Urteil vom 24. März 2009, Az.: 9 AZR 983/0). Bei konsequenter Umsetzung dieser Rechtsprechung folgt hieraus ein unbeschränktes Anwachsen der wegen jahrelanger Krankheit eines Mitarbeiters zu übertragender Urlaubsansprüche. Durch Urteil vom 22.11.2011 (C-214/10) hat der Europäische Gerichtshof eine Grenze für das Ansammeln von Ansprüchen auf nicht genommenen bezahlten Jahresurlaub, die während eines Zeitraums der Arbeitsunfähigkeit erworben wurden, gezogen. Der Europäische Gerichtshof führt in dieser Entscheidung zu einer vertraglich vereinbarten Grenze der Übertragung von Urlaubsansprüchen (sinngemäß) aus:

„Das Recht auf unbegrenztes Ansammeln von Urlaubansprüchen während eines langen Zeitraums der Arbeitsunfähigkeit entspricht nicht dem Zweck des Urlaubsanspruchs. Der Urlaub soll dem Arbeitnehmer ermöglichen, sich von seiner Arbeit zu erholen und über einen Zeitraum für Entspannung und Freizeit zu verfügen. Dabei muss der Urlaub nicht unbedingt im laufenden Kalenderjahr genommen werden, sondern kann auch später liegen. Dies insbesondere dann, wenn der Arbeitnehmer aufgrund lang anhaltender Arbeitsunfähigkeit daran gehindert war, seinen Urlaub im laufenden Kalenderjahr zu nehmen. Überschreitet der Übertragungszeitraum für den Urlaub aber eine gewisse zeitliche Grenze, so fehlt dem Jahresurlaub seine positive Wirkung für den Arbeitnehmer im Hinblick auf den in der Erholungszeit bestehenden Erholungszweck. Eine diesbezügliche zeitliche Grenze von 15 Monaten ist interessengerecht. Der Arbeitgeber muss vor der Gefahr der Ansammlung von zu langen Abwesenheitszeiträumen und den sich daraus für die Arbeitsorganisation ergebenden Schwierigkeiten geschützt werden. Ein solcher Schutz kann dadurch erreicht werden, dass die Möglichkeit, Ansprüche aus bezahltem Jahresurlaub anzusammeln, dadurch eingeschränkt wird, dass in entsprechenden Regelungen ein Übertragungszeitraum von 15 Monaten vorgesehen wird, nach dessen Ablauf der Anspruch erlischt."

Für die Praxis folgt aus dieser Rechtsprechung die Notwendigkeit entsprechender arbeitsvertraglicher Regelungen. Ein diesbezügliches Formulierungsbeispiel findet sich im Anhang dieses Buches.

Nach ständiger Rechtsprechung des Bundesarbeitsgerichts kann der Urlaubsanspruch eines Arbeitnehmers auch dadurch erfüllt werden, dass der Arbeitgeber den Arbeitnehmer bis zur Beendigung des Arbeitsverhältnisses unter Anrechnung auf den Urlaubsanspruch von der Arbeit freistellt. Kann der Urlaub wegen der Beendigung des Arbeitsverhältnisses ganz oder teilweise nicht gewährt werden, ist er finanziell abzugelten (§ 7 Abs. 4 BUrlG). Eine finanzielle Abgeltung während des bestehenden Arbeitsverhältnisses ist hingegen nicht zulässig. Während des Arbeitsverhältnisses ist der Urlaub in natura zu gewähren.

2.7 Teilzeit- und Befristungsrecht

KAPITELMERKSÄTZE

- Flexibilität in der Mitarbeitereinsatzplanung bedingt einen bestimmten Anteil an Teilzeitmitarbeitern.
- Schlechterstellung, aber auch Besserstellung von Teilzeitkräften ist nicht erlaubt.
- Geringfügig Beschäftigte sind Teilzeitarbeitnehmer im Sinne des Teilzeit- und Befristungsgesetzes.
- Die Befristung eines Arbeitsverhältnisses unterliegt strengen (gesetzlichen) Vorgaben.

Eine zu hohe Quote an Mitarbeitern in Vollzeit erschwert die flexible, bedarfsorientierte und wirtschaftliche Dienstplangestaltung. Teilzeitkräfte bieten dem Arbeitgeber den Vorteil einer größeren Bandbreite an Einsatzmöglichkeiten innerhalb der für eine bedarfsgerechte Planung erforderlichen Schwankungen an zu verplanenden Arbeitszeitvolumina. Ist ein bestimmter Bedarf an zusätzlichen Personalkapazitäten erforderlich, weil beispielsweise eine Mitarbeiterin in Elternzeit geht oder ein Mitarbeiter eine längere Kur antritt, so bietet es sich an, einen neuen Mitarbeiter nur für den befristeten Bedarfszeitraum einzustellen. Eine solche befristete Einstellung kann selbstverständlich auch in Teilzeit erfolgen. Der aktuelle Fachkräftemangel macht es allerdings schwer – bis fast unmöglich – die Stelle einer examinierten Pflegekraft befristet in Teilzeit zu besetzen.

Das Teilzeit- und Befristungsgesetz (TzBfG)

Das Teilzeit- und Befristungsgesetz (TzBfG) regelt neben dem Recht der befristeten Arbeitsverhältnisse auch das Recht des Teilzeitarbeitsverhältnisses und die „Arbeit auf Abruf".

I. Das Teilzeitarbeitsverhältnis

Gemäß § 2 Abs.1 TzBfG ist derjenige Arbeitnehmer teilzeitbeschäftigt, dessen regelmäßige Wochenarbeitszeit kürzer ist als die eines vergleichbaren vollzeitbeschäftigten Arbeitnehmers. Auch, wer eine nur geringfügige Beschäftigung (sog. „Minijob" oder „400-€-Job") ausübt, ist teilzeitbeschäftigt (klarstellend: § 2 Abs. 2 TzBfG).

Die unterschiedliche Arbeitszeitregelung darf nicht zu einer arbeitsrechtlichen Schlechterstellung der Teilzeitbeschäftigten führen. Dem teilzeitbeschäftigten Arbeitnehmer steht deshalb eine dem zeitlichen Umfang seiner Arbeitsleistung entsprechende anteilige Vergütung vergleichbarer vollzeitbeschäftigter Arbeitnehmer zu. Für den Grundlohn des teilzeitbeschäftigten Arbeitnehmers gilt

Der Regelkreis der Einsatzplanung • Wipp/Sausen/Lorscheider
© Vincentz Network GmbH & Co. KG Hannover 2011 • ISBN 978-3-86630-184-9

daher, dass er diesen in anteiliger Höhe des Grundlohns für eine Vollzeitbeschäftigung verlangen kann. Aus dem Verbot der Diskriminierung teilzeitbeschäftigter Arbeitnehmer wird immer wieder abgeleitet, dass Teilzeitbeschäftigte nicht zur Arbeit an Feiertagen und Wochenenden sowie nicht zur Ableistung von Mehrarbeit und Überstunden verpflichtet seien. Diese Auffassung ist unzutreffend. Auch teilzeitbeschäftigte Mitarbeiter sind auf entsprechender arbeitsvertraglicher Grundlage verpflichtet, Arbeit an Feiertagen und Wochenenden sowie in angemessenem Umfang Mehrarbeit und Überstunden zu leisten. Es gelten insoweit die in Kapitel 2.1, Teil I dargestellten Voraussetzungen des § 106 Gewerbeordnung (GewO), wonach der Arbeitgeber Inhalt, Ort und Zeit der Arbeitsleistung nach billigem Ermessen näher bestimmen kann. Im Rahmen der Interessenabwägung ist auf die persönlichen Umstände des teilzeitbeschäftigten Arbeitnehmers Rücksicht zu nehmen.

Geringfügige Beschäftigung ist Teilzeittätigkeit
Auch geringfügig beschäftigte Mitarbeiter sind Teilzeitkräfte im Sinne des TzBfG. Folge hieraus ist, dass das Verbot der Schlechterstellung von Teilzeitbeschäftigten auch für geringfügig Beschäftigte uneingeschränkt gilt. Der geringfügig Beschäftigte hat beispielsweise Anspruch auf Entgeltzahlung im Krankheitsfall und die Gewährung von (bezahltem) Urlaub. Eine geringfügige Beschäftigung liegt nach § 8 Abs. 1 Nr. 1 SGB IV vor, wenn das Arbeitsentgelt aus dieser Beschäftigung regelmäßig 400,00 Euro im Monat nicht überschreitet. Gratifikationszahlungen wie etwa Urlaubs- oder Weihnachtsgeld sind anteilig auf den Monat berechnet bei der 400-Euro-Grenze zu berücksichtigen. Die vom geringfügig Beschäftigten wöchentlich zu leistende Arbeitszeit sowie die Anzahl der monatlichen Arbeitstage sind hierbei unerheblich. Eine geringfügige Beschäftigung liegt auch vor, wenn die Beschäftigung innerhalb eines Kalenderjahres auf längstens zwei Monate oder 50 Arbeitstage nach ihrer Eigenart begrenzt zu sein pflegt oder im Voraus vertraglich im genannten Umfang begrenzt ist, es sei denn, die Beschäftigung wird berufsmäßig ausgeübt und das Entgelt aus dieser Beschäftigung übersteigt 400,00 Euro im Monat (sogenannte „kurzfristige Beschäftigung" gem. § 8 Abs. 1 Nr. 2 SGB IV). Vom 2-Monats-Zeitraum ist auszugehen, wenn die Beschäftigung an mindestens 5 Tagen pro Woche ausgeübt wird. Bei Beschäftigungen von regelmäßig weniger als 5 Tagen pro Woche geht man bei der Prüfung der Kurzfristigkeit von 50 Arbeitstagen aus.

Der Teilzeitanspruch, § 8 TzBfG
Kernpunkt des Teilzeitrechts ist der Anspruch des Mitarbeiters auf Verringerung der Arbeitszeit. Anspruch auf Teilzeit haben grundsätzlich alle Arbeitnehmer, deren Arbeitsverhältnis länger als 6 Monate ununterbrochen bestanden hat, bevor der Teilzeitanspruch geltend gemacht wird. Beginnt das Arbeitsverhältnis am 01. Januar, kann der Antrag daher zulässigerweise erst am 01. Juli gestellt wer-

den. Der Arbeitgeber muss in der Regel mehr als 15 Arbeitnehmer (Pro-Kopf-Prinzip), mit Ausnahme der Auszubildenden beschäftigen, § 8 Abs. 7 TzBfG.

Der Anspruch ist auf eine Verringerung der Arbeitszeit gerichtet. Der Umfang der Verringerung ist dabei nicht gesetzlich vorgegeben; die Arbeitszeit kann daher in Extremfällen um lediglich eine Stunde oder auch auf das zeitliche Niveau einer geringfügigen Beschäftigung herabgesetzt werden. Mit dem Antrag auf Verringerung der Arbeitszeit soll der Arbeitnehmer die von ihm gewünschte Arbeitszeit angeben. Eine bloße Änderung der Arbeitszeit ohne Verringerung des Zeitvolumens ist auf der Grundlage von § 8 TzBfG hingegen nicht möglich. Der Arbeitnehmer muss die Verringerung der Arbeitszeit mindestens 3 Monate vor dem gewünschten Zeitpunkt des Wirksamwerdens geltend machen, § 8 Abs. 2 TzBfG.

Beispiel:
Gewünschte Arbeitszeitverringerung ab 01. Juli, Zugang der Erklärung beim Arbeitgeber spätestens am 31. März.

Ein Teilzeitantrag, der diese Mindestfrist nicht einhält, ist zwar wirksam; allerdings tritt die gewünschte Verminderung der Arbeitszeit nicht zu dem gewünschten Zeitpunkt, sondern erst nach Ablauf der gesetzlichen Dreimonatsfrist ein. Eine bestimmte Form ist – anders als bei dem Teilzeitantrag in der Elternzeit (§ 15 Abs. 7 Bundeselterngeld- und ElternzeitG) – für den Antrag nicht vorgesehen. Eine Begründung des Antrages ist nicht erforderlich, kann jedoch mit Blick auf eine möglichst positive Reaktion des Arbeitgebers sinnvoll sein. Die Verringerung der Arbeitszeit ist auf Dauer angelegt. Eine nur befristete Verkürzung kann über § 8 TzBfG nicht erzwungen werden. Nach der Intention des Gesetzgebers sollen sich Arbeitgeber und Arbeitnehmer über die Verringerung der Arbeitszeit und deren Verteilung einigen, § 8 Abs. 3 TzBfG (Erörterungspflicht). Die Erörterungspflicht ist eine Obliegenheit des Arbeitgebers, deren Verletzung allerdings weder die Fiktion der Zustimmung zum Teilzeitwunsch des Mitarbeiters zur Folge hat noch das Recht des Arbeitgebers, das Teilzeitverlangen abzulehnen, verwirken lässt. Eine solch schwerwiegende Rechtsfolge hätte der Gesetzgeber ausdrücklich regeln müssen.

Verständigen sich Arbeitgeber und Arbeitnehmer über den Teilzeitwunsch des Arbeitnehmers, wird der Arbeitsvertrag entsprechend abgeändert. Lehnt der Arbeitgeber die beantragte Arbeitszeitverkürzung ab, muss der Arbeitnehmer seinen Teilzeitanspruch gerichtlich durchsetzen. Er ist nicht berechtigt, die Arbeitszeit eigenmächtig zu verkürzen. Durch ein solches Verhalten ginge der Arbeitnehmer das Risiko arbeitsrechtlicher Sanktionen bis hin zu einer fristlosen Kündigung wegen Arbeitsverweigerung ein.

Die Entscheidung über die Verringerung der Arbeitszeit und ihre Verteilung muss dem Arbeitnehmer spätestens einen Monat vor dem gewünschtem Beginn der Verringerung schriftlich mitgeteilt werden, § 8 Abs. 5 S. 1 TzBfG. Hält der Antrag die Mindestfrist nicht ein (s.o.), so endet die Frist zur Stellungnahme einen Monat vor dem frühest möglichen Beginn. Die Schriftform bedarf der Übermittlung einer eigenhändig unterschriebenen Erklärung. Eine Begründung der Entscheidung ist nicht zwingend vorgesehen, kann sich jedoch zur Vermeidung einer gerichtlichen Auseinandersetzung empfehlen. Unterbleibt die Ablehnungserklärung oder wird sie nicht form- und fristgerecht übermittelt, verkürzt sich die Arbeitszeit entsprechend den Wünschen des Arbeitnehmers, § 8 Abs. 5 S. 3 TzBfG automatisch (gesetzliche Fiktion). Der Arbeitgeber muss daher bei der Behandlung von Teilzeitwünschen besondere Sorgfalt walten lassen. Für die Ablehnungserklärung sollte er unbedingt einen Zugangsnachweis sicherstellen. Eine Berechtigung des Arbeitgebers zur Verweigerung der Zustimmung besteht nur dann, wenn betriebliche Gründe entgegenstehen.

Als entgegenstehende betriebliche Gründe werden im Gesetz beispielhaft genannt:

- Wesentliche Beeinträchtigung der Organisation, des Arbeitsablaufs oder der Sicherheit im Betrieb.
- Die Entstehung unverhältnismäßig hoher Kosten durch die Arbeitszeitverkürzung.

Wie dargestellt, haben Arbeitnehmer nach dem TzBfG einen gesetzlichen Anspruch auf eine dauerhafte Verringerung ihrer vertraglich festgelegten Arbeitszeit, soweit sie in einem Betrieb mit mehr als 15 Beschäftigten arbeiten und dort schon länger als 6 Monate beschäftigt sind. Jedoch besteht kein Anspruch „in umgekehrter Richtung", sodass Teilzeitbeschäftigte im Allgemeinen keine Aufstockung ihrer Arbeitszeit vom Arbeitgeber verlangen können. Allerdings können teilzeitbeschäftigte Arbeitnehmer verlangen, bei der Vergabe freier Vollzeitstellen im Betrieb auf ihren Wunsch hin bevorzugt berücksichtigt zu werden. § 9 TzBfG verlangt vom Arbeitgeber (unabhängig von der Größe des Betriebs), eine Teilzeitkraft bei entsprechendem Aufstockungsverlangen bei gleicher Eignung bevorzugt zu berücksichtigen, es sei denn, dringende betriebliche Gründe oder Arbeitszeitwünsche anderer teilzeitbeschäftigter Arbeitnehmer stehen entgegen. Beachtet ein Arbeitgeber diese Grundsätze nicht, setzt er sich der Gefahr aus, schadenersatzpflichtig in Bezug auf die Gehaltsdifferenz zum gewünschten aufgestockten Arbeitszeitanteil zu werden. Die Verpflichtung des Arbeitgebers aus § 9 TzBfG, einen Teilzeitbeschäftigten bei entsprechendem Aufstockungsverlangen bei der Besetzung eines Vollzeitarbeitsplatzes bevorzugt zu berücksichtigen, greift an sich erst bei der Stellenbesetzung und nicht schon bei der Personalplanung. Dies ist dem Grundsatz geschuldet, dass es die alleinige organisatorische Entscheidung des Arbeitgebers ist, wie er den von ihm erkannten Beschäftigungsbedarf abdeckt. Jedoch kann der gesetzlich eingeräumte Anspruch auf Berücksichtigung von Verlängerungswünschen teilzeitbeschäftigter Arbeitnehmer nicht dadurch unterlaufen werden, dass ohne Rücksicht auf arbeitsplatzbezogene Erfordernisse ausschließlich Teilzeitstellen eingerichtet werden. Bereits bei einer solchen Planung sind Aufstockungswünsche von teilzeitbeschäftigten Arbeitnehmern zu berücksichtigen.

II. Abrufarbeit

Arbeitgeber und Arbeitnehmer können vertraglich vereinbaren, dass der Mitarbeiter seine Arbeitsleistung entsprechend dem Arbeitsanfall auf Abruf durch den Arbeitgeber zu erbringen hat. Diese Form der Flexibilisierung wird „Arbeit auf Abruf" genannt. Ihre gesetzliche Grundlage findet die Abrufarbeit in § 12 TzBfG. Auf Basis der Vereinbarung der Abrufarbeit kann der Arbeitgeber ein arbeitsvertraglich vereinbartes Stundenkontingent so abrufen, wie es dem Arbeitsanfall und den betrieblichen Erfordernissen entspricht. Gemäß § 12 Abs. 2 TzBfG ist dem Arbeitnehmer die Lage und Dauer der jeweiligen Arbeitszeit mindestens 4 Tage im Voraus mitzuteilen. Hält der Arbeitgeber die Abruffrist von 4 Tagen nicht ein, ist der Mitarbeiter nicht verpflichtet, der Arbeitsaufforderung nachzukommen; er kann die Arbeit in diesem Fall verweigern. Eine Ausnahme ist bei betrieblichen Notfällen gegeben, bei denen die ordnungsgemäße Versorgung der Bewohner gefährdet ist. In diesen Fällen kann die Abruffrist von 4 Tagen ausnahmsweise unterschritten werden. Vereinbaren Arbeitgeber und Arbeitnehmer keine bestimmte Dauer der wöchentlichen und täglichen Arbeitszeit, gilt eine wöchentliche Arbeitszeit von 10 Stunden und eine tägliche Arbeitszeit von mindestens 3 Stunden als vereinbart, § 12 Abs. 1 S. 1 und 2 TzBfG. Hieraus folgt, dass eine geringere wöchentliche Arbeitszeit als 10 Stunden und eine geringere tägliche Arbeitszeit als 3 Stunden vereinbart werden kann. Nach der Rechtsprechung des Bundesarbeitsgerichtes ist eine weitergehende Flexibilisierung der Abrufarbeit dahingehend möglich, dass zwischen Arbeitgeber und Arbeitnehmer alternativ vereinbart werden kann, dass der Mitarbeiter über eine vertragliche Mindestarbeitszeit hinaus in bestimmtem Umfang Arbeit auf Abruf leisten muss oder der Arbeitgeber die Arbeitszeit in bestimmtem Umfang reduzieren kann. Bei der Vereinbarung eines zusätzlichen Abrufvolumens darf der variable Arbeitszeitanteil nicht mehr als 25 % der vereinbarten Arbeitszeit betragen, während das Volumen der einseitig durch den Arbeitgeber zu verringernden Arbeitszeit nicht mehr als 20 % der Arbeitszeit betragen darf. Die Kombination beider Alternativen ist zulässig. Eine Klausel zur Abrufarbeit mit teilflexibler Arbeitszeit kann wie folgt lauten:

„§ x Arbeitszeit

(1) Die regelmäßige wöchentliche Mindestarbeitszeit beträgt 20 Stunden. Sie kann je nach betrieblichem Bedarf auf mehrere Wochen ungleichmäßig verteilt werden, wobei der Ausgleich in 26 zusammenhängenden Wochen erreicht sein muss.

(2) Dem Mitarbeiter wird eine Mindestbeschäftigungszeit von 3 aufeinader folgenden Stunden je Arbeitstag zugesagt. Ein darüber hinausgehender Anspruch auf gleichmäßige Verteilung der vorgenannten Wochenarbeitszeit besteht nicht.

(3) Es besteht Einigkeit, dass der Arbeitgeber bis zu 5 Stunden je Woche zusätzlich über die unter (1) genannte Mindestarbeitszeit hinaus abrufen kann. Es besteht kein Anspruch des Arbeitnehmers auf Abruf zusätzlicher Stunden. Es besteht weiter Einigkeit, dass der Arbeitgeber die unter (1) genannte Mindestarbeitszeit um bis zu 4 Stunden reduzieren kann. Eine Vergütung erfolgt nur für tatsächlich abgerufene Arbeitszeit.

(4) Der Arbeitgeber wird dem Arbeitnehmer die Lage und Dauer der über die regelmäßige Arbeitszeit hinausgehenden Arbeit mindestens 4 Tage im Voraus mitteilen.

III. Das Recht befristeter Arbeitsverträge

Oft ist es für den Arbeitgeber absehbar, dass ein Beschäftigungsbedarf nur für einen bestimmten Zeitraum besteht. Die Gründe hierfür können vielfältig sein. Eine Mitarbeiterin erkrankt längerfristig oder geht beispielsweise in Elternzeit. Zudem ermöglicht es der Rückgriff auf die Befristungsmöglichkeiten des TzBfG, auf Schwankungen in der Belegung, dem Versorgungsbedarf der Bewohner und der Verfügbarkeit der Mitarbeiter zu reagieren.

1. Zeitbefristung, Zweckbefristung und auflösende Bedingung

Das TzBfG unterscheidet die Zeitbefristung und die Zweckbefristung, die wiederum von der sogenannten auflösenden Bedingung abzugrenzen sind.

Die Zeitbefristung (§ 620 Abs. 1 BGB; §§ 3 Abs. 1 S. 2, 1. Alt, 15 TzBfG)

Das Arbeitsverhältnis wird für eine bestimmte Dauer geschlossen. Ist der Beendigungszeitpunkt exakt bestimmt oder zumindest bestimmbar, endet das Arbeitsverhältnis mit diesem Zeitpunkt. Fehlt es hingegen an einer hinreichend genauen Bestimmung des Endtermins, ist die Befristung unwirksam und das Arbeitsverhältnis gilt als auf unbestimmte Zeit geschlossen. Ungeeignet sind Formulierungen in Vertragsklauseln wie „etwa ein Jahr" oder „ca. 9 Monate" etc.

Die Zweckbefristung (§ 620 Abs. 2 BGB; §§ 3 Abs. 1 S. 2, 2. Alt.; 15 Abs. 2 TzBfG)

Bei der Zweckbefristung ist die Dauer des Arbeitsverhältnisses nicht kalendermäßig bestimmbar, vielmehr hängt die Beendigung von dem Eintritt eines zukünftigen Ereignisses ab, wobei der Zeitpunkt des Eintritts dieses Ereignisses als ungewiss angesehen wird.

Beispiel:
Vertretung eines erkrankten Mitarbeiters, mit dessen Genesung zu rechnen ist; Benötigung von zusätzlichem Pflegepersonal bei ungewöhnlich starkem Zulauf im Bereich der Kurzzeitpflege.

Die auflösende Bedingung (§ 158 BGB; § 21 TzBfG)

Beim auflösend bedingten Arbeitsverhältnis ist der Endtermin abhängig von einem von den Parteien als ungewiss angesehenen Ereignis, z. B. die Einstellung eines Arbeitnehmers zur Krankheitsvertretung, wenn nicht absehbar ist, ob der vertretene Arbeitnehmer wieder gesund wird. Der Gesetzgeber hat in § 21 TzBfG auflösend bedingte Arbeitsverhältnisse den befristeten Arbeitsverhältnissen weitgehend gleichgestellt. Die auflösende Bedingung muss durch einen sachlichen Grund gerechtfertigt sein.

2. Schriftformerfordernis

Gemäß § 14 Abs. 4 TzBfG bedarf die Befristung eines Arbeitsvertrages zu ihrer Wirksamkeit der Schriftform. Es gilt demnach die strenge Schriftform i.S.v. § 126 BGB, sodass nicht nur die mündliche Befristung von Arbeitsverträgen unzulässig ist, sondern auch die Übermittlung der auf die Befristungsvereinbarung bezogenen Erklärung per Telefax oder E-Mail nicht ausreicht. Bei der Angabe des Befristungsgrundes ist zu differenzieren: Bei zweckbefristeten und auflösend bedingten Arbeitsverhältnissen ist die Angabe des Befristungsgrundes zwingend in die schriftliche Vereinbarung mit aufzunehmen. Bei der Zeitbefristung ist die Angabe des Befristungsgrundes demgegenüber nicht erforderlich, sofern nicht Sonderregelungen (beispielsweise in Tarifverträgen) die Benennung des Befristungsgrundes bzw. der Befristungsgrundform fordern. Für die Praxis von erheblicher Bedeutung ist, dass die schriftliche Befristungsabrede vor der Aufnahme der Tätigkeit getroffen sein muss. Die Aufnahme einer „befristeten" Tätigkeit ohne vorherige Unterzeichnung des befristeten Arbeitsvertrags führt dazu, dass ein unbefristetes Arbeitsverhältnis als begründet gilt.

3. Materielle Rechtfertigung der Befristung

Das Rechtsinstitut der Befristung widerspricht eigentlich dem Grundgedanken des Arbeitsrechtes, dass Arbeitsverhältnisse als Dauerschuldverhältnisse unbefristet und damit auf lange Zeit angelegt sind, bzw. angelegt sein sollen.

Sachgrundlose Befristung nach § 14 Abs. 2 TzBfG

Ein Arbeitsverhältnis kann für die Dauer von bis zu 2 Jahren ohne sachlichen Grund befristet werden. Innerhalb dieser zeitlichen Höchstgrenze kann ein befristeter Vertrag dreimal verlängert werden. Die Verlängerungsvereinbarung muss vor Ablauf der Befristung geschlossen werden und die übrigen Vertragsinhalte im Wesentlichen unberührt lassen. Zur Begrenzung von Kettenbefristungen ordnet § 14 Abs. 2 S. 2 TzBfG an, dass eine Befristung ohne Sachgrund nicht zulässig ist, wenn mit demselben Arbeitgeber bereits zuvor ein Arbeitsverhältnis bestanden hat. Nach der Rechtsprechung des Bundesarbeitsgerichts ist eine vorhergehende Beschäftigung, die mehr als drei Jahre zurückliegt, jedoch keine relevante „Zuvorbeschäftigung" im Sinne dieser Vorschrift.

Aus sachlichem Grund befristete Arbeitsverhältnisse, § 14 Abs. 1 TzBfG
Von den Sonderregelungen des § 14 Abs. 2, 2a und 3 TzBfG abgesehen, kann eine Befristung nur dann wirksam vereinbart werden, wenn sie durch einen sachlichen Grund getragen wird. Die sachliche Rechtfertigung einer Befristung beruht überwiegend in der Anerkennung der arbeitgeberseitigen Prognose, dass – aus unterschiedlichen Gründen – nach Ablauf der Befristung ein weiteres Bedürfnis für die Beschäftigung des Arbeitnehmers nicht mehr bestehen wird (Prognoseprinzip). Die in § 14 Abs. 1 TzBfG aufgeführten Befristungsgründe sind nicht abschließend („insbesondere"), sondern geben lediglich die geläufigen Sachgründe wieder, die den Wertungsrahmen für die Zulässigkeit einer Befristung vorgeben. Ein Sachgrund liegt demnach insbesondere in folgenden Fällen vor:

- der betriebliche Bedarf an der Arbeitsleistung besteht nur vorübergehend
  – § 14 Abs. 1 Nr. 1 TzBfG (Projekttätigkeiten),
- die Befristung erfolgt im Anschluss an eine Ausbildung oder ein Studium, um den Übergang des Arbeitnehmers in eine Anschlussbeschäftigung zu erleichtern
  – § 14 Abs. 1 Nr. 2 TzBfG,
- der Arbeitnehmer wird zur Vertretung eines anderen Arbeitnehmers beschäftigt
  – § 14 Abs. 1 Nr. 3 TzBfG (beispielsweise zur Überbrückung von Ausfallzeiten anderer Arbeitnehmer wegen Krankheit),
- die Eigenart der Arbeitsleistung rechtfertigt die Befristung
  – § 14 Abs. 1 Nr. 4 TzBfG (z. B. Fußballtrainer, Schauspieler),
- die Befristung erfolgt zur Erprobung – § 14 Abs. 1 Nr. 5 TzBfG
- in der Person des Arbeitnehmers liegende Gründe rechtfertigen die Befristung
  – § 14 Abs. 1 Nr. 6 TzBfG (z. B.: Altersgrenzen),
- der Arbeitnehmer wird aus Haushaltsmitteln vergütet, die haushaltsrechtlich für eine befristete Beschäftigung bestimmt sind
  – § 14 Abs. 1 Nr. 7 TzBfG (nur für öffentliche Arbeitgeber relevant),
- die Befristung beruht auf einem gerichtlichen Vergleich
  – § 14 Abs. 1 Nr. 8 TzBfG.

In der Praxis wird noch zu selten von der Möglichkeit Gebrauch gemacht, dass eine befristete Aufstockung von Stellenanteilen bei nur vorübergehendem Personalbedarf möglich ist. Es handelt sich hierbei um eine zulässige Befristung mit sachlichem Grund.

4. Beendigung des befristeten Vertrages

Der zeitbefristete Vertrag endet mit Ablauf des Tages, an dem die Befristung vereinbarungsgemäß enden sollte, § 15 Abs. 1 TzBFG. Der zweckbefristete Vertrag endet grundsätzlich mit dem Erreichen des vereinbarten Zwecks (§ 15 Abs. 2 TzBfG), frühestens jedoch zwei Wochen nach Zugang der **schriftlichen Unterrichtung** durch den Arbeitgeber, dass der Zweck erreicht ist. Verpasst der Arbeitgeber die Frist zur Mitteilung der Zweckerreichung und wird der Mitarbeiter über den Zeitpunkt der Zweckerreichung hinaus beschäftigt, gilt das Arbeitsverhältnis in der Folge als unbefristete Beschäftigung. Die Beendigung des befristeten Vertrages erfolgt unabhängig davon, ob aufgrund anderer Umstände, insbesondere dem Eingreifen gesetzlicher Kündigungsverbote, eine Kündigung möglich wäre. Auch bei Vorliegen einer Schwangerschaft oder Schwerbehinderung führt die Befristung zur Beendigung des Vertrages.

Die ordentliche Kündigung eines befristet abgeschlossenen Vertrages ist nur dann möglich, wenn dies einzelvertraglich oder im Rahmen eines anwendbaren Tarifvertrages vereinbart wurde (§ 15 Abs. 3 TzBfG). Das Recht zur außerordentlichen Kündigung gemäß § 626 BGB aus wichtigem Grund bleibt unberührt.

5. Folgen einer unwirksamen Befristung, § 16 TzBfG

Ist die Befristung rechtsunwirksam, gilt der befristete Arbeitsvertrag als auf unbestimmte Zeit abgeschlossen. Der Arbeitgeber ist jedoch, sofern nicht tarif- oder einzelvertraglich eine ordentliche Kündigungsmöglichkeit ausdrücklich vorgesehen ist, an die vereinbarte Vertragsdauer gebunden, es sei denn, die Unwirksamkeit der Befristung beruht alleine auf der Nichteinhaltung der Schriftform.

2.8 Der Einsatz von Leiharbeitnehmern

KAPITELMERKSÄTZE

- Die rechtlichen Grundlagen des Leiharbeitsverhältnisses folgen aus dem Arbeitnehmerüberlassungsgesetz (AÜG).
- Der Einsatz von Leiharbeitnehmern stellt eine nach dem Betriebsverfassungsgesetz mitbestimmungspflichtige personelle Einzelmaßnahme dar.

Der Einsatz von Leiharbeitnehmern

Zur Versorgung der Bewohner greifen auch Pflegeeinrichtungen immer häufiger auf Leiharbeitnehmer zurück. Die Gründe hierfür sind ein hoher Personalbedarf, kurzfristiger Personalbedarf oder – gerade im Fachkräftebereich – die Schwierigkeit, geeignetes Personal zu finden.

Leiharbeitnehmer haben in der Regel einen unbefristeten Arbeitsvertrag mit dem Verleiher, einer Personalleasingfirma, abgeschlossen. Die entleihende Firma schließt mit dem Leiharbeitsunternehmen (Zeitarbeitsfirma) einen Arbeitnehmerüberlassungsvertrag. Die Sozialabgaben für Leiharbeiter werden von der Zeitarbeitsfirma getragen, für den Entleiher fällt also nur der tatsächliche „Mietpreis" an. Für viele Firmen ist der Zeitarbeiter die Rettung in der Not bei längeren Arbeitsausfällen fester Mitarbeiter durch Krankheit oder Ähnliches.

I. Rechtsgrundlage

Rechtsgrundlage für die Arbeitnehmerüberlassung ist das Arbeitnehmerüberlassungsgesetz (AÜG). Das AÜG regelt in erster Linie die gewerbsmäßige Arbeitnehmerüberlassung. Diese ist nur mit Erlaubnis der Bundesagentur für Arbeit zulässig.

1. Rechtsverhältnis zwischen Verleiher und Entleiher

Zwischen dem Verleiher und dem Entleiher von Arbeitnehmern wird ein sog. Arbeitnehmerüberlassungsvertrag geschlossen. Dieser muss schriftlich abgeschlossen werden (§ 12 Abs. 1 AÜG). In der Vertragsurkunde muss der Verleiher bestätigen, dass er die zur Arbeitnehmerüberlassung erforderliche Erlaubnis besitzt. Der Entleiher ist verpflichtet, die wesentlichen Arbeitsbedingungen für vergleichbare Mitarbeiter seines Betriebs anzugeben. Der Verleiher schuldet die Auswahl des Leiharbeitnehmers und dessen Überlassung an den Entleiher: Hierfür hat der Entleiher die vereinbarte Vergütung zu zahlen. In der Regel vereinbaren die Parteien, dass der Entleiher jederzeit die Auswechslung des Leiharbeitnehmers verlangen kann. Für ein Verschulden des Leiharbeitnehmers bei Ausübung seiner Tätigkeit haftet der Verleiher jedoch nicht.

115

Der Regelkreis der Einsatzplanung • Wipp/Sausen/Lorscheider
© Vincentz Network GmbH & Co. KG Hannover 2011 • ISBN 978-3-86630-184-9

Teil I Grundlagen und Arbeitsrecht

2. Rechtsverhältnis zwischen Verleiher und Leiharbeitnehmer

Der Verleiher ist Arbeitgeber des Leiharbeitnehmers; er bleibt dies auch während der Überlassung an den Entleiher. Das Arbeitsverhältnis besteht also zwischen Verleiher und Leiharbeitnehmer.

3. Rechtsverhältnis zwischen Entleiher und Leiharbeitnehmer

Zwischen Leiharbeitnehmer und Entleiher besteht kein Arbeitsverhältnis. Während der Überlassung steht jedoch dem Entleiher das Direktionsrecht über den Leiharbeitnehmer zu; er übt dies anstelle des Verleihers aus.

4. Der Gleichstellungsgrundsatz

Für die Zeit der Überlassung muss der Verleiher dem Leiharbeitnehmer die im Betrieb des Entleihers für vergleichbare Arbeitnehmer geltenden wesentlichen Arbeitsbedingungen einschließlich des Arbeitsentgelts gewähren. Diesen Grundsatz nennt man auch „Equal-Pay-Grundsatz". Vereinbarungen, die gegen den Gleichstellungsgrundsatz verstoßen, sind unwirksam.

5. Lohnuntergrenze

Am 30.04.2011 trat das AÜG-Änderungsgesetz in Kraft, welches die Möglichkeit der Einführung einer zwingenden Lohnuntergrenze für die Zeitarbeit vorsieht. In den westlichen Bundesländern beträgt diese 7,79 €, in den östlichen sowie in Berlin 6,89 € pro Stunde.

6. Unzulässige Arbeitnehmerüberlassung und Rechtsfolgen

Werden Arbeitnehmer überlassen, ohne das der Verleiher die erforderliche Erlaubnis hierfür besitzt, sind sowohl der Arbeitsvertrag zwischen Verleiher und Leiharbeitnehmer als auch der Überlassungsvertrag zwischen Verleiher und Entleiher unwirksam (§ 9 Nr. 1 AÜG). Es gilt dann ein Arbeitsverhältnis zwischen Leiharbeitnehmer und Entleiher als entstanden (§ 10 Abs. 1 AÜG). Der Leiharbeitnehmer kann von dem Entleiher das Arbeitsentgelt verlangen, welches er mit dem Verleiher vereinbart hatte.

II. Betriebsverfassungsrechtliche Stellung der Leiharbeitnehmer

Leiharbeitnehmer sind betriebsverfassungsrechtlich grundsätzlich weiterhin dem Betrieb des Verleihers zuzuordnen. Dort haben sie alle betriebsverfassungsrechtlichen Rechte. Darüber hinaus sind sie im Entleiherbetrieb aktiv wahlberechtigt, d.h. sie können dort den Betriebsrat mitwählen. Das passive Wahlrecht steht ihnen im Entleiherbetrieb jedoch nicht zu. Auch werden sie weder bei der Ermittlung der Anzahl der zu wählenden Betriebsratsmitglieder gemäß § 9 BetrVG, noch der freizustellenden Betriebsratsmitglieder gemäß § 38 BetrVG mitgezählt. Insoweit gilt folgender Merksatz: „Leiharbeitnehmer wählen, zählen aber nicht."

Des weiteren dürfen Leiharbeitnehmer an den Betriebsversammlungen im Entleiherbetrieb teilnehmen, und ihnen stehen ihnen Anhörungs-, Erörterungs- und Beschwerderechte zu (§§ 82 und 84 ff. BetrVG) zu.

Mitbestimmungsrechte des Betriebsrates
Der Einsatz von Leiharbeitnehmern stellt im Entleiherbetrieb eine „Einstellung", d. h. eine personelle Einzelmaßnahme im Sinne des BetrVG dar, vor der der Betriebsrat um Zustimmung zu ersuchen ist. Der Betriebsrat hat insoweit ein Mitbestimmungsrecht gemäß § 99 BetrVG. Die Beschäftigung eines Leiharbeitnehmers kann also nur mit Zustimmung des Betriebsrates erfolgen. Der Betriebsrat kann die Zustimmung zum Einsatz von Leiharbeitnehmern nicht mit der Begründung verweigern, dass die vereinbarten Arbeitsbedingungen gegen den „Equal-Pay-Grundsatz" verstoßen. Verweigert der Betriebsrat die Zustimmung dennoch, ist der Arbeitgeber gehalten, die Ersetzung der Zustimmung gem. §§ 99, 100 BetrVG bei dem Arbeitsgericht zu beantragen. Ferner hat der Betriebsrat des Entleiherbetriebs beispielsweise ein Mitbestimmungsrecht bei der Festlegung der Lage der Arbeitszeit der Leiharbeitnehmer nach § 87 BetrVG. Das Mitbestimmungsrecht des Betriebsrates bei der Dienstplangestaltung erstreckt sich somit auch auf die Einsatzplanung der Leiharbeitnehmer.

III. Lohnsteuer und Sozialversicherung
Die Verpflichtung zur ordnungsgemäßen Abführung der Lohnsteuer von den Arbeitslöhnen liegt beim Arbeitgeber und somit beim Verleiher. Ihn treffen die lohnsteuerrechtlichen Arbeitgeberpflichten. Bei nicht ordnungsgemäßer Einbehaltung und Abführung der Lohnsteuer haftet er. Für die ordnungsgemäße Entrichtung der Sozialversicherungsbeiträge ist ebenfalls der Verleiher als Arbeitgeber verantwortlich. Kommt er dieser Verpflichtung nicht nach, so haftet allerdings der Entleiher für die Zeit, der Arbeitnehmerüberlassung wie ein Bürge. Der Entleiher kann die Zahlung jedoch solange verweigern, wie die Krankenkasse den Verleiher nicht unter Fristsetzung gemahnt und diese Frist nicht abgelaufen ist.

IV. Ausblick
Am 01.12.2011 ist das AÜG-Änderungsgesetz „Gesetz zur Verhinderung von Missbrauch der Arbeitnehmerüberlassung" in Kraft getreten, welches u. a. zusätzliche Informations- und Zugangspflichten für den Entleiher vorsieht.

Der neugefasste § 13b AÜG verpflichtet den Entleiher künftig dazu, Leiharbeitnehmer über die bei ihm zu besetzenden Stellen zu informieren. Hierdurch sollen Leiharbeitnehmer dazu ermuntert werden, sich auf frei werdende Stellen zu bewerben. Ob dies zu dem gewünschten Effekt führt, dass Leiharbeitnehmer eine realistische Chance auf die Übernahme auf ein Arbeitsverhältnis mit dem Entleiher haben, bleibt abzuwarten. Denn es fehlt eine ausdrückliche Regelung, dass Leiharbeitnehmer im Bewerbungsverfahren gegenüber anderen Bewerbern gleich behandelt oder gar bevorzugt werden müssen. Überdies garantiert § 13b AÜG Leiharbeitnehmern künftig den Zugang zu den gleichen Gemeinschaftseinrichtungen und -diensten, die auch der Stammbelegschaft offenstehen. Existiert zum Beispiel eine betriebliche Kinderbetreuungseinrichtung, so müssen Leiharbeitnehmer unter vergleichbaren Bedingungen wie die Stammbelegschaft Zugang zu dieser Einrichtung haben.

2.9 Die Mitbestimmungsrechte des Betriebsrates

KAPITELMERKSÄTZE

- Ein bestehender Betriebsrat muss einem Dienstplan vor Inkrafttreten zustimmen.
- Einer Zustimmung des Betriebsrates bedarf auch jede Änderung des laufenden Dienstplans.
- Der Betriebsrat ist bei der Aufstellung von Urlaubsgrundsätzen und dem Aufstellen eines Urlaubsplans zu beteiligen.
- Betriebsvereinbarungen zur Dienstplangestaltung und zur Urlaubsplanung erleichtern das Procedere der Mitbestimmung.
- Auch bei personellen Maßnahmen wie der Einstellung, Versetzung und Entlassung von Mitarbeitern bestehen Mitbestimmungsrechte des Betriebsrates.
- Ohne eine erforderliche Mitbestimmung des Betriebsrates sind mitbestimmungspflichtige Maßnahmen des Arbeitgebers in der Regel unwirksam.

Besteht in der Einrichtung ein Betriebsrat (bzw. eine Personalvertretung/MAV), so ist dieser nach dem Betriebsverfassungsgesetz (BetrVG) in vielen Vorgängen, die mittelbaren oder unmittelbaren Einfluss auf die Dienstplanung haben, zu beteiligen. In diesem Unterkapitel werden die Mitbestimmungsrechte des Betriebsrates bei der Dienstplangestaltung und dem Mitarbeitereinsatz im weiteren Sinne behandelt. Auch in diesem Themenkomplex ist zu beachten, dass die Regelungen im Bereich der öffentlich-rechtlichen und kirchlichen Träger zu den Personal- und Mitarbeitervertretungen teilweise von den Bestimmungen des BetrVG abweichen. Die Grundstrukturen sind jedoch vergleichbar.

I. Die Mitbestimmung in sozialen Angelegenheiten nach § 87 Abs.1 BetrVG

Die wesentlichen Mitbestimmungsrechte des Betriebsrates in Bezug auf die unmittelbare Dienstplangestaltung finden sich in den §§ 87 Abs. 1 Nr. 2 und Nr. 3 BetrVG. Es handelt sich um die Mitbestimmung des Betriebsrates bei der Dienstplangestaltung und Dienstplanänderung (Nr. 2) sowie der Anordnung von Überstunden (und Kurzarbeit) (Nr. 3). Von erheblicher Bedeutung für die Dienstplanung ist daneben die Regelung des § 87 Abs. 1 Nr. 5 BetrVG, der die Mitbestimmung bei der Aufstellung von Urlaubsgrundsätzen, der Aufstellung des Urlaubsplans und der zeitlichen Lage des Urlaubs der einzelnen Mitarbeiter bestimmt.

Das Wesen der Mitbestimmung ist, dass der Arbeitgeber Maßnahmen jeglicher Art in Bezug auf die genannten Bereiche nur durchführen darf, wenn der Betriebsrat diesen zugestimmt hat. Fehlt es an einer Zustimmung des Betriebs-

Teil I Grundlagen und Arbeitsrecht

119

Der Regelkreis der Einsatzplanung • Wipp/Sausen/Lorscheider
© Vincentz Network GmbH & Co. KG Hannover 2011 • ISBN 978-3-86630-184-9

rates, ist die Maßnahme „mitbestimmungswidrig" und aus diesem Grund unwirksam. Der Betriebsrat kann die Unterlassung der Maßnahme verlangen und die Unterlassung gerichtlich durchsetzen; der Mitarbeiter muss Anordnungen des Arbeitgebers in Bezug auf die mitbestimmungswidrige Maßnahme nicht umsetzen. Begünstigt eine mitbestimmungswidrige Maßnahme einen Mitarbeiter, kann sich der Arbeitgeber nicht auf die Unwirksamkeit der Maßnahme berufen. Die den Mitarbeiter begünstigende Maßnahme bleibt für diesen bestehen, wenn der Mitarbeiter es möchte. Zu beachten ist vom Dienstplanenden, dass die Mitbestimmungsrechte des Betriebsrates auch bei Eilfällen bestehen. Erkrankt beispielsweise eine für den Spätdienst eingeteilte examinierte Pflegekraft am Morgen des Tages des Spätdienstes, bedarf es einer Änderung des Dienstplans. Der Dienst der erkrankten Mitarbeiterin muss von einer anderen Pflegekraft übernommen werden. In einem solchen Fall ist der Betriebsrat trotz der Kürze der Zeit an der Dienstplanänderung zu beteiligen. Seine Zustimmung erteilt (oder verweigert) der Betriebsrat auf Basis eines gefassten Beschlusses.

Merke
Schweigt der Betriebsrat auf die beantragte und erbetene Zustimmung zu einer Maßnahme, kann alleine aus dem Schweigen nicht die Zustimmung geschlossen werden!

Die einzelnen Mitbestimmungsrechte mit unmittelbarer Relevanz für die Dienstplangestaltung:

1. Mitbestimmung bei der „Verteilung der Arbeitszeit",
§ 87 Abs. 1 Nr. 2 BetrVG
Gemäß § 87 Abs. 1 Nr. 2 BetrVG hat der Betriebsrat bei „Beginn und Ende der täglichen Arbeitszeit einschließlich der Pausen sowie Verteilung der Arbeitszeit auf die einzelnen Wochentage" mitzubestimmen.

In Einrichtungen zur Behandlung, Pflege und Betreuung von Personen wird die Lage der täglichen Arbeits- und Pausenzeit in der Regel mittels rechtzeitig bekannt zu gebender Dienstpläne festgelegt. Bevor Dienstpläne ausgehängt oder ausgelegt werden, bedürfen sie daher der Zustimmung eines etwaig bestehenden Betriebsrates. Das Mitbestimmungsrecht besteht auch bei jeder Änderung bereits genehmigter Arbeits- und Pausenzeiten, d.h. bei jeder Änderung des laufenden Dienstplans (siehe dazu Kapitel 2.10, Teil I).

Ein immer wieder von Arbeitgebern und Betriebsräten übersehenes Detail ist, dass das Mitbestimmungsrecht nach § 87 Abs. 1 Nr. 2 BetrVG nicht die Frage der Dauer der vertraglichen Arbeitszeit und damit die Bestimmung der Soll-Arbeitszeit betrifft. Der Betriebsrat hat bei Beginn und Ende der täglichen Arbeitszeit einschließlich der Pausen sowie bei der Verteilung der Arbeitszeit auf die einzelnen Wochentage mitzubestimmen. Dieses Mitbestimmungsrecht bezieht sich nicht auf die Regelung der generellen Dauer der wöchentlichen Arbeitszeit an sich, die von den Arbeitsvertrags- oder Tarifvertragsparteien im Arbeits- oder Tarifvertrag verbindlich festgelegt wird, sondern ausschließlich auf die Lage der täglichen Arbeitszeit. Es geht im Kern um die Beteiligung des Betriebsrates bei der Verteilung der Arbeitszeit. Ausgangspunkt dieses Beteiligungsrechtes des Betriebsrates ist es, die Interessen der Mitarbeiter an einer sinnvollen Arbeitszeit- und Freizeiteinteilung zu schützen. Unter die mitbestimmungspflichtige Festlegung der Arbeitszeit fallen neben der Lage der üblichen Arbeit auch die Lage sämtlicher sonstiger von den Mitarbeitern geschuldeter Leistungen wie etwa Bereitschaftsdienst und Rufbereitschaft oder vom Arbeitgeber angeordnete Schulungsmaßnahmen/Fortbildungen. Daraus ergibt sich, dass der Betriebsrat auch über sämtliche Schichtlängen, die Einführung flexibler Arbeitszeitmodelle wie etwa Gleitzeit in der Verwaltung, die Lage von Sonntags- und Feiertagsarbeit einschließlich der erforderlichen Ersatzruhetage oder über die Einführung einer Vier-, Fünf- oder Sechstagewoche mitzubestimmen hat.

2. Mitbestimmung bei der „vorübergehenden Verlängerung oder Verkürzung der betriebsüblichen Arbeitszeit", § 87 Abs. 1 Nr. 3 BetrVG

Gemäß § 87 Abs. 1 Nr. 3 BetrVG hat der Betriebsrat bei der *„vorübergehenden Verkürzung oder Verlängerung der betriebsüblichen Arbeitszeit;"* mitzubestimmen.

Dieses Mitbestimmungsrecht stellt eine Ausnahme von dem Grundsatz dar, dass die Dauer der wöchentlichen Arbeitszeit an sich mitbestimmungsfrei ist. Ziel des Mitbestimmungsrechtes ist eine gerechte Verteilung der in jeder Einrichtung anfallenden Belastungen der Mitarbeiter durch Verlängerungen oder Verkürzungen der betriebsüblichen Arbeitszeit.

Arbeitszeiten werden durch die Anordnung von Überstunden vorübergehend verlängert. Es handelt sich um Zeiten, die über das von den Mitarbeitern vertraglich geschuldete Zeitvolumen hinausgehen. Jede einzelne Überstunde ist mitbestimmungspflichtig. Das Mitbestimmungsrecht bezieht sich darauf, ob, von wem, in welchem Umfang und zu welchen Zeiten Überstunden geleistet werden müssen. Es gilt auch, wenn der Arbeitgeber die Ableistung von Überstunden duldet, indem er sie entgegennimmt und bezahlt. Eine vorübergehende Verkürzung der Arbeitszeit erfolgt durch die Einführung von Kurzarbeit. In diesem Falle wird die betriebsübliche Arbeitszeit vorübergehend um Stunden, Tage oder Wochen herabgesetzt. Das Mitbestimmungsrecht des Betriebsrats bezieht sich in diesem Falle darauf, ob, in welchem Umfang und mit welcher Ankündigungsfrist Kurzarbeit eingeführt wird.

3. Die praxistaugliche Beteiligung des Betriebsrats bei der Dienstplangestaltung durch die Schaffung von Rahmenbedingungen in einer Betriebsvereinbarung

Bevor Dienstpläne ausgehängt oder ausgelegt werden, bedürfen sie der Zustimmung eines etwaig bestehenden Betriebsrats. Geschieht dies nicht, können die Folgen fatal sein. Wie dargestellt, besteht ohne Zustimmung des Betriebsrats keine rechtliche Grundlage für den Einsatz der Mitarbeiter. Die Mitarbeiter sind in diesem Falle nicht verpflichtet, ihre Arbeitsleistung zu erbringen. Gleichwohl muss der Arbeitgeber den vollen Lohn weiterbezahlen. Zudem kann der Betriebsrat die Unterlassung der Umsetzung des nicht genehmigten Dienstplans verlangen und die Unterlassung bei Weigerung des Arbeitgebers auch gerichtlich durchsetzen. Konkret bedeutet der Umstand eines nicht vom Betriebsrat genehmigten Dienstplans im schlimmsten Fall: „Kein vom Betriebsrat mitbestimmter Dienstplan, keine Pflege". Ein untragbarer Zustand für die Einrichtung, die Mitarbeiter und selbstverständlich auch für die Bewohner. Das Procedere der Mitbestimmung des Betriebsrats bei der Dienstplangestaltung sollte daher im Rahmen einer Betriebsvereinbarung klar geregelt werden. Regelungsbedürftig sind dabei insbesondere die folgenden Gesichtspunkte:

- Zeitpunkt der Vorlage eines Dienstplanentwurfes bei dem Betriebsrat;
  (**Praxistipp:** In der Regel genügen drei Wochen vor Beginn der nächsten Dienstplanperiode)
- Stellungnahmefrist für den Betriebsrat zur Zustimmung bzw. Ablehnung eines Dienstplanentwurfes;
  (**Praxistipp:** Drei bis fünf Kalendertage)
- Regelung der Folgen einer Nichtausübung der Mitbestimmungsrechte durch den Betriebsrat
  (**Praxistipp:** Zustimmungsfiktion bei Nichtausübung der Mitbestimmungsrechte)
- Handhabung bei Ablehnung des Dienstplanentwurfes durch den Betriebsrat;
  (**Praxistipp:** Unverzügliche Erörterung mit allen Beteiligten)
- Weitere Vorgehensweise bei endgültigem Scheitern der Verhandlungen.
  (**Praxistipp:** Unverzügliche Anrufung der Einigungsstelle, ggf. Regelung zu deren Besetzung).

Im Anhang findet sich ein Basismuster für eine Betriebsvereinbarung über die „Grundsätze und das Verfahren zur Erstellung und Änderung von Dienstplänen" für eine nicht tarifgebundene Einrichtung.

Bei der Dienstplangestaltung und Planung der Mitarbeitereinsätze ist darüber hinaus ein etwaig im Betrieb geltender Urlaubsplan zu beachten. Urlaubspläne bedürfen ebenfalls der Zustimmung des Betriebsrates. Dazu nachfolgend mehr.

4. Die Beachtung der individuellen Rechte der Mitarbeiter

Die Mitbestimmung des Betriebsrates bei der Dienstplangestaltung und Dienstplanänderung entbindet den Arbeitgeber nicht von der Beachtung der individuellen arbeitsrechtlichen Ansprüche und Rechte der Mitarbeiter, die neben den gesetzlichen Bestimmungen zur Arbeitszeit (siehe dazu Kapitel 2.3 in Teil I) und zum Arbeitsschutz (siehe dazu Kapitel 2.4 in Teil I) bestehen. Nachfolgend ein Kurzüberblick:

Umfang und Lage der Arbeitszeit

Mitarbeiter sind nicht grenzenlos einsetzbar. Wichtige Rahmenbedingungen ihres Einsatzes werden u.a. im Arbeitsvertrag abgesteckt und sind bei der Dienstplangestaltung zu beachten. Festzulegen sind im Arbeitsvertrag insbesondere ein fester Umfang eines Arbeitszeitdeputats (wöchentliche, monatliche oder jährliche Arbeitszeit). Die Vereinbarung einer Bandbreite von Mindest- und Höchstarbeitszeit ohne Fixierung einer durchschnittlich geltenden Arbeitszeit ist unzulässig, wenn sie nicht in einem anwendbaren Tarifvertrag geregelt ist. Der Flexibilisierung des Umfanges der Arbeitszeit sind somit von vornherein Grenzen gesetzt. Diesen wird in der Regel mit Arbeitszeitkonten begegnet, deren Rahmen bei der Dienstplangestaltung beachtet werden muss (siehe dazu Kapitel 2.5 in Teil I). Anders ist dies bei der Lage der Arbeitszeit. Grenzen sollten hier im Vorfeld vertraglich nicht geschaffen werden, damit sich der Arbeitgeber beim flexiblen Einsatz der Mitarbeiter in der Pflege nicht selber einschränkt und die Mitarbeiter grundsätzlich an allen Kalendertagen (einschließlich Samstagen, Sonn- und Feiertagen) sowie flexibel in Früh-, Spät und Nachtschichten eingesetzt werden können. Ist die Lage der Arbeitszeit nicht geregelt, bleibt der Mitarbeiter für die gesamte Dauer des Arbeitsverhältnisses flexibel einsetzbar. Eine betriebliche Übung, woraus ein Mitarbeiter aufgrund einer regelmäßigen Wiederholung bestimmter Verhaltensweisen des Arbeitgebers schließen könnte, auch weiterhin so behandelt zu werden (z. B. jahrelang kein Einsatz in der Nachtschicht; jahrelang kein Einsatz am Wochenende) kann nicht entstehen. Der Dienstplangestaltung sind somit allein aufgrund einer über Jahre oder Jahrzehnte praktizierten Handhabung keine Grenzen gesetzt.

Beachtung einer Ankündigungsfrist

Durch den Aushang bzw. die Auslage des Dienstplanes übt der Arbeitgeber sein Direktionsrecht zur Lage der Arbeitszeit aus und bestimmt, wann die Arbeit tatsächlich zu leisten ist. Einer Zustimmung des Mitarbeiters bedarf es hierzu nicht, wenn der Arbeitsvertrag entsprechend offen gestaltet ist und jede Lage der Arbeitszeit zulässt. Die gesetzlich vorgeschriebene Ankündigungsfrist für den Einsatz der Mitarbeiter beträgt vier Tage. Die hiermit verbundenen Konsequenzen werden in der Praxis in erster Linie bei kurzfristigen Änderungen der Dienstpläne relevant und werden im Einzelnen im dortigen Kapitel 2.10 in Teil I behandelt.

Geteilte Dienste

In vielen Einrichtungen werden Mitarbeiter in geteilten Diensten eingesetzt. Die tägliche Arbeitsleistung wird dann nicht am Stück, sondern in zwei oder mehreren Arbeitsperioden am Tag erbracht. Rechtlich ist die Planung und Durchführung geteilter Dienste zulässig, jedoch nicht unproblematisch. Zur Vermeidung späterer Streitigkeiten kann bereits im Arbeitsvertrag vereinbart werden, dass die tägliche Arbeitszeit gegebenenfalls nicht zusammenhängend, also geteilt zu erbringen ist. Dann ergeben sich keine Probleme.

Schichtlängen

Die maximal zulässige Länge einer Schicht beträgt vorbehaltlich einer zulässigen Verlängerung in einem Tarifvertrag oder aber in Sondersituationen – zehn Stunden zuzüglich der Pausen (siehe dazu Kapitel 2.3, Teil I). Ist eine Mindestdauer der täglichen Arbeitszeit nicht festgelegt, muss der Arbeitgeber die Arbeitsleistung der Arbeitnehmer für mindestens drei aufeinander folgende Stunden in Anspruch nehmen. Dies gilt bei geteilten Diensten für jede Arbeitsperiode. Hierdurch wird der Arbeitnehmer vor unangemessenen Belastungen, z. B. bei langen Anfahrtswegen, geschützt. Etwas anderes gilt nur dann, wenn die Arbeitsvertragsparteien im Vorfeld eine kürzere tägliche Arbeitszeit vereinbart haben. Bei der Vertragsgestaltung ist jedoch Vorsicht geboten. Es bedarf einer klaren Regelung, welche die kürzeren Einsatzzeiten genau festlegt. Nur dann ist sie bindend. In diesen Fällen bedarf es keines besonderen Schutzes der Arbeitnehmer, da sie bei Vertragsschluss wissen, was auf sie zukommt. Für die Pflegepraxis werden diese Anforderungen häufig nicht praktikabel sein, da die Mitarbeiter nur noch im Rahmen der arbeitsvertraglich vereinbarten Grenzen und damit nur begrenzt flexibel einsetzbar sind. Die Vereinbarung eines globalen Rechts, die Mitarbeiter bei Bedarf jederzeit in kürzeren Schichten als drei Stunden einzusetzen, ist jedoch zu unbestimmt und daher unzulässig. In der Praxis bleiben daher kürzere Schichten als drei Stunden problematisch.

Kurzfristiger Mehrbedarf

Durch eine konsequente Einsatzplanung auf Basis der verfügbaren Netto-Arbeitszeiten, die rasche Reduzierung der Regelbesetzung bei Abwesenheiten von Bewohnern und eine vollständige Ausschöpfung von vornherein großzügig bemessener Arbeitszeitkonten lassen sich die betriebsbedingten Schwankungen des Bedarfes an Arbeitskräften bereits gut in den Griff bekommen. Bei kurzfristigem hohem Mehrbedarf kann es jedoch dennoch erforderlich sein, über die Grenzen von Arbeitszeitkonten hinweg Mitarbeiter einzusetzen. Dies gilt umso mehr, wenn Neueinstellungen nicht zeitnah zur Verfügung stehen oder absehbar ist, dass der Mehrbedarf nicht dauerhaft bestehen wird. Neueinstellungen machen dann keinen Sinn. Klassischer Weise werden dann Überstunden angeordnet. Die Anordnungsbefugnis muss sich aus einer entsprechenden Vereinbarung, in der Regel dem Arbeitsvertrag, ergeben. Bei der Dienstplangestaltung sind dabei die Grenzen des Arbeitszeitgesetzes zu beachten. Im Falle einer entsprechenden Vereinbarung können Überstunden durch Freizeit ausgeglichen werden. In der Praxis sind die unterschiedlichsten Regelungen zu finden, etwa auch ein Wahlrecht der Arbeitnehmer auf Freizeit- oder Entgeltausgleich. Gibt es keine Vereinbarung zum Ausgleich von Überstunden, sind Überstunden grundsätzlich auszuzahlen. Die Höhe bemisst sich, ausgehend von der regelmäßigen Arbeitszeit, nach dem auf eine Arbeitsstunde entfallenden Entgelt. Entgegen verbreiteter Ansicht sind Überstundenzuschläge nicht zwingend, sondern nur dann zu bezahlen, wenn sich dies aus einer Vereinbarung ergibt. Besteht ein Mehrbedarf an Arbeitskraft für einen absehbaren Zeitraum, können auch befristet Stellenanteile von Mitarbeitern erhöht werden. Hierbei ist jedoch besondere Vorsicht geboten. Es muss ein eindeutiger sachlicher Grund für die befristete Stellenerhöhung bestehen (siehe hierzu Kapitel 2.7, Teil I).

5. Mitbestimmung bei der „Aufstellung allgemeiner Urlaubsgrundsätze, des Urlaubsplans und Festsetzung der zeitlichen Lage des Urlaubs für einzelne Mitarbeiter, wenn zwischen dem Arbeitgeber und dem beteiligten Mitarbeiter kein Einverständnis erzielt wird", § 87 Abs. 1 Nr. 3 BetrVG

Der Betriebsrat hat bei der Aufstellung allgemeiner Urlaubsgrundsätze mitzubestimmen. Allgemeine Urlaubsgrundsätze sind in der Einrichtung geltende Richtlinien, nach denen einzelnen Mitarbeitern Urlaub zu gewähren ist. Hierzu gehören Verfahrensgrundsätze für die Urlaubsanträge und deren Bewilligung, Regeln zur Bevorzugung bestimmter Personengruppen bei der Urlaubsverteilung zu bestimmten Zeiten (z. B. Eltern von schulpflichtigen Kindern während der Schulferien, Abstimmung des Urlaubs mit berufstätigen Ehegatten), Lage von Betriebsferien, Regelungen zur Urlaubsvertretung und Urlaubssperre. Darüber hinaus ist der Urlaubsplan mit dem Betriebsrat abzustimmen. Unter Berücksichtigung der allgemeinen Urlaubsgrundsätze wird im Urlaubsplan der Urlaub der einzelnen Mitarbeiter zu bestimmten Zeiten festgelegt. Der Betriebsrat hat auch dann mitzubestimmen, wenn zwischen dem Arbeitgeber und einem Mitarbeiter Streit über einen einzelnen Urlaubswunsch entsteht, weil man sich nicht darüber einigen kann, wann der Mitarbeiter seinen Urlaub nimmt. Es sind dann die widerstreitenden Interessen von Arbeitgeber und Mitarbeiter gegeneinander abzuwägen. Der Arbeitgeber kann einen Urlaub in diesem Falle nur dann erteilen oder ablehnen, wenn der Betriebsrat zustimmt.

Um eine reibungslose Urlaubsplanung zu gewährleisten und sowohl für den Arbeitgeber als auch die Mitarbeiter Rechtssicherheit bei der Abwicklung des Erholungsurlaubes sicherzustellen, empfiehlt sich der Abschluss einer Betriebsvereinbarung zur Urlaubsplanung. In Betracht kommen insbesondere die folgenden Regelungsgegenstände:

- Auslage/Aushang von Urlaubslisten, in welche die Mitarbeiter ihre Urlaubswünsche für das Kalenderjahr eintragen können;
- Klarstellung der Berechnung der Urlaubsansprüche;
- Vorrangregelungen für bestimmte Personengruppen, z. B.:
  - Mitarbeiter mit schulpflichtigen Kindern in den Schulferien,
  - Mitarbeiter mit berufstätigen Ehepartnern für gemeinsamen Urlaub,
  - Mitarbeiter aus gesundheitlichen Gründen während einer bestimmten Jahreszeit,
  - Auszubildende in den Berufsschulferien,
  - Urlaub im Anschluss an eine medizinische Vorsorge oder Rehabilitation;
- Übertragungsregeln für Resturlaub in das folgende Kalenderjahr;
- Möglichkeiten zur nachträglichen Änderung von Urlaubszeiten aus betrieblichen Gründen.

Im Anhang findet sich ein Muster für eine Rahmenbetriebsvereinbarung zur „Gestaltung der Urlaubsplanung und Urlaubsgewährung" für eine nicht tarifgebundene Einrichtung.

6. Folgen der Mitbestimmungsrechte

Ohne Zustimmung des Betriebsrates zu den Arbeitszeiten besteht keine rechtliche Grundlage für den Einsatz der Mitarbeiter, ohne Zustimmung des Betriebsrates zur Urlaubsplanung besteht keine rechtliche Grundlage für die Urlaubsgewährung. Die Mitarbeiter sind im ersteren Falle nicht verpflichtet, ihre Arbeitsleistung zu erbringen. Gleichwohl muss der Arbeitgeber den vollen Lohn weiterbezahlen. Ohne Zustimmung geregelte Urlaubsgrundsätze oder erteilte Urlaubspläne sind ebenfalls nicht umsetzbar und daher nicht verbindlich. Einen vom Arbeitgeber genehmigten Urlaub kann der Arbeitnehmer als für ihn günstige Regelung antreten. Den Urlaubsantritt kann der Betriebsrat nicht verhindern.

Wie ist aber von Seiten des Arbeitgebers vorzugehen, wenn der Betriebsrat dem Dienstplan oder dem Urlaubsplan nicht zustimmt?
Kommt eine Einigung über eine Angelegenheit zwischen dem Arbeitgeber und dem Betriebsrat nicht zustande, ist eine Einigungsstelle zu bilden. Die Einigungsstelle besteht aus einer gleichen Anzahl von Beisitzern, die vom Arbeitgeber und der Personalvertretung bestellt werden und einem unparteiischen Vorsitzenden,

auf dessen Person sich beide Seiten einigen müssen. Kommt eine Einigung über die Person des Vorsitzenden nicht zustande, so bestellt ihn das Arbeitsgericht auf Antrag einer der Parteien. Als Einigungsstellenvorsitzender wird in der Regel ein Arbeitsrichter von den Parteien ausgesucht oder aber durch das Arbeitsgericht bestimmt. Die Einigungsstelle entscheidet dann verbindlich über eine streitige Angelegenheit und ersetzt damit die erforderliche Einigung zwischen dem Arbeitgeber und dem Betriebsrat.

II. Die personelle Mitbestimmung des Betriebsrates, §§ 99 ff. BetrVG

Auch bei personellen Veränderungen in der Belegschaft sind die Mitbestimmungsrechte des Betriebsrates zu beachten. Dies gilt für die vor Ausspruch einer Kündigung erforderliche Anhörung des Betriebsrates als auch bei der Einstellung von Mitarbeitern, der Änderung von Arbeitsverträgen oder einer Versetzung. Diese personellen Maßnahmen haben Einfluss auf die Dienstplangestaltung, weshalb die diesbezüglichen Mitbestimmungsrechte des Betriebsrates in kurzer Form dargestellt werden sollen.

1. Mitbestimmung bei Einstellungen, § 99 Abs. 1 BetrVG

Die Mitwirkungsrechte des Betriebsrats bei der Einstellung von Mitarbeitern sind deutlich intensiver als bei Kündigungen. Darf eine Kündigung nach Ablauf von bestimmten Fristen selbst dann ausgesprochen werden, wenn ein Widerspruch des Betriebsrats vorliegt, bedarf die Einstellung eines Mitarbeiters der ausdrücklichen Zustimmung des Betriebsrats. Ohne die ausdrückliche Zustimmung des Betriebsrats ist der Mitarbeiter nicht wirksam einsetzbar. Nur wenn es aus sachlichen Gründen **dringend** erforderlich ist, einen Mitarbeiter vorläufig einzusetzen, noch bevor die Zustimmung des Betriebsrats vorliegt, kann dies geschehen, § 100 BetrVG. Über diese vorläufige Umsetzung der personellen Maßnahme ist der Betriebsrat ebenfalls zu unterrichten. Bestreitet der Betriebsrat unverzüglich, dass die Maßnahme aus sachlichen Gründen dringend erforderlich ist, so darf der Arbeitgeber die vorläufige personelle Maßnahme nur dann aufrechterhalten, wenn er innerhalb von drei Tagen beim Arbeitsgericht die Ersetzung der Zustimmung des Betriebsrats und die Feststellung beantragt hat, dass die Maßnahme aus sachlichen Gründen dringend erforderlich ist. Der Arbeitgeber hat den Betriebsrat unter Vorlage der erforderlichen Unterlagen Auskunft über die Person der Beteiligten und über die Auswirkungen der geplanten Maßnahme zu geben. Hierzu gehört neben der Angabe der Personalien sowie der fachlichen und persönlichen Voraussetzungen aller Bewerber die Darstellung, aus welchen Gründen man sich für eine bestimmte Person entschieden hat.

Merke

Zu beachten ist, dass auch die Einstellung/der Einsatz von Leiharbeitnehmern eine mitbestimmungspflichtige Maßnahme nach § 99 BetrVG ist.

2. Mitbestimmung bei Versetzungen, § 99 Abs. 1 BetrVG

Wie bei der Einstellung ist auch **vor** Versetzungen die ausdrückliche Zustimmung des Betriebsrats einzuholen. Eine ohne Zustimmung erfolgte Versetzung ist unwirksam. Das Mitbestimmungsrecht knüpft an die tatsächliche Zuweisung eines anderen Arbeitsbereiches an, entweder für die Dauer von mehr als einem Monat oder bei einer erheblichen Änderung der äußeren Umstände.

Nicht jede Änderung im Arbeitsbereich löst jedoch die Mitbestimmung des Betriebsrats aus. Die Veränderung muss vielmehr so erheblich sein, dass sich das Gesamtbild der Tätigkeit ändert. Es kommt darauf an, ob sich die Tätigkeiten vor und nach der Zuweisung so voneinander unterscheiden, dass die neue Tätigkeit vom Standpunkt eines mit den betrieblichen Verhältnissen vertrauten Beobachters als eine andere angesehen werden kann. Aber auch eine erhebliche Änderung der Umstände allein ohne Zuweisung eines anderen Arbeitsbereiches kann eine Versetzung sein. Dies ist z. B. der Fall, wenn der Mitarbeiter seine gleich bleibende Arbeit in einer anderen organisatorischen Einheit erbringt. Die Umsetzung einer Pflegekraft für mehr als einen Monat auf eine andere Station in einem in mehrere Stationen gegliederten Pflegeeinrichtung ist eine Versetzung, wenn die einzelnen Stationen organisatorisch eigenständig sind (z. B. durch jeweils eigene Wohnbereichsleitungen geführt werden).

3. Mitbestimmung bei Änderungskündigungen, § 102 BetrVG

Bei der Änderung von Arbeitsbedingungen durch Änderungskündigung ist für die Mitbestimmungsrechte des Betriebsrats zu unterscheiden zwischen der

individualrechtlichen Ebene = rechtliche Grundlage der Änderung durch Abänderung des Arbeitsvertrages einerseits
und der
tatsächlichen Ebene = tatsächliche Zuweisung des geänderten Arbeitsplatzes durch Realakt andererseits.
Beide Ebenen lösen Mitbestimmungsrechte des Betriebsrats aus.

Die Abänderung des Arbeitsvertrages erfolgt durch den Ausspruch einer Kündigung mit dem Angebot einer Weiterbeschäftigung unter geänderten Bedingungen. In der Praxis wird häufig mit dem Kündigungsschreiben ein neuer, geänderter Arbeitsvertrag vorgelegt. Es kann jedoch auch auf ein zuvor schon einmal unterbreitetes anderweitiges Beschäftigungsangebot Bezug genommen werden. Da in jedem Falle das bisherige Arbeitsverhältnis gekündigt wird, erfolgt die Mitbestimmung auf der individualrechtlichen Ebene nach den gleichen Maßstäben wie bei sonstigen Kündigungen durch Anhörung des Betriebsrats. Es gelten insoweit die nachstehenden Ausführungen unten zu Ziffer 4. entsprechend. Außerdem ist der Betriebsrat umfassend über das Änderungsangebot zu informieren. Ist mit der Änderung des Arbeitsvertrages gleichzeitig eine Änderung der Arbeitsbedingungen verbunden, die eine Versetzung darstellt, so ist die Zuweisung des geänderten Arbeitsplatzes darüber hinaus eine Maßnahme, welcher der Betriebsrat zustimmen muss. In diesem Falle gelten zusätzlich auch die Ausführungen oben zu Ziffer 2. entsprechend.

4. Mitbestimmung bei Kündigungen, § 102 BetrVG

Ein bestehender Betriebsrat ist vor Ausspruch einer Kündigung anzuhören. Neben den Sozialdaten des von der Kündigung betroffenen Mitarbeiters müssen sich aus der Anhörung die Kündigungsart (außerordentliche oder ordentliche Kündigung) und der Kündigungsgrund entnehmen lassen. Dabei ist der Kündigungssachverhalt so genau zu umschreiben, dass der Betriebsrat ohne eigene Nachforschungen in die Lage versetzt wird, die Stichhaltigkeit der mitgeteilten Kündigungsgründe zu überprüfen. Im Rahmen des Anhörungsverfahrens ist dem Betriebsrat bei ordentlichen Kündigungen eine Woche, bei außerordentlichen Kündigungen drei Tage Zeit zur Stellungnahme zu gewähren. Fällt der letzte Tag der Fristen auf einen Samstag, Sonntag oder einen gesetzlichen Feiertag, verlängert sich die Frist bis zum nächsten Werktag. Eine ohne vorherige Anhörung ausgesprochene Kündigung ist unwirksam. Beachtung bedarf darüber hinaus der besondere Kündigungsschutz bestimmter Personengruppen.

- Mitarbeiter in Elternzeit, Schwangere, Schwerbehinderte oder den Schwerbehinderten Gleichgestellte:
  Vor Ausspruch der Kündigung ist die Zustimmung der zuständigen Aufsichtsbehörde (z. B.: Bezirksregierung, Integrationsamt) einzuholen;
- Mitglieder der Personalvertretung:
  Mit Ausnahme bei einer Betriebs- oder Betriebsteilstilllegung bedarf die Kündigung der ausdrücklichen Zustimmung der Personalvertretung. Gegebenenfalls muss die Zustimmung durch das Arbeitsgericht ersetzt werden.

FAZIT

- Die Beachtung der Mitbestimmungsrechte des Betriebsrats ist die Grundlage für eine verlässliche Dienstplangestaltung.

2.10 Die Änderung von „laufenden" Dienstplänen

KAPITELMERKSÄTZE

- Bei Dienstplanänderungen sind kollektivrechtliche und individualrechtliche Vorgaben zu beachten.
- Ein „Holen aus dem Frei" erfordert gewichtige betriebliche Gründe.

Die Änderung von bestehenden Dienstplänen

Die Praxis zeigt es permanent. Kaum ist der Dienstplan veröffentlicht, wird es erforderlich, den Dienstplan zu ändern. Die Gründe für die Veränderung bereits festgelegter Dienstpläne sind vielfältig. Neben Schwankungen bei der Belegung sind als häufigste Ursache krankheitsbedingte Ausfälle von Mitarbeitern zu kompensieren. Aber auch eine kurzfristige Änderung der Bewohnerstruktur kann die Anpassung der Schichtstärken notwendig machen, was eine Dienstplanänderung auslöst. Die erforderlichen Dienstplanänderungen können im Dienst befindliche Mitarbeiter und Mitarbeiter in Frei bzw. im Urlaub betreffen. Oftmals sind Änderungen im Dienstplan, insbesondere wenn sie sehr kurzfristig erfolgen müssen, ein Reizwort und mit enormen „Sensibilitäten" in der Belegschaft besetzt. Umso wichtiger ist es, alle Beteiligten in den Prozess der Veränderung einzubinden. Dies kann nur durch klare Regelungen oder einvernehmliche Lösungen im Einzelfall geschehen. Werden Personalvertretungen oder Mitarbeiter vor vollendete Tatsachen gestellt, wird eine einvernehmliche Lösung schwierig. Bei Dienstplanänderungen sind Vorgaben in Bezug auf die Rechte der einzelnen Mitarbeiter (dies sind sogenannte individualrechtliche Vorgaben) sowie Vorgaben in Bezug auf die Mitbestimmungsrechte des Betriebsrates (dies sind sogenannte kollektivrechtliche Vorgaben) zu beachten.

1. Dienstplanänderungen aus individualrechtlicher Sicht

Die Änderung eines Dienstplanes bedarf grundsätzlich nicht der Zustimmung der betroffenen Mitarbeiter. Es bedarf hierzu weder eines ausdrücklichen Vorbehaltes im Arbeitsvertrag noch kann sich ein Mitarbeiter auf einen vormals ausgehängten oder ausgelegten Dienstplan berufen. Der später veränderte Dienstplan geht dem zuvor geltenden Dienstplan vor. Die Änderung des Dienstplans ist individualrechtlich die erneute Ausübung des Weisungsrechts des Arbeitgebers nach § 106 GewO (siehe hierzu auch Kapitel 2.1, Teil I).

Ankündigungsfrist

Eingeschränkt wird das Recht des Arbeitgebers auf Änderung der Lage der Arbeitszeit durch eine Regelung in § 12 Abs. 2 Teilzeit- und Befristungsgesetz (TzBfG), wonach der Arbeitnehmer zur Arbeitsleistung nur dann verpflichtet

Der Regelkreis der Einsatzplanung • Wipp/Sausen/Lorscheider
© Vincentz Network GmbH & Co. KG Hannover 2011 • ISBN 978-3-86630-184-9

ist, wenn der Arbeitgeber ihm die Lage der Arbeitszeit, also den konkreten Zeitraum der Arbeitsleistung an einem bestimmten Tag, jeweils mindestens vier Kalendertage im Voraus mitteilt. Eine im Vorhinein getroffene Vereinbarung, die eine kürzere Ankündigungsfrist oder einen Verzicht des Arbeitnehmers auf die Frist beinhaltet, ist unwirksam. Es wird teilweise vertreten, dass eine viertägige Ankündigungsfrist nur für Teilzeitbeschäftigte gilt. Diese Auffassung trifft nicht zu. Selbstverständlich gilt das TzBfG unmittelbar nur für Teilzeitbeschäftigte. Eine viertägige Ankündigungsfrist, wie sie sich ausdrücklich in § 12 Abs. 2 TzBfG findet, ist jedoch als Mindeststandard zum Schutz aller Arbeitnehmer zu verstehen und Ausdruck der bei der Ausübung des Direktionsrechts vom Arbeitgeber zu beachtenden Grenze des billigen Ermessens (siehe Kapitel 2.1, Teil I). Der Arbeitnehmer soll ein Mindestmaß an verlässlich planbarer Freizeit haben, auf die der Arbeitgeber keinen Zugriff hat. Die Ankündigungsfrist von vier Kalendertagen gilt nicht bei Eilfällen, wenn beispielsweise durch den Ausfall eines Mitarbeiters die Versorgung der Bewohner ernsthaft gefährdet ist. In solchen betrieblichen Notsituationen ist der Arbeitnehmer verpflichtet, einem angeforderten Einsatz mit einer Ankündigungsfrist von weniger als vier Tagen Folge zu leisten und auch Überstunden zu erbringen. Es wird hierdurch sichergestellt, dass im Dienst befindliche Mitarbeiter bei Eilfällen über das geplante Dienstende hinaus eingesetzt werden können.

Selbstverständlich können Mitarbeiter einer kurzfristigen Arbeitsaufforderung außerhalb von Eilfällen freiwillig nachkommen. Die Anfrage des Arbeitgebers kann in diesem Falle aber nur als Bitte, nicht jedoch als rechtlich bindende Aufforderung verstanden werden. Wenn die Notwendigkeiten zur kurzfristigen Veränderung transparent kommuniziert werden, erhöht dies immer die Akzeptanz bei den Mitarbeitern. Hier ist Führungskompetenz und insbesondere Geduld und Beharrlichkeit, vor allen Dingen aber Kommunikationsbereitschaft gefragt.

Eine schnellere Verfügbarkeit von Mitarbeitern kann im Übrigen nur durch die Vereinbarung von Rufbereitschaft oder Bereitschaftsdienst erzielt werden.

„Holen aus dem Frei" – ein ausgesprochen sensibles Thema.

Es kommt immer wieder vor, dass der – beispielsweise krankheitsbedingte – Ausfall eines Mitarbeiters oder aber ein plötzlich auftretendes Mehr an Pflegebedarf bei den Bewohnern nicht durch Änderung der Dienste der zu Diensten eingeplanten Mitarbeitern aufgefangen werden kann. Hier bleibt dem Arbeitgeber nur der Rückgriff auf Mitarbeiter im Frei. In fast allen Einrichtungen ist das Thema „Holen aus dem Frei" Gegenstand kontroverser Diskussionen. Es sind insoweit zwei Konstellationen denkbar:

- Aufforderung zur Arbeitsaufnahme bei Mitarbeitern, die sich laut Dienstplan im „Frei" befinden.
  In diesem Falle gilt das, was zur Ankündigungsfrist oben schon formuliert wurde. Es sind keine Besonderheiten zu beachten. Ein „Holen aus dem Frei" ist ohne Zustimmung der Mitarbeiter grundsätzlich nicht möglich, solange die Ankündigungsfrist für den Arbeitseinsatz von vier Tagen unterschritten wird und sich der Mitarbeiter weder in Rufbereitschaft oder einem Bereitschaftsdienst befindet, noch eine betriebliche Notlage besteht.

- Aufforderung zur Arbeitsaufnahme bei Mitarbeitern, die sich im gewährten Urlaub befinden.
  Eine Unterbrechung oder Aufgabe eines gewährten Urlaubs kann von den Mitarbeitern grundsätzlich nicht verlangt werden. Der Arbeitgeber ist an die Festlegung der Urlaubstermine gebunden. Lediglich im Falle einer extremen betrieblichen Notlage, bei der der Arbeitgeber eine Versorgung der Bewohner ansonsten nicht aufrecht erhalten kann, kann ein Mitarbeiter ausnahmsweise verpflichtet sein, einer Rückgängigmachung des gewährten Urlaubs zuzustimmen. Ein solcher extremer Notfall ist aufgrund des auch kurzfristig möglichen Einsatzes von Leiharbeitnehmern eher theoretischer Natur und tatsächlich nur schwer denkbar.

2. Dienstplanänderungen aus betriebsverfassungsrechtlicher Sicht

Wie die Erstellung des Dienstplanes bedarf auch jede Änderung des Dienstplans der Zustimmung des Betriebsrates. Es gilt insoweit das in Kapitel 2.9, Teil I zur Mitbestimmung des Betriebsrats Gesagte. Damit ist auch bei der Änderung des laufenden Dienstplans zu beachten, dass eine Umsetzung der Änderung ohne die Zustimmung des Betriebsrates nicht vorgenommen werden kann. Klare Regelungen zum Procedere in einer Betriebsvereinbarung zur Dienstplangestaltung vermeiden hier Komplikationen.

Damit eine zeitnahe Umsetzung der Dienstplanänderung erfolgen kann, ist Geschwindigkeit und Klarheit bei der Information des Betriebsrates über Grund, Umfang und konkrete Ausgestaltung der geplanten Dienstplanänderung oberstes Gebot. Es sollte hierzu mit dem Betriebsrat abgestimmt werden, in welcher Art und Weise er sich das Verfahren auf Zustimmung zur Dienstplanänderung vorstellt und wünscht. In aller Regel lassen sich zusammen mit dem Betriebsrat praktikable Verfahrensweisen finden. Es hat sich bewährt, eine solche Verfahrensweise bei Änderung des Dienstplans zwischen Arbeitgeber und Betriebsrat in einer Betriebsvereinbarung zu regeln. Geregelt werden sollten dabei folgende Eckpunkte:

- Zeitpunkt der Mitteilung einer notwendigen Änderung an den Betriebsrat; (**Praxistipp:** Unverzüglich nach Bekanntwerden der notwendigen Änderung.)
- Stellungnahmefrist für den Betriebsrat zur Zustimmung bzw. Ablehnung einer mitgeteilten Änderung außerhalb von Eilfällen; (**Praxistipp:** Maximal zwei Kalendertage.)
- Folgen einer Nichtausübung der Mitbestimmungsrechte durch den Betriebsrat; (**Praxistipp:** Zustimmungsfiktion bei Nichtausübung der Mitbestimmungsrechte.)
- Regelung bei Ablehnung einer notwendigen Änderungen durch den Betriebsrat; (**Praxistipp:** Möglichkeit zur Durchführung der Maßnahme bis zu einem etwaigen Spruch der Einigungsstelle.)
- Handhabung von Eilfällen; (**Praxistipp:** Regelung zum Verzicht des Betriebsrats auf seine Zustimmungsrechte zu Dienstplanänderungen für die Dauer von z. B. drei bis fünf Kalendertagen nach Bekanntwerden einer notwendigen Änderung. Es soll eine nachträgliche Anzeige der Änderung an den Betriebsrat genügen.)

TEIL II

Der Regelkreis der Einsatzplanung

Qualitative und quantitative Grundlagen der Einsatzplanung

Mitarbeitereinsatzplanung im Tag- und Nachtdienst

Dienstplangestaltung

Dienstplanauswertung und Beurteilung der Einsatzplanung

Einleitung

Der „Regelkreis der Einsatzplanung" wurde zum Titel des Fachbuchs gewählt, weil er eine seit Jahren in der Praxis angewandte und vielfach bewährte Systematik aufzeigt, welche bei konsequenter Umsetzung eine kontinuierliche und verlässliche Dienst- und Einsatzplanung für alle Beteiligten gewährleistet. Des weiteren berücksichtigt die Regelkreissystematik schwankende Auslastungen in der Belegungssituation und erlaubt somit eine kontinuierliche Anpassung des Einsatzes von Arbeitszeit an den pflegerisch – betreuenden Interventionsbedarf. Betrachtet man weiter die Tatsache, dass es sich bei den Mitarbeitern um den größten Kostenanteil im betriebswirtschaftlichen Sinne handelt, so ist dies ein weiterer Hinweis auf die hohe Bedeutung der Einsatzplanung. Gerade in einem stetig zunehmenden Wettbewerb stellen die Faktoren

- Qualität der erbrachten Leistungen und
- Wirtschaftlichkeit der Leistungserbringung

zentrale Positionen dar. Beide Faktoren in Einklang zu bringen ist machbar. Gute Qualität und Kontinuität in der Leistungserbringung zu Preisen, die im Wettbewerb Bestand haben: dass dies machbar ist, wird im Folgenden beschrieben.

Es gilt, die im Folgenden beschriebenen Anforderungen auf die eigene Einrichtung herunter zu brechen und sich konsequent an die eigenen Vorgaben zu halten. Der *Regelkreis der Einsatzplanung* ist ein sich selbst kontrollierendes System, welches während seiner Anwendung stetige Analysen von Schwachstellen erlaubt, Defizite aufzeigt und den Korrekturbedarf an der richtigen Stelle einfordert.

Dabei darf eines nicht vergessen werden: Jegliche Einflussnahme auf die Arbeitszeitgestaltung greift zwangsläufig in das Privatleben der Mitarbeiter ein und ist somit eine von ihrem Grundsatz her diffizile Thematik. Deren Umsetzung erfordert neben Sachwissen viel Fingerspitzengefühl, um die betrieblichen Belange mit den berechtigten Mitarbeiterinteressen in Einklang zu bringen. Dabei stellt sich jedoch nicht die generelle Frage nach der Notwendigkeit von Arbeitszeitveränderungen/Anpassungen, welche den Bewohnerbedürfnissen und einer in unser aller Interesse bedarfsgerechten und wirtschaftlichen Dienst- und Einsatzplanung entsprechen, sondern höchstens die folgende Frage: Machen wir es heute oder Morgen? Wir empfehlen heute, denn im Wettbewerb um die Qualität der Leistungserbringung geht es darum, für die Kunden interessant zu sein und diese bestimmen darüber, ob die Einrichtung morgen noch dabei ist oder nicht.

Der Regelkreis der Einsatzplanung • Wipp/Sausen/Lorscheider
© Vincentz Network GmbH & Co. KG Hannover 2011 • ISBN 978-3-86630-184-9

Einleitung

Der Regelkreis der Einsatzplanung ist nach der Ampelsystematik aufgebaut und führt bei konsequenter Anwendung der beschriebenen Inhalte zu einer Dienst- und Einsatzplanung im grünen Bereich, was Mitarbeitern und Bewohnern gleichermaßen zu Gute kommt. Vor diesem Hintergrund sind auch die entsprechenden Schaubilder farblich nach grün, gelb und rot abgestuft.

Kriterien/Festlegungen zur Mitarbeiterzahl: Pflegeschlüssel, Budget, Leistungsnachfrage etc.

1. Schritt (S. 138 f.)

Qualitative und quantitative Grundlagen der Dienstplanung

Gesetzliche/vertragliche Grundlagen

4. Schritt (S. 300 f.)

Dienstplanauswertung und Beurteilung des Mitarbeitereinsatzes

Bewohnerstruktur, Mitarbeiterstruktur

2. Schritt (S. 179 f.)

Mitarbeitereinsatzplanung im Tag- und Nachtdienst

Tägl. Einsatzplanung: Stecktafel, Ablaufbeschreibungen, Tourenplanungen

Pflegeleitbild/Pflegekonzept

3. Schritt (S. 264 f.)

Dienstplanerstellung und -gestaltung Planung von Arbeitsabläufen

Teil II Der Regelkreis der Einsatzplanung

137

1. Schritt im Regelkreis der Einsatzplanung

Qualitative und quantitative Grundlagen der Einsatzplanung

Im Kapitel 1 und 2, Teil I als Vorbereitung zum Arbeiten mit der Regelkreissystematik ging es darum, sich ein Bild bezüglich

- der verfügbaren und planbaren Arbeitszeitanteile zu machen (= Nettoarbeitszeitanteile),
- die Tätigkeiten in direkte und indirekte Pflegearbeit zu strukturieren
- sowie um Berechnungsgrundlagen zur Dienstplanung und
- grundsätzliche arbeitsrechtliche Fragen.

Diese Sachverhalte stellen die Voraussetzungen dafür dar in den ersten Schritt des *Regelkreis der Einsatzplanung* einzutreten.

Im ersten Schritt der Regelkreissystematik geht es u. a. um

- die Ermittlung der Bewohnerstruktur nach quantitativen und qualitativen Kriterien (Pflegestufe, pflegerischer Interventionsbedarf),
- pflegefachliche Aspekte der Einsatzplanung (tageszeitlicher Unterstützungsbedarf, erforderliche Qualifikationen),
- Auswirkungen des Leistungsangebots auf die erforderliche Mitarbeiterstruktur (konzeptionelle Auswirkungen auf die Einsatzplanung),
- die Pflegeschlüssel und die Personalbedarfsberechnung,
- die Auswirkungen aus den Landesheimgesetzen und der Pflegeversicherung auf die Dienstplanung.

In diesem ersten Schritt werden bereits entscheidende Weichen gestellt, weil die Berücksichtigung und Kenntnis der im folgenden zu besprechenden Anforderungen die Voraussetzungen für das Gelingen im Praxistransfer darstellen. Zu oft scheitert die Dienstplangestaltung in der Praxis vor Ort nicht daran, dass die Dienstplanerstellenden dies nicht umsetzen können, sondern weil die nachfolgend beschriebenen Grundlagen nicht als Basis einer zum Erfolg führenden Bewohner- und Mitarbeiterorientierten Einsatzplanung einbezogen worden sind.

Der Regelkreis der Einsatzplanung · Wipp/Sausen/Lorscheider
© Vincentz Network GmbH & Co. KG Hannover 2011 · ISBN 978-3-86630-184-9

Die Dienstplanung befindet sich nach der Ampelsystematik im grünen Bereich, wenn der beschriebene Schritt eins der Regelkreissystematik zum Ergebnis hat, dass die Bewohnerstruktur – qualitativ und quantitativ – bestimmt ist und die dabei gewonnenen Erkenntnisse sich in der Arbeitszeitgestaltung widerspiegeln. Darüber hinaus ist bekannt, welche Pflegeschlüssel der Planung zugrunde liegen und welche Regelungen aus Gesetzen und Verträgen bei der Planung Berücksichtigung finden müssen.

Kriterien/Festlegungen zur Mitarbeiterzahl: Pflegeschlüssel, Budget, Leistungsnachfrage etc.
1. Schritt
Qualitative und quantitative Grundlagen der Dienstplanung

Gesetzliche/vertragliche Grundlagen	Bewohnerstruktur, Mitarbeiterstruktur
4. Schritt	**2. Schritt**
Dienstplanauswertung und Beurteilung des Mitarbeitereinsatzes	Mitarbeitereinsatzplanung im Tag- und Nachtdienst

Tägl. Einsatzplanung: Stecktafel, Ablaufbeschreibungen, Tourenplanungen **Pflegeleitbild/Pflegekonzept**
3. Schritt
Dienstplanerstellung und -gestaltung Planung von Arbeitsabläufen

Teil II Der Regelkreis der Einsatzplanung

1.1 Bedeutung der Bewohnerstruktur für die Dienstplanung

KAPITELMERKSÄTZE

■ Die Arbeitszeitgestaltung berücksichtigt die Anforderungen, welche sich ableitend aus der Bewohnerstruktur ergeben.

■ Die Dienstplanung muss berücksichtigen, dass Arbeitszeiten und Besetzung von Diensten nichts starres sind, sondern wechselnden Interventionsbedarfen angepasst werden müssen.

Die Bewohnerstruktur hat sich in den vergangenen 10 – 15 Jahren in einem großen Ausmaß verändert. Dazu beigetragen haben Veränderungen in der Gesetzgebung des Bundes- und der Länder mit Auswirkungen auf den teil-/vollstationären Altenhilfebereich. Das zeigt schon der Begriff „Teilstationär"; gerade dieser „Teil" hat erhebliche Veränderungen in den Pflegeeinrichtungen erfahren. Insgesamt zeigt sich folgendes Bild aus den vergangenen Jahren:

■ Ein massiver Abbau der Klinikbetten verbunden mit Verschiebungen in quantitativ/qualitativer Hinsicht bis dato klinikpflichtiger Patienten in die Pflegeeinrichtungen.

■ Der Ausbau des ambulanten Sektors führt dazu, dass zunehmend schwerstpflegebedürftige Bewohner in die Pflegeeinrichtungen kommen.

■ Es bilden sich veränderte Angebotsformen im Bereich der Pflegeversicherung in Bezug auf die Möglichkeiten der Inanspruchnahme von Tages- und Kurzzeitpflege heraus.

■ Eine kontinuierlich abnehmende Verweildauer mit inzwischen durchschnittlich 30 – 40 Monaten („Erster Bericht über die Situation der Heime"; BMFSFJ).

Diese Faktoren haben zu einem umfassenden Strukturwandel bezüglich des Klientels und der damit verbundenen Anforderungsprofile in den Pflegeeinrichtungen beigetragen. Die Bewohnerfluktuation hat damit ein nie zuvor dagewesenes Ausmaß erreicht.

War die Dienstplanung viele Jahre aufgrund konstanter Belegungssituationen und vorhersehbaren Klientelstrukturen relativ gleichmäßig und „einfach" zu planen, so ist sie heute von Unvorhersehbarkeiten geprägt. Im Prinzip müsste der Planer über hellseherische Fähigkeiten verfügen, um diesen Anforderungen innerhalb der Dienstplanung vorab Rechnung tragen zu können. Insbesondere bei Einrichtungen mit den Angeboten integrierter Tages- und Kurzzeitpflegeplätze bedarf die Dienstplanung kurzfristiger Besetzungsanpassungen auf die sich wechselnden Belegungssituationen insbesondere zu den Ferienzeiten der

Der Regelkreis der Einsatzplanung • Wipp/Sausen/Lorscheider
© Vincentz Network GmbH & Co. KG Hannover 2011 • ISBN 978-3-86630-184-9

Bundesländer. Insofern sind gerade Anforderungen mancher Betriebsräte, welche sich durchaus auf gesetzliche Grundlagen stützen, die Dienstpläne wochenlang vor Inkrafttreten zur Genehmigung vorgelegt zu bekommen, weltfremd und nicht in Übereinstimmung mit den heutigen Anforderungen aus der Bewohnerstruktur und im Wettbewerb der Einrichtungen untereinander in Einklang zu bringen. Dazu bedarf es pragmatischer Lösungen.

Dazu kommt eine völlig veränderte Situation auf dem Arbeitsmarkt im Sektor der Pflegefachkräfte – vom Anbieter zum Nachfragemarkt. Das Ende dieser Entwicklung ist noch nicht in Sicht. Die Dienstplanenden müssen sich heute – wollen sie überhaupt Fachkräfte im Umfang der (noch) geltenden Fachkraftquote (ehem. Bundes-HeimPersVO) erzielen, soweit nur möglich deren Arbeitszeitwünschen in einem gewissen Korridor entgegenbewegen. Das ist in der praktischen Umsetzung mit vielerlei Problemen verbunden. Mitarbeiter, mit bereits bestehenden Arbeitsverträgen fragen an, warum neue Kolleginnen Sonderregelungen erhalten und nicht sie. Das bedeutet, es muss soweit wie möglich innerhalb der Teams ein Konsens gefunden worden, der verdeutlicht, dass nicht nur die Neue einen Vorteil hat, sondern auch das Team, weil sich mit mehr Fachkräften deren Aufgaben auch auf mehrere Schultern verteilen. Gleichermaßen müssen diese veränderten Arbeitszeitstrukturen in Übereinstimmung mit den Wünschen und Bedürfnissen der Bewohner gebracht werden. Das zeigt, dass zunehmend auch im stationären Bereich ähnlich wie in ambulanten Tourenplanungen Arbeitsabläufe mehr denn je sorgfältig geplant sein müssen, um dieser Vielfalt an Anforderungen gerecht werden zu können.

Unter dem Stichwort „Bedeutung der Bewohnerstruktur" geht es darum den pflegerisch-medizinischen Interventionsbedarf, welcher eine Verbindung aus den

- pflegerischen Anforderungen (Pflegediagnosen),
- den medizinischen Diagnosen und
- nicht zuletzt aus der Erwartungshaltung seitens der Interessenpartner an die Einrichtungen

darstellt, unmittelbar in die Gestaltung der Dienstleistungen einzubinden. Damit dies jedoch gelingt müssen

- die Verteilung der Arbeitszeiten (= Länge und tageszeitliche Lage der Dienste),
- die Stärke der Schichtbesetzungen und
- die dafür erforderlichen Qualifikationen

mit in die Planung einbezogen werden. In der Praxis ist jedoch nicht selten das Gegenteil der Fall: Es wird der überwiegend zum Scheitern verurteilte Versuch unternommen, neue Angebote in die bestehenden Arbeitszeitstrukturen einzubinden, was häufig misslingen muss, weil diese Strukturen letztendlich unter vollkommen veränderten Rahmenstrukturen eines komplett anderen Umfelds entstanden sind und – was nicht vergessen werden darf – gleichwohl zu dem damaligen Zeitpunkt durchaus ihre Daseinsberechtigung hatten. Betrachtet man allein die Dynamik, mit welcher sich das Wissen um den allgemein anerkannten Stand medizinisch-pflegerischer Erkenntnisse in dem Betrachtungszeitraum gewandelt hat, zeigt sich, wie kurz die Halbwertzeit für Anpassungen geworden ist und wie wichtig eine kontinuierliche Betrachtung der Arbeitszeitgestaltung in Verbindung mit dem Interventionsbedarf aus der Bewohnerstruktur heraus geworden ist. Dabei müssen durchaus kritisch „Modetrends" von fachlichen Anforderungen unterschieden werden.

Die Bewohnerstruktur kann am einfachsten in zwei Grobkomponenten aufgeteilt werden: in eine quantitative und eine qualitative Komponente.

Die **Quantitative Komponente** erfordert es, die Entwicklung der Pflegebedürftigkeit nach Pflegestufen kontinuierlich zu erfassen; es empfiehlt sich die tagesbezogene Variante. Das sollte gar nicht von dem Dienstplanenden durchgeführt werden müssen; wichtig ist es, dass es einrichtungs- oder trägerbezogenen eine Stelle gibt, welche diese Auswertung durchführt und die Erkenntnisse daraus an die Dienstplanenden regelmäßig rückmeldet. (siehe Schaubild 1.1.1)

	1	2	3	4	5	6	7	8	9	10	11	12	13	14
Bew. Pflegestufe 0	2	2	2	2	2	1	1	1	3	3	3	3	0	0
Bew. Pflegestufe 1	11	11	11	11	11	11	11	9	9	9	11	11	11	8
Bew. Pflegestufe 2	17	17	17	17	17	17	18	18	18	18	18	17	17	17
Bew. Pflegestufe 3	10	9	9	9	9	10	10	10	10	10	10	10	10	13
Bew. Pflegestufe H	0	0	0	0	0	0	0	0	0	0	0	0	0	0
Summe Bewohner	40	39	39	39	39	39	40	38	40	40	42	41	38	38
MA Soll/Pflegeschlüssel														
MA-Soll Stufe 0	0,196	0,299	0,299	0,299	0,299	0,149	0,149	0,149	0,448	0,448	0,448	0,448	0	0
MA-Soll Stufe 1	3,323	3,667	3,667	3,667	3,667	3,667	3,667	3	3	3	3,667	3,667	3,667	2,667
MA-Soll Stufe 2	7,20	7,56	7,56	7,56	7,56	7,56	8,00	8,00	8,00	8,00	8,00	7,56	7,56	7,56
MA-Soll Stufe 3	5,747	4,737	4,737	4,737	4,737	5,263	5,263	5,263	5,263	5,263	5,263	5,263	5,263	6,842
MA-Soll Stufe H	0	0	0	0	0	0	0	0	0	0	0	0	0	0
Summe MA Soll	16,47	16,26	16,26	16,26	16,26	16,63	17,08	16,41	16,71	16,71	17,38	16,93	16,49	17,06
Abzgl. Overheadanteil	1,15	1,15	1,15	1,15	1,15	1,15	1,15	1,15	1,15	1,15	1,15	1,15	1,15	1,15
Planbares MA Soll	15,32	15,11	15,11	15,11	15,11	15,48	15,93	15,26	15,56	15,56	16,23	15,78	15,34	15,91
MA-Ist VK Stellen	16,00	16,00	16,00	16,00	16,00	16,00	16,00	16,00	16,00	16,00	16,00	16,00	16,00	16,00
Abweichung	0,680	0,892	0,892	0,892	0,892	0,515	0,071	0,738	0,439	0,439	-0,228	0,217	0,665	0,086

Schaubild 1.1.1: Monat Juni 2011; Abgleich Bewohner Struktur nach Pflegestufen vs. MA Soll/Ist

Für die Einsatzplanung stellt diese quantitative Erhebung zunächst unabhängig von der Tatsache, ob eine Einstufung durch die Pflegekasse im Einzelfall bedarfsgerecht erfolgt oder nicht – ein wesentliches quantitatives Kriterium zur Beurteilung der Entwicklung der Pflegebedürftigkeit innerhalb eines Bereichs, der Bereiche unter- und zueinander und innerhalb der gesamten Einrichtung bzw. eines Trägerverbunds dar. Letztlich ergibt sich daraus auch unmittelbar die Besetzung im Dienstplan. **(siehe Kap. 2.2, Teil II)**

Die Mitarbeiterverteilung richtet sich nicht nur nach der quantitativen Verteilung der Pflegebedürftigkeit/Pflegestufen, sondern muss einen möglicherweise wechselnden Arbeitsanfall nach Pflegestufen u. a. in ihre Arbeitszeitgestaltung und Ablaufplanung einbinden. Zur Transparenz für die Mitarbeiter und deren Beteiligung an sachgerechten Einstufungen sollte eine derartige Übersicht zur Einsichtnahme für alle Beteiligten in den Diensträumen verfügbar sein. Bei der Bezugnahme des Mitarbeitereinsatzes hinsichtlich der wechselnden Pflegestufenverteilung geht es dabei nicht um ständige kurzfristige Arbeitszeitanpassungen, sondern um strategisch geplante verlässliche Besetzungen, welche ihre Grundlage aus einer kontinuierlichen Beobachtung der quantitativen Entwick-

15	16	17	18	19	20	21	22	23	24	25	26	27	28	29	30
2	2	2	2	2	2	2	2	2	2	2	2	2	2	2	2
11	11	11	11	11	11	11	11	11	11	11	11	9	9	9	9
17	17	17	17	17	17	17	17	17	17	18	18	18	19	18	18
10	10	10	10	9	9	9	9	8	8	8	8	10	10	10	10
0	0	0	0	0	0	0	0	0	0	0	0	0	0	0	0
40	40	40	40	39	39	39	39	38	38	39	39	39	40	39	39
0,299	0,299	0,299	0,299	0,299	0,299	0,299	0,299	0,299	0,299	0,299	0,299	0,299	0,299	0,299	0,299
3,667	3,667	3,667	3,667	3,667	3,667	3,667	3,667	3,667	3,667	3,667	3,667	3	3	3	3
7,56	7,56	7,56	7,56	7,56	7,56	7,56	7,56	7,56	7,56	8,00	8,00	8,00	8,44	8,00	8,00
5,263	5,263	5,263	5,263	4,737	4,737	4,737	4,737	4,211	4,211	4,211	4,211	5,263	5,263	5,263	5,263
0	0	0	0	0	0	0	0	0	0	0	0	0	0	0	0
16,78	16,78	16,78	16,78	16,26	16,26	16,26	16,26	15,73	15,73	16,18	16,18	16,56	17,01	16,56	16,56
1,15	1,15	1,15	1,15	1,15	1,15	1,15	1,15	1,15	1,15	1,15	1,15	1,15	1,15	1,15	1,15
15,63	15,63	15,63	15,63	15,11	15,11	15,11	15,11	14,58	14,58	15,03	15,03	15,41	15,86	15,41	15,41
15,25	15,25	15,25	15,25	15,25	15,25	15,25	15,25	15,25	15,25	15,25	15,25	15,25	15,25	15,25	15,25
-0,384	-0,384	-0,384	-0,384	0,142	0,142	0,142	0,142	0,669	0,669	0,224	0,224	-0,162	-0,606	-0,162	-0,162

lung der Bewohnerstruktur schöpfen (= Übereinstimmung von Regelbesetzung und Bewohnerstruktur).

Die **Qualitative Komponente** bezieht jetzt u. a. die Pflegediagnosen mit ein, welche sich aus der individuellen Pflegebedürftigkeit in Verbindung mit den medizinischen Diagnosen ergeben.

■ Die Erhebungen zu den Pflegediagnosen unter Einbezug der medizinischen Diagnosen sollen eine Aussage dahingehend machen, welcher individuelle Unterstützungsbedarf in der Einrichtung gegeben ist und welche Auswirkungen dies auf die Mitarbeitereinsatzplanung der einzelnen Arbeitsbereiche hat. Dies lässt sich aus der rein quantitativen Pflegestufenverteilung nicht ablesen.

Beispiel: Es gibt in einem Wohnbereich sehr viele Bewohner mit demenziellen Krankheitsbildern. Welche Auswirkungen haben Tagesstrukturierende Angebote auf die Arbeitszeitgestaltung im Verlauf über 24 Stunden und an welchen Wochentagen und zu welchen Tageszeiten werden die speziellen zusätzlichen Angebote bereitgehalten? Werden diese Angebote zu den Tagen und Uhrzeiten angeboten, wann es für die Bewohner mit ihrem erforderlichen Interventionsbedarf einen Sinn ergibt oder werden Maßnahmen dann angeboten, wann es die bestehenden Arbeitszeitstrukturen der Mitarbeiter ermöglichen?

Die Verbindung von pflegerischen und medizinischen Diagnosen hat eine enorme Bedeutung für die Arbeitszeitgestaltung. Wie unterschiedlich sich die Pflegebedürftigkeit in ein und derselben Pflegestufe darstellt, wissen alle Praktiker. Umso wichtiger ist es über ein einrichtungsinternes Risikomanagement zu verfügen, welches auf einen Blick unkompliziert und punktgenau den Unterstützungsbedarf belegt. Die dabei gewonnenen Erkenntnisse haben in Folge unmittelbare Auswirkungen auf die Einsatzplanung.

Beispiel 1:
In einem Wohnbereich besteht bei einer Vielzahl von Bewohnern ein erheblicher Hilfebedarf beim Anreichen des Essens. Damit benötigt dieser Arbeitsbereich im Gegensatz zu den anderen eine verstärkte Besetzung zu diesen Zeiten.

Beispiel 2:
Ein anderer Wohnbereich hat einen hohen Anteil an pflegebedürftigen Bewohnern, welche sehr mobil sind mit verstärkten Unterstützungsbedarf in Tagesstrukturierenden Maßnahmen, aber wenig Hilfestellung bei den Mahlzeiten benötigen. Das bedeutet, dass beispielsweise für diese Tätigkeiten eine verstärkte Präsenz in der tageszeitlich passenden Besetzung der Dienste erforderlich ist.

Damit wird deutlich, welche Bedeutung die individuelle Berücksichtigung der Auswirkungen von Pflegebedürftigkeit des Einzelnen und in Folge aller Bewohner dieses Wohnbereiches für die Arbeitszeitgestaltung heute hat. Gleichermaßen wird damit aber auch ersichtlich, dass sich Arbeitszeitgestaltung fließend wechselnden Bedürfnissen des jeweiligen Klientels anpassen muss.

Nicht die Vielzahl unterschiedlicher Arbeitszeiten macht eine qualitative Aussage hinsichtlich der Reaktionsmöglichkeiten auf unterschiedliche Bewohneranforderungen, sondern eine gezielte und abgestimmte Arbeitszeitgestaltung. Das kann auch mit weniger unterschiedlichen Arbeitszeiten erreicht werden, wenn diese Hand in Hand mit einem durchdachten Mix unterschiedlicher Anstellungsverhältnisse erreicht werden können. Eine Arbeitszeitgestaltung, welche ihre planerischen Grundlagen auf den individuell erhobenen Hilfe- und Unterstützungsbedarf der Bewohner aufbaut, sichert die verantwortlichen Mitarbeiter in Bezug auf mögliche organisatorische Versäumnisse massiv ab, weil die Arbeitszeitgestaltung als passende Rahmenstruktur (= Strukturqualität) Voraussetzung für eine sach- und fachgerechte Leistungserbringung (= Prozessqualität) ist. Gleichzeitig gewährleistet dies eine Einsatzplanung, welche auf fachlichen Anforderungen aufbaut und sich durch eine kontinuierliche Beobachtung der Entwicklung fortlaufend an den Bedürfnissen ihrer Klienten ausrichtet.

Diese veränderten Anforderungen erfordern allerdings auch Weitsichtigkeit anstelle von starrem Denken bei (manchen) Heimaufsichtsbehörden. Flexible Arbeitszeiten bei den Mitarbeitern – adaptiert an spezielle Bewohnerbedürfnisse und den sich daraus ergebenden Notwendigkeiten – bringen es unter Einbezug der beschriebenen Fachkraftsituation zwangsweise mit sich, dass nicht zu allen Tageszeiten gleich viele Fachkräfte im Dienst sind, sondern die Fachkraftbesetzung – abgesehen von einer einrichtungsintern (nicht wohnbereichsintern) definierten Basisbesetzung – sich an den wechselnden Erfordernissen des Klientels ausrichtet. Das bedeutet, dass in einem Wohnbereich mehr Fachkräfte im Einsatz sind und möglicherweise in zwei anderen zusammen nur eine Pflegefachkraft.

Das wiederum erfordert bei den Heimaufsichtsbehörden in der Tat eher eine gedankliche und inhaltliche Auseinadersetzung mit den beschriebenen Anforderungen des Bewohnerklientels als ein rein zahlenmäßiges Prüfen von Dienstplänen, wird aber der jeweiligen Zielsetzungen der Landesheimgesetze mehr entsprechen, als ein gießkannenmäßiges Quoten-Verteilen von Pflegefachkräften im Haus ohne Berücksichtigung der individuellen Bewohnerbedarfe.

In Kap. 2.2, Teil II „Vom Pflegeschlüssel zu der Dienstplanbesetzung" ist detailliert ein Weg beschrieben, der zeigt, wie die Bewohnerstruktur bei der Arbeitszeitgestaltung innerhalb der Dienstplanung umgesetzt werden kann.

Teil II Der Regelkreis der Einsatzplanung

Fragen an den Juristen

■ *Wie sage ich dem Betriebsrat, dass sich verändernde Bewohnerstrukturen auch Anpassungen bei den Arbeitszeiten erfordern und heimvertragliche Bewohnerbedürfnisse, die zudem in den Verträgen mit den Pflegekassen vereinbart sind, nicht unberücksichtigt bleiben können?*
Antwort: Die Mitbestimmungsrechte des Betriebsrates umfassen nicht die Frage, mit welcher Schichtbesetzung der Arbeitgeber arbeiten will/muss. Da der Betriebsrat aber dem Dienstplan vor Inkrafttreten mit Blick auf die Verteilung der Arbeitszeiten der Mitarbeiter zustimmen muss, ist es natürlich von Vorteil, dem Betriebsrat den jeweils erforderlichen Mitarbeiterbedarf in Abhängigkeit von der jeweiligen Bewohnerstruktur darzulegen.

■ *Was kann ich machen, wenn ich erkenne, dass zwingend Änderungen der Arbeitszeiten durchgeführt werden müssten, der Betriebsrat dies aber ablehnt? Komme ich dann nicht in ein Organisationsverschulden?*
Antwort: Es ist dringend anzuraten, in einer Betriebsvereinbarung zu den Grundsätzen der Dienstplangestaltung zwischen Arbeitgeber und Betriebsrat Regelungen bindend festzulegen, wie mit kurzfristig erforderlichen Dienstplanänderungen umzugehen ist. (Siehe auch Kapitel 2.9, Teil I) Eine vom Betriebsrat verweigerte Zustimmung zu einer Änderung der generellen Schichtlängen, welche ebenfalls der Mitbestimmung des Betriebsrates unterliegt, muss zur Not vom Arbeitgeber vor dem Arbeitsgericht gegen den Betriebsrat eingeklagt werden. Ein Organisationsverschulden kann nur angenommen werden, wenn der Arbeitgeber vorwerfbar nicht alle zumutbaren Maßnahmen ergreift, um die erforderliche Pflege zu erbringen und dadurch Bewohner zu Schaden kommen.

■ *Wenn ich dem Betriebsrat den Dienstplan zur Genehmigung vorlege und*
   sich danach aufgrund von veränderten Bewohneranforderungen innerhalb
   dieses Planungszeitraums Änderungserfordernisse ergeben, wie verhalte ich
   mich dann korrekt? Die Bewohner haben doch auch einen heimvertraglichen
   Rechtsanspruch oder bedeutet der weniger als die Anforderungen des Betriebs-
   rates?

Antwort: Jede Dienstplanänderung bedarf grundsätzlich der Zustimmung
des Betriebsrates. Selbstverständlich hat der Betriebsrat bei der Ausübung
seiner Rechte immer auch die berechtigten Belange des Unternehmens im
Blick zu behalten. Es gibt allerdings keine Vorschrift die besagt, dass die
Bewohnerrechte den Mitbestimmungsrechten des Betriebsrates vorgehen.
Arbeitgeber und Betriebsrat haben stets vertrauensvoll nach gemeinsamen
Lösungen zu suchen. Diese Vorgabe ist ohne jeden Zweifel eine immer
wiederkehrende Herausforderung im Planungsalltag. Der Arbeitgeber sollte
hier beispielsweise durch ausgeklügelte Betriebsvereinbarungen zu den
Grundsätzen der Dienstplangestaltung vorsorgen. In Notsituationen muss
der Arbeitgeber ohne die Zustimmung des Betriebsrates handeln und Darf
dies auch. Anweisungen und Maßnahmen des Arbeitgebers in Notfällen
sind grundsätzlich mitbestimmungsfrei.

Teil II Der Regelkreis der Einsatzplanung

1.2 Pflegefachliche Auswirkungen auf die Dienstplanung

KAPITELMERKSÄTZE

- Die tageszeitliche Lage der Arbeitszeiten ergibt sich aus der Bewohnerstruktur und dem daraus resultierenden pflegerischen Interventionsbedarf.
- Die Stärke der Schichtbesetzungen und die erforderliche Fachkraftbesetzung ergeben sich aus den pflegerischen Anforderungen der Bewohnerstruktur und den Rahmenbegrenzungen aus den Pflegeschlüsselvorgaben.
- Zusätzliche administrative Anforderungen müssen im Vorfeld der Erarbeitung eines Dienstplanbesetzungsprofils kalkulatorisch mit berücksichtigt werden.

Aus den in dem Kapitel „Bedeutung der Bewohnerstruktur für die Dienstplanung" beschriebenen Grundlagen ergeben sich unmittelbare Auswirkungen auf die Arbeitszeitgestaltung innerhalb der Dienstplanung. Aus der Kenntnis der fachlichen Anforderungen lässt sich somit, ob die Arbeitszeitstrukturen der Pflegeeinrichtung mit den Anforderungen an eine sach- und fachgerechte Pflegearbeit übereinstimmen.

Unabhängig von den Vorgaben der noch bestehenden Heimpersonalverordnung – die auf diese Details gar nicht eingeht – geht es dabei darum, dass die verantwortliche Pflegefachkraft ihre Rückschlüsse daraus zieht,
- zu welchen Tageszeiten,
- zu welchen Tätigkeiten,
- auf welchen Wohnbereichen
- wie viele Pflegefachkräfte
eingesetzt werden müssen.

Beispiel: Aus den Resultaten des einrichtungsinternen Risikomanagements lässt sich ein bewohnerbezogener größerer Unterstützungsbedarf beim Essen in Bezug auf eine erhöhte Aspirationsgefahr in Verbindung mit entsprechenden ärztlichen Diagnosen ableiten. Das führt dazu, dass hier verstärkt Pflegefachkräfte oder zumindest speziell geschulte Mitarbeiter zum Einsatz kommen müssen. Insofern besteht immer eine Wechselwirkung aus Erkenntnissen aus dem Risikomanagement als Nachweis einer fachlich konstruktiven Dienstplanung, die nicht nur die Übereinstimmung von Mitarbeitereinsatz und pflegerischem Interventionsbedarf belegt, sondern auch ggf. einen vorliegenden erforderlichen Korrekturbedarf bei der Dienstplanung.

Eine Arbeitszeitgestaltung, welche als einzige Strukturen 7,7 oder 8,00 Stunden Schichten mit endlosen Überlappungszeiten und im wesentlichen die gleichen

Der Regelkreis der Einsatzplanung · Wipp/Sausen/Lorscheider
© Vincentz Network GmbH & Co. KG Hannover 2011 · ISBN 978-3-86630-184-9

tageszeitliche Lage des jeweiligen Früh- und Spätdienstes ausweist, wird den heutigen Anforderungen eines sehr differenzierten Bewohnerklientels nicht gerecht. Hier ist zu bedenken, dass die „Gemeinsamen Maßnahmen und Grundsätze für die Qualität und Qualitätssicherung sowie für die Entwicklung eines einrichtungsinternen Qualitätsmanagements" gem. § 113 SGB XI die Anforderungen an die Dienstplanung unter Pkt. 3.5 recht lapidar beschreiben: *Die Dienstplanung erfolgt durch die jeweils Verantwortlichen bewohnerorientiert nach den Notwendigkeiten einer ausreichenden und zweckmäßigen Pflege, sozialen Betreuung, Unterkunft und Verpflegung.*

Darüber hinaus dürfen die hinzukommenden Anforderungen, welche sich aus pflegefachlich qualitativer Sicht als Bestandteil der in Kap. 1.3, Teil I beschriebenen indirekten Pflegeleistungen ergeben, zeitlich nicht unberücksichtigt bleiben. Der erforderliche Zeitbedarf für Pflegevisiten, Pflegeplanungszeiten, Fallbesprechungen etc. muss im groben zeitlichen Umfang ermittelt und im Rahmen der Dienstplangestaltung in die Planungen mit einbezogen werden. Die Vorstellung, dass der nachträgliche „Einschub" in die bereits bestehende Arbeitsablaufplanung möglich ist, kann nur rein theoretisch unter einem etwas praxisfernen Blickwinkel gelingen. Der Alltag mit seinen Zwängen sieht dagegen anders aus. Deswegen stellt es eine Pflicht der mit der Dienstplanung beauftragten verantwortlichen Mitarbeiter dar:

- die regelmäßig auszuführenden indirekten Pflegeleistungen aufzulisten,
- die dazu benötigten Qualifikationen zu benennen,
- die Häufigkeit/den Zeitaufwand dieser Arbeiten zu benennen und
- den dafür erforderlichen Aufwand an Arbeitszeit planerisch zu berücksichtigen.

Dafür müssen die erforderlichen Administrationszeiten für die Wohnbereichsleitungen oder andere darüber hinausgehende beschriebene zusätzliche Anforderungen eingeplant werden; ein Negieren tatsächlicher Bedarfe löst die bestehende Problematik nicht. Das erfordert einen konsequenten Einbezug dieser Tätigkeiten in die Arbeitszeitgestaltung. Es handelt sich bei den bestehenden Qualitätsanforderungen um vertragliche Vereinbarungen mit den Kostenträgern, welche – unanhängig von der Sichtweise des Einzelnen – zu leisten sind und somit als Arbeitszeitkontingent innerhalb der Dienstplanung zu berücksichtigen sind. Die Fragestellung, wie viel Arbeitszeit dafür zu veranschlagen ist, lässt sich nur aus der einrichtungsintern geplanten Aufgabenverteilungen auf die einzelnen Positionen erkennen. Ein Beispiel dazu ist in Kap. 1.3, Teil I mit dem Schaubild 1.3.2 nachvollziehbar. Letztlich hängt es von der Größe der Einrichtung und damit der Anzahl derjenigen Mitarbeiter ab, welche die einzelnen Aufgaben in welcher Häufigkeit übernehmen.

Auch die Frage nach den vieldiskutierten Zeiten für Notfälle sollten dabei ange-sprochen werden. Nach der in Kapitel 1.3 in Teil I beschriebenen Vorgehensweise gilt es Tätigkeiten zu erfassen und deren Verantwortlichkeiten abzuklären. Notfälle kommen sicherlich vor, sind aber nicht planbar und können somit aus Gründen der Vorgaben zur Dienstplanung auf Basis der Pflegeschlüssel oder Pflegesätze keine (zeitliche) tägliche Berücksichtigung finden. Dass derartige Situationen dennoch im Zuge der Dienstplanung bei Fachkräften inhaltlich in der Quantität des Arbeitsablaufs zu berücksichtigen sind, ist eine arbeitsorgani-satorische Frage.

Aufgrund der hier beschriebenen Anforderungen wäre es ein gefährlicher Trug-schluss zu glauben, dass Problemstellungen in der bestehenden Arbeitszeitge-staltung allein durch Arbeitszeitveränderungen ohne Anpassungen bestehender Strukturen durch einen Umstieg auf Basis der 5-, 5,5- oder 6-Tage-Woche gelöst werden können. Es muss zunächst der individuelle Bewohnerbedarf ermittelt werden. Das dieser im Ergebnis immer ein gewisser Kompromiss zwischen den Bedürfnissen der Bewohner und deren der Mitarbeiter ist, braucht nicht in Frage gestellt zu werden. Der grundsätzliche Ansatzpunkt für eine Planung muss aber der kundenorientierte Blickwinkel sein.

In dem Abschnitt zur „Definition der Regelbesetzung" ist beschrieben, dass diese zur Transparenz der Besetzungsplanung gegenüber allen Beteiligten in Form von sog. Dienstplanbesetzungsprofilen dargestellt werden kann (Schaubild 2.2.7a und 2.2.7b). Innerhalb dieser Einsatzprofile sollte neben der grundsätzlichen Dar-stellung der Regelbesetzungen auch definiert sein, welche Dienste mit welchen Längen in der Regel von Pflegefachkräften besetzt werden. Dies dient in einem hohen Maße der Absicherung der verantwortlichen Mitarbeiter, weil dieser zentrale Aspekt nicht der Beliebigkeit des Handelns unterliegen darf. Darüber hinaus stellt das Mitarbeitereinsatzprofil gleichzeitig eine Dienstanweisung und eine pflegefachliche Vorgabe seitens der Verantwortlichen Pflegefachkraft an die dienstplanerstellenden Mitarbeiter dar, welche nicht ohne Rücksprache geändert werden darf. Im Idealfall hängt das Einsatzprofil in seiner gültigen Form neben dem Dienstplan aus; der Tausch von Diensten darf damit nur auf Basis dieser Hintergrundinformationen zum Dienstplan erfolgen.

Das bedeutet, dass ein Tauschen von Diensten der Mitarbeiter untereinander immer nur
- innerhalb der im Einsatzprofil beschriebenen Qualifikationen (= **Qualitati-ver Faktor**),
- innerhalb der Stärke der Schichtbesetzungen (Mitarbeiteranzahl) und
- innerhalb der gleichen Schichtlängen erlaubt sind (**Quantitativer Faktor**).

Damit wird einerseits ein Einbruch in der qualitativen Besetzung der Dienste verhindert und gleichzeitig ein Überschreiten des kalkulierten Stunden-/Stellenbudgets verhindert, weil ein kurzer Dienst von beispielsweise 4 Stunden nicht plötzlich durch einen Dienst mit möglicherweise 8 Stunden ersetzt wird, nur weil zwei Mitarbeiter mit unterschiedlichen Anstellungsverhältnissen ihren Dienst tauschen.

Die Kenntnis der individuellen Pflegeanforderungen aus der quantitativen und qualitativen Bewohnerstruktur und der daraus resultierenden Risikopotenziale kann auch die Grundlage dafür sein, bei Verfügbarkeit von nur wenigen Pflegefachkräften, zu entscheiden, auf welchen Bereichen vorrangig eine Fachkraft präsent sein muss. Dies steht nicht im Widerspruch zu der/den Heim-/Landesheimpersonalverordnungen, sondern belegt im Gegenteil professionelles Handeln (= bedarfsgerechter und bestimmungsgemäßer Mitarbeitereinsatz). OVG Münster AZ.: 4 A 151/01. Nicht die Fachkraftverteilung nach dem Gießkannenprinzip wird den individuellen fachlichen Anforderungen aus der Bewohnerstruktur heraus gerecht, sondern der gezielte Fachkrafteinsatz, der von den Bedürfnissen und gefahrgeneigten Interventionsbedarfen des einzelnen Pflegebedürftigen Kenntnis hat.

Neben der tageszeitlichen Verteilung der Arbeitszeit und der Stärke der Schichtbesetzungen haben die „Rahmenstrukturen" zur Arbeitszeitgestaltung, welche sich aus dem Träger- und Pflegeleitbild ableiten lassen, eine Auswirkung auf die unmittelbare tageszeitliche Leistungserbringung für die Bewohner. Dienstbeginn und Dienstende sowie die Stärke der personellen Besetzungen der Dienste – vor allem unmittelbar zu Dienstbeginn und Dienstende – haben eine erhebliche Außenwirkung und gleichzeitig eine immense Aussagekraft für Fachleute (externe Qualitätsprüfungen). Jeder kann sich bei einem Dienstende um 20.00 Uhr in Verbindung mit einer bestimmten Besetzung der Dienste und einer Bewohneranzahl mit entsprechender Pflegestufenverteilung leicht vorstellen, wann abendliche Pflegevorgänge oder zuvor das Abendessen ablaufen und vor allem wie lang die Nacht sich für die Bewohner hinzieht; von einer sich verstärkenden Arbeitsspitze bei zunehmendem abendlichem Pflegebedarf in einem kürzeren Zeitraum in Folge von früherem Dienstende ganz zu schweigen. Vor diesem Hintergrund kann heute sicherlich ein Dienstbeginn morgens vor 6.30 Uhr und ein Dienstende abends vor 21.00 Uhr nicht mehr mit dem allgemein anerkannten Standards in Einklang gebracht werden. Nicht selten ist hier jedoch im Rahmen von geplanten Arbeitszeitveränderungen mit beispielsweiser Verlagerung des Zeitpunkts des Abendessens von 17.00 auf 18.00 Uhr zu hören: *Unsere Bewohner wollen das gar nicht"*. Dabei gilt es zu unterscheiden zwischen

- dem, was den Pflegebedürftigen über Jahre institutionell „anerzogen" wurde (= „unsere Bewohner wollen nicht später ins Bett"),
- dem, was der einzelne Bewohner in individueller Abweichung zu fachlichen Standards persönlich wünscht (= Biografie, Pflegeplanung) und
- dem, was einem Leben in der Normalität entspricht, soweit diese im Rahmen der Möglichkeiten einer stationären Einrichtung realisiert werden kann.

Allerdings muss bei der Beurteilung des Dienstendes die Nachtdienstbesetzung und insbesondere die Bewohnerstruktur differenziert in die Betrachtung mit einbezogen werden. Das bedeutet, dass vor Arbeitszeitveränderungen immer zwingend die zu verändernden Arbeitsabläufe detailliert auf Realisierbarkeit hin zu untersuchen sind.

Fragen an den Juristen

- *Welche Prioritätensetzung ist erforderlich, wenn ich den bewohnerbezogenen Bedarf sehe, dass beispielsweise auf einem Wohnbereich mehr Fachkräfte eingesetzt werden, weil dort verstärkt gefahrgeneigte Tätigkeiten anfallen und ein zweiter Wohnbereich von der Fachkraftbesetzung dieses Wohnbereichs nur mitbetreut wird, weil dort nachweislich wenig gefahrgeneigten Tätigkeiten auszuführen sind? Dies vor dem Hintergrund, dass nicht mehr Fachkräfte zu Verfügung stehen.*
Antwort: Der Mitarbeitereinsatz auf den Wohnbereichen hat sich strikt am konkreten Pflegebedarf zu orientieren. Die vorhandenen Fachkräfte sind entsprechend dieses Pflegebedarfs einzuplanen und einzusetzen. Die Entscheidung über die Fachkraftbesetzung der Wohnbereiche obliegt der Pflegedienstleitung.

- *Ist es von Vorteil, wenn ich konzeptionell die Frage des Fachkrafteinsatzes innerhalb unserer Einrichtung unter Angabe der Kriterien beschreibe?*
Antwort: Die konzeptionelle Beschreibung des Fachkräfteeinsatzes führt zur haftungsrechtlichen Absicherung der Planenden. Zudem führt sie zu einer erhöhten Akzeptanz für Schichtstärken und Fachkraftbesetzungen innerhalb der Belegschaft. Sie entbindet jedoch aus rechtlicher Sicht nicht von der Notwendigkeit einer situationsbezogenen Betrachtung in der Dienstplanung und während der Dienstplanperiode in Bezug auf eine eventuelle Dienstplanänderung.

- *Sind (soweit grundsätzlich vorgesehen) Überstundenzuschläge auch dann fällig, wenn ein Mitarbeiter Überstunden durch einen freiwilligen Diensttausch produziert?*
Antwort: In einem solchen Fall hat der Mitarbeiter keinen Anspruch auf Überstundenzuschläge, da die Überstunden nicht vom Arbeitgeber angeordnet sind.

Teil II Der Regelkreis der Einsatzplanung

1.3 Leistungsangebote und erforderliche Mitarbeiterstruktur

KAPITELMERKSÄTZE

- Das Leistungsangebot bestimmt indirekt die erforderliche Mitarbeiterstruktur.
- Bei der Planung neuer Angebote gilt es die gesetzlichen und vertraglichen Vorgaben dafür zu kennen.
- Bei der Planung neuer Angebote gilt es den personellen Aufwand zu ermitteln.

Von zentraler Bedeutung ist die Übereinstimmung von Leistungsangebot und Bewohnerstruktur mit der sich daraus ergebenden Struktur des Mitarbeiterteams. Unter Mitarbeiterstruktur sind sowohl deren Anstellungsverhältnisse (Vollzeit/Teilzeit; siehe Kap. 2.8, Teil II), als auch deren erforderliche Qualifikationen zu verstehen. Die heutige Vielfalt an (neuen) Wohnformen lässt in Bezug auf die Dienstplanung keine für alle geltenden allgemeingültigen Aussagen mehr zu. Im wesentlichen gelten die in Kap. 1.1, Teil II beschriebene Grundlagen zur Ermittlungen der Arbeitszeiten und der Stärke der Schichtbesetzungen.

Problematisch ist die seit der Übertragungen der Heimgesetzgebung auf die Länder entstandene Flut unterschiedlichster Regelungen. Diese behindern oder fördern die Absicht neue Wohnformen zu gestalten, weil jeweils abzuklären ist, ob eine Wohnform unter das Heimgesetz fällt oder nicht. Die Rechtsprechung erleichtert die Orientierung keineswegs, gibt aber zumindest Orientierungshilfen.

Der beschriebene kontinuierliche Abgleich zwischen den quantitativen und qualitativen Anforderungen aus der Bewohnerstruktur in Verbindung mit dem Leistungsangebot der Einrichtung zeigt frühzeitig Diskrepanzen auf und bietet Möglichkeiten der Korrekturen.

Aus der Bewohnerstruktur heraus ergeben sich Leistungsanforderungen und diese lösen letztendlich die Vorhaltung der entsprechenden Qualifikationen aus oder erfordern es, entsprechende Kooperationen mit Dritten einzugehen. Das bedeutet konkret für eine Einrichtung, welche ihr Klientel im Bereich der Schwerstpflegebedürftigen hat einen hohen Anteil speziell geschulter oder ausgebildeter Pflegefachkräfte und bei Einrichtungen mit einem eher im Sinne von Hausgemeinschaften geprägten Konzept die Pflege als diskrete Hintergrundleistung vorzuhalten.

Insofern prägt die Bewohnerstruktur letztlich immer das Geschehen (auch für den Dienstplanenden) und bedarf der sorgfältigen Beobachtung in ihrer Entwicklung.

Der Regelkreis der Einsatzplanung • Wipp/Sausen/Lorscheider
© Vincentz Network GmbH & Co. KG Hannover 2011 • ISBN 978-3-86630-184-9

Öffnungsklauseln zur Erprobung neuer Wohnformen finden sich sowohl im SGB XI als auch in den Landesheimgesetzen. Öffnung beginnt aber vor allem im Denken bei der zuständigen Behörde; wenn dort an tradierten Vorstellungen festgehalten wird, nützt der Innovationsgedanke beim Gesetzgeber, bei den Einrichtungen und deren Mitarbeitern bedauerlich wenig.

Vor dem Hintergrund komplett veränderter Kundenanforderungen sind vielfältige neue Angebotsformen, sowohl im stationären als auch im ambulanten Sektor entstanden. Dabei ist noch nicht einmal die wirkliche Vernetzung von ambulanten mit stationären Angeboten angesprochen, wie dies der Gesamtversorgungsvertrag nach § 72 Abs. 2 SGB XI bereits seit 2008 vorsieht. Hier ist ein neues Denken bei den Heimaufsichtsbehörden und den Verbänden der Krankenkassen gefragt. Dabei zeigt sich das eben gesagte: Erprobungsbereitschaft beginnt beim Denken. Es gibt Heimaufsichten, die gegenüber neuen Konzepten sehr aufgeschlossen sind, wenn es z. B. um die Bedürfnisse von Bewohnern einer Betreuten Wohnanlage geht, die von den Mitarbeitern der stationären Einrichtung mit betreut werden möchten. Und es gibt Behörden und/oder Pflegekassenmitarbeiter, die darin nur eine Bereicherung und Kostenausnutzung des Systems sehen. Der Gesetzgeber hatte dabei den geistig größeren Horizont: er will Synergien für alle Beteiligten erreichen.

Was bedeuten diese Erkenntnisse letztlich für den Dienstplanenden? Wie bereits immer wieder in diesem Buch beschrieben ist es von Bedeutung, die gesetzlichen und vertraglichen Spielregeln aus den Landesheimgesetzen und dem SGB XI mit den jeweils ausführenden Verordnungen und Richtlinien zu kennen, damit nicht zeitgemäße neue Ideen für bewohnergerechte Wohnformen ohne Angabe von Gründen von Behörden oder Kassen abgelehnt werden können. Dazu kommt, dass zwingend ein Konzept zu erstellen ist, dass genau die in den Gesetzen und/oder Verträgen genannten Anforderungen expressis verbis aufgreift. Der Vorteil liegt dann auf der Hand: Wird demjenigen, der die Entscheidung treffen muss, ein Konzept vorgelegt, welches inhaltlich genau die in den Gesetzen und Verträgen stehenden Inhalte aufgreift und quasi direkt beantwortet, hat es der Entscheider deutlich schwerer eine Idee abzulehnen, als wenn ihm dieses beispielsweise einfach erklärt wird „man wolle jetzt die Bewohner im Betreuten Wohnen vom Pflegeheim aus mitversorgen".

Das wird sicherlich schiefgehen. Beantwortet das Konzept dazu beispielsweise Fragen zu
- Aufgaben der Verantwortlichen Pflegefachkraft,
- der Form der Abgrenzung zum Mitarbeitereinsatz ambulant und stationär,
- Form und Inhalt eines jederzeit möglichen Personalabgleichs,
- den Abrechnungsnachweisen,

Teil II Der Regelkreis der Einsatzplanung

155

- der Dokumentation und der Qualitätssicherung und
- verweist noch auf die entsprechenden Öffnungs-/Erprobungsklauseln in den jeweiligen Gesetzen/Verträgen

steht es sofort besser da. Jetzt liegt es nämlich nicht mehr an dem Antragsteller, sondern an dem Gegenüber, auf Basis eines fundierten Konzepts eine Entscheidung treffen zu müssen. Das macht eine Ablehnung deutlich schwieriger.

Neue oder veränderte Wohnformen verfolgen unterschiedliche Ansätze. Sofern diese **unter die Regelungen der Landesheimgesetze** fallen, sind die dortigen Anforderungen ausschlaggebend für die Dienstplanung und unterscheiden sich mit Ausnahme der Arbeitszeiten im Wesentlichen nicht von der üblicherweise geltenden Vorgehensweise zur Dienstplanerstellung und -gestaltung.

Anders stellt es sich dar, wenn es um Einrichtungen **außerhalb der Landesheimgesetze** geht. Dort gelten die mit den Kostenträgern geltenden Vereinbarungen – z. B. ambulante externe Betreuung durch einen zugelassen Ambulanten Dienst, der seine Dienstplanung selbst regelt und intern „nur" die Präsenzkräfte plant. Oder eine Hausgemeinschaft mit Ambulanten Versorgungsstrukturen innerhalb der Einrichtung und Präsenzkräften. Dabei werden beide Qualifikationen über den Dienstplan geplant. Daneben gilt es dann, die individuellen vertraglichen Vereinbarungen wiederum zu kennen, um diese bei der Dienstplanung berücksichtigen zu können wie z. B. eine Pflegefachkraft muss für X Hausgemeinschaften im Dienst sein.

Egal ob Hausgemeinschaftskonzept, Behüteter Wohnbereich für dementiell erkrankte Bewohner oder Geriatrische Spezialabteilung – planerisch kann der personelle Aufwand für jede neue Wohnform wie folgt ermittelt werden:

- Übertragung in ein Dienstplanbesetzungsprofil, um die tages- und wochenzeitliche Verteilung der Arbeitszeit zu berücksichtigen und in der Überschneidung ggf. mit anderen Berufsgruppen besser zu sehen (siehe Kap. 2.1, Teil II).
- Auf dieser Basis ermitteln des Stundeneinsatzes pro Woche getrennt nach Fachkräften/Präsenzkräften oder anderen Berufsgruppen auf Basis der Einfachen Arbeitsplatzmethode (siehe Kap. 1.5, Teil I).
- Umrechung nach Qualifikationen in die erforderlichen VK- Stellenkontingente (siehe Kap.1.5, Teil I).
- Ggf. Abgleich mit dem für diese Wohnform zugestandenen Personalschlüssel seites der Kostenträger
- Ermitteln der erforderlichen „Kopfzahl" der Wochenendbesetzung (siehe Kap. 2.7, Teil II).

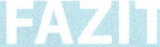
FAZIT

- Die kontinuierliche Beobachtung der Bewohnerstruktur zeigt, ob (noch) eine Übereinstimmung zwischen der (ursprünglichen) Zielsetzung des Wohnangebots mit der tatsächlichen Situation herrscht.
- Auf dieser Basis zeigt sich weiter die Übereinstimmung oder (erforderliche) Abweichung vom Leistungsangebot.
- Hieraus ergibt sich wiederum die Frage nach der Übereinstimmung von (geplantem) Mitarbeitereinsatz (einschließlich der Qualifikation) und möglichem Korrekturbedarf.
- Dies stellt in Folge auch die Basis dafür dar zu prüfen, inwieweit die wirtschaftliche Kalkulation noch der ursprünglich angedachten Wohnform entspricht oder ob (systemimmanente) Veränderungen der Bewohnerstruktur eine ungewollte Veränderung im Mitarbeitereinsatz aufgezwungen haben, welche möglicherweise zu einer Neukalkulation bzw. Neuausrichtung der Wohn- und/oder Angebotsform unter Bezugnahme auf die Wettbewerbssituation im Umfeld zwingt.
- Die Mechanismen dies zu Überprüfen sind in den vorausgegangenen Kapiteln beschrieben.

Teil II Der Regelkreis der Einsatzplanung

1.4 Personalbedarfsberechnung nach Personalrichtwerten (Pflegeschlüssel)

KAPITELMERKSÄTZE

- Der Pflegeschlüssel beinhaltet den Personalansatz über 24 Stunden an 365 Tagen.
- Bei Einsatz des berechneten Personals laut Pflegeschlüssel muss die Gesamtausfallzeit berücksichtigt werden.
- Pflegeschlüssel können von Bundesland zu Bundesland unterschiedlich sein.

Historie und Ausblick

Die Pflegeschlüssellandschaft in der Bundesrepublik Deutschland gestaltet sich sehr unterschiedlich; das zeigen die Übersichten 1.4.1 zu diesem Kapitel. Doch wie sind die Pflegeschlüssel entstanden? Ebenso wenig, wie die Fachkraftquote mit 50 Prozent auf einer wissenschaftlich fundierten Grundlage basiert, so wenig existiert auch eine Grundlage für die Pflegeschlüssel. Es handelt sich dabei um eine Fortschreibung über die Jahre in den Pflegesatzkommissionen verhandelter Anhaltswerte innerhalb der einzelnen Bundesländer, die nie wirklich evaluiert wurden. Die Literatur zu dieser Thematik belegt, dass diese „Entwicklung"/Fortschreibungen innerhalb der einzelnen Bundesländer stattgefunden haben und eigentlich in zwei wesentlichen Zeitzyklen betrachtet werden können: vor und nach der Einführung der Pflegeversicherung.

Die Personalanhaltszahlen in der stationären Altenpflege gehen beispielsweise in NRW auf eine Vereinbarung von 1968 zurück. In Baden-Württemberg hat die Pflegesatzkommission im Jahr 1989 eine sehr ausführliche Grundlagenkalkulation durchgeführt, die in Folge in dieser Genauigkeit nicht mehr wiederholt bzw. erneut ermittelt wurde. Zwar wurde auch dort nicht der bewohnerbezogene Pflegebedarf berücksichtigt, aber zumindest wurden anhand einer beispielhaften „24er Modell-Station" die personellen Grundlagen zu einer Dienstplanung ermittelt.

Bis 1986 galt in Baden-Württemberg ein Personalschlüssel von 1:3,5 in Pflegeheimen und 1:15 im Altenheimbereich. Nach Einführung des sog. Schwerstpflegezuschlags im Jahr 1986, erhöhte sich der Personalschlüssel auf 1:3,09. Aufgrund zunehmender Pflegebedürftigkeit der Heimbewohner, wurde in der Böblinger Vereinbarung im Jahr 1989 ein bis zum Jahr 1991 in mehreren Schritten (01.01.90 bzw. 01.01.91) umzusetzender Personalschlüssel von 1:2,37 und von 1:2,16 für den Bereich der „anerkannten Gerontopsychiatrie" vereinbart.

Für Altenheimbewohner galt ein Schlüssel von 1:12. Die weitere Zunahme der Pflegebedürftigkeit, insbesondere die ansteigende Zahl demenziell erkrank-

Der Regelkreis der Einsatzplanung · Wipp/Sausen/Lorscheider
© Vincentz Network GmbH & Co. KG Hannover 2011 · ISBN 978-3-86630-184-9

ter Bewohner in den Pflegeeinrichtungen, war für einen Teil der Ligaverbände Anlass, im Jahr 1993 neue Verhandlungen über weitere Personalschlüsselverbesserungen in die Richtung 1:2,04 anzustreben. Zusätzlich wurde dies mit der Arbeitszeitverkürzung auf 38,5 Stunden/Woche begründet.

In der oben beschriebenen Grundlagenkalkulation aus dem Jahr 1989 ging die Pflegesatzkommission von folgenden Jahresarbeitszeiten aus: 1545 Stunden je VK ab 01.04.1990 (dieser Wert gilt bis heute und wurde nirgendwo verändert oder angepasst; entspricht einer Gesamtausfallzeit von ca. 22 %). In den vorliegenden Kalkulationen wurden die Anzahl an Vollzeitkräften und die Pflegeschlüssel auf Basis einer Nettojahresarbeitszeit von 1545 Stunden errechnet (siehe Beschluss der Pflegesatzkommission v. 11.08.1989). Der Bedarf wurde sogar am Beispiel der bereits genannten „24er Modell-Station" errechnet; dabei hat die Jahres-Netto-Arbeitszeit von 1545 Stunden eine zentrale Kalkulationsgrundlage eingenommen. Weiter wurde damals vereinbart, dass weitergehende personelle Verbesserungen frühestens zum 01.05.94 in Kraft treten können.

Der erste SGB XI Rahmenvertrag in Baden-Württemberg im Jahr 1996 (Abschluss 12.12.1996), hatte keine Personalanhaltswerte enthalten; das war die damals geltende Struktur kurz nach Einführung der Pflegeversicherung; es bestand die Annahme, dass dies mit Einführung der Pflegeversicherung nicht mehr notwendig sei. In diesen bestehenden Rahmenvertrag wurden im Jahr 2002 als Ergebnis von Schiedstellensitzungen (11.09.2002) wieder die Personalschlüssel von 1989 aufgenommen (aufgrundlage der damaligen Kalkulationen) und wegen der negativen Auswirkung der Wochenarbeitszeitverkürzungen auf die Personalschlüssel, *um die bis heute geltenden Korridorwerte auf Grundlage der Pflegeschlüssel von 1989* (Beschluss der damaligen Pflegesatzkommission) ergänzt. Dazu – und auch nicht in den Folgejahren – gab es keine neuen Beschlussgrundlagen mehr. Hintergrund waren die „89er Kalkulationen". Gleichermaßen ist es auch noch aus heutiger Sicht beeindruckend, mit welcher Genauigkeit und Präzision dies 1989 ermittelt wurde. Zielgröße bei den Verhandlungen zum Rahmenvertrag im Jahr 2002 war wieder der Schlüssel von 1:2,37. Allerdings mussten nun Richtgrößen für die Pflegestufen definiert werden. Dies wurde in Form der noch heute geltenden Korridorwerte realisiert.

Gennrich beschreibt in einer Veröffentlichung für das KDA, Forum 22, Köln 1995, in „Dimensionen und Modelle angemessener Personalschlüssel in der stationären Altenhilfe", dass ab 1990 eindeutig die 38,5 Stunden-Woche prägend ist und zur Kalkulation in den Folgejahren (siehe auch Beschluss der Pflegesatzkommission) herangezogen wurde. Die KGSt (= Kommunale Gemeinschaftsstelle für Verwaltungsvereinfachung) kommt in allen Grundlagen zur Personalbedarfsermittlung ab 01.04.1990 auf 1577 Netto-Jahresarbeitszeitstunden (leichte kalkulatorische Abweichung zu den 1545 Std., bedingt durch höher kalkulierte

Gesamtausfallzeiten, auch in Folge unterschiedlichen Einbezugs der Feiertage). Weiter beschreibt Gennrich auch in der KDA-Veröffentlichung die damaligen Kalkulationshintergründe, in Form von *Arbeitszeitreduzierung* und die daraus erfolgte Modellberechnung der Pflegsatzkommission sowie vorliegende Berechnungen der Universität Hohenheim – allesamt basierend auf der Jahres-Netto-Arbeitszeit von 1545 Stunden (= 38,50 Stunden-Woche).

So beschreibt auch Jopen, Landeswohlfahrtsverband Württemberg-Hohenzollern, 1990, in „Die Personalsituation in der stationären Altenhilfe", es als wichtigen Schritt, dass die Berechnung auf die definierte Grundlage von 1545 Stunden festgelegt wurde.

Im Verlauf der vergangenen 20 Jahre gab und gibt es ständig Diskussionen um die Einführung bedarfsgerechter Personalbedarfsberechnungssysteme. So ist in den 90er Jahren umfassend das System PLAISIR erprobt worden, bis es wieder in den Schubladen verschwunden ist; das KDA hat dazu einiges veröffentlicht. Das RAI-Verfahren hat erst gar nicht die Popularität von PLAISIR erreicht und ist eher Insidern bekannt. Sowohl das SGB XI als auch teilweise die Rahmenverträge nach § 75 auf Landesebene beschreiben, dass die gegenwärtigen Verfahren (= die Pflegeschlüssel) solange Gültigkeit haben, bis ein entsprechendes neues Verfahren zur Anwendung vorliegt. Der letzte Sachstand dieser Diskussion ist die Studie von „Wingenfeld" aus dem Jahre 2010 – gefördert durch den GKV-Spitzenverband – mit dem Titel „Grundlagen der Personalbemessung in vollstationären Pflegeeinrichtungen". Wann hier letztlich wirklich Neues zu erwarten ist, steht in den Sternen und wird wohl noch lange Zeit auf sich warten lassen. Interessant ist, das mit Einführung der Pflegeversicherung in den Jahren 1995/1996 die Pflegeschlüssel zunächst „aus dem Verkehr" gezogen wurden, um dann – beispielsweise in Baden-Württemberg – im Jahre 2002 wieder wie beschrieben in die Rahmenverträge nach § 75 SGB XI aufgenommen zu werden – mangels Alternative, nach dem Motto: Totgesagte leben länger.

Berechnung des Personalbedarfs anhand von Pflegeschlüsseln, und Ermittlung der Zeitwerte

Der Pflegeschlüssel stellt die Grundlage zur Berechnung des Personals in einer Pflegeeinrichtung dar. Diese Schlüssel sind vertragliche Vereinbarungen zwischen den Pflegekassen (= Kostenträger) und den Pflegeeinrichtungen (= Leistungsträger) und können von der Pflegeeinrichtung nicht selbstständig festgelegt werden. Gleichzeitig besteht jedoch die Möglichkeit in denjenigen Bundesländern, welche über sog. Korridorwerte bei den Pflegeschlüsseln verfügen (siehe Anhang zu diesem Kapitel), dass der jeweilige Korridorwert pro Pflegestufe innerhalb der Verhandlungen zwischen der Pflegeeinrichtung und den Pflegekassen vereinbart wird. Einen Personalschlüssel gibt es grundsätzlich für alle Arbeitsbereiche in einem Pflegeheim. Generell gilt: je kleiner der Schlüsselwert, desto günstiger ist das Verhältnis von Mitarbeiteranzahl zu Bewohner.

Zu den Arbeitsbereichen, für welche Pflegeschlüssel festgelegt sind, gehören:

- der Pflegebereich,
- die Betreuung/Sozialer Dienst/Ergotherapie,
- die Hauswirtschaft,
- der Küchenbereich und die
- Verwaltung inkl. Heimleitung.

Der größte Anteil des Personals entfällt normalerweise auf den Bereich der Pflege. Im kommenden Abschnitt wird daher dieser Bereich näher beschrieben.

Die Personalschlüssel für den Bereich Pflege und Betreuung sind – wie bereits beschrieben – nicht bundeseinheitlich geregelt. Die wesentlichen Unterschiede liegen bei der Berücksichtigung von Personal für die Bereiche Pflegedienstleitung, Qualitätsmanagement und Soziale Betreuung. Der Pflegeschlüssel kann auch innerhalb einzelner Abteilungen (Gerontopsychiatrischer Bereich in Bayern) oder innerhalb von Bundesländern (Pflegeschlüsselkorridor in Baden-Württemberg) unterschiedlich sein. In Ausnahmefällen kann auch ein einrichtungsindividuell vereinbarter Pflegeschlüssel vorliegen; genauere Angaben ergeben sich aus der Leistungs- und Qualitätsvereinbarung bzw. den Leistungs- und Qualitätsmerkmalen und/oder dem Versorgungsvertrag.

Bestandteile der Pflegeschlüssel
Grundsätzlich muss der Personalbedarf an 365 Tagen und 24 Stunden gemäß Pflegeschlüssel abgedeckt werden. Der Personalschlüssel berücksichtigt bereits alle Ausfallzeiten (Urlaub, Feiertag, Krankheit, Fortbildung, Feiertage) und ist daher ein „Bruttoschlüssel", was die Arbeitszeitsystematik angeht. Diese Tatsache ist bei der Dienstplanerstellung von großer Bedeutung.

Personal, das nicht mehr entlohnt wird (Personal außerhalb der Lohnfortzahlung, Beschäftigungsverbot bei Schwangeren, …), findet keine Berücksichtigung im Sinne des Pflegeschlüssel. Dieses Personal muss bei Neueinstellungen bedacht werden (ggf. befristete Verträge für neue Mitarbeiter), damit Überbesetzungen vermieden werden. Der Pflegeschlüssel berücksichtigt in der Regel keine Überbesetzungen.

Warum gibt es unterschiedliche Personalschlüssel in den Bundesländern, jedoch gleiche bundeslandübergreifende Kriterien bei der Festlegung von Pflegestufen?

Teil II Der Regelkreis der Einsatzplanung

Diese Frage stellt sich im Alltag häufig, gerade wenn man an der Grenze zu einem anderen Bundesland mit besseren Pflegeschlüsseln arbeitet. Diese unterschiedlichen Kriterien haben mit dem Föderalismussystem in Deutschland zu tun, in dem unter anderem die Pflegeschlüssel auf Länderebene geregelt werden. Für den Bewohner bedeutet dies, dass weniger oder mehr Pflegezeit zur Verfügung steht, je nachdem in welchem Bundesland er lebt. Für die Pflegekraft heißt es, dass sie mehr oder weniger Bewohner in einer vorgegebenen Zeit versorgen muss. Eine abschließende Beantwortung der Frage, warum die Pflegeschlüssel nicht einheitlich definiert sind, ist die Politik bisher schuldig geblieben. Seit nunmehr drei Jahren wird über eine Neudefinition des Pflegebedürftigkeitsbegriffs diskutiert, welcher sich nach dem aktuellem Stand der Diskussionen von den drei Pflegestufen zu fünf Bedarfsgraden verändern soll und gleichzeitig keine Zeitwerte mehr beinhaltet. Der Grad der Einschränkung an der individuellen Lebensführung soll ausschlaggebend für die jeweilige Einteilung in den Bedarfsgrad (= bisher Pflegestufe) sein.

Einhaltung von Pflegeschlüsseln
Nicht nur die Einhaltung des Pflegeschlüssels ist wichtig, sondern auch die Berücksichtigung der ebenfalls vorgeschriebenen Fachkraftquote. Die Leitungspersonen sollten jederzeit über den Personalbedarf und -bestand in ihrer Einrichtung/ihrem Wohnbereich umfassend informiert sein (siehe Kap. 4.1, Teil II).

Berechnung des Personalbedarfs anhand von Pflegeschlüsseln und Ermittlung der Zeitwerte
Der Personalschlüssel gibt das Verhältnis von Mitarbeitern zu pflegebedürftigen Bewohnern an und ist normalerweise pflegestufenabhängig. Dies bedeutet, dass für einen Bewohner in einer höheren Pflegestufe auch entsprechend mehr Personal vorgesehen wird. In einigen Bundesländern gibt es gesonderte Schlüssel für:
- Pflegedienstleitung,
- Qualitätsmanagement,
- Begleitender Dienst/Sozialdienst.

Diese Schlüssel sind pflegestufenunabhängig, für jeden Bewohner gilt der gleiche Personalansatz. In denjenigen Bundesländern, in welchen diese Bereiche gesondert ausgewiesen sind, sind die Pflegeschlüssel nach Pflegestufen dafür meist ungünstiger; zusätzlich zu den „guten" Pflegeschlüsseln wie in Baden-Württemberg, Bayern oder Nordrhein-Westfalen werden sie allerdings nicht gerechnet.

Formel:
Anzahl der Bewohner je Pflegestufe : Pflegeschlüssel = Vollzeitkräfte je Pflegestufe

Beispiel:
10 Bewohner der Pflegestufe 2 bei einem Pflegeschlüssel von 2,36

Berechnung:
10 Bewohner : 2,36 = 4,24 Vollzeitkräfte

Wenn der Pflegeschlüssel den Personalansatz für PDL, QM, SD /BD **nicht** regelt, muss der berechnete Personalansatz, um vorhandene Mitarbeiter in diesen Bereichen gekürzt werden, da diese Mitarbeiter i. d. R. nicht auf dem Dienstplan der Pflege auftauchen und es ansonsten zu einer Überdeckung kommt. Das Vorgehen ist detailliert in Kap. 2.2, Teil II „Vom Pflegeschlüssel zur Dienstplanbesetzung" beschrieben.

Pflegestufe	Anzahl Bewohner
0	6
1	38
2	39
3	21
Summe	104

Übersicht 1.4.1a: Beispielhafte Belegungsstruktur

Berechnung der Zeitwerte aus Pflegeschlüsseln
Bei der Berechnung der Zeitwerte aus Pflegeschlüsseln zum Mitarbeitereinsatz im Dienstplan müssen die Ausfallzeiten Berücksichtigung finden. Ausfallzeiten fallen grundsätzlich an, und ohne deren Berücksichtigung ergeben sich zwangsläufig Überstunden und Personalengpässe. Mitarbeiter, die sich außerhalb der Lohnfortzahlung befinden (z. B. nach sechswöchiger Krankheit, …), finden in der Personalberechnung keine Berücksichtigung (keine Fehlzeitenberechnung, keine Stellenanteilbewertung). Diese Mitarbeiter werden erst wieder bewertet, wenn wieder eine Lohnzahlung erfolgt bzw. eine Arbeitsleistung erbracht wird.

Als Beispiele zu der Ermittlung der Pflegeminuten aufgrundlage der Pflegeschlüssel aus der beispielhaften Einrichtung aus Kap. 2.2, Teil II sei auf das Schaubild 2.3.1 verwiesen. Das Schaubild 2.3.1 zeigt auch die Diskrepanz zwischen der bei den Einstufungsbegutachtungen zu Grunde gelegten Pflegeminutenwerten zur Erreichung einer Pflegestufe und dem aus dem jeweiligen Pflegeschlüssel nach Pflegestufe resultierenden Pflegeminutenwert.

Kennzahlen lt. Muster Belegungsstruktur

Bundesland	Soll VK	Netto Minuten Werte je Pflegestufe			
		0	1	2	3
Sachsen maximal	44,52	44,00	88,00	120,00	165,00
Baden-Württemberg maximal	43,70	59,06	84,35	118,39	160,00
Bayern maximal	41,95	39,40	88,00	117,33	138,95
Niedersachsen maximal	40,36	26,45	77,07	113,38	149,79
Schleswig-Holstein maximal	40,06	49,67	85,52	106,90	136,13
Nordrheinwestfalen	39,77	38,73	71,73	111,33	152,40
Hessen	39,57	54,32	77,65	108,64	139,68
Bayern minimal	39,31	30,00	82,50	110,00	132,00
Rheinlandpfalz	38,92	39,76	71,92	103,35	155,73
Bremen maximal	38,80	42,04	70,03	112,34	140,43
Hamburg maximal	38,59	21,45	65,02	110,46	156,21
Berlin	38,57	38,24	71,12	110,88	139,29
Sachsen Anhalt maximal	38,49	21,71	72,33	108,64	145,05
Thüringen	37,75	95,82	95,82	95,82	95,82
Mecklenburg Vorpommern maximal	37,55	32,63	68,16	103,30	147,56
Hamburg minmal	37,13	20,64	62,56	106,45	150,00
Bremen minmal	35,79	38,88	64,71	103,53	129,41
Saarland	34,47	33,00	67,35	93,95	127,54
Brandenburg	34,15	61,60	64,22	89,38	129,46
Baden-Württemberg minimal	34,10	27,39	66,67	93,29	126,92
Sachsen minimal	33,61	29,33	58,67	91,03	138,95
Niedersachsen minimal	33,27	22,95	63,41	92,74	124,74
Schleswig-Holstein minimal	32,09	42,34	64,34	86,34	114,62
Sachsen Anhalt minimal	31,40	18,21	58,67	88,00	120,00
Mecklenburg Vorpommern minimal	30,83	27,30	59,35	81,41	121,16

Rechenweg zur Ermittlung der Pflegeminuten je Pflegestufe am Beispiel der Pflegestufe 2 in Baden-Württemberg maximal 113,89 Minuten

Bezeichnung	Rechnung	Wert
Nettojahresarbeitszeit in Stunden		1.606
Nettojahresarbeitszeit in Minuten	1606 x 60	96.360
Nettoarbeitszeit am Tag in Minuten	96.360 : 365	264
Pflegeschlüssel Stufe 2 = 1:2,23	264 : 2,23	118,39

Rechenweg zur Ermittlung der Pflegeminuten je Pflegestufe am Beispiel der Pflegestufe 2 in Mecklenburg Vorpommern minimal 81,41 Minuten

Bezeichnung	Rechnung	Wert
Nettojahresarbeitszeit in Stunden		1.606
Nettojahresarbeitszeit in Minuten	1606 x 60	96.360
Nettoarbeitszeit am Tag in Minuten	96.360 : 365	264
Pflegeschlüssel Stufe 2 = 1:3,38	264 : 3,38	78,11
Pflegeschlüssel Qualitätsbeauftragter = 1:80	264 : 80	3,30
Summe Minuten		81,41

Übersicht 1.4.1b: Netto-Zeitwerte aus Pflegeschlüsseln (direkte und indirekte Pflege)

Pflegestufe	Baden-Württemberg		Bayern		Berlin	Branden-burg
	Korridor		allgemeine Pflege Korridor			
	von	bis	von	bis		
0	1 : 9,64	1 : 4,47	1 : 8,80	1 : 6,70	1 : 8,01	*3
1	1 : 3,96	1 : 3,13	1 : 3,20	1 : 3,00	1 : 4,01	1 : 4,28
2	1 : 2,83	1 : 2,23	1 : 2,40	1 : 2,25	1 : 2,50	1 : 3,04
3	1 : 2,08	1 : 1,65	1 : 2,00	1 : 1,90	1 : 1,97	1 : 2,08
Härtefall	–	–	–	–	–	1 : 1,80
Pflegedienstleistung	–	–	–	–	1 : 100	1,0 VK Fix
Nachtdienst	–	–	–	–	–	–
Qualitätsbeauftragter	–	–	–	–	1 : 200	–
Sozialer Dienst/Ergotherapie	–	–	–	–	1 : 200	–
Praxisanleitung	–	–	–	–	–	–
Gewinnung Ehrenamtlicher	–	–	–	–	–	–
Besonderheiten	–	–	–	–	–	*1

Pflegestufe	Bremen		Hamburg		Hessen	Mecklenburg Vorpommern	
	Korridor		Korridor			Korridor	
	von	bis	von	bis		von	bis
0	1 : 6,79	1 : 6,28	1 : 12,79	1 : 12,31	1 : 4,86	1 : 11,00	1 : 9,00
1	1 : 4,08	1 : 3,77	1 : 4,22	1 : 4,06	1 : 3,40	1 : 4,71	1 : 4,07
2	1 : 2,55	1 : 2,35	1 : 2,48	1 : 2,39	1 : 2,43	1 : 3,38	1 : 2,64
3	1 : 2,04	1 : 1,88	1 : 1,76	1 : 1,69	1 : 1,89	1 : 2,24	1 : 1,83
Härtefall	–	–	–	–	–	–	–
Pflegedienstleistung	–	–	–	–	–	1 : 80,00	1 : 80,00
Nachtdienst	–	–	–	–	–	–	–
Qualitätsbeauftragter	–	–	–	–	–	–	–
Sozialer Dienst/Ergotherapie	–	–	–	–	–	–	–
Praxisanleitung	–	–	–	–	–	–	–
Gewinnung Ehrenamtlicher	–	–	–	–	–	–	–
Besonderheiten	–	–	–	–	–	*2	*2

*1 Pflegedienstleitung bis 40 Plätze 0,50 VK freigestellt, 40 – 79 Plätze zählt Schlüssel 1 : 80,00 anteilig, ab 80 Plätze 1,00 VK fix.

*2 Pflegedienstleitung bis 40 Plätze 0,50 VK freigestellt, ab 41 Plätzen zählt der Schlüssel

*3 Einzelvereinbarung

Übersicht 1.4.1c: Übersicht Personalschlüssel Pflege nach Bundesländern

Teil II Der Regelkreis der Einsatzplanung

Pflegestufe	Niedersachsen		Nordrhein-Westfalen	Rheinland-Pfalz	Saarland
	Korridor				
	von	bis			
0	1 : 14,5	1 : 12,16	1 : 8,00	1 : 8,60	1 : 8,00
1	1 : 4,50	1 : 3,65	1 : 4,00	1 : 4,20	1 : 3,92
2	1 : 3,00	1 : 2,43	1 : 2,50	1 : 2,80	1 : 2,81
3	1 : 2,20	1 : 1,82	1 : 1,80	1 : 1,80	1 : 2,07
Härtefall	–	–	–	–	–
Pflegedienstleistung	1,0 VK fix	1,0 VK fix	–	1,0 VK fix	–
Nachtdienst	–	–	–	–	–
Qualitätsbeauftragter	1 : 120	1 : 120	–	–	–
Sozialer Dienst/Ergotherapie	–	–	1 : 59,20 + 0,50 VK	1 : 50	–
Praxisanleitung	–	–	–	–	–
Gewinnung Ehrenamtlicher	–	–	–	0,5 VK fix	–
Besonderheiten	*4	–	–	*5	*6

Pflegestufe	Sachsen		Sachsen Anhalt		Schleswig-Holstein		Thüringen
	Korridor		Korridor		Korridor		
	von	bis	von	bis	von	bis	
0	1 : 9,00	1 : 6,00	1 : 14,50	1 : 12,16	1 : 12,00	1 : 9,00	1 : 2,83
1	1 : 4,50	1 : 3,00	1 : 4,50	1 : 3,65	1 : 6,00	1 : 4,05	1 : 2,83
2	1 : 2,90	1 : 2,20	1 : 3,00	1 : 2,43	1 : 4,00	1 : 3,05	1 : 2,83
3	1 : 1,90	1 : 1,60	1 : 2,20	1 : 1,82	1 : 2,80	1 : 2,28	1 : 2,83
Härtefall	–	–	–	–	–	–	–
Pflegedienstleistung	–	–	–	–	1,0 VK fix	1,0 VK fix	1,0 VK fix
Nachtdienst	–	–	–	–	2,29:20		–
Qualitätsbeauftragter	–	–	–	–	1:200	1:200	–
Sozialer Dienst/Ergotherapie	–	–	–	–	–	–	–
Praxisanleitung	–	–	–	–	–	–	–
Gewinnung Ehrenamtlicher	–	–	–	–	–	–	–
Besonderheiten	–	–	–	–	*7, *8, *9	*7	–

*4 bessere Schlüssel für Phase für Pflegedienstleitung 1:100 max 1,0 VK
*5 0,50 – 1 VK zur Gewinnung Ehrenamtlicher QB 1:200 max 1,0 VK
*6 Praxisanleitung mind. 0,20 VK ab dem ersten Schüler, 0,2 VK Gewinnung Ehrenamtlicher, 0,5 – 1,0 VK PDL
    und bis zu 1,0 VK QB zusätzlich möglich
*7 Pflegedienstleitung 1:100 max 1,0 VK
*8 QB 1:200 max 1,0 VK
*9 Nachtdienst für die ersten 20 Plätze 2,29 VK danach 1:20 für weitere Plätze

Übersicht 1.4.1c: Übersicht Personalschlüssel Pflege nach Bundesländern

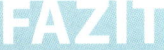

FAZIT

- Ein Mehr an freigestelltem Qualitätsmanagement oder Mitarbeitern im sozialen/ begleitenden Dienst reduziert das Personal im Bereich Pflege, ein Weniger an Personal in diesen Bereichen erhöht das Personal im Bereich Pflege. Hier ist es die Pflicht der Leitungskräfte, ein ausgewogenes Verhältnis an Pflegekräften und sozialen/begleitendem Dienst herbeizuführen. Ggf. können zur Ermittlung des Personalansatzes auch die entsprechenden Pflegeschlüssel von anderen Bundesländern herangezogen werden.
- Die Einstufung der Bewohner hängt eng mit der Personalbemessung zusammen. Die Pflegestufe jedes Bewohners sollte unbedingt seinem Pflegebedarf entsprechen, damit das entsprechende Personal zur Ausführung einer fachgerechten Pflegearbeit eingesetzt werden kann.
- In jedem Bundesland gibt es unterschiedliche Personalschlüssel. Diese müssen genau beachtet werden.

Teil II Der Regelkreis der Einsatzplanung

1.5 Personalkosten und Schnittstellen

KAPITELMERKSÄTZE

- Die Erarbeitung einer Gehaltsstruktur ist wichtig für die Motivation der Mitarbeiter.
- Die Einhaltung des Personalschlüssels ist nicht nur aus rechtlichen, vertraglichen sondern auch aus wirtschaftlichen Gesichtspunkten wichtig.
- Schnittstellen müssen gezielt definiert werden.
- Eine konstante Überprüfung der aktuellen Gehaltsstruktur ist zwingend notwendig.

Erarbeitung einer Gehaltsstruktur

Eine Gehaltsstruktur ist ein unverzichtbarer Bestandteil einer Firmenkultur und hilft eine effektive Personalführung umzusetzen. Unter einer Gehaltsstruktur versteht man ein System, das den organisatorischen Aufbau eines Unternehmens wiederspiegelt und für jeder Stelle ein entsprechendes angemessenes Gehalt zuweist. Ziel muss es sein durch die Gehaltsstruktur die Mitarbeiter zu motivieren und gleichzeitig die Personalkosten überschaubar zu halten. Die Personalkosten sind der größte direkt beeinflussbare Kostenblock in einem Dienstleistungsunternehmen. Um diese zu optimieren, ist es zunächst erforderlich, sich einen genauen Überblick über die vorhandenen Kosten zu verschaffen und ein einrichtungsspezifisches Controlling-System aufzubauen. **(Siehe Schaubild 1.5.2)**

Die wesentlichen Bestandteile eines einrichtungsinternen Controlling-Systems sind:
- Bruttolöhne,
- Zeitzuschläge,
- Urlaubs-/Weihnachtsgeldzahlungen,
- Sozialversicherungsbeiträge,
- Sonderzahlungen,
- Aufwendungen für den arbeitsmedizinischen Dienst,
- Fortbildungskosten,
- Beiträge zur Berufsgenossenschaft,
- ggf. weitere tarifvertraglich oder einzelvertraglich geregelte Zahlungen,
- ggf. Kosten für Leiharbeitskräfte.

Im Vorfeld der Pflegesatzverhandlungen werden regelmäßig die aktuellen Personalkosten ermittelt und die zu erwartenden Personalkosten kalkuliert. Diese Zahlen bilden jeweils die Grundlage für den Antrag der Pflegesatzerhöhung bei den Kostenträgern. Die beantragten Kosten weichen in der Regel von den verhandelten Personalkosten ab. Es ist daher zwingend notwendig, die Personalko-

Der Regelkreis der Einsatzplanung • Wipp/Sausen/Lorscheider
© Vincentz Network GmbH & Co. KG Hannover 2011 • ISBN 978-3-86630-184-9

sten aus dem Verhandlungsergebnis und nicht aus dem Antrag für ein Controllingsystem zu Grunde zu legen.

Die verhandelten Personalkosten beziffern die durchschnittlichen Personalkosten der Personalgruppe Pflege je Vollzeitkraft. Im Sinne einer optimierten Kostentransparenz ist ein einrichtungsspezifisches Controllingsystem erforderlich, aus dem die genaue Gehaltstruktur aufgeschlüsselt nach Pflegedienstleitung, Wohnbereichsleitung, examinierten und nicht examinierten Kräften hervorgeht.

Pflegestufe	Schlüssel	Belegung	Soll VK
0	10,2	12	1,18
1	3,31	41	12,39
2	2,36	37	15,68
3	1,74	14	8,05
Summe		104	37,29

Durchschnittsgehalt laut Pflegesatzvereinbarung = 32.000 €
Personalkostenbudget (37,29 x 32.000€) = 1.193.280€

Schaubild 1.5.1: Ermittlung Personalbudget

Für den Dienstplanenden sind diese Informationen nur von sekundärer Bedeutung, jedoch können sich Erkenntnisse ergeben, warum manche Mitarbeiter mehr oder minder motiviert sind. Dies könnte ggf. im Zusammenhang mit einer nicht transparenten Gehaltsstruktur stehen, in der sich einzelne Mitarbeiter ungerecht behandelt fühlen, was ggf. zu Abwehrreaktionen führt.

Abgleich der Ist-Kosten zum verhandelten bzw. refinanzierten Personalbudget

Ein Abgleich der Ist-Personalkosten zu den verhandelten Kosten ist zwingend notwendig. Die verhandelten Gesamtpersonalkosten können unter Zuhilfenahme des Schaubildes 1.7.2 ermittelt werden. Die Istpersonalkosten ergeben sich aus der laufenden Buchhaltung.

Im dargestellten Beispiel ergibt sich ein Personalkostenpuffer in Höhe von ca. 35.000 Euro jährlich, also eine zusätzliche Möglichkeit einzelnen Mitarbeitern eine Prämie zu zahlen, bzw. nicht berücksichtigte Gehaltsbestandteile zu kompensieren. Bei der Erarbeitung der Gehaltsstruktur ist es allerdings wichtig, sich am jeweiligen Arbeitsmarkt zu orientieren. Persönliche Sympathien oder Abneigungen dürfen keinerlei Einfluss auf eine Gehaltsstruktur haben, dies würde zu

Erarbeitung einer Gehaltsstruktur

Festlegung der Grunddaten:

Bewohner	104
Soll VK	37,29
verhandeltes Gehalt	32.000
Personalkosten Budget	1.193.280,00

Gehalt von:	Anzahl		Gehalt inkl. 21 % Sozial-versicherung	Zeitzuschläge (ca. 0,05 % vom Gehalt) inkl. Sozial-versicherung	Summe Gehalt	Urlaubsgeld (UG)(300€)/ Weihnachtsgeld (WG) (50 %)	Jahres Brutto (Summe Gehalt mal 12 + WG/UG)	Jahresbrutto mal Stellenanteil
PDL	1	2.900	3.509	175	3.684	2.118	46.331	46.331
WBL	3	2.600	3.146	157	3.303	1.936	41.576	124.727
Soz. Dienst/ begl. Dienst	2	2.400	2.904	145	3.049	1.815	38.405	76.811
sehr erfahrene Fachkräfte	5	2.400	2.904	145	3.049	1.815	38.405	192.027
weniger erfahrene Fachkräfte	8	2.100	2.541	127	2.668	1.634	33.650	269.201
Hilfskräften	18	1.550	1.876	94	1.969	1.301	24.932	448.777
Summe Stellen-anteile	37						223.299	1.157.873
Fachkraft-qoute	50,95							-35.407

Diese Tabelle soll beispielhaft darstellen, wie es möglich ist, eine Gehaltsstruktur zu entwickeln bzw. zu steuern.

Kontrolle:

Budget laut Verhandlung	1.193.280
Ist laut Gehaltsstruktur	1.157.873
Differenz	-35.407

Schaubild 1.5.2: Erarbeitung einer Gehaltsstruktur

fatalen Ergebnissen führen. Möglicherweise können Arbeitsplätze aufgrund lokaler Gegebenheiten nicht zu den angesetzten Gehältern besetzt werden. Um hier einen Handlungsspielraum zu wahren, ist ein entsprechender Puffer von vornherein einzubauen.

Ansonsten kann dieser Überschuss beispielsweise für kurzfristige Personalkostenüberhänge in Folge von Belegungsschwankungen oder als Gratifikation für verdiente Mitarbeiter eingesetzt werden.

Ergibt sich jedoch eine Unterdeckung der Personalkosten, ist dringender Handlungsbedarf angezeigt. Folgende Prüfungen müssen durchgeführt werden:
- Sind alle Posten in der Buchführung richtig zugeordnet?
- Gab es in diesem Jahr Einmaleffekte, die in den kommenden Jahren nicht mehr auftreten (sehr hohe Abfindungen, Personalkosten für Leihmitarbeiter)?
- Wurden Rückstellungen für Urlaub und oder Überstunden zugeführt oder aufgelöst?

Sollten diese Punkte nicht zutreffen, müssen dringend weitere Prüfungen durchgeführt werden, da die Einrichtung ansonsten in Gefahr gerät einen Verlust zu erzielen, der bis zur Insolvenz führen kann.
- Orientiert sich das Ist-Personal grundsätzlich an dem Soll-Personal laut verhandeltem Personalschlüssel? (Kurzfristige Überzüge können auf Belegungsschwankungen zurückzuführen sein.) (siehe juristische Frage)
- Liegt die Fachkraftquote deutlich über der verhandelten Quote (i. d. R. 50 %)? Hierdurch erhöhen sich die Gesamtpersonalkosten durch höhere Lohnzahlungen.
- Wurden in der Pflegesatzverhandlung die beantragten Personalkosten anerkannt oder unverhältnismäßig nach unten korrigiert, ist ggf. eine neue Pflegesatzverhandlung anzustreben.

Gezielte Definition von Schnittstellen

Der Personalschlüssel Pflege bezieht sich auf einen abgegrenzten Arbeitsbereich, wobei es an den Schnittstellen zu Überschneidungen kommen kann. Wo genau endet der Aufgabenbereich der Küche, welche Aufgaben haben Pflegemitarbeiter zu erledigen? Genauso gibt es Schnittstellen im Bereich der Hausreinigung und Wäschereinigung. Es empfiehlt sich, die Schnittstellen genau zu beschreiben. Es ist darauf zu achten, dass die im Pflegeschlüssel verhandelten hauswirtschaftlichen Tätigkeiten auch vom hierfür verhandelten Personal durchgeführt werden. Ein weiterer Effekt ist, dass alle Mitarbeiter genau ihren Aufgabenbereich kennen und die entsprechenden Verantwortlichkeiten klar geregelt sind.

Teil II Der Regelkreis der Einsatzplanung

Beispiele für Aufgabenbereiche, die definiert werden sollten:

- Wo enden die Aufgaben des Küchenpersonals?
- Wer transportiert das Essen zum Wohnbereich?
- Wer hilft Bewohnern auf dem Wohnbereich bei der Nahrungsaufnahme?
- Wer übernimmt das Abwaschen der Pflegebetten?
- Wem obliegt das Abstauben von Dekorationsgegenständen der Bewohner?
- Wer ist verantwortlich für die Oberflächendesinfektion der Wohnbereichs-küchen?
- Wer ist für das Einräumen von Bewohnerkleidung zuständig?
- Wer bringt den Müll des Wohnbereiches zum Müllcontainer?
- Wer versorgt den Wohnbereich mit Getränken?

Diese Aufzählung erhebt keinen Anspruch auf Vollständigkeit und stellt nur eine kleine Übersicht von Schnittstellen dar, für die ein Regelungsbedarf notwendig ist. Die Zuordnung von Schnittstellen hängt unter anderem eng mit der Haus- und Pflegekonzeption sowie dem Pflegeleitbild zusammen.

FAZIT

- Die vorhandenen Personalkosten müssen genauestens auf ihre Refinanzierbarkeit überprüft werden.
- Ist die Refinanzierung nicht gegeben, muss eine Anpassung im Personal- und/oder Gehaltsgefüge erfolgen.
- Eine Definition von Schnittstellen ist unerlässlich.

Fragen an den Juristen

- *Wie kann man auf Belegungsschwankungen mit Stellenanteilen reagieren?* Antwort: Ist eine kurzfristige Erhöhung von Stellenanteilen erforderlich, bietet sich eine einvernehmliche Erhöhung in Absprache mit dem Mitarbeiter an. Diese Erhöhung des Stellenanteils kann befristet erfolgen. Gleiches gilt (wobei in der Praxis aufgrund der Interessen der Mitarbeiter kaum anzutreffen) auch für eine befristete Reduzierung des Stellenanteils. Da es sich um eine Vertragsänderung in Absprache mit dem Mitarbeiter handelt, sind keine Fristen zu beachten. Eine effektive Möglichkeit, auf schwanken-den Arbeitsanfall und damit schwankenden Mitarbeitereinsatz zu reagieren, ist die Einrichtung eines vorausschauenden Arbeitszeitkontenmodells.

1.6 Regelungen nach den Landesheimgesetzen und dem SGB XI

KAPITELMERKSÄTZE

- Anforderungen aus den Landesheimgesetzen und deren ausführenden Regelungen müssen dem Dienstplanenden bekannt sein.
- Anforderungen aus dem Bereich der Pflegeversicherung und deren weiterführenden vertraglichen Vorgaben und Richtlinien müssen bekannt sein.

Unabhängig von gesetzlichen Bestimmungen nach dem Arbeitszeitgesetz, dem Teilzeit- und befristete Verträge-Gesetz oder tariflichen Regelungen, die in diesem Buch an anderer Stelle beschrieben sind, gilt es für den Dienstplanenden auch gesetzliche und vertragliche Regelungen aus den Landesheimgesetzen (bisher: Bundesheimgesetz) und der Pflegeversicherungen sowie deren weiterführende Bestimmungen auf Bundes- und Landesebene zu kennen. Deswegen sollten diese Dokumente bei der Pflegedienstleitung oder der Einrichtungsleitung griffbereit zur Einsichtnahme stehen und kontinuierlich aktualisiert werden.

Gesetzliche und vertragliche Regelungen nach den Landesheimgesetzen und dem SGB XI → (Landes)-Heimgesetze und Heimpersonalverordnung

Wie die Bezeichnung schon sagt, beinhalten die Landesheimgesetze (und deren Ausführungen wie Landesheimpersonalverordnungen, Prüfleitfäden, anderweitige Richtlinien oder sog. Orientierungshilfen etc.) von Bundesland zu Bundesland unterschiedliche Regelungen. Die Logik entzieht sich dem Betrachter, geht es doch insgesamt um eine qualitativ gute Pflege aller Pflegebedürftiger bundesweit. Deswegen ist es von Bedeutung, dass diese Regelungen vor Ort bekannt sind, unabhängig von deren jeweiliger tatsächlicher Bedeutung für die Prüfpraxis der Behörden. Nur wer die Regelungen kennt, kann sich gegen unsinnige Anforderungen mancher weniger Behörden korrekt zur Wehr setzen.

Als zentrale Verordnung für die Dienstplanung gilt es die noch geltende (Bundes) Heimpersonalverordnung zu kennen; manche Bundesländer haben schon eine landesbezogene Regelung dazu.

In der (Bundes)-Heimpersonalverordnung ist in § 5 (1) folgendes beschrieben: *„Betreuende Tätigkeiten dürfen nur durch Fachkräfte oder unter angemessener Beteiligung von Fachkräften wahrgenommen werden. Hierbei muss mindestens einer, bei mehr als 20 nicht pflegebedürftigen Bewohnern oder mehr als vier pflegebedürftigen Bewohnern mindestens jeder zweite Beschäftigte eine Fachkraft sein. In*

173

Heimen mit pflegebedürftigen Bewohnern muss auch bei Nachtwachen mindestens eine Fachkraft ständig anwesend sein.
(2) Von den Anforderungen des Absatzes 1 kann mit Zustimmung der zuständigen Behörde abgewichen werden, wenn dies für eine fachgerechte Betreuung der Heimbewohner erforderlich oder ausreichend ist.
(3) Pflegebedürftig im Sinne der Verordnung ist, wer für die gewöhnlichen und regelmäßig wiederkehrenden Verrichtungen im Ablauf des täglichen Lebens in erheblichem Umfang der Pflege nicht nur vorübergehend bedarf."

In der Praxis zeigt sich jedoch bei den Heimbegehungen, dass die Prüfer die Einhaltung der Verordnung sehr unterschiedlich auslegen und kontrollieren; nicht nur zwischen den Bundesländern, sondern auch innerhalb eines Bundeslandes. Die folgende Darstellung ist nicht abschließend, weil es weitere Variationen und auch Mischvarianten gibt.

- Einerseits wird die Übereinstimmung der Gesamtmitarbeiterzahl nach Stellenanteilen im Verhältnis zu der Bewohnerstruktur nach Pflegestufen über die jeweiligen vertraglich vereinbarten Personalschlüssel kontrolliert und davon werden dann 50 Prozent Fachkräfte (= Übereinstimmung mit der Heimpersonalverordnung) ausgesucht.
- Andere wiederum kontrollieren die tatsächliche Dienstplanbesetzung nach Fachkräften und kommen im Ergebnis zu einer Besetzungsforderung, die über 50 Prozent liegt. Dieses Vorgehen ist grundsätzlich anzuzweifeln, wenn die vertragsgemäße Leistungserbringung bei Erfüllung der Fachkraftquote gewährleistet ist.
- Wiederum andere kontrollieren die Besetzung, allerdings auf Basis der Netto-Arbeitszeit, ohne eine Besetzung oberhalb der Fachkraftquote einzufordern.

Für den Dienstplanenden ist es letztlich wichtig und vollumfänglich absichernd, dass die in den Kap. 1.1 und 1.2 von Teil I beschriebenen Grundlagen in Bezug auf die Fachkraftbesetzung im Rahmen der Dienstplanung berücksichtigt werden. Auch die Rechtsprechung macht zu dieser Thematik keine einheitlichen Aussagen. Dies belegt aber auch, wie differenziert dieser Sachverhalt sich in der Praxis darstellt. Betrachtet man die Definition in Abs. 3, § 5 Heimpersonalverordnung stellt sich beispielsweise die berechtigte Frage, inwieweit überhaupt Bewohner der sog. Pflegestufe Null hier in die Betrachtung einbezogen werden dürfen. „Erheblich Pflegebedürftig" ist die Definition aus dem SGB XI für die Pflegestufe 1. Pflegebedürftig im Sinne dieser Verordnung (= der Heimpersonalverordnung) ist nur, wer „in erheblichem Umfang" der Pflege nicht nur vorübergehend bedarf. Nach der SGB XI Definition übertragen auf die Heimpersonalverordnung trifft dies für die Pflegestufe Null beispielsweise eher nicht zu.

Regelungen nach dem SGB XI (Pflegeversicherung) bundesweit

Zwei der den Dienstplanenden betreffenden vertraglichen bzw. geltenden Regelungen nach dem SGB XI gelten bundesweit im gleichen Maße:

- (A) Qualitätsgrundsätze nach § 113 SGB XI,
- (B) MDK-Anleitung zur Prüfung der Qualität in der stationären Pflege.

A. Maßstäbe und Grundsätze für die Qualität und Qualitätssicherung sowie für die Entwicklung eines einrichtungsinternen Qualitätsmanagements nach § 113 SGB XI in der vollstationären Pflege vom Mai 2011.

Die darin beschriebenen Anforderungen an die Dienstplanung sind eher sehr knapp gehalten wie nachfolgend zu lesen ist:

3.5 Dienstplanung

Die Dienstplanung erfolgt durch die jeweils Verantwortlichen bewohnerorientiert nach den Notwendigkeiten einer ausreichenden und zweckmäßigen Pflege, sozialen Betreuung, Unterkunft und Verpflegung.

2.3.2 Eignung als verantwortliche Pflegefachkraft /
2.4. Weitere personelle Strukturanforderungen i.V.m. /
2.4.1 Geeignete Kräfte

Die Anforderungen an die Pflegedienstleitung(= Verantwortliche Pflegefachkraft) sind hier beschrieben. Im Gegensatz jedoch zu dem in den Rahmenverträgen nach § 75 SGB XI sich teilweise findenden Querverweisen auf die Fachkraftquote aus den Landes- oder ehem. Heimpersonalverordnungen benennt 2.4.1 nur *„geeignete Kräfte entsprechend ihrer fachlichen Qualifikation einzusetzen. Hilfskräfte und angelernte Kräfte werden unter der fachlichen Anleitung einer Fachkraft tätig".*

Eine Aussage zu der aus der Heimpersonalverordnung genannten Fachkraftquote findet sich hier nicht.

B. Grundlagen der MDK-Qualitätsprüfungen in der stationären Pflege

Diese im Sprachgebrauch genannte „MDK-Anleitung" ist weder eine gesetzliche, noch eine vertragliche Regelung, sondern eine „MDK interne Arbeitshilfe", die eine einheitliche Umsetzung der Qualitätsprüfungen gewährleisten soll. Gleichwohl sollten dem Dienstplanenden die darin beschriebenen „Anforderungen" bekannt sein, spielen diese doch eine erhebliche Rolle im Rahmen von Qualitätsprüfungen.

4.2 Nimmt die verantwortliche Pflegefachkraft ihre Aufgaben wahr?
4.2.d An dem Pflegebedarf orientierte Dienstplanung der Pflegekräfte. Näheres ist dazu nicht definiert mit Ausnahme von dem Satz: *„Die enthaltenen*

Kriterien sind jeweils mit „Ja" zu beantworten, wenn die Aufgabenwahrnehmung in der Ablauforganisation und im Qualitätsmanagement nachvollziehbar ist."

4.4 Liegen geeignete Dienstpläne für die Pflege vor?

    a. dokumentenecht (z. B. kein Bleistift, keine Überschreibungen, kein Tipp-Ex, keine unleserlichen Streichungen),

    b. Soll, Ist- und Ausfallzeiten,

    c. Zeitpunkt der Gültigkeit und Einsatzort,

    d. vollständige Namen (Vor- und Zunamen),

    e. Qualifikation,

    f. Umfang des Beschäftigungsverhältnisses (Wochen- oder Monatsarbeitszeit),

    g. Legende für Arbeitszeiten,

    h. Datum,

    i. Unterschrift der verantwortlichen Person,

    j. Übergabezeiten und Zeiten für Teambesprechungen.

Erläuterungen zur gesamten Prüffrage 4.4: Keine; Fachlicher Hintergrund (hier auszugsweise). „Dienstpläne haben Dokumentencharakter und sind mit dokumentenechtem Stift zu führen. Aus ihnen müssen alle Eintragungen zweifelsfrei nachvollziehbar sein. Überschreibungen, Überklebungen und Retuschierungen dürfen nicht vorgenommen werden".

Regelungen nach dem SGB XI (Pflegeversicherung) – Landesebene

Ein anderer Teil der vertraglichen Regelungen nach dem SGB XI gilt auf **Landesebene** bzw. zwischen der Pflegeeinrichtung und der Pflegekasse. Diese sind hier aufgeführt.

Die Inhalte der **Rahmenverträge nach § 75 SGB XI** unterscheiden sich von Bundesland zu Bundesland. Die Inhalte zu der Thematik der Dienstplanung, die darin geregelt sind, müssen bekannt sein. Im Folgenden sind Beispiele aus verschiedenen Bundesländern aufgeführt.

Baden-Württemberg

(Stand: 12.12.1996 m. Ergänzungen v. 12.09.2002) Der Rahmenvertrag macht in § 17 Aussagen zur Sicherstellung der Leistungen und des Personals. Bezogen auf die Dienstplanthematik zählen dazu die Korridorwerte der Pflegeschlüssel, die „SGB XI-Fachkraftquote" analog der (Bundes)-Heimpersonalverordnung, Aussagen zum Einsatz des Personals, der Anleitung v. Pflegehilfskräften. In § 19 Nachweis des Personaleinsatzes ist die beschriebene Berücksichtigung der Ausfallzeiten bei der Dienstplanung beschrieben.

Rheinland Pfalz

(Stand 15.11.2010) Der Rahmenvertrag macht in § 20 Aussagen zur Sicherstellung der Leistungen und der Qualifikation des Personals. Bezogen auf die Dienstplanthematik zählen dazu die Pflegeschlüssel (keine Korridorwerte) getrennt nach Pflege und Sozialer Betreuung; die Pflegedienstleitung zählt extra; die „SGB XI-Fachkraftquote" analog der (Bundes-)Heimpersonalverordnung, der Anrechnung von Schülern (1 zu 7) und des quantitativen Einbezugs von geringfügig Beschäftigten (vereinbarte Wochenarbeitszeit im Verhältnis zur Regelwochenarbeitszeit), der Berücksichtigung von Mehrarbeit und Überstunden und – mit Seltenheitswert – der Regelungen, dass *eine Vollzeitstelle mindestens 38,5 Wochenstunden voraussetzt.* Mehrarbeit und Überstunden werden mit dem Faktor 1,2 multipliziert und entsprechend der Wochenarbeitszeit auf die Vollzeitstellen für Fachkräfte und Nichtfachkräfte angerechnet. Ebenso ist hier beschrieben, dass der Nachweis zur Vorhaltung des Personals nicht stichtagsbezogen zu erbringen ist, sondern durchschnittlich bezogen auf einen angemessenen Zeitraum (i. d. R. ein Jahr). In § 22 Nachweis des Personaleinsatzes geht es wie in Baden-Württemberg um die Berücksichtigung von Ausfallzeiten bei der Dienstplanung, zusätzlich werden weitere zu berücksichtigende Maßnahmen aufgeführt.

Niedersachsen

(Stand 1.01.2009 mit Ergänzungen aus 08/2009) Der Rahmenvertrag macht in § 21 Aussagen zur Sicherstellung der Leistungen und der Qualifikation des Personals. Bezogen auf die Dienstplanthematik zählen dazu die Korridorwerte der Pflegeschlüssel und die „SGB XI-Fachkraftquote" analog der (Bundes-)Heimpersonalverordnung. In § 24 Personaleinsatz, Personalabgleich wird die Berücksichtigung der Ausfallzeiten bei der Dienstplanung beschrieben. Interessant ist hier, dass eine Jahres-Netto-Arbeitszeit von 1.567 Stunde beschrieben ist. Das entspricht einer 38,5 Stunden-Woche. Dies korreliert insofern mit der 38,5 Stunden Woche aus dem RV in Rheinland Pfalz. Der Baden-Württemberg RV ist in seinem Ursprung aus 1996/2002. Dort war die 38,5 Stunden-Woche ohnehin noch das allgemein prägende Merkmal bei der Wochenarbeitszeit.

Während die **Rahmenverträge die vertraglichen Regelungen auf Landesebene** definieren, regelt der **Versorgungsvertrag nach § 72 SGB XI die Inhalte zwischen Leistungserbringer (= Pflegeeinrichtung) und Pflegekasse.** Insofern gilt es für die Dienstplanverantwortlichen zu bedenken, dass die Regelungen aus dem Rahmenvertrag des jeweiligen Bundeslandes gelten, auch wenn diese nicht explizit im (Gesamt-)Versorgungsvertrag nochmals beschrieben sind.

(Gesamt-)Versorgungsvertrag nach § 72 SGB XI am Beispiel Baden-Württemberg: Dieser geht nur insoweit auf die Thematik ein, dass die Leistungserbringung „wirksam und wirtschaftlich sein muss".

Ebenso wie der (Gesamt-)Versorgungsvertrag nach § 72 SGB XI regelt die LQV/ LQM die personelle Ausstattung zwischen Pflegeeinrichtung und Pflegekasse. Diese regelt beispielsweise in Baden-Württemberg lediglich die vertraglich vereinbarten Personalschlüssel in Verbindung mit der zugrunde gelegten Bewohnerstruktur nach Pflegestufen. In anderen Bundesländern sind diese wesentlich umfangreicher und in Bezug auf Dienstplananforderungen zu betrachten.

Auf den ersten Blick erscheint es sehr aufwändig, sich mit den ganzen gesetzlichen und vertraglichen und weiterführenden Regelungen aus den Landesheimgesetzen und dem SGB XI vertraut zu machen – tatsächlich ist dem jedoch nicht so. Zum einen gilt für den Dienstplanenden nur sein regionaler Bezug; d.h. davon abweichende Regelungen anderenorts können ihm egal sein. Zum zweiten ist es gerade im SGB XI Bereich so, dass sich die Inhalte eigentlich nur in unterschiedlichen Vertragswerken wiederholen oder als Querverweis auftauchen. Ähnliches gilt für die Landesheimgesetze und die dazu ausführenden Bestimmungen. Widersprüchliches zwischen den Landesheimgesetzen und dem SGB XI gibt es – bezogen auf die Dienstplanung – weniger als in anderen Regelungsbereichen. So ist z.B. in Baden-Württemberg die Pflegedienstleitung Teil des Personalschlüssels und von den Kostenträgern so gewollt. Die Heimaufsicht rechnet- mancherorts – die Pflegedienstleitung aus dem Personalschlüssel heraus und berücksichtigt diese bei der Erfüllung der Fachkraftquote nicht. Bleibt die von diesen Behörden nicht beantwortete Frage offen: Wer finanziert die Pflegedienstleitung dann?

Fragen an den Juristen

- *Wenn die Einrichtung die geltende Heimpersonalverordnung in Bezug auf die Fachkraftquote erfüllt, kann dann die Heimaufsicht eine Besetzung der einzelnen Wohnbereiche mit einer Anzahl an Fachkräften einfach vorgeben, wenn dies in der Summe bezogen auf die 50 Prozent nicht realisierbar ist sondern diese dann übersteigt?*
Antwort: Nein, die Fachkraftquote ist einrichtungsbezogen. Der konkrete Einsatz der Fachkräfte hat sich ausschließlich am jeweiligen Bedarf zu orientieren, was denknotwendig pauschalierte Vorgaben verbietet. Die Fachkraftquote ist nicht so zu verstehen, dass grundsätzlich jederzeit die Anzahl der Fachkräfte der Anzahl der Hilfskräfte zu entsprechen hat. In Zeiten, in denen Tätigkeiten mit geringerem Qualifikationsanspruch anfallen, ist es zulässig, dass die Anzahl der Hilfskräfte die Anzahl der Fachkräfte übersteigt. Allerdings müssen auch zu diesen Zeiten eine ausreichende Kontrolle der Hilfskräfte und eine angemessene Qualität der Pflege gewährleistet sein.

2. Schritt im Regelkreis der Einsatzplanung

Mitarbeitereinsatzplanung im Tag- und Nachtdienst

Im **ersten Schritt der Regelkreissystematik** ging es u. a. um

- die Ermittlung der Bewohnerstruktur nach quantitativen und qualitativen Kriterien (Pflegestufe, pflegerischer Interventionsbedarf),
- den pflegefachlichen Aspekten der Dienst- und Einsatzplanung (tageszeitlicher Unterstützungsbedarf, erforderliche Qualifikationen),
- die Auswirkungen des Leistungsangebots auf die erforderliche Mitarbeiterstruktur (konzeptionelle Auswirkungen auf die Einsatzplanung),
- die Pflegeschlüssel und die Personalbedarfsberechnung,
- die Regelungen aus den Landesheimgesetzen und der Pflegeversicherung auf die Dienstplanung.

Im **zweiten Schritt der Regelkreissystematik** geht es u. a. um

- die Vorteile grundlegender Planungsvorarbeit anhand von Dienstplanbesetzungsprofilen,
- die konkrete Schrittfolge vom Pflegeschlüssel hin zu der Dienstplanbesetzung,
- um die Vermeidung von Überstunden,
- die Einsatzplanung im Nachtdienst sowie an Wochenenden und Feiertagen unter Einbezug von Vollzeit-und Teilzeitbeschäftigten,
- und um arbeitsrechtliche zu beachtende Vorgehensweisen bei Arbeitszeitveränderungen.

In diesem zweiten Schritt werden auf Grundlage der vorbereitenden Arbeiten aus dem ersten Schritt konkrete Dienstplanbesetzungen für den Tag- und Nachtdienst erarbeitet. Dabei wird die tageszeitliche Lage der Dienste ebenso angesprochen wie die wöchentliche Verteilung von Arbeitszeiten. Administrative Tätigkeiten, die heute einen erheblichen Anteil der gesamten Netto-Arbeitszeit beanspruchen, müssen in der Dienstplanung ebenso berücksichtigt werden, wie die Tätigkeiten des Sozialen Dienstes oder von Betreuungskräften nach § 87 b SGB XI. Das Arbeiten mit dem Dienstplanbesetzungsprofil stellt die unmittelbare Vorbereitung auf den dritten Schritt – die Dienstplanerstellung – dar.

Der Regelkreis der Einsatzplanung · Wipp/Sausen/Lorscheider
© Vincentz Network GmbH & Co. KG Hannover 2011 · ISBN 978-3-86630-184-9

Die Dienstplanung befindet sich nach der Ampelsystematik im grünen Bereich, wenn die beschriebenen Schritte eins und zwei der Regelkreissystematik zur Ausarbeitung des Dienstplanbesetzungsprofils berücksichtigt wurden, weil dann die grundlegenden Voraussetzungen einer sachgerechten Dienstplanung gegeben sind.

Kriterien/Festlegungen zur Mitarbeiterzahl: Pflegeschlüssel, Budget, Leistungsnachfrage etc.
1. Schritt
Qualitative und quantitative Grundlagen der Dienstplanung

Gesetzliche/vertragliche Grundlagen	Bewohnerstruktur, Mitarbeiterstruktur
4. Schritt	2. Schritt
Dienstplanauswertung und Beurteilung des Mitarbeitereinsatzes	Mitarbeitereinsatzplanung im Tag- und Nachtdienst

Tägl. Einsatzplanung: Stecktafel, Ablaufbeschreibungen, Tourenplanungen Pflegeleitbild/Pflegekonzept
3. Schritt
Dienstplanerstellung und -gestaltung Planung von Arbeitsabläufen

2.1 Dienstplanbesetzungsprofile und deren Anwendung im Planungsalltag

KAPITELMERKSÄTZE

- Ein Dienstplanbesetzungsprofil stellt die Planung auf eine fundierte Grundlage
- Das Dienstplanbesetzungsprofil macht die geplante Einsatzplanung im Sinne eines „Rahmendienstplans" transparent
- Mitarbeiter sind an der Erstellung des Profils unbedingt zu beteiligen.

Im zweiten Schritt der Regelkreissystematik wird im Folgenden die tages- und wochenzeitliche Ausgestaltung der Mitarbeitereinsatzplanung näher betrachtet. Rahmendaten dafür stellen sowohl gesetzliche (z. B. Arbeitszeitgesetz), als auch vertragliche Regelungen (Qualitätsgrundsätze nach § 113 SGB XI) dar (siehe Übersicht 4.2.1). Bei der Einsatzplanung ist darauf zu achten, dass nur die tatsächlich zur Verfügung stehende Arbeitszeit, also die Netto-Arbeitszeit in der Summe verplant wird (siehe Kap. 1.1, Teil I).

Das Dienstplanbesetzungsprofil stellt in schematischer Ansicht die tägliche bzw. wöchentliche Einsatzplanung dar. Dabei handelt es sich um die Regelbesetzung, also die Besetzung, die unter Bezugnahme auf die Netto-Arbeitszeit zur Verfügung steht. Im Alltag kann die Ist-Besetzung begründet von dem Besetzungsprofil abweichen. Diese Abweichung muss im letzten Schritt des Regelkreises – der Dienstplanauswertung – näher betrachtet werden, um ggf. daraus Erkenntnisse für die Dienstplanung der Folgemonate bzw. für eine Änderung des Profils zu erhalten. Das Arbeiten mit einem Dienstplanbesetzungsprofil stellt eine besondere Möglichkeit der optischen Präsentation der Einsatzplanung dar. Vor allem ist es eine besondere Möglichkeit des gemeinschaftlichen Erarbeitens von neuen oder veränderten Arbeitszeitstrukturen innerhalb des Arbeitsteams. Das Dienstplanbesetzungsprofil stellt für alle an diesem Planungsprozess Beteiligten schematisch sehr anschaulich dar, ob die Dienste

- in ihrer tageszeitlichen Lage,
- der Stärke der Schichtbesetzungen und
- der erforderlichen Qualifikationen
- in Einklang mit den Anforderungen aus der Bewohnerstruktur

stehen (siehe auch Kap. 1.1, Teil II).

Das beste und flexibelst gestaltete Besetzungsprofil wird im Alltag nicht umzusetzen sein, wenn der Einrichtung nicht die entsprechenden Personalressourcen zur Verfügung stehen. Stehen aktuell beispielsweise überwiegend nur Vollzeitkräfte zur Verfügung, so ergibt es keinen Sinn, dauerhaft kurze Dienste mit 3 oder 4 Stunden Länge zu planen, weil diese Mitarbeiter dann nicht auf ihre

Teil II Der Regelkreis der Einsatzplanung

181

Der Regelkreis der Einsatzplanung • Wipp/Sausen/Lorscheider
© Vincentz Network GmbH & Co. KG Hannover 2011 • ISBN 978-3-86630-184-9

arbeitsvertragliche Wochenarbeitszeit kommen und Unmut vorprogrammiert ist. Es ist dann Aufgabe der Leitungskräfte eine Arbeitszeitgestaltung auszuarbeiten, welche kurzfristig mit der aktuellen Mitarbeiterstruktur umzusetzen ist und langfristige Änderungsperspektiven gleichermaßen im Blick hat. Das bedeutet, dass mittelfristig im Rahmen der Personalentwicklung eine Mitarbeiterstruktur (siehe Kap. 2.8, Teil II) aufgebaut werden muss, die es ermöglicht, tageszeitlich möglichst optimal auf die Bedürfnisse der Bewohner einzugehen.

Schrittfolge: Am Beispiel des Wohnbereichs B mit 3 Etagen soll die Umsetzung beispielhaft beschrieben werden. Zunächst wird unter Bezugnahme auf die Bewohnerstruktur im Wohnbereich Haus B der Anteil an Stellen ermittelt, welcher nicht für die Pflegearbeit zur Verfügung steht. Von den 23,06 VK-Stellen aus der Bewohnerstruktur nach Pflegestufen gehen wie beschrieben insgesamt 4,87 VK-Stellen Anteile ab (Schaubild 2.2.6); verbleiben somit 18,19 VK-Stellen. Diese multipliziert mit der Nettowochenarbeitszeit von 30,80 Stunden ergibt eine zu verplanenden Wochenarbeitszeit im Dienstplan von insgesamt 551,32 Stunden. Wird diese Wochenarbeitszeit beispielhaft durch 7 Tage und 7 Stundendienste geteilt, so ergibt sich eine Besetzung von insgesamt ca. 12 Tagdiensten; verteilt beispielhaft auf 7 Früh- und 5 Spätdienste.

Jetzt werden diese Dienste in Abhängigkeit von der Bewohnerstruktur und deren pflegerischem Interventionsbedarf tageszeitlich aufgeteilt – also Beginn und Ende der Dienste festgelegt und somit auch über die Überlappungszeiten von Früh- und Spätdienst mitentschieden. Das alles lässt sich sehr gut über eine Exceltabelle darstellen, die den Käufern des Buches als kostenloser Download einschließlich der Anwendungsbeschreibung zur Verfügung steht. Im Rahmen dieser Ausarbeitung stellt die obere Grenze die 560,25 Stunden dar – wie diese letztlich auf die Montage – Freitage und die Wochenendtage verteilt werden, ergibt sich aus den Anforderungen der Bewohner (pflegerisch-betreuende Bedarfe) – und aus der Mitarbeiterstruktur (Anstellungsverhältnisse). Wird zum Beispiel am Wochenende jeweils ein Mitarbeiter mit einer Schichtlänge weniger eingesetzt, kann dafür am Mittwoch zum Richten der Medikamente oder zu der Visite mit den Hausärzten am Donnerstag ein Mitarbeiter zusätzlich eingeplant werden. Von letztlicher Bedeutung ist es, dass in der Summe der Besetzungsplanung die wöchentlich verfügbare Netto-Arbeitszeit (in diesem Beispiel 560,25 Std.) nicht überschritten wird.

Ermöglicht es zum Beispiel die Mitarbeiterstruktur aufgrund eines hohen Anteils an Teilzeitmitarbeitern die Dienste kürzer zu gestalten als in dem Beispiel 2.1.0. dargestellt, so kann diese dazu führen, dass dadurch die Kopfzahl in der täglichen Besetzung erhöht werden kann und somit die Arbeitsspitzen noch besser aufgefangen werden können (siehe Kap. 2.8, Teil II). Das kommt – wie bereits beschrieben – sowohl den Bewohnern entgegen (zeitnahes Eingehen auf deren

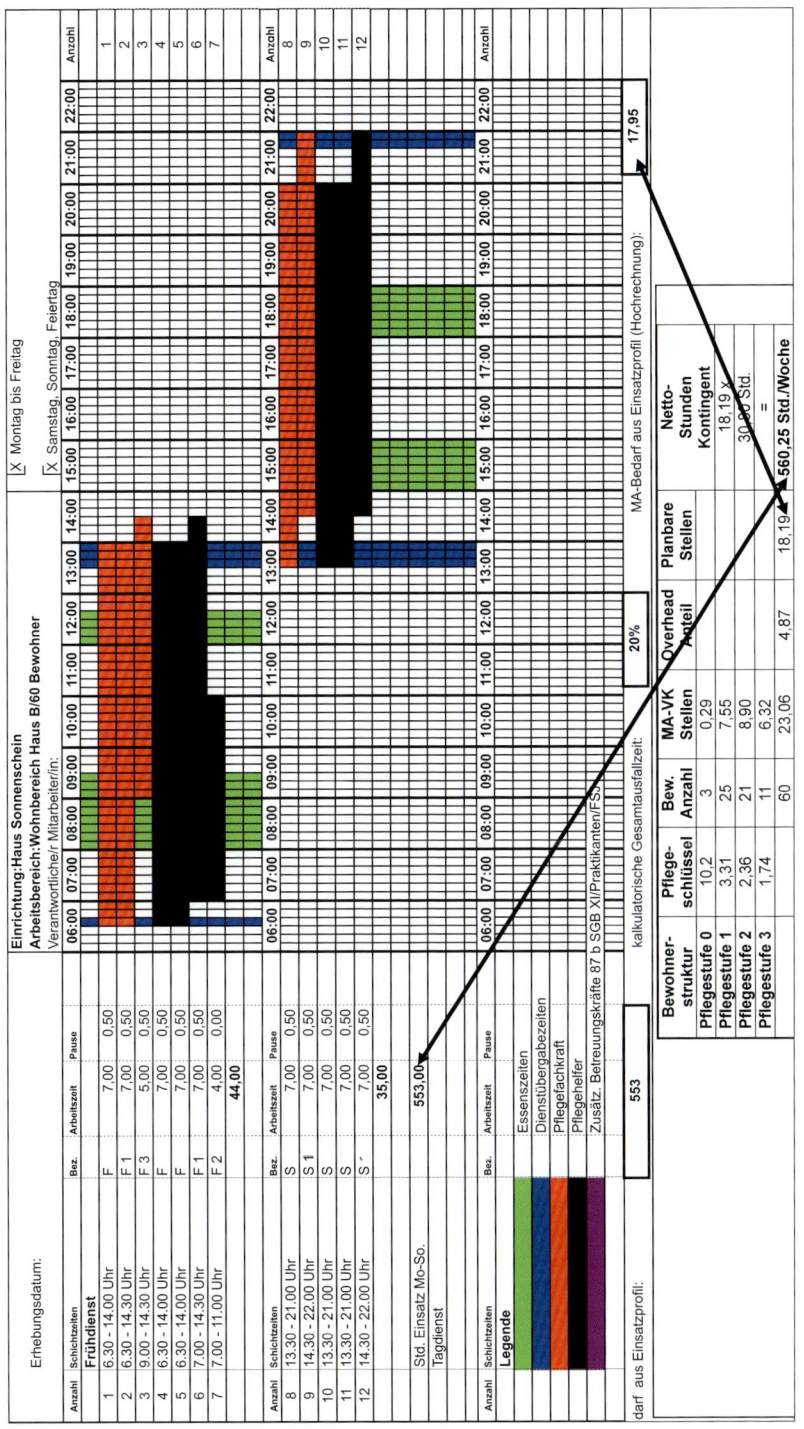

Schaubild 2.1.1: Dienstplanbesetzungsprofil zu Wohnbereich Haus B/Tagdienst Montag-Sonntag

Teil II **Der Regelkreis der Einsatzplanung**

183

Bedürfnisse), als auch den Mitarbeitern (Entlastung von Arbeitsspitzen senkt Arbeitsbelastung und Zeitdruck).

Ist schließlich im Rahmen der Erarbeitung des Dienstplanbesetzungsprofils ein Konsens erzielt worden,
- der die tageszeitlichen Belange der Bewohner einbezieht,
- der den bestimmungsgemäßen Einsatz von Fachkräften nach Diensten berücksichtigt,
- der die quantitative Aufteilung der Mitarbeiter sowohl zwischen Früh- und Spätdienst, als auch im Verhältnis von Werktagen zu den Wochenenden in einem ausgewogenen Verhältnis plant,
- der gesetzliche, tarifliche und vertragliche Anforderungen umfasst,
- der die wöchentliche Netto-Arbeitszeit nicht übersteigt und
- auch den fachlichen Anforderungen bzgl. heutiger Erkenntnisse an die Arbeitszeitgestaltung Rechnung trägt,

so wird das Dienstplanbesetzungsprofil im dritten Schritt des Regelkreises dann eins zu eins in den Dienstplan übertragen.

Das bedeutet, dass das Dienstplanbesetzungsprofil ein Medium dafür darstellt, sich anhand einer schematischen Darstellung von der Quantität und Qualität der Einsatzplanung zu überzeugen. Dies kann in diesem frühen Planungsstadium über den Dienstplan nicht gelingen; dazu bedarf es zunächst einer Darstellung wie beispielsweise in der hier beschriebenen Form. Oftmals wird dieses Besetzungsprofil im Kreise einiger Mitarbeiter, welche die täglichen Arbeitsanforderungen genau kennen und beurteilen können, erarbeitet und das ganze über einen Laptop und Beamer gleichzeitig präsentiert. So kann jeder sehr gut die sich entwickelnde Ausarbeitung der tageszeitlichen Dienstbesetzung im Profil mit verfolgen und es wird aus dem Thema heraus – unter Bezugnahme auf die zur Verfügung stehende wöchentliche Arbeitszeit – eine sinnvolle Gestaltung der knappen und wertvollen Ressource Arbeitszeit erreicht.

Dienstplanbesetzungsprofile können selbstverständlich je nach Wohnbereich unterschiedlich sein, da sich die Arbeitszeitgestaltung nach der Struktur der Bewohner und deren Bedürfnissen richtet sowie nach den Anstellungsverhältnissen und den Einsatzmöglichkeiten der Mitarbeiter. Grundsätzlich stehen die Bedürfnisse der Bewohner bei der Planung immer im Vordergrund.

Dienstplanbesetzungsprofile werden nicht kontinuierlich erstellt. Solange die Ausgangslage sich im wesentlichen nicht ändert, das heißt, die Bewohnerstruktur nach Pflegestufen und die Anstellungsverhältnisse der Mitarbeiter gleich bleiben, besteht kein Grund, das Besetzungsprofil neu zu gestalten. Sollten sich in Folge die genannten Faktoren ändern, kann auf Basis des bestehenden Profils unter Bezugnahme auf die sichtbaren Veränderungen wie z. B. erhöhter oder verringerter Pflegebedarf auf Basis des bestehenden Profils eine Anpassung erfolgen.

Das Dienstplanbesetzungsprofil ist letztlich als qualitative und quantitative Vorgabe der Pflegedienstleitung gegenüber den Dienstplanerstellenden zu betrachten. Beispielsweise kann die Vorgabe der Pflegedienstleitung an die Wohnbereichsleitungen sein, dass diese innerhalb der qualitativen und quantitativen Besetzung eigenständig anpassen und ändern können; Abweichungen von der geplanten Besetzung in Form der Stärke oder/und der Qualifikation jedoch der Rücksprache bedürfen. Somit ist auf der einen Seite der im Alltag erforderlichen Handlungsspielraum für die Wohnbereichsleitungen gewährleistet und gleichzeitig Sicherheit für die Pflegedienstleitung auf der anderen Seite. Nicht selten wird von sog. „Rahmendienstplänen" gesprochen. Das Dienstplanbesetzungsprofil in der hier beschriebenen Form ist letztlich nichts anderes als ein „Rahmendienstplan":

- es wird die Regelbesetzung nach Diensten definiert **(quantitative Besetzung),**
- der Zeitraum ist definiert (Montag – Freitag/Samstag u. Sonntag oder von Montag bis Sonntag),
- es wird das (Mindest)-Verhältnis von Fachkräften zu Pflegehelfern innerhalb der einzelnen Dienste definiert **(qualitative Besetzung),**
- es ist die Lage der Arbeitszeiten zu den einzelnen Diensten definiert und
- die Überlappungszeiten sind zu erkennen.

Zum Schluss sei noch folgendes gesagt: Eine Dienstplanung, die auf dieser Basis erfolgt, wird bei der Erstellung des Dienstplans wenig Probleme bereiten, weil im Vorfeld alle erforderlichen Parameter geprüft worden sind. Eine Dienstplanerstellung, die ohne die in Schritt 1 und 2 der Regelkreissystematik beschriebenen Vorplanungen erfolgt entbehrt fachlicher Grundlagen. Dienstplanung über Versuch und Irrtum des Eintragens von Früh- und Spätdiensten durchzuführen, kann nicht im Interesse von Bewohnern und Mitarbeitern und auch nicht von dem Planenden selbst sein. Das Ergebnis sind Unmengen von Überstunden und Anhäufungen nicht genommener Urlaubstage.

Teil II Der Regelkreis der Einsatzplanung

FAZIT

Das Dienstplanbesetzungsprofil

- zeigt, ob die Einsatzplanung wirtschaftlich geplant ist,
- zeigt das Verhältnis von Pflegefach- zu Nichtfachkräften in der Regelplanung,
- zeigt, ob ein (arbeitszeitlicher) Bezug zu den Zielen aus dem Pflegeleitbild besteht,
- kann zur Darstellung der Höchst-, Regel- und Mindestbesetzung verwendet werden,
- kann als Basisvorgabe zum Tauschen von Diensten eingesetzt werden,
- berücksichtigt in der Planung die Ausfallzeiten und administrativen Tätigkeiten und
- schützt vor unkontrolliertem Überstundenaufbau durch Nettoarbeitszeitbasierte Planung.

Fragen an den Juristen

- *Muss der Mitarbeiter immer jede Woche genau entsprechend seiner vertraglich vereinbarten durchschnittlichen Arbeitszeit eingesetzt werden? Was passiert, wenn ein Mitarbeiter in einem Monat weniger als die monatliche Sollarbeitszeit verplant wird?*
Antwort: Der am Bedarf ausgerichtete Mitarbeitereinsatz macht es erforderlich, dass in der Pflege auf Modelle des flexiblen Mitarbeitereinsatzes zurückgegriffen wird. Arbeitszeitkontenmodelle finden sich in anwendbaren Tarifverträgen und lassen sich auf die jeweilige Einrichtung zugeschnitten im Arbeitsvertrag oder in Betriebsvereinbarungen regeln. Im Rahmen solcher Arbeitszeitkonten anfallende Minusstunden stehen dem Dienstplanenden nach Vorgabe der getroffenen Vereinbarungen zur Abdeckung von Mehrarbeitsbedarf in anderen Dienstplanperioden zur Verfügung.

- *Muss der Mitarbeiter immer jede Woche genau entsprechend seiner vertraglich vereinbarten Arbeitszeit eingesetzt werden?*
Antwort: Sieht der Arbeitsvertrag starre wöchentliche Arbeitszeit ohne Schwankungsmöglichkeiten vor, ist die vereinbarte feste Arbeitszeit für den Arbeitgeber bindend. Er ist dann – bis auf Notfälle – auf den guten Willen des Arbeitnehmers z. B. zur Ableistung von Überstunden angewiesen. Sieht der Arbeitsvertrag oder aber ein anwendbarer Tarifvertrag hingegen eine Flexibilisierung in Form eines Arbeitszeitkontos mit Plus- und Minusstunden vor, ist dieses die Basis für den bedarfsgerechten Mitarbeitereinsatz.

- *Was passiert, wenn für einen Mitarbeiter in einem Monat weniger als die monatliche Sollarbeitszeit verplant wird?*
  Antwort: Besteht ein Arbeitszeitkonto mit Plus- und Minusstunden, fließen die angefallenen Minusstunden entsprechend in das Konto ein und sind nach den für das Arbeitszeitkonto getroffenen Regelungen zu behandeln. Existiert kein solches Arbeitszeitkonto, gehen die Minusstunden zu Lasten des Arbeitgebers, der sich in einem solchen Fall im sogenannten Annahmeverzug befindet.

- *Ein jährlich zweifach auftretendes Kuriosum ist die Dienstplanung an den Tagen der Umstellung von Sommer- auf Winterzeit und umgekehrt. Gelten hier Besonderheiten?*
  Antwort: Der Kalendertag zum Wechsel zwischen Sommer- und Winterzeit hat 23 oder 25 Stunden. Bei der Berechnung von Sollarbeitszeit und Monatsgrundentgelt bleibt die Zeitumstellung unberücksichtigt. Sie wirkt sich jedoch über die tatsächlich geleistete oder tatsächlich weggefallene Arbeitsstunde im Nachtdienst des Umstellungstags auf eventuelle Nacht-, Zeit- und Sonntagsarbeitszuschläge aus. Da die Ruhezeitregelungen des Arbeitszeitgesetzes auf den Tag bezogen sind, ist die sich aus der Zeitumstellung ergebende Verkürzung des für die Ruhezeit zur Verfügung stehenden Tags im Frühling sowie der sich verlängernde Nachtdienst am Tag der Zeitumstellung im Herbst zu berücksichtigen.

2.2 Vom Pflegeschlüssel zur Dienstplanbesetzung

Die einrichtungsbezogene Mitarbeiteranzahl wird durch gesetzliche, aber überwiegend vertragliche Regelungen mit den Pflegekassen festgelegt (Siehe Kap. 1.6, Teil II). Die Umsetzung und Einhaltung dieser Regelungen wird seitens der Vertragspartner (Pflegekassen), aber auch der Heimaufsichtsbehörden (diese sind keine Vertragspartner im Sinne des SGB XI) streng kontrolliert. Grundlage der Dienst- und Einsatzplanung stellen bis heute die Pflegeschlüssel dar. Diese variieren nicht nur von Bundesland zu Bundesland, sondern sind auch zwischen den Einrichtungen bei identischer Bewohnerstruktur oft unterschiedlich. Logisch ist das nicht, weil bundesweit die gleichen Begutachtungsrichtlinien gelten, während erhebliche Abweichungen zwischen den Bundesländern bei den Pflegeschlüsseln innerhalb der gleichen Pflegestufen bestehen. Bekannt ist, dass die verfügbaren Nettopflegezeiten pro Bewohner* aus den Pflegeschlüsseln deutlich unter den Zeitanhaltswerten aus den Begutachtungsrichtlinien zur Erreichung einer Pflegestufe liegen (siehe Schaubild 2.3.1).

Der Pflegeschlüssel selbst kommt durch eine Mischung aus historischer Entwicklung, Erfahrungswerten, tatsächlichen Kalkulationen und Fortschreibungen zustande. Zu bedenken ist, dass der Pflegeschlüssel – je nach Bundesland variierend – folgende Anteile enthalten kann:

- Pflegemitarbeiter für Tag- und Nachtdienst,
- **Direkte** und indirekte **Pflegeleistungen***,
- Pflegedienstleitung (in den meisten Bundesländern),
- Mitarbeiter Soziale Betreuung/Ergotherapie (nicht in allen Bundesländern),
- Urlaub, Fortbildung und Krankheit.

= direkter bewohnerbezogener Pflegezeitanteil

Aus der Bewohnerstruktur (= Bewohneranzahl nach Pflegestufen) in Verbindung mit den Pflegeschlüsseln errechnet sich die Mitarbeiteranzahl. Eine einfache Möglichkeit für jeden Pflegemitarbeiter die Mitarbeiteranzahl positiv mit zu beeinflussen ist, auf die korrekte Einstufung der Bewohner zu achten. Dazu bedarf es einer aussagekräftigen Pflegeplanung, welche den pflegerischen Interventionsbedarf deutlich macht.

Im Folgenden wird der Rechenvorgang zur Ermittlung der Besetzung der Dienste im Dienstplan an einer Beispieleinrichtung durchgeführt. Das gesamte Haus verfügt über 104 Plätze, verteilt auf 2 Wohnbereiche; ein Wohnbereich ist Haus A und der zweite Wohnbereich ist Haus B (siehe Schaubild 2.2.2). Die zugrunde gelegte Wochenarbeitszeit beträgt 38,5 Brutto-Stunden; Netto Stunden 30,80.

Der Regelkreis der Einsatzplanung · Wipp/Sausen/Lorscheider
© Vincentz Network GmbH & Co. KG Hannover 2011 · ISBN 978-3-86630-184-9

1. Ermittlung des gesamten Stellenkontingents

Pflegestufen	Bew. Struktur	Rechenweg	Pflege-schlüssel*		MA Zahl i. VK-Stellen
0	6	Geteilt durch	10,2	=	0,58
1	38	Geteilt durch	3,31	=	11,48
2	39	Geteilt durch	2,36	=	16,53
3	21	Geteilt durch	1,74	=	12,07
Bew. Anzahl:	104		Verfügbare Stellen:		40,66*

* Auf welche Stellenanteile (= Mitarbeiteranstellungsverhältnisse) und damit auf wie viele „Köpfe" diese 40,66 Vollzeitstellen (= VK-Stellen) verteilt werden, bleibt der Entscheidung der Einrichtung unter Bezugnahme auf die Zielsetzungen aus Pflegeleitbild und Pflegekonzept überlassen sowie den Gegebenheiten des regionalen Arbeitsmarktes.

2. „Overheadanteil" berücksichtigen

Nachdem die verfügbaren Stellen ermittelt sind – in unserem Beispiel 40,66 –, gilt es diejenigen Stellenanteile abzuziehen, welche nicht für die Besetzung der Dienste in der Dienstplanung des Tagdienstes zur Verfügung stehen. Das sind in der Regel die Pflegedienstleitung und der Soziale Dienst. Zu beachten ist dabei, dass von Bundesland zu Bundesland unterschiedliche Berechnungsmaßstäbe gelten. Das heißt, dass man sich zuvor vergewissern muss, welche Stellenanteile der Pflegeschlüssel enthält. In Kap. 1.4 von Teil II findet sich eine Übersicht zu den Pflegeschlüsseln über alle Bundesländer der Bundesrepublik Deutschland (Schaubild 1.4.1). Dennoch kann es immer Abweichungen geben, welche einrichtungsintern vertraglich mit den Kostenträgern (= Pflegekassen/Sozialhilfeträgern) vereinbart sind. Insofern sollten immer die Grundlagen der Einrichtung vor Ort herangezogen werden (Pflegesatzvereinbarungen). Sind diese nicht bekannt, kann auf die Anhaltswerte zurückgegriffen werden.

Welche Stellenanteile gilt es konkret zu berücksichtigen?

Bei dem Stellenanteil des Sozialen Dienstes gilt es diesen nur dann „abzuziehen", wenn dieser eine eigenständige Dienstplanungs-/Organisationseinheit darstellt. In manchen Einrichtungen wird diese Leistung über den Pflegedienst mit erbracht, d.h. es besteht kein extra zu planender Sozialer Dienst/Ergotherapie. Dann müssen diese Stellenanteile natürlich auch nicht von dem insgesamt zur Verfügung stehenden Stellenkontingent abgezogen werden.

Das Gleiche gilt analog für den Nachtdienst. Wenn dieser ein „eigenständiger" Dienst mit eigenem Dienstplan ist, gilt es diesen zunächst von dem gesamten Stellenkontingent abzuziehen. Ist dies nicht der Fall, weil der Nachtdienst vom Team des Wohnbereichs mit gestellt wird, wird auch nichts anteilig abgezogen.

Zuordnung der „Overhead-Anteile" zu den Wohnbereichen
Bei der anteiligen Aufteilung des gesamten verfügbaren Stellenkontingents auf die Wohnbereiche bestehen unterschiedliche Möglichkeiten:

- die Berechnung **nach der jeweiligen Bewohneranzahl** pro Wohnbereich oder
- einfach ausgerichtet **nach der Anzahl der Wohnbereiche**.

Sind die Wohnbereiche in ihrer Größe sehr unterschiedlich, empfiehlt sich die Berechnung nach der Bewohneranzahl, weil ansonsten möglicherweise ein kleiner Wohnbereich mit der anteiligen Stellung an Nachtdienstmitarbeitern gegenüber den größeren Wohnbereichen personell überfordert ist, weil dieser kleine Bereich letztlich dann mehr Stellen beizusteuern hat als die größeren Bereiche.

2.a Umsetzung am Beispiel für die Pflegedienstleitung

Die Pflegedienstleitung ist im Verständnis ihrer übergeordneten Zuständigkeit/ Verantwortung wohnbereichsübergreifend tätig. Deswegen kann sie wie bereits beschrieben nach der Anzahl – in unserem Beispielhaus – nach 2 Wohnbereichen stellenmäßig „halbiert" werden oder entsprechend der Bewohneranzahl angerechnet. In diesem Beispiel wird sie wegen der beiden unterschiedlichen Bereichsgrößen nach der Anzahl der Bewohner anteilig den beiden Bereichen zugerechnet. Das geschieht wie folgt:

Rechenbeispiel bei anteiliger Berechnung:
1,00 VK-Stellen/104 Bewohner = 0,0096 VK-Stellenanteil/Bewohner
- *Wohnbereich Haus A: 44 Bewohner x 0,0096 VK-Stellen = 0,42 VK-Stellen*
- *Wohnbereich Haus B: 60 Bewohner x 0,0096 VK-Stellen = 0,58 VK-Stellen*

2.b Umsetzung am Beispiel für den Nachtdienst:

Besetzung Nachtdienst:
2 Mitarbeiter a 10,00 Stunden Dienstlänge (ohne Pausenzeiten)
2 Mitarbeiter x 10 Stunden x 7 Nächte = 140 Stunden
140 Stunden geteilt durch 30,80 Netto Stunden/Woche = 4,55 VK Stellen
Stellenaufwand Nachtdienst: 4,55 VK-Stellen

Rechenbeispiel bei anteiliger Berechnung:
4,55 VK-Stellen/104 Bewohner = 0,044 VK-Stellenanteil/Bewohner
- *Wohnbereich Haus A: 44 Bewohner x 0,044 VK-Stellen = 1,94 VK-Stellen*
- *Wohnbereich Haus B: 60 Bewohner x 0,044 VK-Stellen = 2,64 VK-Stellen*

Weil der Nachtdienst in der Regel eine kontinuierliche Dauerbesetzung benötigt empfiehlt es sich, dessen Stellenbedarf über die sog. „einfache Arbeitsplatzmethode" (Begriffserklärung) zu ermitteln. Dabei kann auch dergestalt vorgegangen werden, dass zunächst der gesamte Stellenbedarf Nachtdienst für das Haus ermittelt wird und dann die zu leistenden Stellenanteile pro Wohnbereich nach der jeweiligen Bewohneranzahl ermittelt werden.

Würde man dagegen die erforderlichen Stellen in Höhe von 4,55 VK-Stellen durch 2 Wohnbereiche (Wohnbereich Haus A und Wohnbereich Haus B) teilen, müssten beide jeweils 2,28 VK-Stellen beisteuern. Ergebnis: beide Bereiche wären gleich stark belastet; der kleinere hat aber mehr Probleme seinen Anteil beizusteuern als der größere der beiden Wohnbereiche. Letztlich muss man sich vor Ort für eine der beiden Möglichkeiten entscheiden, sofern der Nachtdienst einen eigenen Planungsbereich darstellt.

Differenzierte Berechnung nach Qualifikationsanteilen:
Soll der Stellenaufwand – möglicherweise auch bei unterschiedlichen Dienstlängen für Qualifikationen getrennt ermittelt werden, so kann das Beispiel analog für die Pflegefachkraftbesetzung im Nachtdienst errechnet werden und anschließend wiederum der gleiche Rechenweg für den Pflegehelfer.

2.c Rechenbeispiel für den Sozialen Dienst/Ergotherapie

Analog zu der Berechnung des Stellenaufwands für den Nachtdienst kann auch für den Sozialen Dienstes/Ergotherapie vorgegangen werden. In unserer Beispieleinrichtung umfasst der Bereich der Ergotherapie 1,75 VK-Stellen Ergotherapeuten; davon entsprechen 1,00 VK-Stellen der Fachkraftdefinition; die zweite Stelle ist keine ausgebildete Ergotherapeutin.

Stellenaufwand Sozialer Dienst/Ergotherapie: 1,75 VK-Stellen

Rechenbeispiel bei anteiliger Berechnung:
1,75 VK-Stellen/104 Bewohner = 0,017 VK-Stellenanteil/Bewohner
- *Wohnbereich Haus A: 44 Bewohner x 0,017 VK-Stellen = 0,75 VK-Stellen**
- *Wohnbereich Haus B: 60 Bewohner x 0,017 VK-Stellen = 1,00 VK-Stellen**
  *Abweichungen in der Summe sind Rundungsdifferenzen

Die Etage 1 im Wohnbereich Haus A umfasst 14 Bewohner und stellt einen Behüteten Wohnbereich dar. Fällt die einrichtungsinterne Entscheidung diesen Wohnbereich – gemessen an der Gesamtzahl der 1,75 eingeplanten VK-Stellen – stärker mit Mitarbeitern des Sozialen Dienstes zu besetzen als die übrigen Bereiche des Hauses so ist dies eine interne Entscheidung, die in ihrer Verhältnismäßigkeit den heimvertraglichen Belangen der übrigen Bewohner angemessen Rechnung tragen muss. Eine weitere Möglichkeit würde darin bestehen, die Mitarbeiter des Sozialen Dienstes – wie beschrieben – auch nur anteilig einzusetzen und stattdessen Mitarbeiter aus dem Leistungsbereich 87 b SGB XI verstärkt in dem Behüteten Wohnbereich einzusetzen, weil diese ohnehin verstärkt in den Genuss der Leistungen nach § 87 b SGB XI kommen.

2.d Zeitanteile für administrative Tätigkeiten (= indirekte Pflege)

Nachdem der Stellenaufwand für die Pflegedienstleitung, den Nachtdienst und den Sozialen Dienst/Ergotherapie ermittelt wurde, kann jetzt die Besetzung im Dienstplan ermittelt werden. Damit sind jetzt von dem gesamten Stellenkontingent die dienstplanerisch für den pflegerischen Tagdienst nicht verfügbaren Stellenanteile (PDL, ggf. Nachtdienst; ggf. Sozialer Dienst/Ergotherapie) abgezogen worden.

Dabei darf jetzt keinesfalls der wichtige Anteil an administrativen Tätigkeiten vergessen werden; siehe auch Kap.1.3, Teil I (direkte und indirekte Pflegezeiten). Werden beispielsweise von der Wohnbereichsleitung pro Woche für Pflegevisiten, Dienstbesprechungen, Maßnahmen zum Qualitätsmanagement etc. 20 Stunden – außerhalb deren regulärer Dienstzeit erforderlich, müssen diese jetzt vor der Ermittlung der Dienstplanbesetzung berücksichtigt, also in Abzug gebracht werden. Geschieht dies nicht, werden diese Stunden später zwangsläufig zu Überstunden. Werden dagegen diese Tätigkeiten innerhalb der regulären Dienstzeiten erbracht, müssen sie auch nicht abgezogen werden. Auch diesen Zeitaufwand errechnet man übrigens nach der sog. „Einfachen Arbeitsplatzmethode".

Rechenbeispiel für den administrativen Leitungsanteil:
20 Stunden/pro Woche : 30,80 Stunden Netto-Arbeitszeit/Woche = 0,65 VK-Stellen
Stellenaufwand Administration: 0,65 VK-Stellen
Anteilig pro Wohnbereich: 0,65 VK-Stellen

Hier wurde die Entscheidung getroffen auch den Wohnbereich Haus A trotz der geringeren Bewohneranzahl mit dem gleichen administrativen Zeitkontingent auszustatten, weil in dem Behüteten Wohnbereich mehr Dokumentation erforderlich ist z. B. Anwendung von H.I.L.DE im Interesse der spezifischen Bewohnerbedürfnisse.

In Bezug auf den quantitativen Aufwand an administrativen Arbeitsanteilen erfolgt immer wieder die Frage nach einem adäquaten Zeitkontingent für die Wohnbereichsleitung zur Erfüllung ihrer Aufgaben in diesem zunehmenden Arbeitssegment. Dieser Sachverhalt ist ausführlich in Kapitel 1.3, Teil I beschrieben und ein Umsetzungsbeispiel eingefügt. Entscheidend ist dabei die Aufgabenverteilung zwischen den handelnden Personen (Schaubild 1.3.2, Teil I). Nur auf dieser Grundlage kann eine verlässliche Aussage zum Zeitaufwand der einzelnen Beteiligten gemacht werden.

Nachdem jetzt alle Zeitanteile berücksichtigt sind, welche nicht unmittelbar für die Dienstplanung im Tagdienst zur Verfügung stehen, kann jetzt die Besetzung ermittelt werden. Das geschieht folgendermaßen:

Bewohner nach Pflegestufen	VK-Stellen/Stunde		Wohnbereich Haus A			Wohnbereich Haus B		Quer-summen
Pflegestufe 0	6			3			3	
Pflegestufe 1	38			13			25	
Pflegestufe 2	39			18			21	
Pflegestufe 3	21			10			11	
Gesamtanzahl Bewohner	**104**			**44**			**60**	104
Pflegeschlüssel								
Pflegeschlüssel Stufe 0	10,2	0,59		0,29			0,29	
Pflegeschlüssel Stufe 1	3,31	11,48		3,93			7,55	
Pflegeschlüssel Stufe 2	2,36	16,53		7,63			8,90	
Pflegeschlüssel Stufe 3	1,74	12,07		5,75			6,32	
Mitarbeiter Soll		**40,66**		**17,60**			**23,07**	40,66
FK-Anteil 50%				**8,80**			**11,53**	20,33
azgl. anderer Anteile								
Pflegedienstleitung		1,00		0,42			0,58	
Besetzung Nachtdienst 2 PFK		4,55		1,94			2,64	
Ergotherapie/Soz.Dienst anteilig		1,75		0,75			1,00	
Administration		1,30		0,65			0,65	
Summen		**8,60**		**3,76**			**4,87**	8,63
Verbleibende Stellen Tagdienst		32,06		13,83			18,20	32,03
Brutto-Wochenarbeitszeit		38,50		38,50			38,50	
Verfügbare Std./Woche/ Tagdienst		987,54		425,96			560,47	986,44
Ø Dienstlänge Früh-u. Spätdienst		7,00		7,00			7,00	
Mögl. Anzahl Dienste/ Tagdienst a 7,00 Std.		20		9			11	
Mögl. Anzahl Dienste Frühdienst		12		5			7	
Mögl. Anzahl Dienste Spätdienst		9		4			5	
Fachkraft-Besetzung			2	FD	3,18	3	FD	4,77	7,95
			2	SD	3,18	2	SD	3,18	6,36
			1	ND	2,27	1	ND	2,27	4,54
			5			6			
Pflegedienstleitung					0,42			0,58	1,00
Ergotherapie/Soz. Dienst					0.75			1,00	1,75
					9,8			11,8	21,60

Legende: Rote Ziffern Fachkraftstellenanteile   21,60 VK-Stellen
            Stellen gesamt   40,66 VK-Stellen
            Fachkraftquote   53 Prozent

Schaubild 2.2.1: Gesamtstellenkontingent beide Wohnbereiche

Wohnbereich Haus A/2 Etagen
44 Bewohner

Etage 0	Verwaltung

Etage 1:	Pflegestufen	Bew. Anzahl
	0	0
	1	5
	2	6
	3	3
(Schaubild 2.2.4)		**14**

Etage 2:	Pflegestufen	Bew. Anzahl
	0	3
	1	8
	2	12
	3	7
		30

Etage 3:		

Gesamt Bewohneranzahl: **44**

Wohnbereich Haus B/3 Etagen
60 Bewohner

Hausrestaurant/Verwaltung

Pflegestufen	Bew. Anzahl
0	1
1	7
2	8
3	4
	20

Pflegestufen	Bew. Anzahl
0	0
1	10
2	7
3	3
(Schaubild 2.2.5)	**20**

Pflegestufen	Bew. Anzahl
0	2
1	8
2	6
3	4
	20

60

Pflegestufen	Bew. Anzahl	Pflegeschlüssel	VK-Stellen
0	6	10,2	0,59
1	38	3,31	11,48
2	39	2,36	16,53
3	21	1,74	12,07
	104		**40,66**

abzgl. Pflegedienstleitung	1,00	je nach Rahmenvertrag § 75 SGB XI
abzgl. Ergotherapie/Sozialer Dienst	1,75	je nach Rahmenvertrag § 75 SGB XI
abzgl. Nachtdienst	4,55	abzgl. Administrativer Aufwand:
	1,30	
	8,60	
Anteilig Wohnbereich A:	3,76	(Ermittlung siehe 2.2)
Anteilig Wohnbereich B:	4,87	(Ermittlung siehe 2.2)
Verbleiben für den Tagdienst:	**32,06**	

Schaubild 2.2.2: Gesamtstellenkontingent minus Overheadanteile

	Haus	Anteil WB A	Anteil WB B
Gesamtverfügbares Stellenkontingent	**40,66**		
minus PDL	1,00	0,42	0,58
minus Nachtdienst	4,55	1,94	2,64
minus Sozialer Dienst/Ergotherapie	1,75	0,75	1,00
minus administrativer Aufwand	1,30	0,65	0,65
Summen	**8,60**	**3,76**	**4,87**
Planbare Stellen Tagdienst Dienstplan	**32,06**		

Rechenbeispiele für die Dienstplanbesetzungen
im Tagdienst (Schaubilder 2.2.3–2.2.6)
Wohnbereich 1, 1.Etage: Behüteter Wohnbereich mit 14 Bewohnern: (2.2.4)
Wohnbereich 2, 2.Etage mit 20 Bewohnern: (2.2.5)
Wohnbereich Haus A/gesamt: (2.2.3); Wohnbereich Haus B/gesamt: (2.2.6)

Beispiel	Pflegestufen	Bew. Anzahl	Pflegeschlüssel	VK-Stellen
Etagen 1 und 2	0	3	10,2	0,29
	1	13	3,31	3,93
	2	18	2,36	7,63
	3	10	1,74	5,75
		44		17,59

Anteil Wohnbereich Haus A für:
PDL/Nachtdienst/Sozialer Dienst/Administration = 3,76 VK-Stellen
Verbleibende Stellenanteile Tagdienst: 17,59 – 3,76 = 13,83 VK-Stellen
Besetzungsrechnung am Beispiel von 7 Stunden Dienstlängen:
13,83 VK-Stellen x 30,80 Netto Stunden/Woche/7 Stunden Dienstlänge/7 Tage
= 9 Mitarbeiter
Besetzung: 5 MA im Frühdienst, 4 Mitarbeiter im Spätdienst
Auf- bzw. Abrunden bei der Mitarbeiteranzahl müssen sich zwischen den Etagen-
bzw. Wohnbereichen in der Summe ausgleichen.

Schaubild 2.2.3: Besetzungsrechnung am Beispiel Wohnbereich Haus A/Etagen 1 und 2

Beispiel	Pflegestufen	Bew. Anzahl	Pflegeschlüssel	VK-Stellen
Etage 1:	0	0	10,2	0
	1	5	3,31	1,51
	2	6	2,36	2,54
	3	3	1,74	1,72
		14		5,78

Anteil Wohnbereich Haus A/1. Etage für:
PDL/Nachtdienst/Sozialer Dienst/Administration = 1,20 VK-Stellen

3,76 VK-Stellen für Wohnbereich Haus A Gesamt/44 Bewohner x 14 Bewohner
= 1,20 VK-Stellen

Verbleibende Stellenanteile Tagdienst: 5,78 – 1,20 = 4,58 VK-Stellen

Besetzungsrechnung am Beispiel von 7 Stunden Dienstlängen:

4,58 VK-Stellen x 30,80 Netto Stunden/Woche/7 Stunden Dienstlänge/7 Tage
= 3 Mitarbeiter

Besetzung: 2 MA im Frühdienst, 1 Mitarbeiter im Spätdienst

Auf- bzw. Abrunden bei der Mitarbeiteranzahl müssen sich zwischen den Etagen-
bzw. Wohnbereichen in der Summe ausgleichen.

Schaubild 2.2.4: Besetzungsrechnung am Beispiel Wohnbereich Haus A/Etage 1/behüteter Wohnbereich mit 14 Bewohnern

Beispiel	Pflegestufen	Bew. Anzahl	Pflegeschlüssel	VK-Stellen
Etage 2:	0	0	10,2	0
	1	10	3,31	3,02
	2	7	2,36	2,97
	3	3	1,74	1,72
		20		7,71

Anteil Wohnbereich Haus B/Etage 2 für:
PDL/Nachtdienst/Sozialer Dienst/Administration = 1,63 VK-Stellen

4,87 VK-Stellen für Wohnbereich Haus B Gesamt/60 Bewohner x 20 Bewohner
= 1,63 VK-Stellen

Verbleibende Stellenanteile Tagdienst: 7,71 – 1,63 = 6,09 VK-Stellen

Besetzungsrechnung am Beispiel von 7 Stunden Dienstlängen:
6,09 x 30,80 Netto Stunden/Woche/ 7 Stunden Dienstlänge/7 Tage = 4 Mitarbeiter

Besetzung: 2 MA im Frühdienst, 2 Mitarbeiter im Spätdienst
oder 2,5 MA im Frühdienst, 1,5 MA im Spätdienst

Auf- bzw. Abrunden bei der Mitarbeiteranzahl müssen sich zwischen den Etagen-
bzw. Wohnbereichen in der Summe ausgleichen.

Schaubild 2.2.5: Besetzungsrechnung am Beispiel Wohnbereich Haus B/Etage 2 mit 20 Bewohnern

Beispiel	Pflegestufen	Bew. Anzahl	Pflegeschlüssel	VK-Stellen
	0	3	10,2	0,29
	1	25	3,31	7,55
	2	21	2,36	8,90
	3	11	1,74	6,32
		60		23,06

Anteil Wohnbereich Haus B Gesamt für:
PDL/Nachtdienst/Sozialer Dienst/Administration = 4,87 VK-Stellen

Verbleibende Stellenanteile Tagdienst: 23,06 - 4,87 = 18,19 VK-Stellen

Besetzungsrechnung am Beispiel von 7 Stunden Dienstlängen:
18,19 VK-Stellen x 30,80 Netto Stunden/Woche/ 7 Stunden Dienstlänge/7 Tage
= 12 Mitarbeiter

Besetzung: 7 MA im Frühdienst, 5 Mitarbeiter im Spätdienst

Auf- bzw. Abrunden bei der Mitarbeiteranzahl müssen sich zwischen den Etagen - bzw. Wohnbereichen in der Summe ausgleichen.

Schaubild 2.2.6: Besetzungsrechnung am Beispiel Wohnbereich Haus B Gesamt/3 Etagen

Regelmäßiger Abgleich zwischen Bewohnerstruktur und der Besetzung im Dienstplan.

Da die Bewohnerstruktur nach Pflegestufen aufgrund der in Kap. 1.1, Teil II beschrieben Sachverhalte einer ständigen Schwankung infolge der Anzahl, aber auch der Pflegestufenverteilung unterliegt, muss einrichtungsintern an einer Stelle der tagesbezogene Abgleich zwischen erforderlichem Mitarbeitereinsatz und Bewohnerstruktur erfolgen. Das muss wie bereits beschrieben nicht der Dienstplanverantwortliche durchführen – er kann dies natürlich – gleichwohl ist diese Information für die Planung letztlich unerlässlich. Das bedeutet keineswegs, dass die Besetzung jeder kleinsten Stufenveränderung nach angepasst werden muss (siehe Kap. 1, Teil II). Dennoch gilt es Veränderungen in der Bewohnerstruktur zu beobachten, um im Interesse der Bewohner und Mitarbeiter sowie der Einrichtung den Bedarf (= Mitarbeitereinsatz) den Notwendigkeiten (= pflegerischem Interventionsbedarf) anzupassen.

Planungsgröße Wohnbereich

Oft wird unreflektiert die Größe von Wohnbereichen mit guten oder schlechten Auswirkungen auf die Pflege des Bewohners und die Teamstruktur in Verbindung gebracht – das trifft in dieser Grundsätzlichkeit der Aussage nicht zu. Zu bedenken ist, dass je kleiner der Wohnbereich in Bezug auf die Mitarbeiteranzahl ist, desto schwieriger ist er dienstplantechnisch zu organisieren. Sind dort neben der Regelbesetzung Mitarbeiter in Urlaub, Krank oder auf einer Fortbildung –

Teil II Der Regelkreis der Einsatzplanung

197

und im ungünstigsten Fall alles gleichzeitig – ist das Besetzungsdesaster vorprogrammiert. Dem kann auch ab einer Mindestgröße selbst von Dienstplanprofis ohne die Unterstützung von anderen Wohnbereichen kaum noch planerisch entgegengewirkt werden.

Dazu kommt, dass die Wohnbereichsleitung eine entscheidende Funktion innerhalb der Organisationsstruktur des Hauses innehat. Gleichermaßen ist es schwierig, wirklich gute Wohnbereichsleitungen zu finden. Oft sind es junge im Beruf tätige Mitarbeiter, denen noch die Berufserfahrung fehlt. Das liegt für Berufseinsteiger in Leitungsfunktionen in der Natur der Sache. Diese Leitungen haben aber eine gleichwohl schwierige Nahtstellenposition zwischen dem Mitarbeiter als unmittelbarer Kollege auf deren Seite und der Pflegedienstleitung auf der anderen Seite, nicht zu vergessen die Anforderungen, Wünsche und Erwartungen von Bewohnern und deren Angehörigen, Ärzten und anderen Interessenpartnern. Das ist nicht einfach für jemanden, der sich in eine Leitungsfunktion erst einfinden muss und verdient zweifelsohne Respekt. Die Quintessenz aus der Tatsache ist, dass gute Wohnbereichsleitungen schwierig zu finden sind, deswegen macht es auch Sinn diesen mehr zeitlichen Freiraum für eine größere Planungseinheit zu geben, als mehrere Wohnbereichsleitungen auf kleine „Königreiche" zu setzen, wohl wissend dass sie dabei Leitungen sind, die selbst in den kleinen Einheiten ihre Aufgaben nicht erfüllen können. Gleichwohl kann sich eine Wohnbereichsleitung in diese Aufgabe einfinden, wenn sie zunächst einen kleineren Bereich verantwortet. Dieser sollte aber dann an einen größeren adaptiert sein – wie ein Puzzle zusammengehörend. Die hier genannten Problematiken können umgangen werden, wenn:

- die Wohnbereiche groß genug sind, um auch Fehlzeiten abzufangen,
- die Wohnbereichsleitungen klare Aufgabenstrukturen haben
  (Schaubild 1.3.2, Teil I) und
- genügend Arbeitszeit zur Erledigung für deren Aufgaben eingeplant wird.

Rechenbeispiel Kleinstwohnbereich: Schaubilder 2.2.4 und 2.2.7, Teil II
Oft ist es – wie beschrieben – sinnvoll, einen kleinen Arbeitsbereich an einen größeren zu adaptieren und dort die Planung über einen gemeinsamen Dienstplan vorzunehmen (Schaubild 2.2.3, Teil II/Wohnbereich Haus A, Etage 1 in Anbindung an Etage 2). Damit ist eine größere Flexibilität innerhalb der Mitarbeitereinsatzplanung gewährleistet. Um negative Auswirkungen aufgrund der größeren Mitarbeiteranzahl für den Bewohner zu verhindern, kann innerhalb dieser größeren Struktur die Bezugspflege (siehe Begriffserklärung) umgesetzt werden. Das heißt: Größere Wohnbereiche sind nicht zwingend gleichzusetzen mit hohem Wechsel des Mitarbeitereinsatzes beim Bewohner – das ist eine häufig anzutreffende irrige Annahme.

Am Beispiel der Größe des „Behüteten Bereichs" als Teil des Wohnbereich Haus A hätte dieser Bereich bei der ermittelten Mitarbeiteranzahl selbst vor dem Hintergrund eines Pflegeschlüssels im oberen Bereich – keine Chance eigenständig zu agieren. Die ermittelte Mitarbeiteranzahl von 4,58 VK-Stellen zur Dienstplanung für den Tagdienst lässt nicht im Ansatz eine eigenständige überlebensfähige Dienstplanung zu. Sehr wohl aber in dem gesamten Wohnbereich Haus A, weil hier auch über eine Aufgabenabstimmung zwischen Fachkräften und Helfern unter Einbezug des Sozialen Dienstes und der Mitarbeiter nach § 87 b eine nachhaltige Besetzungsstruktur möglich ist. Diese kann durch den Einsatz verkürzter Dienste (= weniger als 7 Std. Dienstlänge) optimiert werden.

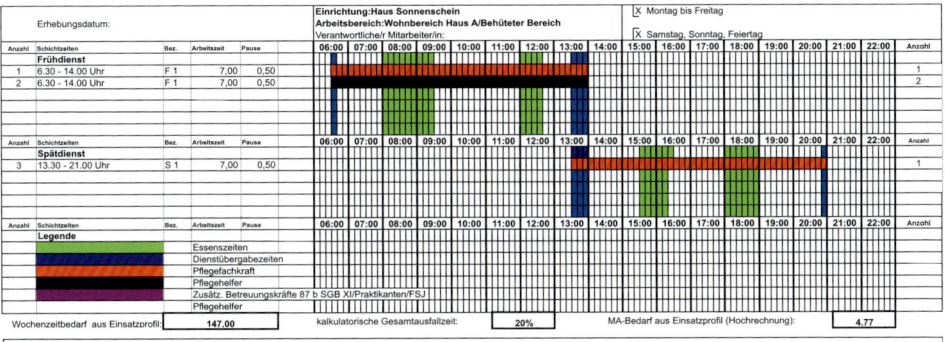

Schaubild 2.2.7: Dienstplanbesetzungsprofil zu Wohnbereich Haus A/Behüteter Bereich Tagdienst Montag-Sonntag (unter dem Link: http://www.altenheim.vincentz.net/service/downloads/#a_ Gesetze finden Sie diese Grafik und die Abb. 2.2.7a und 2.2.7b in übersichtlicher Größe)

Es bestehen keine gesetzlichen oder anderweitigen Vorgaben, was die Größe von Wohnbereichen betrifft – es besteht also keine Norm für die Größe von Wohnbereichen. Gleichwohl gibt es manche Mitarbeiter von Heimaufsichtsbehörden, welche der Meinung sind, dass dies der Fall ist. Dem ist nicht so. Beispielsweise besteht in Baden-Württemberg die sog. „Orientierungshilfe für die Heimaufsichtsbehörden". Darin ist beschrieben, dass pro 25 Bewohner im Tagdienst eine Pflegefachkraft einzusetzen sei. Von der Größe von Wohnbereichen ist in der Orientierungshilfe nichts zu lesen. Lediglich in einem Entwurf zu einer neuen Landesheimpersonalverordnung für Baden-Württemberg wurde der Versuch unternommen, dies zu regeln. Die Logik entzieht sich dem Betrachter, es ist praxisfernes Handeln von Behörden, welche nicht in der Umsetzung arbeiten. Nicht die Größe eines Wohnbereichs selbst ist falsch oder richtig, sondern dessen interne Strukturorganisation ist ausschlaggebend für die Qualität der Dienstleistung am Bewohner. Daraus ist aber zu lernen, dass es wichtig ist, die Spielregeln vor Ort zu kennen und sich inhaltlich dezidiert damit auseinander zu setzen.

Teil II Der Regelkreis der Einsatzplanung

199

Gleichermaßen sagt die Anzahl der Bewohner noch nichts über deren Unterstützungsbedarf aus – so kann eine kleine Planungseinheit (in unserem Beispiel 14 Bewohner) bei entsprechendem Bewohnerklientel einen hohen Unterstützungsbedarf auslösen und im Umkehrschluss ein großer Arbeitsbereich möglicherweise einen deutlich geringeren. Einen groben Anhaltswert stellen dabei unter Berücksichtigung fehlender anderer Strukturen zum einen die Pflegestufenverteilung innerhalb einer Organisationseinheit dar und zum anderen mögliche bewohnerbezogene Risikopotenziale aus dem einrichtungsinternen Risikomanagement (pflegerischer Interventionsbedarf).

Mitarbeiterbeteiligung an der Arbeitszeitgestaltung
Für die Umsetzung in der Praxis hat sich als vorteilhaft herauskristallisiert gemeinsam mit den beteiligten Mitarbeitern eine Analyse der Ist-Situation bezüglich der Wechselwirkungen aus der Mitarbeiterstruktur (Vollzeit- und Teilzeitanstellungsverhältnisse) auf die Dienstplanung zu besprechen. Auf dieser Basis können in Folge die Vor- und Nachteile mit den sich daraus ergebenden Konsequenzen abgewogen werden, um gemeinsam einen Konsens zu finden. Dieser kann unmittelbare Maßnahmen nach sich ziehen (z. B. „Geteilte Dienste") und gleichermaßen langfristige Zielsetzungen (z. B. Erhöhung des Teilzeitstellenanteils) beinhalten. Konkret könnte dieses Vorgehen so aussehen:

Praktische Umsetzung
Wie in diesem Kapitel beschrieben werden zunächst unter Bezugnahme auf die Bewohnerstruktur nach Pflegestufen und die vertraglich vereinbarten Pflegeschlüssel die verfügbaren Stellenkontingente für den gesamten Pflegedienst ermittelt und davon die „Overhead-Anteile"- ebenfalls wie beschrieben – abgezogen. Als Ergebnis daraus ist dasjenige Stellenkontingent ersichtlich, welches konkret für die Dienstplanung im Tagdienst des jeweiligen Wohnbereichs zur Verfügung steht. Dieses Stellenkontingent wird jetzt mit der Netto-Wochenarbeitszeit des Hauses multipliziert.

1. Prüfschritt: Eingesetztes vs. verfügbares Stundenkontingent:
Beispiel (siehe Schaubild 2.2.3); davon steht dem Wohnbereich Haus A zu:
17,59 VK-Stellen – minus anteilig 3,76 VK-Stellen Overheadanteil verbleiben 13,83 VK Stellen. Diese multipliziert mit der Netto Wochenarbeitszeit – in unserem Beispiel 30,80 Stunden (= 38,50 Bruttostunden minus 20 Prozent) = 425,96 Stunden/Woche, die dienstplanmäßig auf die einzelnen Wochentage verteilt werden können.

- **Grobausarbeitung:** Diese 426 Stunden können der Einfachheit halber zunächst durch 7 Tage und 7 Stunden Dienstlänge geteilt werden. Damit ist bekannt, wie viele Dienste auf Basis einer möglichen Dienstlänge von 7 Stunden zur Verfügung stehen würden. In unserem Beispiel sind das:

426 Stunden/Woche/7 Tage/7 Stunden Dienstlängen = 8,5 Dienste/Tag für Früh- und Spätdienst unabhängig von deren zahlenmäßiger Verteilung nach Früh- und Spätdienst; also beispielsweise 8 Dienste a 7 Stunden und ein Dienst a ca. 4 Stunden.

■ **Feinjustierung:** Ob dann die Entscheidung fällt, am Wochenende einen Dienst runterzufahren und stattdessen am Mittwoch wg. dem Richten von Medikamenten den Frühdienst um einen Dienst in der Besetzung zu erhöhen oder auch Dienste mit kürzerer Dauer als 7 Stunden einzuplanen, stellt eine Verteilungsfrage dar, die in Folge geklärt werden kann.

Diese beschriebene Vorgehensweise ist deswegen von Vorteil, weil sehr schnell ein Grobraster erstellt ist, welches dann mit den Mitarbeitern unter Bezugnahme auf deren Kenntnis der tageszeitlichen bewohnerbezogenen Pflegebedarfe in Übereinstimmung gebracht werden kann. Es empfiehlt sich das Vorgehen mit einem Team von Mitarbeitern umzusetzen, welches die Tages- und Wochenzeitliche Verteilung der Bewohnerbezogenen Bedarfe gut kennt, anhand eines Dienstplanbesetzungsprofils (siehe Schaubild 2.2.7a und 2.2.7b) über einen Beamer anschaulich zu realisieren.

Über das Dienstplanbesetzungsprofil sind:
■ die tageszeitliche Verteilung der Dienste,
■ deren Dichte in Bezug auf die Arbeitsspitzen,
■ die Besetzung zu den Essenszeiten sowie
■ die Übereinstimmung von Arbeitsbeginn und – ende mit den Anforderungen aus der Bewohnerstruktur
optisch gut zu erkennen. So lässt sich die Arbeitszeit – bezogen auf die einzelnen Wochentage unter kontinuierlicher Bezugnahme auf das verfügbare Wochenstundenkontingent von 426 Stunden/Woche gut ausarbeiten. Wichtig ist dabei, dass ein Moderator immer die Spielregeln im Auge hat:
■ Nur einplanen der verfügbaren Wochenarbeitszeit,
■ Arbeitsbeginn und Ende; tageszeitliche Schichtstärken in Übereinstimmung mit dem Arbeitsanfall,
■ Berücksichtigung besonderer tageszeitlicher Bedarfe,
■ Berücksichtigung wochenzeitlich wiederkehrender Bedarfe (z.B. feststehende Arztvisiten; Tätigkeitsanfall aus Wochenplan.

Der Vorteil liegt auf der Hand: das Mitarbeiterteam gestaltet selbst seine Arbeitszeiten und erlebt Arbeitszeit nicht als starr, sondern flexibel, was auf Grundlage der aktuellen Bedarfslagen des Bewohnerklientels aufbaut und ggf. in größeren Abständen diesem Bedarf neu angepasst werden muss. Wird einem Team nach Erarbeitung der Arbeitszeiten in der beschriebenen Form über das Besetzungsprofil die Frage nach der 5-, 5,5- oder 6-Tage-Woche gestellt, offenbart sich der Unsinn, der hinter dieser rein theoretischen Frage steckt. Das wird den Beteiligten bewusst, wenn sie jetzt darüber nachdenken, wie sie in diesem Team die Arbeitszeiten entwickelt haben und dabei überhaupt nicht an die Frage der zugrundeliegenden X-Tage-Woche gedacht haben. Würde die Frage jedoch im Umkehrschluss im Vorfeld der Bearbeitung nach dem beschrieben Vorgehensweise gestellt, kann sich jeder die Beantwortung im Wesentlichen vorstellen.

2. Prüfschritt: Eingeplante vs. verfügbare Mitarbeiteranzahl

Ist dann die beschriebene Übereinstimmung gegeben, das heißt, dass die eingeplanten Stunden mit den verfügbaren Stunden übereinstimmen, so gilt es noch, die Prüfung der Mitarbeiteranzahl vorzunehmen. Dies stellt einen sehr wichtigen Schritt dar.

Beispiel:
Die 13,83 verfügbaren Stellen sind wie folgt verteilt:
10 x 1,00 VK-Stellen;
4 x 0,75 VK-Stellen und
1 x 0,65 VK-Stellen
*= **15 Mitarbeiter**. Es verbleibt ein Reststellenkontingent von 0,18 VK-Stellen, die aktuell nicht eingesetzt wurden, weil vielleicht keine passenden Stellenanfragen vorhanden waren.*

Sollen an den Wochenenden eine Besetzung von 5 Mitarbeitern Frühdienst zu 4 Mitarbeitern Spätdienst umgesetzt werden, so ist eines von vorneherein schon klar: es wird Geteilte Dienste geben oder häufiger als jedes 2. Wochenende Dienst eingeplant werden müssen, weil zwar wie unter Schritt 1 beschrieben, die eingesetzten Stunden passen, aber die Mitarbeiteranzahl zu gering ist. Wie kommt es dazu? Der Pflegeschlüssel ist wie beschrieben vollumfänglich ausgeschöpft. Wenn jedoch der Anteil an Vollzeitmitarbeitern verhältnismäßig hoch ist, reduziert dies – bei gleichem Stellenkontingent – die Mitarbeiteranzahl. Mit geringerer Mitarbeiteranzahl steigt jedoch gleichermaßen die Anzahl an Wochenenddiensten oder die Häufigkeit von Geteilten Diensten. Für das Beispiel stellt sich das wie folgt dar:

Sollten am Wochenende im Frühdienst 4 Mitarbeiter und im Spätdienst 4 Mitarbeiter eingesetzt werden, ergibt dies einen Bedarf von 8 Mitarbeitern. Wenn jedoch jedes 2. Wochenende frei gegeben werden soll, muss die Anzahl an Mitarbeitern mindestens das Doppelte betragen = 16. Aufgrund von Urlaub und Krankheit reicht jedoch die doppelte Anzahl nicht aus, sondern es werden mindestens 20 Prozent mehr benötigt, also 16 plus, am besten 18 – 19. Dies lässt sich häufig nur über zusätzliche, im Stellenkontingent berücksichtigte 400 Euro Kräfte (= Erhöhung der Kopfzahl) mit gezieltem Einsatz an den Wochenenden realisieren oder einen entsprechend hohen Anteil an Teilzeitmitarbeitern. Vorsicht ist geboten bei einem zu hohem Anteil an Praktikanten, Azubis, FSJ, BFD an der Wochenendbesetzung wegen der mangelnden Qualifikation in der Leistungserbringung. In dem beschriebenen Beispiel sind **15 Mitarbeiter** auf die 13,65 VK-Stellen verteilt. Rein rechnerisch müssten es im Idealfall 18 – 19, aber mindestens 16 Mitarbeiter sein. Da dies aber nicht der Fall ist, kann dies nur über

- ◼ eine vermehrte Anzahl an Wochenenddiensten oder
- ◼ über Geteilte Dienste oder
- ◼ ein Ersatzwochenende über sog. „versetzte Wochenenden" jedes 2. Wochenende frei realisiert werden.

Mit versetzten Wochenenden ist gemeint, auch einmal Freitag/Samstag oder Sonntag/Montag frei zu planen, als Ausgleich zu dem „üblichen Wochenende".

Das Schaubild 2.2.7a zeigt eine mögliche Dienstplanbesetzung für den Zeitraum Montag – Freitag und eine abweichende Besetzung für das Wochenende. Von Montag – Freitag sind 10 Mitarbeiter in Früh- und Spätdienst eingesetzt; 6 Mitarbeiter im Frühdienst und 4 im Spätdienst. Damit an den Wochenenden möglichst regelmäßig jedes zweite frei gegeben werden kann, sind jeweils 2 der 8 am Wochenende eingesetzten Mitarbeiter im „Geteilten Dienst"; das reduziert die erforderliche Anzahl an Mitarbeitereinsatz für das Wochenende und erlaubt es, zwei anderen Mitarbeitern frei zu geben, welche ansonsten den analog erforderlichen Früh- oder Spätdienst hätten übernehmen müssen. In diesem Beispiel sind die Fachkräfte mit regulärem Schichtdienst eingeplant und die Helfer mit Geteilten Diensten und sog. Durchgehenden/langen Diensten; ein Helfer arbeitet

Teil II Der Regelkreis der Einsatzplanung

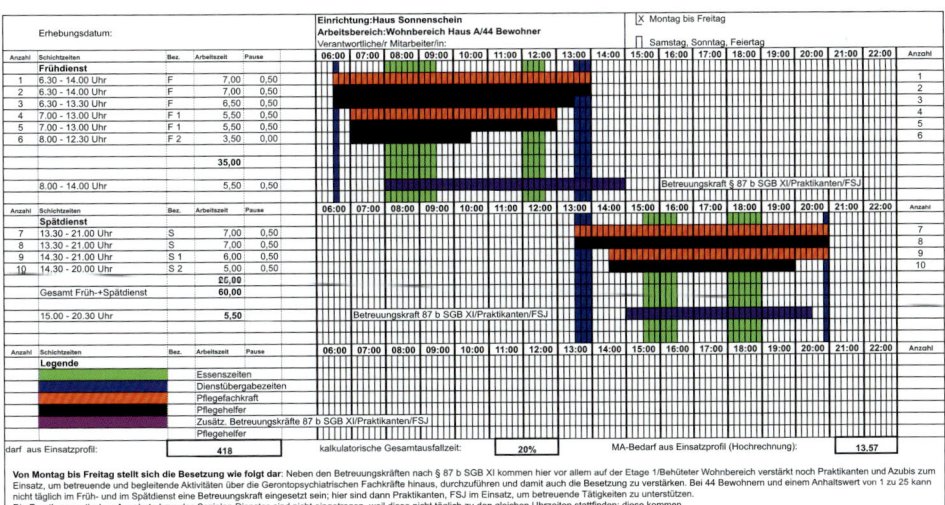

Schaubild 2.2.7a: Dienstplanbesetzungsprofil zu Wohnbereich Haus A/Tagdienst Montag-Freitag (siehe Anmerkung bei Abb. 2.2.7 auf S. 199)

ebenfalls im Schichtdienst. Über diese Bevorzugung der Fachkräfte kann man sich trefflich streiten und es wird die Entscheidung der jeweiligen Einrichtung sein, wie sie hier vorgehen will. Gleichwohl ist zu sagen, dass Fachkräfte von ihrer Aufgabenstellung über die unmittelbare Pflege hinaus vermehrt durch administrative Anforderungen belastet sind, welche aufgrund vertraglicher und/oder gesetzlicher Anforderungen von Pflegehelfern nicht übernommen werden dürfen.

Doch zurück zu der Planung: Am Wochenende sind drei Fachkräfte im Tagdienst im Einsatz: Zwei im Früh- und eine im Spätdienst (Schaubild 2.2.7b). Der Wohnbereich Haus A umfasst von seinen 13,54 Stellen insgesamt 6,83 Fachkräfte (50 Prozent). Diesen verteilen sich wie folgt:

- 6 x 1,00 Fachkräfte   1 x 0,83 Fachkräfte   = gesamt 7 Mitarbeiter.

Damit wird deutlich, dass drei Fachkräfte in der Dienstplanung für das Wochenende ohnehin schon das Maximum dessen darstellen, was planerisch machbar ist. 3 Mitarbeiter pro Wochenende x 2 plus den Anteil der Ausfallzeiten – dafür wären rechnerisch mindestens 8 Köpfe erforderlich. Das bedeutet, dass in Urlaubszeiten selbst diese Dreier-Besetzung nicht machbar ist. Zu diesen Zeiten müssen dann auch die Fachkräfte entweder:

Einen Früh- und einen Spätdienst = also nur 2 Fachkraftdienste auf dem Dienstplan stellen oder falls morgens zwingend 2 Fachkräfte erforderlich sind an diesen Wochenenden ebenso einen Geteilten und einen Durchgehenden Dienst – in unserem Beispiel G1/G12 und D 1 machen. Dann ist die Besetzung ähnlich, der zeitliche Anteil mit nur einer Fachkraft im Tagdienst an diesen Tagen überwiegt dennoch.

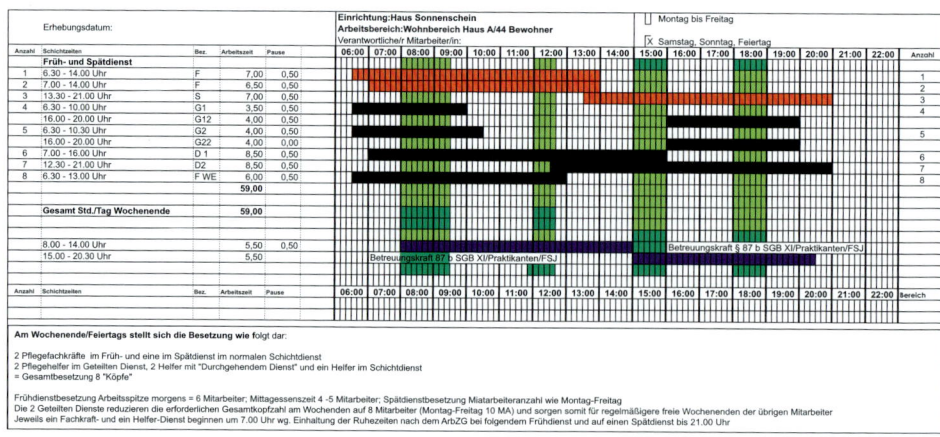

Schaubild 2.2.7b: Dienstplanbesetzungsprofil zu Wohnbereich Haus A/ Tagdienst Wochenende/Feiertags (siehe Anmerkung bei Abb. 2.2.7 auf S. 199)

Damit ist aber deutlich zu sehen, dass selbst bei vollumfänglicher Erfüllung der (noch) geltenden Fachkraftquote rechnerisch eine höhere Besetzung mit Fachkräften im Dienstplan überhaupt nicht realisierbar ist. Es sei denn, dass diese an mehr als 2 Wochenenden zum Dienst herangezogen werden. Dann gereicht ihnen ihre Fachlichkeit aber noch mehr zum Nachteil als bisher schon.

Zusammenfassung: Im Idealfall stimmen die eingesetzten Stunden aus Prüfschritt 1 und die geplante Mitarbeiteranzahl aus Prüfschritt 2 überein. Dann kann das ausgearbeitete Dienstplanbesetzungsprofil getrost auf den Dienstplan übertragen werden – dieser Dienstplan funktioniert. Damit ist auch schon der letzte Schritt in dem gemeinsamen Projekt beschrieben: Die Ausarbeitung über das Dienstplanbesetzungsprofil wird jetzt analog auf den Dienstplan übertragen. Soweit der/die Dienstplanende sich an die Vorgaben hält und die Besetzung analog zu der Ausarbeitung vornimmt, gelingt der Dienstplan. Dabei muss bei Ein- und Austritten von Mitarbeitern immer die „Zielmitarbeiteranzahl" im Auge behalten werden (= Wochenendbesetzung x 2) und die im letzten Schritt des Regelkreises beschriebene Ausfallzeit; siehe Kap. 4.4, Teil II/Schaubild 1.1.2. Bei den hier eingeplanten 20 Prozent passt die Planung. Überschreitet diese jedoch kontinuierlich die Grenze, muss wie im 4. Schritt des Regelkreises beschrieben, bei den Ausfallzeiten nachgehakt werden.

Das erzielte Ergebnis mag nicht jeden der Beteiligten voll umfänglich zufriedenstellen. Möglicherweise liegt das an den erforderlichen Geteilten Diensten aufgrund eines zu hohem Vollzeitanteils von Mitarbeitern. Letztlich muss es aber insoweit gelingen, dass nicht nur jeder seinen eigenen Vorteil in Form eines für ihn passenden Anstellungsverhältnisses sieht und die negativen Auswirkungen bei demjenigen verbleiben, der den Dienstplan erstellen soll. Denn dieser Anforderung kann keiner gerecht werden. Nicht zu vergessen, dass es nicht nur um die optimale Form der Arbeitszeitgestaltung für die Mitarbeiter geht, sondern auch vorrangig um eine bewohnerorientierte Pflege. Die Verbindung aus beidem gelingt in der Praxis, wenn Hintergründe, Strukturen und Auswirkungen der Dienstplangestaltung transparent werden. Und bei dem ungeliebten „Geteilten Dienst" darf eines nicht vergessen werden: der „Geteilte Dienst" des einen Mitarbeiters garantiert das Frei des anderen. Begründung: dort wo ansonsten 2 Mitarbeiter mit einem Früh – und einem Spätdienst tätig werden übernimmt der „Geteilte Dienst" diese Doppelfunktion. Das soll nicht dem „Geteilten Dienst" das Wort reden, andererseits darf diese Erkenntnis nicht gänzlich unberücksichtigt bleiben. Dennoch fließt dies häufig nicht in die Betrachtung mit ein und gerade weil der „Geteilte Dienst" des einen, das frei eines anderen Mitarbeiters als logische Folge nach sich zieht, machen nicht wenige Einrichtungen an dem Dienstwochenende lieber einen „Geteilten Dienst", denn so haben sie beides: ein regelmäßiges Frei jedes 2. Wochenende **und** eine Vollzeitanstellung.

Vom Pflegeschlüssel zur Dienstplanbesetzung

1. Ermitteln des planbaren Stellenumfangs

Pflegestufen	Bew. Anzahl	Pflegeschlüssel	MA-Zahl im VK-Stellen
0	3	1 zu 10,2	0,29
1	13	1 zu 3,31	3,93
2	18	1 zu 2,36	7,63
3	10	1 zu 1,74	5,75
Summen	**44**		**17,59**

Abzüglich:

- **PDL-Anteil:** Haus gesamt 1,00; davon Wohnbereich Haus A: **0,42 VK-Stellen**
- **Nachtdienst:** Haus gesamt: 4,55 VK-Stellen; davon Wohnbereich Haus A: **1,94 VK-Stellen**
- **Soz. Betreuung:** Gesamte Einrichtung: 1,75 VK-Stellen; davon Wohnbereich Haus A: **0,75 VK-Stellen**
- **Administration:** Wohnbereich Haus A: **0,65 VK-Stellen**

Gesamtabzug: 3,76 VK-Stellen   (Umrechnungsmodus siehe Kap. 2.2)

Verbleiben für Tagdienst: **13,83 VK-Stellen**

2. Ermitteln der verfügbaren Besetzung für den Tagdienst

17,59 VK – 3,76 VK-Stellen für Overheadanteile gesamt = 13,83 VK-Stellen für Tagdienst
13,83 VK-Stellen x 30,8 Stunden Nettoverfügbare Arbeitszeit/Woche
= 425,96 Stunden/ Woche/ 7 Tage = Ø pro Tag = 60,90 Std. Tag

60,85 Std. pro Tag/7 Std. Dienste = ca. 8,7 Mitarbeiter pro Tag

> Mögliche Besetzung im Frühdienst 5 Mitarbeiter
> Mögliche Besetzung im Spätdienst 4 Mitarbeiter

3. Ermitteln der erforderlichen Kopfzahl

- Geplante Wochenendbesetzung 8 Mitarbeiter (siehe Schaubild 2.2.8/2)
- Erforderliche Mitarbeiterzahl bei Planung jedes 2. Wochenende frei = **16 +** (ohne Nacht-dienst)

Verfügbare Stellenkontingente im Wohnbereich Haus A:

10 x 1,00 VK ⎫
 4 x 0,75 VK ⎬   **15 „Köpfe"**
 1 x 0,65 VK ⎭

Es zeigt sich ein Missverhältnis zwischen dem geplantem Mitarbeitereinsatz am Wochenende mit 8 Mitarbeitern und der verfügbaren Mitarbeiteranzahl von 15 Mitarbeitern. Das wird zu folgenden Auswirkungen – insbesondere an den Wochenenden – führen:

- Geteilten Diensten
- „versetzten Wochenenden" = Freitag/Samstag frei oder Sonntag/Montag frei
- Vermehrten Wochenenddiensten
- Reduzierter Besetzung (!)
- Gehäuftem Bedarf an Einspringen

Dabei ist zu berücksichtigen, dass das Team im Wohnbereich Haus A ohnehin schon Geteilte Dienste eingeplant hat. Das liegt ursächlich in dem relativ hohen Anteil an Vollzeitmitarbeitern begründet.

Schaubild 2.2.8: Schematische Darstellung der Vorgehensweise am Beispiel Wohnbereich Haus A

Fragen an den Juristen

- *Bestehen gesetzliche oder andere Vorgaben nach denen sich die Einrichtung bezüglich der Größe der Wohnbereiche halten muss?*
  Anwort: Es gibt keine ausdrücklichen Vorgaben hinsichtlich der Göße von Wohnbereichen. Sicherzustellen ist stets, dass der Versorgungsauftrag erfüllt und die Qualität der Pflege den Anforderungen entspricht.

- *Ist der Zeitraum zwischen Beginn und Ende des Geteilten Dienstes als ein Dienst zu werten oder beide Anteile als eigene Diensteinheiten?*
  Antwort. Beide Meinungen werden vertreten. Zutreffend ist die Aussage, dass beide Arbeitsphasen des geteilten Dienstes als zusammen eine „Schicht" betrachtet werden.

- *Die Fachkraftquote ist im Hause insgesamt erfüllt. Muss ich dann in meiner Dienstplanung dennoch immer die Hälfte der eingeplanten Mitarbeiter als Fachkräfte planen?*
  Antwort: Nach herrschender Meinung nein. Sinn und Zweck der Fachkraftquote ist nicht, zu jedem Zeitpunkt des Tages einen Anteil an Fachkräften von zumindest 50 % einzusetzen.

2.3 Dienst- und Einsatzplanung ohne Überstunden

KAPITELMERKSÄTZE

- Die Dienst- und Einsatzplanung muss ohne Planung von Überstunden erstellt werden.
- Minusstunden können bei fachgerechter Planung entstehen.
- Die Zeitkorridore aus den Begutachtungsrichtlinien stellen keine Anhaltswerte für die Dienstplanung dar.
- Hohe Bestände an Überstunden müssen konsequent in ein System zu deren Reduktion eingeplant werden.

Eine Dienst- und Einsatzplanung ohne Überstunden mutet jedem Praktiker verwegen an. Gleichwohl gibt es Strukturen, die gute Voraussetzungen zum Gelingen dieser Zielsetzung bieten und solche, welche von planerischer Seite her von vornherein eine Planung mit Überstunden begünstigen. Deswegen soll im Folgenden dargestellt werden, welche Mechanismen zu beachten sind, um nicht schon bei der Planung Überstunden aufzubauen. Selbstverständlich gibt es Faktoren, die diese Planung unmöglich machen: beispielsweise unbesetzte Stellen für einen gewissen Zeitraum. Krankheit kann nur begrenzt Verursacher sein, weil die in Kap. 1.1, Teil I beschriebene Systemantik der Planung auf Basis der Netto-Arbeitszeiten sowohl pauschal 6 – 8 Prozent als Krankheitsausfall grundsätzlich berücksichtigt und gleichermaßen noch 10 – 11 Prozent der gesamten Brutto-Arbeitszeiten für Urlaub sowie auch 1 – 1,5 Prozent für Fortbildungen (siehe Schaubild 1.1.2, Teil I). Bei Berücksichtigung dieser Planungsgrundlagen sind somit 20 Prozent der gesamten Brutto-Arbeitszeiten als Stabilitätsfaktor für die Dienstplanung immer berücksichtigt, um Kontinuität und Verlässlichkeit in der Planung für Mitarbeiter und Bewohner gleichermaßen zu gewährleisten.

Das Dienstplanbesetzungsprofil bietet eine Vielzahl von praktischen Möglichkeiten im Rahmen der Dienstplangestaltung. Nachdem es erstellt ist (siehe Kap. 2.1, Teil II), kann auf dieser Basis unmittelbar der sich daraus ergebende gesamte Wochenstundenbedarf ermittelt werden. Dies geschieht vor dem Hintergrund, dass die Woche rechnerisch eine überschaubare Größe darstellt und noch fast alle Dienstverträge nahezu auf Wochenbasis vereinbart sind.

Sofern das Dienstplanbesetzungsprofil bereits die Grundlage der bestehenden Einsatzplanung darstellt, ist eine Übereinstimmung zu der verfügbaren Arbeitszeit ohnehin gegeben.

Der Regelkreis der Einsatzplanung • Wipp/Sausen/Lorscheider
© Vincentz Network GmbH & Co. KG Hannover 2011 • ISBN 978-3-86630-184-9

Nachdem im **Kapitel 2.1, Teil II** beschrieben ist, auf welcher Basis Dienstplanbesetzungsprofile zu erstellen sind, stellt diese Vorgehensweise jetzt eigentlich nur noch eine Kontrolle in Bezug auf die geplante Zielsetzung der Planung dar:

Die über das Besetzungsprofil durch Addition der einzelnen geplanten Stunden pro Tag oder bei 7 stundenmäßig gleichen Tagen multiplizierten Stunden **in Verbindung mit einem möglichen zusätzlichen Wochenzeitbedarf** für indirekte Pflegetätigkeiten ergibt den gesamten Aufwand an Arbeitsstunden pro Woche. Dieses Ergebnis muss nahezu identisch sein mit dem verfügbaren Zeitwert aus dem Pflegeschlüssel, Pflegesatz etc. Wenn dies der Fall ist, befindet sich die Einsatzplanung im „Grünen Bereich", weil eine Übereinstimmung zwischen der Dienstplanung und der verfügbaren Arbeitszeit besteht.

Unter dieser Bedingungen können Überstunden nur dann entstehen, wenn
- die Kalkulationsgröße für die Gesamtausfallzeit in diesem Zeitraum höher ist als kalkuliert und/oder
- zusätzlich Aktivitäten durchgeführt werden, welche umfangreicher sind, als der pro Woche zusätzlich zur unmittelbaren Dienstplanung veranschlagte Aufwand oder
- nicht alle Stellen besetzt sind und somit der Umfang der entstehenden Überstunden max. dem Umfang der offenen Stellen entspricht.

Bei einer auf Basis der Netto-Arbeitszeit kalkulierten Dienst – und Einsatzplanung können sogenannte Minusstunden entstehen. Dies kann dann Eintreten, wenn beispielsweise nicht die in der Gesamtausfallzeit regelmäßig einkalkulierten Urlaubstage, Fortbildungen etc. oder sonstige berücksichtigte Ausfallzeiten auch tatsächlich anfallen (siehe Schaubild 1.1.1/1.1.2, Teil I). Aus diesem Grund empfiehlt es sich dringend zu einer Vereinbarung über das Arbeiten mit Arbeitszeitkonten mit dem Betriebsrat/ der MAV zu kommen. Derlei betriebliche Vereinbarungen stellen zur Umsetzung des hier beschriebenen nicht zwingend eine Voraussetzung dar, sie erleichtern jedoch vieles (was in der Praxis unter der Hand bereits vielfach umgesetzt wird) und geben den Mitarbeitern Sicherheit in diesem von vielen mit gemischten Gefühlen betrachteten Minusstunden. Den Trägern kommt in der Regel das Arbeiten mit Arbeitszeitkonten entgegen, weil durch die mögliche Verschiebung von Arbeitszeitguthaben und Arbeitszeitschuld die Bezahlung von Überstunden entfällt. Das Arbeiten mit Arbeitszeitkonten stellt aber keinen isolierten Sachverhalt der Pflege dar, sondern ist in vielen Berufen längst gängige Praxis, welche von den Gewerkschaften im Gegensatz zu generellen Arbeitszeitverlängerungen sogar maßgeblich mit unterstützt wird.

Vielfach wird in der täglichen Praxis der Dienst – Einsatzplanung diese nicht wie in der hier beschriebenen Form fein säuberlich von Anfang an aufgearbeitet, sondern es steht bereits eine Form der praktizierten Dienstplanung mit einrichtungsintern historisch gewachsenen Grundlagen zu der Besetzung von Früh-, Spät- und Nachtdiensten.

Gerade hier empfiehlt es sich zur internen Zielkontrolle, ein Dienstplanbesetzungsprofil zu erstellen und zu überprüfen, ob die in Kapitel 2.1, Teil II genannten Merksätze auf dieser Basis zufriedenstellend berücksichtigt sind oder nicht. Meistens lässt sich mit dieser einfachen Methode erkennen, ob eine Einsatzplanung in rein quantitativer Hinsicht eine Übereinstimmung von Mitarbeiterverfügbarkeit und Mitarbeitereinsatz darstellt oder ob von vorneherein planerisch „über die Verhältnisse gelebt" wird. Dies lässt sich folgendermaßen überprüfen.

Praxis Check:

Soll:

Die Additionen der täglich eingesetzten Mitarbeiterstunden insgesamt/Woche unter Beachtung der Gesamtausfallzeiten zeigt eine Übereinstimmung mit der verfügbaren Netto-Arbeitszeit aller Mitarbeiter dieses Teams.

Beispiel Ist:

Der wöchentliche Mitarbeitereinsatz an Stunden umfasst in dem Wohnbereich Haus B auf der Etage 2 insgesamt 180 Stunden einschließlich des Aufwands an Tätigkeiten für die indirekte Pflege. Die Summe der auf dem Dienstplan stehenden Mitarbeiter umfasst umgerechnet in Vollzeitkräfte 6,09 VZK.

Rechenweg:

180 Stunden Einsatzplanung pro Woche geteilt durch 30, 80 Stunden Netto-Arbeitszeit pro Mitarbeiter (= 38,50 Stunden minus 20 Prozent Gesamtausfallzeit) ergibt einen Mitarbeiterbedarf von 5,84 VZK. Auf dem Dienstplan stehen 6,00 VK Stellen.

Das zeigt, dass sich die Dienst- und Einsatzplanung im realistischen Niveau bewegt – also in unserer Ampelkonstellation im grünen Bereich. Es besteht sogar ein kleiner Spielraum (= 6,00 VK-Stellen – 5,84 VK-Stellen = 0,16 VK-Stellen; das entspricht ca. 10 Minuten; Rechenweg: 0,16 VK-Stellen x 60 Minuten). Ebenso sind die Gesamtausfallzeiten komplett berücksichtigt, weil mit 30,8 Nettostunden gerechnet wurde.

Bei dieser Überprüfung der aktuellen Wohnbereichsbezogenen Ist – Einsatzplanung gilt es **2 mögliche Fallstricke** zu berücksichtigen:

Stehen auf dem Dienstplan Mitarbeiter, welche einen abweichenden Anrechnungsmodus im Stellenplan haben, aber „Vollzeit" arbeiten, kann dies – wenn nicht berücksichtigt – zu Fehlern in der Bewertung führen. Beispiel: ein Praktikant mit Anrechnung von 0,33 VK-Stellenanteil und einer Wochenarbeitszeit von 38,5 Stunden oder ein Azubi mit berechneten 0,20 VK-Stellenanteil, aber einer aktuellen Anwesenheit von dem zeitlichen Umfang eines Vollzeitmitarbeiters.

Die Ausfallzeit entspricht nicht 20 Prozent (siehe Kap. 1.1, Teil I), sondern ist höher. Ist die Ausfallzeit dagegen geringer, also unter 20 Prozent zeigt sich dies in Form einer vermehrten Verfügbarkeit an Stunden; ist sie dagegen wie beschrieben höher, fehlt dieser Anteil an Stunden für die Dienstplanung.

Vorgehensweise über isolierten Zeitwert aus Pflegeschlüssel/Budget.

Sowohl aus vertraglich vereinbarten Pflegeschlüsseln mit den Kostenträgern, als auch aus Pflegesätzen lassen sich die durchschnittlichen Zeitwerte pro Pflegestufe bzw. pro Pflegebedürftigen herausrechnen. Dieses Vorgehen hat den Vorteil, dass die Kalkulationsgrundlage der Netto verfügbaren Arbeitszeit auch hier angewandt werden kann und somit die Wahrscheinlichkeit des Aufbaus von Überstunden minimiert werden kann.

Rechenweg über Zeitkontingente aus Pflegeschlüsseln:
Die Zeitkontingente, welche sich wie in Schaubild 2.3.1 beschrieben aus den Pflegeschlüsseln heraus rechnen lassen, können – multipliziert mit den Bewohnern nach Pflegstufen – in der Summe diejenige Gesamtpflegezeit pro Tag darstellen, welche aus den Pflegeschlüsseln heraus zur Verfügung steht. Vorsicht ist dabei geboten, weil – je nach Bundesland – andere Anteile in den Pflegeschlüsseln enthalten sind – bzw. eben nicht enthalten sind.

Unterschied zwischen dem Arbeiten mit dem Dienstplanbesetzungsprofil und der Netto Pflegezeit aus dem Pflegeschlüssel

- Bei der Analyse der Besetzung wird über das Dienstplanbesetzungsprofil die insgesamt eingesetzte Pflegezeit pro Woche unter Berücksichtigung der Gesamtausfallzeit eingesetzte Arbeitszeit abzgl. der Pausen hochgerechnet (= Sollplanung) und in der Summe der Stunden/Woche auf Übereinstimmung mit dem verfügbaren Stundenkontingent aus der Mitarbeiterzahl (= Ist Verfügbarkeit) verglichen.
- Bei dem anderen Vorgehen wird die Netto Pflegezeit aus dem Pflegeschlüssel vorab herausgerechnet und mit der Anzahl an Pflegebedürftigen pro Stufe und den Tagen pro Woche multipliziert. In der Summe ergeben sich daraus die rechnerisch möglichen Einsatzstunden/Woche. Auf dieser Basis wird dann das Besetzungsprofil wie beschrieben erstellt. Sind aktuell nicht alle Stellen besetzt kann sich aus der Anwendung der Zeitwerte aus den Pflegeschlüsseln eine (logisch zu erklärende) Abweichung ergeben.
  Beachte: Die Zeitwerte aus den Pflegeschlüsseln enthalten sowohl die direkten als auch die indirekten Pflegeanteile und – je nach Bundesland unterschiedlich – die Pflegedienstleitung und die Soziale Betreuung. Dies kann in den Rahmenverträgen nach § 75 SGB XI bundeslandbezogen nachgelesen werden.

Teil II Der Regelkreis der Einsatzplanung

Weil die Bewohnerstruktur nach Pflegestufen teilweise erheblichen Schwankungen unterliegt, ist es bei beiden Verfahren zu empfehlen, den Durchschnittswert (Soll) anzusetzen und die monatliche Entwicklung der Pflegestufen (Ist) auf längerfristige Veränderungen kontinuierlich zu beobachten.

Pflegestufe (nur eine Stufe 0, ohne Berücksichtigung Länderspezifischer diesbezüglicher Regelungen)	Pflege-schlüssel (aus Korridor Baden-Württemberg)	Netto Zeitwerte aus Pflegeschlüsseln in Minuten/Tag (= Direkte und indirekte Pflege im Tag- u. Nachtdienst, Pflegedienstleitung und Sozialer Dienst)	Begutachtungszeitwerte, MDK, 2009; in Minuten/Tag Grundpflege + Hauswirtschaftl. Anteil
0	10,2	26 Min.	0
1	3,31	80 Min.	45 + 45 = 90
2	2,36	112 Min.	120 + 60 = 180
3	1,74	152 Min.	240 + 60 = 300

Berechnungsbasis: 1606 Jahres-Nettostunden; entspricht einer 38,5 Std. Woche
Pflegeschlüssel und „Inhalte" aus Rahmenvertrag § 75 SGB XI Baden-Württemberg

Rechenweg: Jahresnettoarbeitszeit x 60 Minuten geteilt durch 365 Tage und geteilt durch den Pflegeschlüssel
= durchschnittlicher Zeitwert in 24 Std. pro Bewohner und Stufe
einschließlich möglicher weiterer länderspezifischer Regelungen zu Schlüsselanteilen wie Soziale Betreuung und/oder PDL

Schaubild 2.3.1: Zeitwerte aus den Pflegeschlüsseln vs.Zeitwerte aus den Begutachtungsrichtlinien

Das Schaubild 2.3.1 zeigt, dass sich ein durchschnittlicher Pflegezeitwert aus den Pflegestufen ermitteln lässt, um zu prüfen, ob der angesetzte Zeitwert an indirekter und direkter Pflegezeit pro Bewohner und Woche im Durchschnitt der verfügbaren Netto-Arbeitszeit entspricht. Auf diese Weise lassen sich mit unterschiedlichsten Methoden durch hier beschriebene Querverbindungen Wechselwirkungen innerhalb der Dienst- und Einsatzplanung ausmachen, welche zu einer erheblichen Transparenz dieser Thematik beitragen können. Bereits in Kap. 2.2, Teil II ist nachzulesen, dass sich letztlich unmittelbar aus den Pflegeschlüsseln die Besetzung der Dienste ableiten lässt.

Beispiel:
*Wohnbereich Haus A/2 Etagen: 13,83 VK-Stellen (Schaubild 2.2.3) multipliziert mit 30,80 Nettostunden/Woche = **425,96 Stunden** möglicher Mitarbeitereinsatz: durchschnittlich pro Wochentag = **60,85 Stunden**.*

■ Aus den Pflegestufen der Bewohner ergibt sich ein verfügbarer durchschnittlicher Pflegezeitwert über alle Stufen im Durchschnitt von
1,76 Stunden (= 105,6 Min.) pro 24 Std. und Bewohner für direkte und
indirekte Pflege im Tag- und Nachtdienst, einschl. Administration, PDL,
Ergotherapie/Sozialer Dienst; also komplett).
Rechenweg: 77,57 Std./44 Bew. = 1,76 Std.

Pflegestufe	Anz. Bew.	Minuten Wert	Summen Min.	Bruttopflegezeit
0	3	26	78	
1	13	80	1040	
2	18	112	2016	
3	10	152	1520	
	44		4654	**77,57 Std.***

* Bruttopflegezeit; Die Differenz zwischen den **60,85 Stunden** und den **77,57 Stunden** ergibt
sich aus der Reduktion um den „Overheadanteil von 3,76 VK-Stellen. (3,76 x 30,8 Std.)

Bei diesem Beispiel ist zu beachten, dass es sich um Baden-Württembergische
Pflegeschlüssel handelt, welche sowohl die Pflegedienstleitung als auch die Soziale Betreuung beinhalten. Folglich darf der sich aus den Pflegeschlüsseln errech-
nete Zeitwert nicht vollständig in die Dienstplanung umgesetzt werden, weil
ansonsten keine Zeitkontingente mehr für die Pflegedienstleitung und den Sozialen Dienst „übrig" wären. Das heißt, dass diese komplett im Dienstplan für die
Pflegearbeit „aufgebraucht" worden sind. Anders verhält es sich beispielsweise
in Rheinland Pfalz. Dort sind sowohl die Pflegedienstleitung als auch der Soziale
Dienst nicht im Pflegeschlüssel enthalten (bei beispielsweise geringerem Pflegeschlüssel als in Baden-Württemberg), sondern extra berechnet. Dort könnten
folglich die Zeitwerte aus den Pflegeschlüsseln komplett den Bewohnern über die
Dienstplanung – unter Beachtung der Anteile für die indirekte Pflege – unmittelbar zur Verfügung gestellt werden.

Innerhalb der bewohnerbezogenen Leistungserbringung gibt es immer Schwankungen zwischen dem Pflegebedarf bei gleicher Einstufung. Das entspricht der
Systematik der Pflegeschlüssel, dass diese Mittelwerte darstellen, welche sich in
der Summe wieder ausgleichen (sollten). Fatal für alle Beteiligten wird es nur
dann, wenn kein einrichtungsinternes Einstufungsmanagement besteht und die
Pflegemitarbeiter bei allen Bewohnern versuchen, mehr Leistungen zu erbringen, als von den hinter den Einstufungen stehenden Pflegezeitwerten her durchschnittlich vorgesehen ist. Dieses Vorgehen muss scheitern und führt in Folge
zu massivem Frust bei allen Beteiligten. Insofern muss es eine Pflicht der verantwortlichen Pflegefachkraft sein, mit den Mitarbeitern diese Grundlagen zu
erörtern und auf Basis der in Kapitel 1.1, Teil II beschriebenen Bewohnerstruktur

die verfügbare Ressource Arbeitszeit zielgerichtet einzusetzen. Damit ist es allen Beteiligten mehr geholfen, als ein Lamentieren über zuwenig Arbeitszeit.

Dass Aktivitäten zur Erreichung einer zielgerichteten Einstufung nicht gleichermaßen von allen Angehörigen unterstützt werden ist bekannt. So solle alles nur erdenklich Mögliche für die „Mutter" getan werden, aber mehr kosten soll es natürlich keinesfalls. Wer kennt das nicht. Kaufen Sie beim Bäcker für 30 € ein und wollen nur 20 € bezahlen, fliegen Sie aus dem Geschäft. In der Pflege wird das erwartet – wie im Urlaub – alles inklusiv.

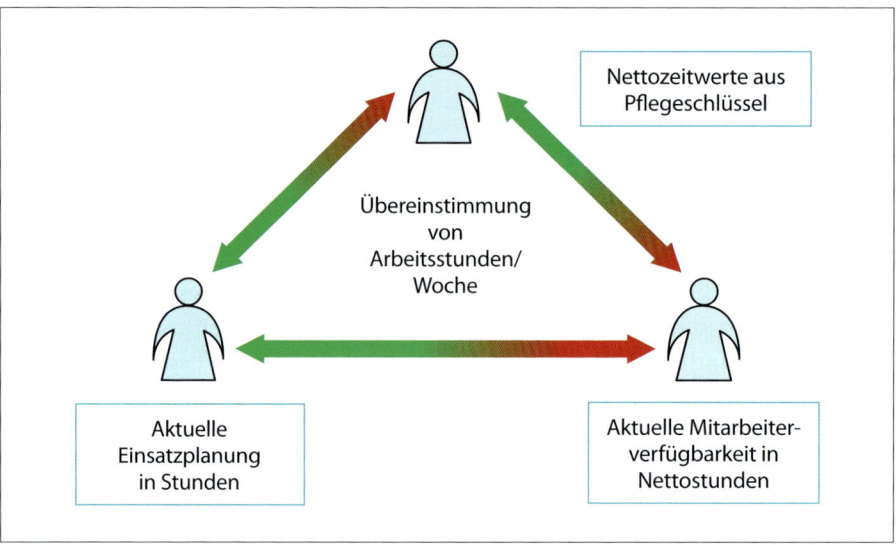

Schaubild 2.3.2: Erforderliche Übereinstimmungsbereiche

FAZIT

- Es besteht eine Übereinstimmung zwischen den wöchentlich eingeplanten Stunden im Dienstplan und den wöchentlich verfügbaren Netto-Arbeitszeiten der Mitarbeiter dieses Teams.
- Über möglicherweise entstehende Minusstunden gibt es betriebsinterne Regelungen.

Umgang mit Überstunden bei hohen Beständen

Dieser Sachverhalt lässt sich trotz der Komplexität, die letztlich in ihrer Summe zu dem Kontingent an Überstunden geführt hat, mit den nachfolgenden Vorgehensweise nachweislich immer in den Griff bekommen.

Vom Pflegeschlüssel zur Dienstplanbesetzung

Beispiel am Wohnbereich Haus A; Bewohnerzahl 44

Von Bedeutung für den Dienstplanenden ist, dass mit zunehmender Dienstlänge die Anzahl der verfügbaren Dienste und damit die Besetzungsstärke absinkt. Das bedeutet auch, dass Mitarbeiterausfälle auf Grund der ohnehin ausgedünnten Besetzung deutlich schwieriger zu kompensieren sind. Damit steigt die Notwendigkeit des Einspringens an und das Einhalten geplanter freier Tage für die Mitarbeiter wird erschwert. Gleichzeitig ist das Eingehen auf tageszeitliche Bewohnerbelange auch deutlich erschwert, weil zwar die Stunden zur Verfügung stehen, Arbeitsspitzen aber weniger abgefangen werden können.

Pflegestufen	Bew. Anzahl	Pflegeschlüssel	MA-VK-Stellen
0	3	10,2	0,29
1	13	3,31	3,93
2	18	2,36	7,63
3 + 4	10	1,74	5,75
	44 Bewohner		17,59 VK-Stellen

- minus ND 4,55 VK-Stellen/104 Bewohner x 44 Bewohner   = 1,94 VK-Stellen
- minus PDL 1,00 VK-Stellen/104 Bewohner x 44 Bewohner = 0,42 VK-Stellen
- minus Ergo 1,75 VK-Stellen/104 Bewohner x 44 Bewohner = 0,75 VK-Stellen
- minus Administration 0,65 VK-Stellen/104 Bew. x 44 Bew. = 0,65 VK-Stellen
  $$3,76 \text{ VK-Stellen}$$

17,59 VK-Stellen – 3,76 VK-Stellen = 13,83 VK-Stellen

13,83 VK-Stellen x 30,8 Std./Woche = 425,96 Std./Woche

426 Std./Woche: 7 Tage:

Dienstlängen	Anzahl Dienste	Mögliche Besetzung	X-Tage-Woche
: 6,42 Std. =	9,48 Dienste	ca. 6:4	6-Tage-Woche
: 7,00 Std. =	8,70 Dienste	ca. 5:4	5,5-Tage-Woche
: 8,00 Std. =	7,61 Dienste	ca. 5:3	5-Tage-Woche
: 10,00 Std. =	6,09 Dienste	ca. 3:3	4-Tage-Woche

Mit zunehmender Dienstlänge im Tagdienst/Spätdienst muss sich als logische Konsequenz daraus ggf. auch die Frage nach der Verkürzung des Nachtdienstes stellen; Ausnahmen wären spezielle Anforderungen aus der Bewohnerstruktur in der Überlappungszeit am Abend von Spät- zu Nachtdienst. Aus einer Verkürzung der Nachtdienstdauer würden sich wieder Stundenressourcen für den Einsatz im Tagdienst ergeben.

Schaubild 2.3.3 : Auswirkungen von Dienstlängen auf Besetzungsstärke

Teil II Der Regelkreis der Einsatzplanung

Dabei handelt es sich jedoch immer um eine Kombination mehrerer Maßnahmen, weil es zum einen darum geht

- das bestehenden Überstundenkontingent zu reduzieren und
- gleichermaßen des Entstehen neuer Überstunden zu reduzieren.

1. Einsatzplanung auf Basis der verfügbaren Netto-Arbeitszeiten festlegen (= Definition der Regelbesetzung).
2. Konsequente Reduzierung der Regelbesetzung bei Abwesenheiten von Bewohnern; eingesparte Stundenkontingente dienen ausschließlich zum Abbau von Überstunden.
3. Konsequente Nutzung schwankender monatlicher Sollarbeitszeiten im Jahresverlauf; keine Ein-Monats-Denken bei der Planung.
4. Regelmäßige Auswertung des Planungszeitraums
5. Ausbezahlen von unrealistisch abzubauenden hohen Überstunden Kontingenten bei unbedingt gleichzeitiger Umsetzung der Punkte 1 bis 4.
6. Konsequentes Fehlzeitenmanagement (siehe Fachbuch: „Fehlzeiten konstruktiv managen"

FAZIT

- Durch die konsequente Umsetzung des Regelkreis der Einsatzplanung in der hier beschriebenen Form lassen sich Überstunden im Vorfeld bereits vermeiden. Bestehende Kontingente an Überstunden können ebenfalls damit nachweislich reduziert werden. Voraussetzung für das Gelingen ist ein konsequentes Festhalten an eigenen Vorgaben. Dabei sieht die hier beschriebene Vorgehensweise nicht vor unter die Regelbesetzung zu gehen – das würde alle Beteiligten massiv treffen.

Frage an den Juristen

- *Wenn trotz korrekter Planung auf Basis der Netto-Arbeitszeiten Überstunden entstanden sind – beilspielsweise, weil einige Stellen nicht vollumfänglich zeitnah ersetzt werden konnten – haben Mitarbeiter Anspruch auf einen Überstundenabbau in Form von ausschließlich ganzen Tagen oder kann diese Überstundenreduktion auch in Form von stundenweisem Abbau erfolgen? Antwort: Sofern keine anderslautende Vereinbarung im Arbeitsvertrag, einem anwendbaren Tarifvertrag oder einer anwendbaren Betriebsvereinbarung besteht, kann Überstundenabbau auch stundenweise erfolgen und muss nicht tageweise vorgenommen werden.*

2.4 Belegungsabhängige Einsatzplanung

KAPITEL MERKSÄTZE

- Nicht die „Besetzungstradition" eines Wohnbereichs aus jahrelang praktizierter Besetzungsstärke stellt den Anhaltswert zu der Besetzung der Dienste, sondern die tatsächliche Anwesenheit von Bewohnern nach Pflegestufen.
- Freiwerdende Zeitkontingente in Folge Belegungsreduzierung werden intelligent genutzt.
- Es müssen Überlegungen bestehen in welcher Form kurzfristige Belegungssteigerungen personell aufgefangen werden können.

Belegungsabhängige Dienst- und Einsatzplanung

In den vorangegangenen Kapiteln ist beschrieben, wie über die Pflegeschlüssel in Verbindung mit der Bewohnerstruktur nach Pflegestufen das Mitarbeitersoll zu ermitteln ist und wie sich davon die Besetzung im Dienstplan ableitet (siehe Kap. 2.2, Teil II). Insbesondere mit der Zunahme der Bedeutung der Kurzzeitpflege kommt es immer stärker zu erheblichen Schwankungen in der Belegung, auf die es kurzfristig zu reagieren gilt. Für die Kurzzeitpflegegäste gelten in der Regel die gleichen Personalschlüssel wie für die Dauerpflege.

Bei Abwesenheiten von Bewohnern gibt es im Wesentlichen zwei unterschiedliche Konstellationen in Abhängigkeit von der Ausgestaltung der Rahmenverträge nach § 75 SGB XI auf Länderebene i. V. m. § 43 Abs. 5 i.V.m. § 87a Abs. 1, Satz 5 und 6 SGB XI für Punkt a zu beachten:

- Sind die Bewohner abwesend in Folge eines Krankenhausaufenthalts, wird die Vergütung nach einem Zeitraum von drei Tagen um die Anteile für Unterkunft und Verpflegung gekürzt. Das bedeutet für die Thematik der Dienst- und Einsatzplanung, dass zumindest die „Mitarbeitervorhaltung" im wesentlichen durchgängig vergütet wird.
- Die Belegung unterschreitet diejenige Anzahl, für die Mitarbeiter aktuell nach den vertraglichen Vereinbarungen vorgehalten werden. In diesem Fall ist derjenige Anteil an Mitarbeitern, welcher das vertraglich vorzuhaltende Soll übersteigt, im Prinzip frei einsetzbar, z. B. auch im eigenen ambulanten Dienst, sofern das die Arbeitsverträge der Mitarbeiter erlauben.

A. Belegungsanstieg: Steigt die Belegung in Folge von vermehrter Kurzzeit und/oder Dauerpflege an, so wird dies häufig zunächst über Mehrstunden der Mitarbeiter aufgefangen, sofern kein stellenmäßiger Spielraum mehr zwischen dem aus den SGB XI-Verträgen geforderten Mitarbeiter-Soll und dem Mitar-

217

Teil II Der Regelkreis der Einsatzplanung

beiter-Ist auf dem Dienstplan besteht. Oft wird dieser Belegungsanstieg, wenn er sehr kurzfristig und umfassend erfolgt, zunächst über den Einsatz von Zeitarbeit aufgefangen. Stabilisiert sich eine Belegung auf höherem als dem Ausgangsniveau, wird unter Berücksichtigung der Schwierigkeiten am Arbeitsmarkt versucht, die Zeitarbeitnehmer durch eigene Mitarbeiter zu ersetzen oder diese bei guter Qualifikation – in Abhängigkeit von den damit verbundenen Kosten – zu übernehmen. Ebenso werden bei Belegungsanstieg Teilzeitmitarbeiter nach Absprache kurzfristig auf eine höhere Wochenarbeitszeit oder eine Vollzeitstelle vereinbart. Letztlich ist es oft auch eine Mischung aus den verschiedensten genannten Varianten.

Mögliche Maßnahmen bei Belegungsanstieg (Aufzählung ist keine Priorisierung):
- Ausloten, ob noch Spielraum bei bestehenden Stellen-Ist besteht,
- erhöhter Mitarbeitereinsatz über Mehrstunden,
- Einsatz von Zeitarbeitnehmern,
- ggf. Übernahme/Festanstellung von Zeitarbeitnehmern,
- befristete Erhöhung wöchentlicher Arbeitszeitkontingente von Teilzeitmitarbeitern (einschließlich 400€ Kräfte),
- Anstellung neuer Mitarbeiter in Teil- oder Vollzeit,
- eine Mischung aus den verschiedenen Optionen.

B. Belegungsrückgang: Unterschreitet dagegen die Belegung diesen errechneten „Gleichstand" aus Bewohnerstruktur und Mitarbeiter-Ist, muss die Besetzung der Dienste in Früh- und/oder Spätdienst diesen Veränderungen angepasst werden. Die Einhaltung der vertraglichen Verpflichtungen gegenüber den Kostenträgern nach den Verträgen aus dem SGB XI darf dabei nicht unterschritten werden. Ebenso sollte intern vorab geprüft werden, in welcher Form, ein derartiger Nachweis ggf. auch gegenüber den Heimaufsichtsbehörden erbracht werden kann; dies kann durchaus der gleiche sein.

Auf Schwankungen in der Belegung kann nur durch ein Bündel verschiedenster Maßnahmen flexibel reagiert werden. Die Ursachen, welche Belegungseinbrüchen zugrunde liegen, spielen eine nicht unwesentliche Rolle in der Ursachenbekämpfung.

Eine definierte Regelbesetzung zum Beispiel in Form eines Dienstplanbesetzungsprofils stellt überhaupt erst die Grundlage dafür dar, in abgestufter und nachvollziehbarer Form auf Schwankungen in der Belegung reagieren zu können. Erst wenn eine Regel definiert ist, kann nachvollziehbar und ohne Gefahr zu laufen in Regress genommen zu werden, über die Abweichung gesprochen werden. Eine Kürzung der regelhaften Einsatzplanung darf auf keinen Fall willkürlich geschehen, sondern nur auf Basis von auf verantwortlicher Ebene abgestimmten Maßnahmen.

Zur Festlegung eines Zeitwertes zur Kürzung der bestehenden Einsatzplanung bieten sich die folgenden Möglichkeiten an:
Bei einem nach Pflegestufen differenziertem Pflegeschlüssel kann der pro Bewohner und Stufe im Durchschnitt über den Pflegeschlüssel zu ermittelnde Zeitwert isoliert werden (siehe Schaubild 2.3.1) und dieser Zeitanteil von der Regelbesetzung in Abzug gebracht/reduziert werden.

Bei einer Kalkulation auf Pflegesatzbasis kann ebenso unter Bezugnahme auf die durchschnittlichen Mitarbeiterkosten pro Stunde ein Zeitwert isoliert werden und dieser wie beschrieben in Abzug gebracht werden.

Diese Zeitwerte werden auf dem Dienstplanbesetzungsprofil derart dargestellt, dass jederzeit zu erkennen ist, bei welcher Abwesenheit von Bewohnern wie viel Stunden von welchem Dienst und zu welcher Tageszeit in Abzug gebracht werden. Diese Vorgabe ist notwendig, damit nicht willkürlich Zeitanteile reduziert werden, welche sich negativ auf die Arbeitsablaufplanung auswirken können. Bei der Festlegung, welche Zeiten wann zum Abzug gebracht werden erfolgt eine Beteiligung der Mitarbeitenden des Wohnbereiches, damit diese soweit möglich ihre Vorschläge einbringen können. Handlungsleitend wird dann eingegriffen, wenn Rahmenstrukturen aus dem Pflegeleitbild oder die Versorgung der Bewohner negativ beeinträchtigt werden könnten.

Schaffung von Arbeitszeitreserven

Aus rein betriebswirtschaftlicher Sichtweise sind die Kosten für die Mitarbeitenden trotz Reduzierung der Besetzung vorhanden. Damit diese Arbeitszeiten aber nicht im Alltag des pflegerischen Ablaufs untergehen, soll beispielsweise über ein belegungsabhängiges Dienstplanbesetzungsprofil bei den Mitarbeitenden das Gefühl erwachsen, dass Mitarbeitereinsatz immer etwas mit tatsächlichem Arbeitsanfall zu tun hat und nicht losgelöst davon betrachtet werden kann.

Nutzung der freigewordenen Zeitkontingente

Aus diesem Grund werden die freigewordenen Arbeitszeiten für besondere Aktivitäten den Bewohnern zurückgegeben – für Leistungen, für die ansonsten kaum Zeit ist wie Spaziergänge, Bewohnerveranstaltungen und andere außergewöhnliche Bewohneraktivitäten. Die praktische Erfahrung belegt, dass sich hier erhebliche Zeiten ansammeln können. Wird bei reduzierter Belegung einfach zum „Verbrauch" dieser Arbeitszeiten die Regelbesetzung unverändert belassen, geht das gewonnene Zeitkontingent im Tagesablauf komplett unter. Werden dagegen diese Zeiten gezielt für Bewohneraktivitäten eingesetzt, die bei „Vollbelegung" nicht vorhanden gewesen wären, sprechen nicht nur die Mitarbeitenden außer Haus über diese Möglichkeiten, sondern vor allem auch die Bewohner gegenüber ihren Freunden und Angehörigen. Und das will in einem zunehmenden Wettbewerb etwas bedeuten. Vor allem, wenn man bedenkt, welche subjektive Bedeutung in der Innen- und Außenwirkung der Faktor Zeit in der Pflege hat.

Gleichzeitig können diese Zeiten auch zur Erledigung/Durchführung von pflegefachlichen Anforderungen genutzt werden wie zum Beispiel Pflegeplanungszeiten, Pflegevisiten etc. (siehe Kap. 1.3, Teil I) Das zeigt, dass eine intelligente Einsatzplanung sich ihre Freiräume durchaus schaffen kann und dennoch die Bewohner die aus den vertraglichen Vereinbarungen vorgegebenen Leistungszeiten in vollem Umfang erhalten.

Mögliche Maßnahmen bei Belegungsrückgang (Aufzählung ist keine Priorisierung):
- Abbau von Überstunden,
- Aufbau von Minusstunden,
- Erledigung von administrativen Tätigkeiten,
- besondere Bewohneraktivitäten durchführen,
- Hilfestellung in anderen Wohnbereichen, um dort Überstunden zu reduzieren,
- Reduzierung des Einsatzes von Aushilfskräften und/oder Zeitarbeit,
- eine Mischung aus den verschiedenen Optionen.

Die einzige „Alternative", die nicht umgesetzt werden sollte, ist diejenige, die Besetzung unverändert beizubehalten, ohne klare Vorgaben, in welcher Form die freiwerdenden Zeitkontingente genutzt werden. So kann auch bei sehr kurzfristigem Belegungsrückgang in Folge von mehreren Krankenhaueinweisungen seitens der Wohnbereichsleitung während des Frühdienstes noch entschieden werden, wie die Zeiten eingesetzt und welche Auswirkungen das auch auf die Besetzung bzw. Arbeitsleistung für den Spätdienst hat. Für den Nachtdienst hat dies in der Regel wenig Auswirkungen, weil dort eine Regelbesetzung geplant ist, welche meistens auch gleichzeitig eine „Mindestbesetzung" darstellt, die nicht abgesenkt werden kann oder darf.

Über die Dienstplanauswertung (siehe Kap. 4.1, Teil II) werden die Abwesenheitstage der Bewohner erfasst und über deren rechnerischen Zeitwert aus dem Pflegeschlüssel oder Pflegesatz (Schaubild 2.3.1) in das Verhältnis zu den eingesetzten Gesamtstunden und Bewohnern nach Pflegestufen gesetzt. Insofern lässt sich jederzeit nachvollziehen, ob der aus den Vertragsgrundlagen veranschlagte Zeitwert bei den pflegebedürftigen Bewohnern angekommen ist und auch, ob die

Abwesenheitstage in der Dienst- und Einsatzplanung abschlägig berücksichtigt worden sind. Ist dies nicht der Fall, ergibt sich für die Verantwortlichen ein Erklärungsbedarf bzgl. des wirtschaftlichen und bewohnerbezogenen Umgangs mit Ressourcen.

Fragen an den Juristen

- *Darf die Wohnbereichsleitung Mitarbeiter früher nach Hause schicken, wenn kurzfristig Bewohner in das Krankenhaus gekommen sind und somit deutlich weniger Arbeit als ursprünglich über den Dienstplan angedacht war, anfällt? Darf die Wohnbereichsleitung in Folge reduzierter Anwesenheit von Bewohnern Dienste kürzen oder die Besetzung kurzfristig an die veränderte Belegungssituation anpassen?*
  Antwort: Mit der Erstellung des Dienstplans hat der Arbeitgeber sein Direktionsrecht zu Umfang und Lage der Arbeitszeit erst einmal verbindlich ausgeübt. Will der Arbeitgeber dieses Direktionsrecht durch Änderung des Dienstplans erneut ausüben, um bspw. die Besetzung der Dienste einer geänderten Belegungssituation kurzfristig anzupassen, ist außerhalb von Eil- und Notfällen grundsätzlich eine Ankündigungsfrist von vier Tagen einzuhalten. Diese Ankündigungsfrist geht meilenweit an den Erfordernissen eines bedarfsorientierten Dienstplans und damit an der Pflegewirklichkeit vorbei. Man denke nur an die teils erheblichen Belegungsschwankungen im Segment Kurzzeitpflege. Die pflegerechtlichen Vorgaben fordern einen „bestimmungsgemäßen und wirtschaftlichen Mitarbeitereinsatz". Angesichts dieser Situation gilt es, mit Blick auf die Notwendigkeiten einvernehmliche Dienstplanänderungen mit den Mitarbeitern zu vereinbaren. Läßt sich die Versorgung der Bewohner nicht auf anderem Wege sicherstellen, ist es im Einzelfall für den Arbeitgeber möglich, kurzfristige Dienstplanänderungen auch einseitig anzuordnen.

- *Wie kurzfristig können bestehenden Wochenarbeitszeitkontingente von Teilzeitmitarbeitern erhöht werden, um Belegungssteigerungen stellenmäßig schnell aufzufangen?*
  Antwort: Eine Erhöhung des Stellenanteils ist (abgesehen von einem fast undenkbaren Fall einer Änderungskündigung) grundsätzlich nur im Einvernehmen mit dem Mitarbeiter durch Vertragsänderung – auch mündlich – möglich. Diese Vertragsänderung kann von „jetzt auf gleich" erfolgen. Von Seiten des Arbeitgebers sollte stets die Möglichkeit einer zeitlich befristeten Erhöhung des Stellenanteils geprüft werden.

- *Wie können Arbeitsverträge von Teilzeitmitarbeitern inhaltlich so gestaltet werden, dass eine stundenmäßige Erhöhung/Absenkung jederzeit möglich ist ohne jeweils immer neue Verträge schreiben zu müssen?*

Antwort: Auch bei Teilzeitmitarbeitern sollte vertraglich die Geltung eines fortlaufenden Arbeitszeitkontos einschließlich der Verpflichtung zur Erbringung von Überstunden vereinbart werden.

■ *Was ist bei der Übernahme von Zeitarbeitnehmern in ein festes Anstellungsverhältnis zu beachten?*
Antwort: Es gelten im Verhältnis zur Einstellung vom „Nicht-Leiharbeitnehmern" keine Besonderheiten. Zu berücksichtigen ist aber, dass sich das Verleihunternehmen für diese Fälle in der Regel eine Vermittlungsgebühr vertraglich zusichern lässt.

2.5 Einsatzplanung im Nachtdienst

KAPITELMERKSÄTZE

- Der Mitarbeitereinsatz im Nachtdienst muss den fachlichen Anforderungen gerecht werden.
- Es bestehen keine gesetzlichen und/oder vertraglichen Vorgaben bzgl. der Anzahl einzusetzender Fachkräfte/Mitarbeiter im Nachtdienst.

Die Autoren sind sich darin einig von Nachtdienstmitarbeitern und nicht von Nachtwachen zu sprechen. Es gibt heute kaum noch Einrichtungen, in welchen „nur" gewacht wird, sondern die Regel ist, dass viel und intensiv gearbeitet wird. Deshalb erscheint die Bezeichnung „Nachtwache" überholt und nicht im Ansatz mehr zeitgemäß zu sein.

Anzahl der Mitarbeiter im Nachtdienst

Im Gegensatz zu früheren Jahren zeigt der Blick in die Pflegesatzvereinbarungen/ LQVs bzw. LQMs, dass es bundesweit nahezu keine speziellen Stellenschlüssel für den Nachtdienst mehr gibt. Stattdessen liegt es in der Verantwortung der Einrichtung, unter Berücksichtigung der Bewohnerstruktur für einen den Anforderungen angemessenen Mitarbeitereinsatz im Nachtdienst Sorge zu tragen. Anhaltswerte gibt es dazu insofern, als dass zum Beispiel die *Orientierungshilfe für die Heimaufsichtsbehörden in Baden-Württemberg"/Stand: August 2006)* ein bestimmtes Verhältnis von Mitarbeitern zu Bewohnern vorsieht (in der Regel 1 zu 50) und letztendlich auch die noch gültige (Bundes)-Heimpersonalverordnung Vorgaben bezüglich der erforderlichen Fachlichkeit macht. Dazu zählt auch die dort beschriebene ständige Anwesenheit einer Pflegefachkraft. Jetzt gilt es zukünftig einen Blick in die Landesheimpersonalverordnungen zu werfen, um zu prüfen, ob darin diesbezügliche Anhaltswerte/Vorgaben/Richtlinien beschrieben sind.

Doch wie viele Fachkräfte gilt es im Nachtdienst einzusetzen? Diese Fragestellung gewinnt an Bedeutung vor dem Hintergrund, dass die Gewinnung von Fachkräften am Arbeitsmarkt zunehmend schwieriger wird und gleichzeitig jede Erhöhung der Besetzung an Fachkräften im Nachtdienst eine Reduktion der Fachkraftbesetzung im Tagdienst zwingend nach sich zieht, weil nur ein bestimmtes Kontingent insgesamt zur Verfügung steht. Salopp gesagt: jeder Kuchen kann nur einmal verteilt werden, egal wie er angeschnitten wird.

Eine Erhöhung der Besetzung mit Fachkräften im Nachtdienst – wie von manchen Heimaufsichten gefordert – würde indirekt zu einer höheren Fachkraft-

Teil II Der Regelkreis der Einsatzplanung

223

Der Regelkreis der Einsatzplanung · Wipp/Sausen/Lorscheider
© Vincentz Network GmbH & Co. KG Hannover 2011 · ISBN 978-3-86630-184-9

quote führen, wenn die Fachkraftbesetzung im Tagdienst unverändert beibehalten werden sollte. Dies gibt aber zunehmend weder der Arbeitsmarkt her noch stellt eine höhere Fachkraftquote von über 50 Prozent eine Regelkalkulationsbasis innerhalb der Pflegesatzverhandlungen dar. Die Frage wäre, wer das höhere Fachkraftgehalt – wären sie am Arbeitsmarkt denn verfügbar – bezahlen sollte?

Von entscheidender Bedeutung für den Fachkrafteinsatz im Nachtdienst ist die Bewohnerstruktur mit ihrem individuellen Interventionsbedarf und nicht ein rein zahlenmäßiges Verhältnis von Mitarbeitern zu Bewohnern. Letzteres mag zwar einfach für Behörden zu prüfen sein, hat aber nichts mit Ergebnisqualität und der Einhaltung einer fachgerechten Versorgung zu tun. Dem trägt auch das Urteil des VGH Baden-Württemberg in Mannheim Rechnung.

Rechtsprechung – VGH Baden-Württemberg

Nach dem Urteil des VGH Baden-Württemberg Az.: 6 S 1567/05 muss auch die räumliche, technische und belegungsmäßige Ausstattung bei der Frage nach der Fachkraftbesetzung im Nachtdienst berücksichtigt werden. In einer Vorentscheidung zu diesem Verfahren hatte bereits das Verwaltungsgericht Karlsruhe im Jahr 2005 die Anordnung der Heimaufsichtsbehörde bezüglich des Einsatzes von 2 Pflegefachkräften im Nachtdienst aufgehoben. Begründet wurde dies mit fraglicher grundsätzlicher Anwendbarkeit des sog. Kriterienkatalogs des Sozialministeriums aus dem Jahr 1989, der zwischenzeitlich 2x überarbeitet wurde. Grundlage der Entscheidungsfindung der Heimaufsichtsbehörde war der damalige Kriterienkatalog der Heimaufsichtsbehörden Baden-Württemberg (Stand 2002), der zwischenzeitlich von dem Charakter des Erlasses zu einer Orientierungshilfe hin geändert wurde.

Bei der Entscheidung des VGH Mannheim ging es um eine Einrichtung mit 2 verbundenen Gebäudeteilen und mit folgender Bewohnerstruktur:

	Haus A	Haus B	Anzahl	Prozentuale	Prozentuale
	Anzahl Bewohner	Anzahl Bewohner	Bewohner Gesamt	Verteilung Einrichtung	Verteilung Baden-Württemberg
Pflegestufe 0		1	1		3
Pflegestufe 1	15	22	37	41	36
Pflegestufe 2	23	20	43	47	43
Pflegestufe 3	3	7	10	12	16
	41	50	91	100	100

Diese Bewohnerstruktur nach Pflegestufen wurde interessanterweise von der Heimaufsicht als atypisch; von dem eingesetzten externen Gutachter des MDK jedoch als typisch beschrieben. Die Tabelle zeigt in der rechten Spalte die Pflegestufenverteilung nach Angaben des Statistischen Landesamtes Baden-Württemberg im Jahr 2007. An fachlichen Kriterien ist noch zu ergänzen, dass bei den 91 Bewohnern 26 mit einer Demenz Diagnose ö. ä. sind, keine Bewohner mit Dekubitus und 10 Diabetiker (nicht alle insulinpflichtig).

In dem der Entscheidungsfindung des VGH Mannheim zugrundeliegenden Gutachten wurde nachvollzogen, dass bei der genannten Bewohnerstruktur in einem Nachtdienst mit 10 Stunden Dauer großzügig gerechnet max. 5 Stunden fachkraftbezogene Tätigkeiten einschließlich der Dienstübergaben insgesamt anfallen, folglich ausreichend Zeit für die Bewältigung von Notfällen und Fachaufsicht etc. ist. Dazu kam, dass in dieser Einrichtung über ein EDV Dokumentationssystem über jeden Terminal überall im Hause der Nachtdienst – egal wo sich die Mitarbeiter gerade aufhalten – auf die Bewohnerdaten zugegriffen werden kann und das Notrufsystem eine rasche Abklärung ermöglicht.

In dem Gutachten ist nachzulesen: *„Wird der Zeitaufwand für eine Pflegefachkraft hiernach grob geschätzt, so ergibt sich ein Aufwand von insgesamt ca. einer halben Stunde für die fachliche Übergabe zu Beginn und Ende der Schicht, von etwa einer Stunde für das Richten und Austeilen der geplanten Nachtmedikation und von geschätzt 0,5 – 1,00 Stunde für Behandlungspflegerische Maßnahmen, die sich aus dem Verlauf der Nacht ergeben."* In die Auswertung wurden Aufzeichnungen aus 2 Jahren einbezogen. Dabei wurde auch kalkulatorisch ein auftretender Notfall mit einem Zeitfenster von 30 – 60 Min. pro Vorfall anteilig berücksichtigt.

Die nachtdienstlichen fachkraftbezogenen Tätigkeiten wurden von dem Gutachter wie folgt beschrieben:
- Wahrnehmung der Fachaufsicht (z. B. fachliche Anleitung und Überprüfung der pflegerischen Tätigkeiten der angelernten Pflegekräfte),
- Krankenbeobachtung (z. B. Beobachtung auf Veränderungen im Gesundheitszustand des Bewohners, der ein Eingreifen und weitere Maßnahmen erforderlich macht),
- Richten und Verabreichen von Medikamenten in Form von Tabletten, Tropfen, subcutanen und intramuskulären Injektionen,
- Messung von Körperzuständen (z. B. Blutdruck, Puls, Körpertemperatur).

In einer anderen Sache und einer früheren Entscheidung hatte bereits das Verwaltungsgericht Freiburg die Anordnung der Heimaufsicht an eine Einrichtung mit knapp 50 Plätzen aufgehoben, jede Tages- und Wochenendschicht mit mindestens 2 Fachkräften und im Nachtdienst mit mindestens einer Fachkraft sowie einer Hilfskraft zu besetzen. Zur Begründung hatte die Heimaufsicht auf den Kriterienkatalog verwiesen, wonach im Tagdienst in jeder Pflegeeinheit (in der

Regel bis zu 25 Bewohner) immer eine und im Nachtdienst grundsätzlich eine Pflegefachkraft für bis zu 50 Bewohner ständig anwesend sein muss. Das VG Freiburg begründete seine Entscheidung damit, dass die bei früheren Heimbegehungen festgestellten Mängel zwischenzeitlich behoben seien und ein unmittelbarer Zugriff auf den (damaligen) Kriterienkatalog bei der Begründung der Anordnung ermessensfehlerhaft und damit rechtswidrig sei.

Es ist also auch hier deutlich zu sehen, dass die Frage der Nachtdienstbesetzung mit Pflegefachkräften intern sehr sorgfältig in Bezug auf die quantitative Bewohnerstruktur und die qualitativen pflegefachlichen Interventionsbedarfe abzustellen ist und auf dieser Basis eine fundierte Entscheidung zu treffen ist.

Die Wingenfeld/Schnabel Studie aus dem Jahr 2002, der bis heute keine den Autoren bekannte gleichwertige Studie in Qualität und Untersuchungsgenauigkeit gefolgt ist, zeigt für den Nachtdienst folgendes Leistungsprofil:

- Hilfe beim Toilettengang   33,2 %
- Lagern/Betten   19,2 %
- Orientierungs-/gedächtnisfördernde Maßnahmen,
  spez. Psych. Pflegeintervention, Einzelgespräche   17,6 %
- Hilfen bei der Nahrungsaufnahme   9,1 %
- Waschen   5,3 %
- Aufstehen und Zubettgehen   4,6 %
- Sonstige   11 %

Diese Tätigkeitsdarstellung – wenn gleich auch nahezu 10 Jahre alt – zeigt deutlich, dass ein Großteil der Leistungen nicht zwingend fachkraftbezogene Tätigkeiten sind. Das auch vor dem Hintergrund, dass den Autoren sehr wohl bewusst ist, dass ein und dieselbe Tätigkeit – auch der Grundpflege – in Abhängigkeit von dem bewohnerbezogenen pflegerischen Interventionsbedarf durchaus einmal eine Fachkraft- und ein andermal eine Helfertätigkeit sein kann. Das gilt aber nicht nur in der Richtung hin zur Fachkraft, sondern im gleichen Maße auch umgekehrt.

Die Wingenfeld/Schnabel Studie belegt auch die drei Hauptfelder in einer Aufteilung wie folgt:

	Früh-/Spätdienst	Nachtdienst
Hilfen bei Alltagsverrichtungen	74,7 %	74,9 %
Behandlungspflege	8,6 %	5,0 %
Psychische Betreuung	16,7 %	20,2 %
Gesamt	100 %	100 %

Sind Wohnbereiche unterschiedlich groß, so lässt sich auf Grundlage der jeweiligen Bewohnerstruktur der individuelle Anteile des einzelnen Wohnbereichs an dem Gesamtbedarf zur Stellung des Nachtdienstes auf Basis der Wohnbereichsgröße und der dort lebenden Bewohneranzahl erreichen.

Berechnung der anteiligen Nachtdienstbesetzung

Gesamteinrichtung 80 Bewohner/Nachtdienstbesetzung 2 Mitarbeiter
Nachtdienstdauer: 10 Std./Mitarbeiter

MA-Bedarf f. Nachtdienst: 10 Std. x 2 MA/Nacht x 7 Nächte =
140 Std./Woche /30,80 Std./Netto/Woche = 4,55 VZS

Wohnbereich 1	20 Bew. = 4,55/80 Bew. x 20 Bew. =	1,14 VK
Wohnbereich 2	45 Bew. = 4,55/80 Bew. x 45 Bew. =	2,56 VK
Wohnbereich 3	15 Bew. = 4,55/80 Bew. x 15 Bew. =	0,85 VK
		4,55 VK

VK = Vollkraftstelle umgerechnet

Schaubild 2.5.1: Ermittlung Stellenbedarf Nachtdienst

Anhaltswert für Besetzung 1 zu 50;
aus „Orientierungshilfe Heimaufsichten Baden-Württemberg"
- entspricht bei Nachtdienstdauer von 10 Std. im Durchschnitt und 2 Mitarbeitern
- ca. 12 Minuten an direkter und indirekter Pflegezeit/Bewohner

Vergleichsmöglichkeit
Fallen viele zusätzlichen Arbeiten im Nachtdienst an, reduziert sich
diese durchschnittliche Pflegezeit zunehmend !!!
(Abgleich mit Bewohnerstruktur aus Kapitel 1.1, Teil II)

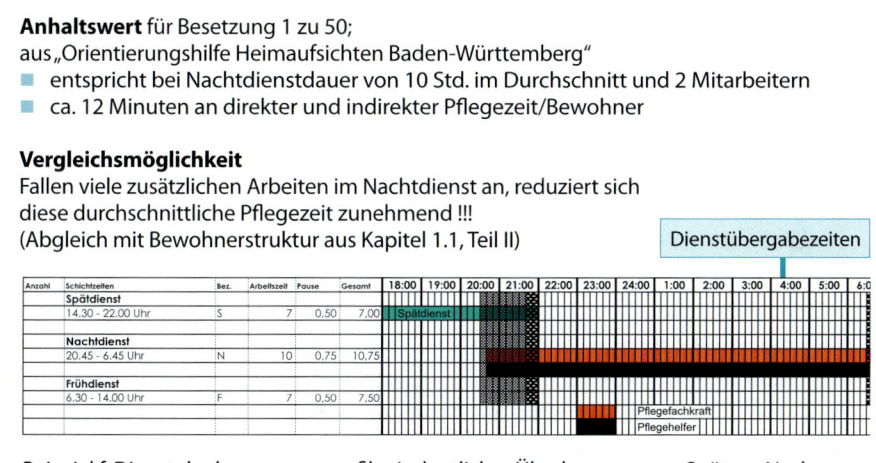

Dienstübergabezeiten

Beispiel f. Dienstplanbesetzungsprofil mit deutlicher Überlappung von Spät- zu Nachtdienst wegen spezieller Anforderungen aus Bewohnerstruktur

Schaubild 2.5.2: Durchschnittliche Pflegezeitkontingente Nachtdienst

Interessant ist es in dieser Studie weiterhin zu lesen, dass im Schnitt Leistungen im Umfang von rund 12 Minuten pro Bewohner und Nacht erbracht werden. Das deckt sich vollständig mit der Umrechnung des Anhaltswertes von 1 zu 50 durch die Autoren. Bei einer angenommenen zeitlichen Nachtdienstdauer, 2 Mitarbeitern und 100 Bewohnern kommen exakt 12 Minuten zustande.

Rechenweg:

10 Std. Dienstlänge x 60 Minuten x 2 Mitarbeiter bei 100 Bewohnern = 1200 Minuten geteilt durch 100 Bewohner = 12 Minuten/Bewohner/Nacht.

Bei der Frage der Besetzung des Nachtdienstes gilt es folgende Sachverhalte zu prüfen:

a. Quantitative Arbeitszeitverteilung

Über ein speziell für den Nachtdienst dargestelltes Dienstplanbesetzungsprofil lässt sich zunächst sehr einfach die während des Nachtdienstes verfügbare Arbeitszeit an direkter und indirekter Pflege pro Bewohner im Schnitt ermitteln. Diesen Zeitwert zu kennen, ist nicht unwesentlich zeigt er doch, ob zunächst rein quantitativ die Arbeitszeit auf Basis von Vergleichswerten erfüllt ist.

b. Qualitative nächtliche Anforderung

Der zweite Schritt ist die Ermittlung des individuellen bewohnerbezogenen Hilfebedarfs und dessen Erbringungszeit in der zeitlichen Abfolge des Nachtdienstes. Daraus lässt sich in Übereinstimmung mit dem Einsatzprofil relativ einfach ersehen, ob ein Mitarbeiter in der Lage ist, diese Leistung fachgerecht zu erbringen oder nicht.

In Verbindung mit den Erhebungen zu der Bewohnerstruktur nach Pflegestufen wird der individuelle bewohnerbezogenen Hilfebedarf im Nachtdienst in Bezug auf die zu erbringenden Leistungen Wohnbereichsbezogen näher betrachtet. Resultiert daraus, dass beispielsweise Bewohner in einem Bereich überwiegend mobil sind, sind insbesondere in Überschneidung vom Spätdienst zum Nachtdienst hin versetzte Dienste mit späterem Beginn und entsprechend in den Nachtdienst hineinreichende Dienste erforderlich.

Daraus resultiert, dass vor allem die Abfolge der pflegerischen Versorgung in der Staffelung der Tätigkeiten während des Übergangs/Schnittstelle vom Spät- in den Nachtdienst und vom Nachtdienst in den Frühdienst in Bezug auf den qualitativen Arbeitsanfall zu prüfen ist.

Dazu kann beispielsweise eine Stecktafel eine enorme Hilfestellung sein. Hier lässt sich sehr leicht nachvollziehen, in welcher bewohnerbezogenen zeitlichen Abfolge – in der Regel – die pflegerische Versorgung abzulaufen hat.

Die Abfolge in der Bewohnerversorgung ergibt sich dabei grundsätzlich:
- aus deren Gewohnheiten und Wünschen,
- der notwendigen zeitlichen Abfolge des Hilfebedarfs und
- einer Logik des gestaffelten Vorgehens der nächtlichen Besuche vor dem Hintergrund fachlicher Anforderungen.

Aus der Pflegeplanung bzw. der Tages- und Nachtstruktur innerhalb der Pflege-dokumentation muss zu erkennen sein, vor welchem Hintergrund welche Maß-nahmen mit welcher Zielsetzung zur Anwendung kommen. Dabei macht es bei-spielsweise keinen Sinn, wenn ein Bewohner, der nachts 3 x zur Toilette begleitet wird, die saugstärksten Inkontinenzartikel zusätzlich bekommt. Das ist nicht nur eine fachliche Frage, sondern auch eine Fragestellung hinsichtlich des sinnvollen Einsatzes von Arbeitszeit (Praxistransfer Expertenstandard Harnkontinenz).

Rahmenstrukturen zur Einsatzplanung im Nachtdienst:

Sieht man einmal von den wenigen vertraglichen Vorgaben speziell zum Nacht-dienst hinsichtlich der Besetzung ab, so bestehen wahre Glaubenskriege dahinge-hend, ob es sinnvoll ist einen Dauernachtdienst einzusetzen oder Mitarbeiter in einem rollierenden System in den Nachtdienst einzubinden oder einer Mischung aus beidem. Unbestritten ist sicherlich die Tatsache, dass Mitarbeiter, welche sich für einen bestimmten Dienst entscheiden, diesen normalerweise sorgfältiger durchführen als solche die dazu „verpflichtet" werden; letztere reagieren teilweise mit gezieltem Krankwerden.

Mitarbeiter, welche ständig im Nachtdienst eingesetzt sind, kennen detailliert die nächtlichen Bewohnerbedürfnisse und sie nehmen Veränderungen wie zum Beispiel Geräusche wahr, welche sporadisch eingesetzte Mitarbeiter nicht erken-nen oder zuordnen könnten. Gerade in der nächtlichen Pflegesituation hat Kon-tinuität und Vertrautheit eine besondere Bedeutung für die Lebensqualität des pflegebedürftigen Bewohners.

Dabei geht es keineswegs um ein Plädoyer für einen Dauernachtdienst, sondern um die Entscheidung einer Einrichtung, wo sie die Prioritäten mit der Zielrichtung Bewohner setzen will. Keinesfalls darf es aus Sicht der Autoren sein, dass Bewohner unter dem ständigen Wechsel an Mitarbeitern im Nachtdienst leiden, weil eine Systematik fehlt, wie seitens der Verantwortlichen Pflegedien-stleitung ein Stab aus Dauernachtdienstmitarbeitern zu führen und in eine per-sonelle Gesamtstruktur des Pflegedienstes einzubinden ist.

Einbindung von Dauernachtdienstteams in die Organisationsstruktur

Es bestehen sicherlich eine ganze Reihe von Möglichkeiten ein Team von Dau-ernachtdienstmitarbeitern in die Organisations-. und Ablaufstruktur der Ein-richtung einzubinden. Nachfolgend sollen exemplarisch einige in der Praxis bewährte Beispiele genannt werden.

- **Kontinuierliche Dienstbesprechungen**, um Rückmeldungen aus dem Nachtdienst zu bekommen – nicht nur zwischen Tür und Angel bei einer abendlichen oder morgendlichen Dienstübergabe. Es muss also ein Kon-zept entwickelt werden, wie ein Dauernachtdienst konsequent in den

Informationsfluss des Tagesdienstes und des gesamten Hauses eingebettet ist. Das könnte derart gestaltet sein, dass gerade beim Arbeiten mit Dauernachtdienstteams eine Besprechung einmal im Quartal u. a. unter Einbezug der Dienst- und Urlaubsplanung für das kommenden Quartal unter Bezugnahme auf die Jahresurlaubsplanung stattfindet. Nicht selten wird es so gehandhabt, dass ein Dienstplanentwurf von den Nachtdienstmitarbeitern – auf Basis eines hinsichtlich der erforderlichen Qualifikationen und der Besetzungsstärke festgelegten Dienstplanbesetzungsprofils – mitgebracht wird und im Rahmen der Besprechung nur noch die Details/Feinheiten besprochen werden müssen. Danach wird die Planung im Rahmen der Besprechung durch die Pflegedienstleitung freigegeben. An diesen Quartalsbesprechungen – welche derart terminiert werden, dass nicht immer die gleichen Mitarbeiter dazu aus dem Frei kommen müssen – nehmen in der Regel auch die Wohnbereichsleitungen bzw. deren Vertretungen teil. So lässt sich neben dem fachlichen Austausch in Form der Einbindung in das Gesamtgeschehen auch die Dienst – und Urlaubsplanung in einem regeln.

■ Unerlässlich ist eine sporadische und in größeren regelmäßigen Abständen stattfindende **Kontrolle der Arbeit im Nachtdienst** durch die verantwortlichen Mitarbeiter im Haus. Diese müssen Bestandteil des Konzepts zur Qualitätssicherung im Nachtdienst sein. Diese Kontrollen haben nichts mit Misstrauen gegenüber den diensthabenden Mitarbeitern zu tun, sondern mit gezielter Wahrnehmung der erforderlichen Fachaufsicht.

■ Die Tätigkeiten in Form einer **Aufgabenbeschreibung für Nachtdienstmitarbeiter** muss erkennen lassen, dass der Nachtdienst nicht dafür herhalten muss, Arbeiten zu übernehmen, welche im Tagdienst nicht gewünscht oder unbeliebt sind. Die Anzahl der zu versorgenden Bewohner kann ein Indiz dafür sein, ob zeitliche Kapazitäten vorhanden sind, Aufgaben, welche auch nachts keine besonders gesteigerte Konzentration erfordern, zu übernehmen. Zu der Aufgabendarstellung eignet sich beispielsweise der Wochenplan (Schaubild 2.5.3) in Verbindung mit grundsätzlichen Aufgabenbeschreibungen der Pflegefachkräfte und der Pflegehelfer. Die simple Rechnung wie viel Arbeitszeit insgesamt zur Verfügung steht, minus der Zeiten für nicht bewohnerbezogene Tätigkeiten, zeigt den „verbleibenden Rest" an bewohnerbezogener Zeit. Wird diese in Bezug zu den Erhebungen aus der Bewohnerstruktur mit den pflegerischen Anforderungen im Nachtdienst gesetzt, so ist auch ohne einen speziellen Pflegeschlüssel im Nachtdienst sehr schnell zu erkennen, ob eine bewohnerbezogene pflegefachliche Arbeit unter Beachtung gegebenen Rahmenbedingungen möglich ist oder ob es sich um eine „routinemäßige Abfertigung" handelt.

- Die **Einbindung in Fortbildungen** muss für die Nachtdienstmitarbeiter ebenso gewährleistet sein wie die zwingende Verpflichtung, dass Vorgaben, welche für den Tagdienst gelten, genauso im Nachtdienst umzusetzen sind, z. B. das Führen von Bewegungs- und Trinkplänen. Pflegearbeit ist immer Teamarbeit und führt nur zum Erfolg, wenn die in der Pflegedokumentation beschriebenen Pflegemaßnahmen in geplanter Form kontinuierlich umgesetzt werden. Das heißt einerseits die Berücksichtigung individueller Schlafgewohnheiten, bedeutet andererseits aber keinesfalls das beliebige Aussetzten von Maßnahmen nach Ansicht des einzelnen Mitarbeiters.

Mitarbeiterauswahl für den Nachtdienst

Höchst problematisch wird das Ganze, wenn Mitarbeiter in den Nachtdienst „abgeschoben" werden, weil sie im Tagdienst „stören". Gerade auf den Mitarbeitereinsatz im Nachtdienst muss sich die verantwortliche Pflegefachkraft in einem extrem hohen Maße verlassen können. Während im Tagdienst zu nahezu allen Zeiten auch andere Mitarbeiter im Dienst sind, welche mögliche Defizite ausgleichen bzw. erkennen können, so ist der pflegebedürftige Bewohner im Nachtdienst dem diensthabenden Mitarbeiter auf Gedeih und Verderb „ausgeliefert". Bestehen hier nur berechtigte Zweifel an der Qualität der Arbeitsleistung eines Mitarbeiters, darf ein Einsatz im Nachtdienst nicht erfolgen. Hinweisen auf mögliche Defizite muss mit aller Sorgfalt korrekt nachgegangen werden.

Gleichzeitig gibt es auch sehr gute Mitarbeiter, welche keine Teamplayer sind; das aber nicht im negativen Sinne, sondern bewährte „Einzelkämpfer", welche sich aber dennoch an gemeinsame Entscheidungen/Vereinbarungen halten. Das sind die idealen und zuverlässigen Mitarbeiter für einen Dauernachtdienst – insbesondere deswegen, weil diese Mitarbeiter aufgrund ihrer Persönlichkeitsstruktur diesen bewusst wählen. Es wäre nicht im Verständnis eines gezielten und fördernden Mitarbeitereinsatzes unter Berücksichtigung seiner speziellen Fähigkeiten, diesem einen Dauernachtdienst nicht anzubieten. Auch beim Dauernachtdienst kann schließlich eine Vereinbarung auf einen kleinen Tagdienstzeitraum pro Jahr akzeptabel vereinbart werden. Dabei muss allerdings auch das persönliche familiäre Umfeld bedacht werden, warum ein Mitarbeiter möglicherweise auch aus familiären Gründen den Dauernachtdienst präferiert. Dessen Tagdienstzeitraum kann dann möglicherweise so gewählt werden, dass dies mit der familiären Situation in Einklang gebracht werden kann.

	Montag	Dienstag	Mittwoch
Frühdienst	Medikamentenkontrolle 10 % pro WB	Zielüberprüfungen mit Bearbeitung des Risk-assessments/Masken Dokumentation bei Sturz/Schmerz	Medikamente werden von Apotheke gestellt WB2
	Bestellung Tropfen und Verbandsmaterial	Hausarzt-Visite und Dokumentation	Bearbeitung der durch-geführten Pflege- und Dokumentationsvisiten
			1x monatl. Ausdruck BZ-Werte, Fax an HA
	Dokumentationskontrolle	Dokumentationskontrolle	Dokumentationskontrolle
	Bewusstseinslage, Inkontinenz (1. Woche im Monat)	Wäschecontainer zur Abholung bereitstellen	
			Wiegen WB 2 (14täg. und monatlich) mit BMI-Ausdruck und HA-Info, Anpassung Risk- und Dokumentation
Spätdienst	Desinfizierende Reinigung:		1 x mtl. (Anfang d. Monats) Medikamentenkontrolle von Beschriftung, Verfallsdatum, Anbruchdatum
	1 x wöchentl. Wäsche u. Pflegewagen	Essenspläne werden verteilt	
	1 x wöchentl. Verbandswagen		
		Anlieferung Bewohnerwäsche einräumen	Abgabe der Essenspläne in die Verwaltung
Nachtdienst	1x wöchtl. Kühlschrank-kontrolle	Poolwäsche einräumen	
			Wochenpflegebericht verfassen

Schaubild 2.5.3: Wochentermine Pflegedienst (Beispiel)

	Donnerstag	Freitag	Samstag	Sonntag
Frühdienst	Medikamente werden von Apotheke gestellt WB1	Wunddokumentation, Begleitung Wundmanagerin, Dokumentation aller Wunden		
	Bearbeitung Medikamenten-protokoll	Bearbeitung Medikamenten-protokoll		
	Friseur	Wäschecontainer zur Abholung bereit-stellen		
	Dokumentations-kontrolle	Dokumentations-kontrolle	Dokumentations-kontrolle	Dokumentations-kontrolle
		Hausarzt-Visite und Dokumentation		
Spätdienst	Wiegen WB 1 (14täg. und monatlich) mit BMI-Ausdruck und HA-Info, Anpassung Risk- und Dokumentation			
	RR-Pulskontrolle 1xmonatl.			
		Endprüfung der Reinigungslisten (letzte Woche im Monat)		
		Anlieferung/ Bewohnerwäsche einräumen		
Nachtdienst		Poolwäsche einräumen		
	Wochenpflegebericht verfassen			

Anstellungsverhältnis der Mitarbeiter im Nachtdienst/ vorausschauende Dienstplanung

Auch das Anstellungsverhältnis der Mitarbeiter im Nachtdienst stellt für die Flexibilität bei Engpässen oder Mitarbeiterausfällen einen nicht zu unterschätzenden Faktor dar. Dieser sollte aber zwingend in Verbindung zum Beispiel auch mit einem kontinuierlichen Dauernachtdienst betrachtet werden. Wird die Mitarbeiterzahl zugunsten der Flexibilität im Nachtdienst erhöht (= höhere Kopfzahl/mehr Teilzeitanteil) geht das möglicherweise zu Lasten der Bewohner, wenn diese einem massiven Mitarbeiterwechsel ausgesetzt werden. Geschieht dies dagegen innerhalb eines Teams von Dauernachtdienstmitarbeitern so lässt sich die beschriebene Problematik deutlich eingrenzen. Gerade bei einem Team von Dauernachtdienstmitarbeitern lässt ich der Dienstplan im Prinzip immer für Monate im voraus erstellen. So kann unter Einbezug der Urlaubsplanung dieser Mitarbeiter schon frühzeitig für den Tagdienst ersichtlich sein, wann Mitarbeiter aus dem Tagdienst im Nachtdienst eingesetzt werden müssen. Insofern gibt der Dauernachtdienst eine gewisse Planungssicherheit und Erleichterung für den Tagdienst. Zusätzlich kann eine Dauernachtdienst durchaus auch eine Werbemaßnahme zur Gewinnung von Mitarbeitern darstellen, weil nicht jeder Mitarbeiter gleichermaßen gerne Nachtdienst macht. Kann bei der Einstellung von neuen Mitarbeitern gesagt werden, dass sie nur zu Urlaubs- und /oder Krankheitszeiten Nachtdienst machen müssen, kann diese Maßnahme durchaus auch die Attraktivität des Arbeitsplatzes steigern. Zusätzlich auch für diejenigen Mitarbeiter, welche ausschließlich Nachtdienst machen möchten, weil diesen auch eine entsprechenden Stelle – sofern diese gerade verfügbar ist – unmittelbar angeboten werden kann.

Häufigkeit aufeinanderfolgender Nachtdienste im Dienstplan

Die Häufigkeit der aufeinander folgenden Nächte im Dienstplan ist abhängig von gesetzlichen Vorgaben. Unabhängig davon muss aber auch im Rahmen der Fürsorgepflicht gegenüber dem Mitarbeiter dessen individuelle Belastbarkeit in diese Entscheidung miteinbezogen werden.

Ausfallzeiten von Mitarbeitern wg. Krankheit im Nachtdienst

Fehlen Mitarbeiter im Nachtdienst immer wieder in Folge von Krankheit – unabhängig davon, ob dies glaubwürdig erscheint oder nicht – so ist zu prüfen, diese in den Tagdienst umzusetzen. Sofern der Arbeitsvertrag keine speziellen Vereinbarungen enthält ist dies jederzeit machbar. Reguliert sich die Fehlzeitenquote dieses Mitarbeiters nach einiger Zeit wieder, so kann er wieder im Nachtdienst eingesetzt werden.

Gleichermaßen besteht bei Dauernachtdiensteams auch die Möglichkeit mit diesen abzustimmen, dass bei Mitarbeiterausfall diese sich gegenseitig zu vertreten haben. Das heißt, dass diese Lösung präferiert wird und nur wenn dies nachweislich und ausnahmsweise nicht möglich ist, erfolgt eine Ersatzstellung aus dem Tagdienst. Dieses Vorgehen hat deswegen Charme, weil es einen gewissen Erziehungseffekt innerhalb des Teams hat und jeder Dienstplaner weiß, wie schwierig Ausfälle im Nachtdienst zu kompensieren sind. Im Übrigen muss für Mitarbeiter im Nachtdienst wie im Tagdienst ein Fehlzeitenmanagement existieren; dieses ist ausführlich in dem Buch „Fehlzeiten konstruktiv managen"; Vincentz Network, beschrieben.

FAZIT

- Der Mitarbeitereinsatz im Nachtdienst ist dann bedarfsgerecht, wenn er neben der Einhaltung gesetzlicher und vertraglicher Vorgaben eine fachlich korrekte und bewohnerbezogene Pflege zulässt – insbesondere an dem Wechsel von Spät- zu Nachtdienst – und dadurch Arbeitsspitzen abfängt. Mit der Einhaltung sind nicht persönliche Ansichten einzelner Heimaufsichtsmitarbeiter gemeint, sondern tatsächlich bestehende gesetzliche und/oder vertragliche Grundlagen sowie bewohnerbezogener fachlicher Interventionsbedarf verbunden mit den sich daraus ableitenden qualifikationsbezogenen Mitarbeitereinsatz.

Die individuellen Bewohnerbedarfe, die sich einerseits aus den persönlichen Bedürfnissen, aber genauso aus den Krankheitsbildern heraus ergeben, werden innerhalb der einrichtungsintern möglichen Gestaltungsstrukturen beim Mitarbeitereinsatz unter Beachtung gegebener Rahmenstrukturen berücksichtigt und lassen ein bewohnerbezogenes Handeln erkennen.

Fragen an den Juristen

- *Wie viele Nächte am Stück darf ein Mitarbeiter eingesetzt werden?*
  Antwort: Die Grenze der Anzahl maximal aufeinander folgender Nachtdienste ergibt sich aus dem Zusammenspiel der Regelungen des Arbeitszeitgesetzes zur maximalen täglichen Arbeitszeit und den diesbezüglichen Ausgleichszeiträumen, zu den Ruhezeiten und den Ersatzruhetagen bei Sonn- und Feiertagsbeschäftigung. Hiernach sind rechnerisch mehr als 10 Nachtdienste am Stück möglich. Aber: Der Arbeitgeber hat die Arbeitszeit der Mitarbeiter in Nachtschichten nach den „gesicherten arbeitswissenschaftlichen Erkenntnissen über die menschengerechte Gestaltung der Arbeit" festzulegen. Demnach dürften längere Schichtfolgen als 7 Nachtdienste am Stück rechtlich problematisch sein.

■ *Dürfen Mitarbeiter, die über Jahre im Nachtdienst eingesetzt werden, in den Tagdienst versetzt werden, wenn deren Zuverlässigkeit in Folge hoher Ausfallzeiten zweifelhaft erscheint oder neue Organisationsstrukturen einen Einsatz im Tagdienst erfordern?*

Antwort: Sofern nicht im Arbeitsvertrag ausdrücklich eine Tätigkeit nur im Nachtdienst vereinbart ist, kann der Mitarbeiter auch nach langer Zeit ausschließlicher Nachtdiensttätigkeit im Tagdienst eingesetzt werden. Hierzu bedarf es keines besonderen Grundes. Besteht eine ausdrückliche Regelung im Arbeitsvertrag, wonach der Mitarbeiter nur im Nachtdienst eingesetzt werden kann, muss der Arbeitgeber bei Vorliegen betriebsbedingter oder personenbedingter Gründe eine Änderungskündigung aussprechen, um einen Einsatz des Mitarbeiters auch im Tagdienst zu ermöglichen.

■ *Dürfen Mitarbeiter, die kontinuierlich im Nachtdienst arbeiten, auch zu Dienstbesprechungen des Tagdienstes und zur Teilnahme an Fortbildungen verpflichtet werden?*

Antwort: Ja, auch Mitarbeiter im kontinuierlichen Nachtdienst sind nach Weisung des Arbeitgebers zur Teilnahme an Dienstbesprechungen und Fortbildungen verpflichtet, sofern die Regelungen des Arbeitszeitgesetzes zur maximalen täglichen Arbeitszeit und den diesbezüglichen Ausgleichszeiträumen, zu den Ruhezeiten und den Ersatzruhetagen bei Sonn- und Feiertagsbeschäftigung eingehalten werden.

■ *Kann die einzige im Dienst befindliche Pflegefachkraft nachts eine Pause machen?*

Antwort: Bei einer Arbeitszeit von 6 bis 9 Stunden sieht das Arbeitszeitgesetz zwingend eine – im Voraus festgelegte – Pause von mindestens 30 Minuten vor. Bei einer Arbeitszeit von mehr als 9 Stunden beträgt die Pausenzeit mindestens 45 Minuten. Länger als 6 Stunden dürfen Mitarbeiter nicht ohne Ruhepause beschäftigt werden. Dies gilt ohne jede Einschränkung auch für die Nachtarbeit. Als Pause gelten hierbei nur Arbeitsunterbrechungen, die dem Mitarbeiter die freie Wahl lassen, wie und wo er die Pause verbringt. Folglich darf in der Pause keine Arbeitsbereitschaft und kein Bereitschaftsdienst angeordnet werden. Angedacht werden kann allenfalls, eine Rufbereitschaftsphase in den Nachtdienst einzuarbeiten, da Rufbereitschaft nicht als Arbeitszeit gilt.

■ *Wie sind Zeiten von Bereitschaftsdienstanteilen im Nachtdienst zu bewerten?*

Antwort: Bereitschaftsdienst ist seit dem 01.01.2004 ohne jede Einschränkung als Arbeitszeit im Sinnes des Arbeitszeitgesetzes zu qualifizieren.

2.6 Nächtliche Einsatzplanung im stationären Bereich mit Anbindung an ein Betreutes Wohnen mit ambulantem Dienstleistungsangebot

In den Jahren 1995/1996 war die Trennung zwischen ambulant und stationär mit der Einführung der Pflegeversicherung zementiert worden. Das war damals schon von vielen hinterfragt worden, aber bei weitem nicht in dem heutigen Maße. Heute sprechen alle Fachleute – und auch die Politik – von der Bedeutung der Vernetzung der unterschiedlichen Angebotsformen in Bezug auf die Bedeutung für den einzelnen Nutzer. Soweit die anerkannte Theorie. Die Praxis ist jedoch, dass sich vor allem die Kostenträger – nicht alle, aber die meisten – vehement gegen Vernetzungen von stationären und ambulanten Betriebsteilen zur Wehr setzen. Dies vor allem vor dem Hintergrund, dass diese die Gefahr der Bereicherung und Ausnutzung argwöhnen – Misstrauen anstelle von Zusammenarbeit.

Für den Laien ist die beschriebene Trennung nicht im Ansatz nachvollziehbar. Da ist die stationäre Einrichtung über einen Gehweg vom Betreuten Wohnen getrennt und die Mitarbeiter aus der stationären Einrichtung betreten vermintes Feld, wenn sie diesen Weg mit dem Vorsatz der Leistungserbringung im Betreuten Wohnen überschreiten. Dabei hat der Gesetzgeber mit dem Pflege-Weiterentwicklungsgesetz im Jahre 2008 diese Möglichkeit ausdrücklich vorgesehen, hat aber dabei vermutlich tatsächlich die Problematik der Einbindung/Kompatibilität in die 132 a SGB V Systematik übersehen. Daran scheitern gegenwärtig viele Versuche, eine sinnvolle Vernetzung auf den Weg zu bringen. Der Pflegebedürftige im Betreuten Wohnen muss auf fremde und ihm unbekannte Dienste zurückgreifen, weil die Mitarbeiter aus dem Nachbarhaus, die er vom Sehen und aus Gesprächen kennt, nicht kommen dürfen. Wie oft fragen Laien: warum denn nicht? Doch wie passt diese Systematik noch in die heutige Angebotsvielfalt und wie kann damit umgegangen werden, ohne in vertragliche und/oder gesetzliche Grauzonen zu gelangen?

Unsere Beispieleinrichtung mit ihren 104 Bewohnern hat im Nebengebäude ein Betreutes Wohnen mit 29 Bewohnern. Davon benötigen maximal 8 Bewohner Leistungen unterschiedlicher Art nach dem SGB XI (= Grundpflege) und dem SGB V (= Behandlungspflege). Weil die Kostenträger eine Vernetzung ablehnen, werden tagsüber die Leistungen von einem ambulanten Dienst erbracht und die wenigen nächtlichen Leistungen hausintern. Damit nicht eine Bereicherung oder dergleichen unterstellt werden kann, werden die im Folgenden beschriebenen Sorgfaltspflichten durchgeführt. Damit kann jederzeit belegt werden, dass die Leistungen nicht zu Lasten der Bewohner in der vollstationären Einrichtung gehen. Und wichtig zu wissen: einen ambulanten Versorgungsvertrag

237

Der Regelkreis der Einsatzplanung • Wipp/Sausen/Lorscheider
© Vincentz Network GmbH & Co. KG Hannover 2011 • ISBN 978-3-86630-184-9

im Sinne des SGB XI kann die Vollstationäre Einrichtung bekommen – das ist aufgrund der beschriebenen Gesetzesänderung aus dem Jahre 2008 möglich (= Gesamtversorgungsvertrag). Die Schwierigkeit stellt die ambulante Versorgung nach dem SGB V dar. Fakt ist, dass die meisten nächtlichen Leistungen SGB XI-Leistungen sind und keine V-er. Insofern muss sich eine Einrichtung, welche das Betreute Wohne mitversorgen will, fragen mit welcher Zielsetzung sie dies tun will und daraus die weitere Strategie – insbesondere im Hinblick auf die Vertragsgestaltung mit den Kostenträgern – unter Einbezug der jeweiligen Heimaufsichtsbehörde – ableiten.

Wo liegen die Fallstricke bei einer nächtlichen übergreifenden Leistungserbringung im Betreuten Wohnen?

■ Die Heimpersonalverordnung sieht wie beschrieben die ständige Anwesenheit einer Pflegefachkraft vor. Ständig anwesend heißt dabei, dass diese innerhalb des Gebäudes erreichbar ist.

■ Mitarbeiter, welche über den stationären Pflegeschlüssel finanziert werden, dürfen nicht gleichzeitig für die ambulante Leistungserbringung eingesetzt und damit praktisch gesehen doppelt finanziert werden.

Die folgende Rechtsauffassung wurde vom Sozialministerium in Baden-Württemberg im Jahr 2010 auf der Dienstbesprechung der Heimaufsichtsbehörden im Regierungsbezirk Stuttgart vertreten:

Die Versorgung der Bewohner im vollstationären Bereich muss sichergestellt sein. Ein Einsatz der Nachtwache im Betreuten Wohnen ist allenfalls denkbar, wenn die bedürfnisgerechte Betreuung der Bewohner im vollstationären Bereich gegeben ist, d.h. diesen keine Nachteile durch den anderweitigen Einsatz der Nachtwache entstehen. Der anderweitige Einsatz ist somit ausgeschlossen, wenn der Einsatz der Nachtwache gerade ausreicht, um den vollstationären Bereich abzudecken. Regelmäßig ist für den Bereich des Betreuten Wohnens ein ambulanter Pflegedienst heranzuziehen, dessen Einsatz dem Bewohner in Rechung gestellt wird (im vollstationären Bereich wird die Nachtwache über den Pflegesatz finanziert). Die Notrufanlage aus dem Betreuten Wohnen darf nicht bei der Nachtwache im vollstationären Bereich auflaufen. Dies, da die Nachtwache im Notrufsfall den vollstationären Bereich zumindest kurzfristig verlassen müsste und somit dort die geforderte ständige Anwesenheit nicht mehr gegeben wäre. Soweit keine gesonderte Nachtwache für den Bereich des Betreuten Wohnens vorhanden ist, muss der Träger zumindest das für das Betreute Wohnen erforderliche Personal auf das Personal der vollstationären Einrichtung „daraufsatteln".

Wie ist damit umzugehen? Bei letzterem kann über die beschriebene Dienstplanauswertung im 4. Schritt des Regelkreises der stundenmäßige Anteil der im ambulanten Sektor eingesetzten Mitarbeiter in Form einer nachweislichen „Rückvergütung" an den stationären Bereich ausgeglichen werden. Dazu dienen auch interne „Kooperationsvereinbarungen" zwischen dem ambulanten und dem stationären Dienst, welche das Vorgehen eindeutig beschreiben und vor allem transparent und nachvollziehbar regeln. Es ist sicherlich von Vorteil, das gewählte Vorgehen mit den zuständigen Aufsichtsbehörden abzustimmen, um Missverständnissen vorzubeugen.

Leicht lässt sich jedoch der in Kap. 1.1, Teil II, Schaubild 1.1.1, Teil II beschriebene tägliche Personal Soll/Ist Abgleich durchführen. Daraus ist sofort ablesbar, ob ein entsprechender personeller Überhang für einen Einsatz von Mitarbeitern im BTW besteht ohne das im BTW eingesetzte Personal „daraufsatteln„ zu müssen. Ansonsten müsste eben – und auch das ist über die beschriebene Darstellung möglich – der Nachweis erbracht werden, dass das Zeitkontingent (möglich über die Dienstplanauswertung im 4. Schritt des Regelkreises) dies erfasst, in VK-Stellen umrechnet und über das erforderliche Stellensoll für den vollstationären Bereich hinaus zur Verfügung steht. Allein aufgrund von Belegungsschwankungen und der damit verbundenen kurzfristigen Nichtanpassungsmöglichkeit des vorhandenen Personals wird nahezu immer ein Überhang bestehen. Ob dieser ausreichend ist, um die jeweiligen Leistungen im BTW zu erbringen, ist letztlich eine einfache Rechenaufgabe.

Beispiel:
Pro Nacht werden 2 Stunden Leistungen im BTW insgesamt erbracht, entsprechend in der Woche 14 Stunden. Dies dividiert durch eine Wochen-Netto-Arbeitszeit von 30,8 Stunden ergibt einen rechnerischen Stellenbedarf von 0,45 VK-Stellen; dieser müsste als Überhang aus dem Abgleich zwischen Personal Soll und Ist nachweislich hervorgehen.

Bezogen auf den Einsatz von Pflegehelfern dürfte das selten ein Problem darstellen. Bezogen auf einen Fachkrafteinsatz im BTW muss das differenzierter betrachtet werden. Insbesondere dann, wenn nur eine Fachkraft im Dienst ist, verlässt diese den vollstationären Bereich entspricht dieses Vorgehen nicht mehr den Vorgaben der noch gültigen (Bundes)-Heimpersonalverordnung. Anders stellt sich dies dar, wenn mehrere Fachkräfte im Nachtdienst sind und die Gesamtzahl der Bewohner über den möglicherweise geltenden Anhaltswerten liegt. Dabei sollte auch zwingend wieder die qualitative Bewohnerstruktur im vollstationären Bereich verbunden mit dem tatsächlichen Interventionsbedarf (siehe Kap. 1.1, Teil II) und der Fragestellung, ob die zweite Pflegefachkraft ohne Beeinträchtigung der vollstationären Bewohner in das Betreute Wohnen gehen kann, in die Gesamtbetrachtung mit einfließen.

Beispiel:

die Einrichtung hat 90 Bewohner und es sind 2 Fachkräfte jede Nacht im Dienst. Dann sind – gemessen an einem Anhaltswert von 1 zu 50 – die Leistungszeiten von 10 Bewohnern frei und es ist noch darüber hinaus eine zweite Fachkraft im Nachtdienst anwesend. In diesem Beispiel wäre folgendes Zeitkontingent frei:

Nachtdienst dauert 10 Stunden und es sind 2 Mitarbeiter im Dienst. 20 Stunden x 60 Minuten geteilt durch 100 Bewohner = 12 Minuten/Bewohner und Nacht. Statt 100 Bewohner sind 90 im Hause. Das heißt, dass ein Zeitkontingent von 10 Bewohnern x 12 Minuten frei ist. 120 Minuten bzw. 2 Stunden können anderweitig eingesetzt werden, ohne dass den Bewohner im vollstationären Bereich nach der Rechtsauffassung des Sozialministeriums, Nachteile entstehen oder die bedürfnisgerechte Betreuung nicht gewährleistet ist.

FAZIT

- Es muss jederzeit nachvollziehbar sein, wie viele Stunden Mitarbeitereinsatz aus dem stationären Bereich dem ambulanten zugute gekommen sind und in welcher Form ggf. ein vollständiger Ausgleich an den stationären erfolgt ist. Darüber hinaus muss aus der Arbeitsorganisation nachweislich erkennbar sein, dass dieses Vorgehen zu keinem Zeitpunkt zum Nachteil der stationären Bewohner gereicht.

2.7 Einsatzplanung an den Wochenenden und Feiertagen

KAPITELMERKSÄTZE

- Nur ein ausgewogenes Verhältnis von Vollzeit- und Teilzeitmitarbeitern ermöglicht regelmäßig freie Wochenenddienste.
- Der Einsatz von Mitarbeitern des Sozialen Dienstes/Ergotherapie und der „Zusätzlichen Betreuungskräfte" nach § 87 b SGB XI muss zwingend auch an den Wochenenden erfolgen.
- Jeder Mitarbeiter, der keinen Wochenenddienst macht, erhöht damit die Häufigkeit für die anderen.
- Bei reduzierter Wochenendbesetzung muss definiert sein, welche Tätigkeiten im Gegensatz zu den Wochentagen entfallen.
- Für die Feiertage gelten letztlich die gleichen Faktoren wie für die Wochenendtage.

Für die Verlässlichkeit und Kontinuität in der Dienst- und Einsatzplanung genießt das regelmäßige freie Wochenende bei den Mitarbeitern einen hohen Stellenwert – auch unter den sich wandelnden gesellschaftlichen Betrachtungsweisen zum Stellenwert des Wochenendes. In immer mehr Berufen wird die Wochenendarbeit ein zentraler Bestandteil der regelmäßigen Arbeitszeit. Gleichwohl ist es nicht eine originäre Frage der Dienstplangestaltung, ob Mitarbeiter regelmäßig jedes zweite Wochenende frei haben, sondern hängt letztlich von verschiedenen Faktoren ab.

Die Frage nach der Dienstplanbesetzung an Wochenenden und Feiertagen wird sehr kontrovers diskutiert. Letztendlich eskaliert die Diskussion häufig an der Frage, ob an den Wochenenden oder Feiertagen mit der gleichen Anzahl an Mitarbeitern wie an Werktagen gearbeitet werden muss oder nicht. Auch in Fachveröffentlichungen wird dieser Punkt kontrovers diskutiert und es soll hier gezeigt werden, dass sich dies auch nicht einfach mit ja oder nein beantworten lässt, sondern dass es im wesentlichen von 2 Faktoren abhängig ist:

- der Bewohnerstruktur und
- der Mitarbeiterstruktur.

Was darunter zu verstehen ist soll im Folgenden erläutert werden.

A. Die Bewohnerstruktur und der sich daraus ergebende Interventionsbedarf

1. Wie in den vorangegangenen Kapiteln kommen wir auch hier wieder auf die Bewohnerstruktur und den sich daraus ergebenden Interventionsbedarf zu sprechen. Aus fachlichen Gründen vorrangig und an zweiter Stelle aus Gründen der

Teil II Der Regelkreis der Einsatzplanung

241

Der Regelkreis der Einsatzplanung • Wipp/Sausen/Lorscheider
© Vincentz Network GmbH & Co. KG Hannover 2011 • ISBN 978-3-86630-184-9

rechtlichen Absicherung lässt sich aus der in Kapitel 1.1/1.2, Teil II beschriebenen Auswirkungen aus der Bewohnerstruktur erkennen, ob an den Wochenenden grundsätzlich Tätigkeiten entfallen oder nicht; bei rein pflegerischen Tätigkeiten wird dies eher zu verneinen sein.

2. Als Nächstes stellt sich die Frage, ob an den Wochenenden oder Feiertagen Tätigkeiten entfallen, welche an den Wochentagen mit zusätzlichem Mitarbeiteraufwand verbunden sind. Diese sollten gedanklich in 2 Kategorien unterteilt werden:

- Sind dies Tätigkeiten, welche nicht im Einflussbereich der Einrichtung liegen wie zum Beispiel ärztliche Visiten, etc. dann kann dies durchaus eine Reduzierung der Besetzung zulassen.
- Sind dies Tätigkeiten, welche zwar an den Wochenenden und Feiertagen machbar wären, aber ausschließlich mit dem Ziel der Reduktion pflegerischer Tätigkeiten und damit zur Entlastung des Mitarbeitereinsatzes nicht umgesetzt werden? Dazu spielt es zunächst keine Rolle vor welchem Hintergrund diese Entscheidung gefällt wird und es wird hier auch keineswegs der moralische Zeigefinger erhoben, weil es dafür rein sachlich betrachtet durchaus nachvollziehbare Begründungen geben kann. Die Frage, die sich die Einrichtung stellen lassen muss, wenn zum Beispiel gesagt wird, dass an den Wochenenden Bewohner nicht gebadet werden etc., ist, ob diese Maßnahmen im Einklang mit dem im Leitbild ausgedrückten Bekenntnis zu der Bewohnerbiografie und deren Selbstbestimmung steht. Hier wird der Zwiespalt zwischen Bewohnerbedürfnissen und Mitarbeiterwünschen deutlich.
- Eine Reduzierung der Besetzung erfolgt häufig, um den Mitarbeitern soweit als möglich – und damit durchaus nachvollziehbar – möglichst jedes zweite Wochenende freizugeben. Dies zeigt den genannten Zwiespalt zu Punkt b und erzwingt häufig eine Reduzierung von Tätigkeiten. Besser wäre es allerdings, hier einen entsprechenden Personalmix aufzubauen, weil die Zusammensetzung der Mitarbeiterstruktur Voraussetzung für eine sowohl Bewohner- als auch Mitarbeiterorientierte Dienst-und Einsatzplanung am Wochenende ist. Ist beispielsweise die „Kopfzahl" aufgrund eines hohen Anteils an Vollzeitkräften sehr hoch und das noch in Verbindung mit einer 5-Tage-Woche, so ist die ungünstigste Variante erreicht, weil daraus resultierend die Flexibilität gegen Null tendiert.

B. Die Mitarbeiterstruktur und der sich daraus ergebende Planungsbedarf

Entscheidend für die Anzahl der freien Wochenenden ist jedoch schlichtweg die Mitarbeiterstruktur. Ein erhöhter Anteil an verschiedenen Formen von Teilzeitwochenarbeitszeiten erhöht die Mitarbeiteranzahl und führt damit automatisch zu mehr freien Wochenenden. Was sich so einfach sagt, steht zumindest in den Ballungsräumen in Verbindung mit einem hohen Anteil allein stehender Personen und dem zunehmendem Fachkräftebedarf diametral dem Wunsch aus Sicht der Mitarbeiter nach Vollzeitstellen gegenüber. Ein erhöhter Anteil an Vollzeitmitarbeitern führt zwangsläufig zu der Frage,

- ob und in welchem Umfang an den Wochenenden „geteilte Dienste" durchgeführt werden oder
- ob mehr als jedes zweite Wochenende gearbeitet werden muss oder
- ob das „dritte Wochenende" zumindest ein versetztes Dienstwochenende ist (= Freitag/Samstag oder Sonntag/Montag).

Falsch ist die Aussage, die oft mangels fachlichen Hintergrundwissens getätigt wird, dass ein vermehrtes Arbeiten an Wochenenden an den Mitarbeitern liegt, welche den Dienstplan erstellen und somit in deren fehlenden Kenntnissen zur Dienstplanerstellung begründet sei. Die Auswirkungen der Mitarbeiterstruktur (= Anstellungsverhältnisse) machen sich als Konsequenz – im negativen wie im positiven Sinne – über den Dienstplan bemerkbar. Die Möglichkeit, diese Auswirkungen zu mildern, liegt in Teilen in den Händen derer, die für die Anstellungsverhältnisse der Mitarbeiter verantwortlich sind. Zumindest muss ihnen klar sein, welche Auswirkungen beispielsweise ein hoher Anteil an Vollzeitarbeitsverhältnissen auf die Erholungsphasen der Mitarbeiter hat und im Vorfeld ist zu prüfen, mit welchen Maßnahmen dem entgegengewirkt werden kann.

Richtgröße zum „idealen" Verhältnis aus Vollzeitarbeitsverhältnissen zu verschiedenen Teilzeitformen ist die **Faustregel**:
Wochenendbesetzung x 2 „Plus" („Plus" = Erhöhung der erforderlichen „Kopfzahl" um den prozentualen Ausfallzeitenanteil). Dabei gilt es die Grenze beachten, wo Flexibilität in der Dienst- und Einsatzplanung zum Nachteil der Bewohner gereichen kann und somit die Bezugspflegeorganisation gefährdet. (Kap. 2.7, Teil II).

Die genannte Faustregel bedeutet, die Mitarbeiterzahl nach Köpfen durch eine Mischung aus Vollzeit- und Teilzeitanstellungsverhältnisse innerhalb des über den Pflegeschlüssel in Verbindung mit der Bewohnerstruktur nach Pflegestufen verfügbaren Pflegestellenkontingents derart zu erhöhen, dass letztlich (mindestens) die doppelte Wochenendbesetzung an Köpfen verfügbar ist.

Beispiel:
Mitarbeiteranzahl vs. Stellenumfang (= Anstellungsverhältnisse)
In unserem Wohnbereich Haus A mit zwei Etagen (Schaubild 2.2.3) sind insgesamt pro Tag im Früh- und im Spätdienst 9 Mitarbeiter im Einsatz; 5 Mitarbeiter im

Frühdienst und 4 Mitarbeiter im Spätdienst. Um jedes 2. Wochenende frei zu geben, müsste die Mitarbeiteranzahl aber mindestens 18 betragen (= 9 Mitarbeiter pro Tag x 2). Diese Rechnung kann auch jeweils separat für Fachkräfte und/ oder Pflegehelfer durchgeführt werden. Weil in unserem Beispiel aber nur 15 Mitarbeiter vorhanden sind, haben diese nur 2 Möglichkeiten:

- wenn jedes 2. Wochenende frei geplant werden soll führt das an den übrigen Wochenenden zwangsläufig zu „Geteilten Diensten".
  Vorteil: jedes 2. Wochenende frei. **Nachteil:** „Geteilter Dienst".
- Wenn kein „Geteilter Dienst" geplant werden soll, müssen 3 Wochenenden im Monat eingeplant werden.
  Vorteil: Kein „Geteilter Dienst"; **Nachteil:** 3 Wochenende/Monat Dienst. Die Auswirkungen können dadurch, dass das 3. Wochenende „versetzt" im Dienstplan eingeplant wird, gemildert werden: Dienst: Freitag/Samstag oder Sonntag/Monat. Damit ist jeweils das halbe Wochenende frei.

Die hier beschrieben Auswirkungen sind also nicht Folge einer Fehlplanung, sondern eindeutig der Mitarbeiterstruktur. Eine Alternative bei bestehender Mitarbeiterstruktur kann es sein, dass die unter a und/oder b genannten Maßnahmen zwar ergriffen werden, verbunden mit der Zielsetzung bei Fluktuation andere Anstellungsverhältnisse folgen zu lassen. In der Praxis stellt sich dies jedoch oft aus den bereits beschriebenen Gründen als schwierig dar. Dann bleiben nur die beschriebenen Möglichkeiten. Eine nicht genannte „Alternative" wäre diejenige, die Wochenendbesetzung so weit abzusenken, dass auch bei einem hohen Anteil an Vollzeitmitarbeitern frei gegeben werden kann. Das kann aber für alle Beteiligten keine wirkliche Alternative darstellen.

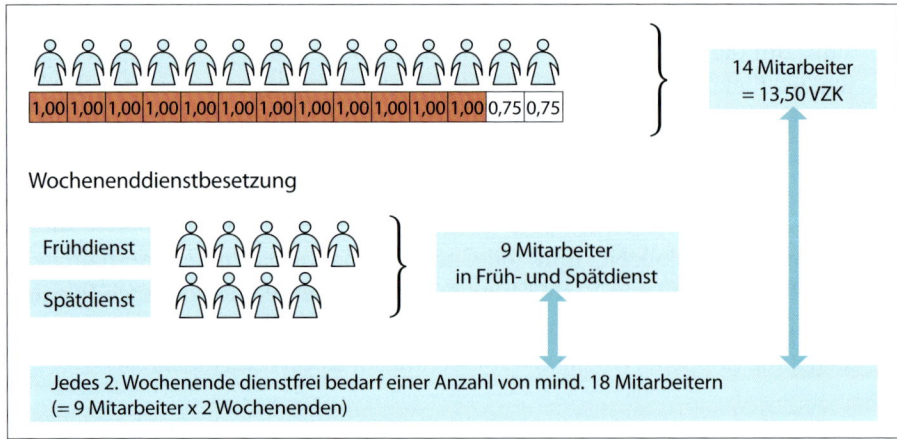

Schaubild 2.7.1: Auswirkungen der Anstellungsverhältnissen auf die Anzahl zu leistender Wochenenddienste

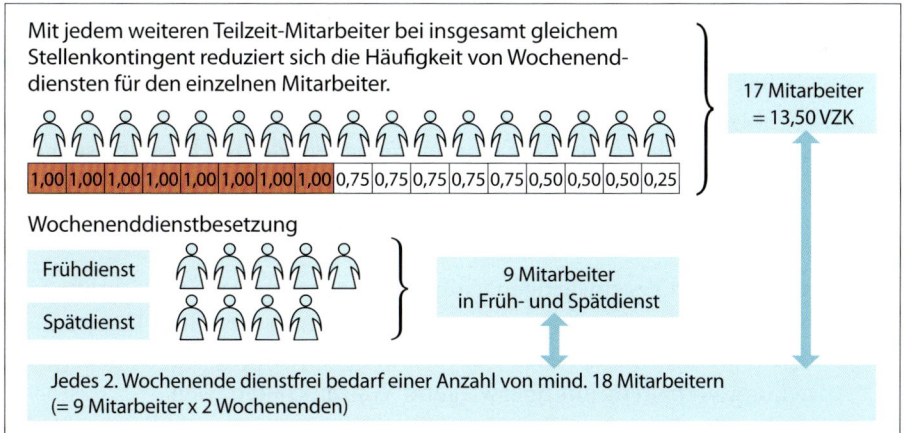

Schaubild 2.7.2: Auswirkungen der Anstellungsverhältnissen auf die Anzahl zu leistender Wochenenddienste

C. Geplante Wochenendbesetzung unter Bezugnahme auf die Einrichtungszielsetzungen

Um den Mitarbeitern regelmäßig 14tägig die Wochenenden frei zu geben, wird nicht selten die Wochenendbesetzung in „vertretbarem Maße" abgesenkt. Das vertretbare Maß kann nicht allgemein definiert werden, sondern hängt

- von der einrichtungsinternen Leistungsstruktur ab und
- dem sich aus der Bewohnerstruktur ergebenden pflegerischem Interventionsbedarf, Leistungen am Wochenende nicht erbringen zu „müssen".

Gleichwohl muss vor dem Hintergrund einer zunehmenden Wettbewerbssituation der Einrichtungen untereinander beachtet werden, dass mit der Besetzungsreduzierung am Wochenende – zu einem Zeitpunkt sich die Einrichtung mit der knappen Besetzung präsentiert – zu der die meisten Besucher im Haus sind. Gleichwohl wird dieser Aspekt der Besetzungsreduzierung auch argwöhnisch von Heimaufsicht und Medizinischem Dienst der Pflegekassen betrachtet.

Bei einer Ausgangsbasis mit vielen Vollzeitkräften ist ein Hin zu mehr Teilzeitkräften ein langfristiger Veränderungsprozess, welcher nicht von heute auf morgen realisiert werden kann, sondern sich durch Austritte von Vollzeitkräften und Eintritte von Teilzeitmitarbeitern ausgleichen lässt. Selbstverständlich ist unbestritten, dass es immer schwieriger wird Pflegefachkräfte in Teilzeit zu bekommen.

Dann kann aber beim Einsatz von Nichtfachkräften eine Anstellung ausschließlich in Teilzeit als interne Vorgabe gemacht werden und diese Struktur ohne weiteres bei der Erstellung des grundlegenden Dienstplanbesetzungsprofils berücksichtigt werden. Es macht hier wenig Sinn über ethisch – moralische

Prinzipien der Einsatzplanung zu diskutieren. Über Mitarbeiterbeteiligung an der Einsatzplanung lassen sich in der Regelkreissystematik sehr viele Teilhabe-möglichkeiten realisieren. Wenn aber das Ergebnis einer nicht selten komplett verfehlten Anstellungspolitik diejenigen zu tragen haben, welche den Dienstplan erstellen und nicht wissen, wie sie die Wochenenddienste besetzen sollen, dann hilft eine derart unsägliche Diskussion wenig in der Sache, sie versucht höchstens von Fehlern an anderer Stelle abzulenken.

Wenn aber zum gegenwärtigen Zeitpunkt überwiegend Vollzeitkräfte vorhan-den sind, wird man nicht umhin kommen u. a. in Geteilten Diensten ergän-zend arbeiten zu müssen. Genau das ist eine der häufigen negativen Folgen eines Anstellungsverhaltens mit überwiegend Vollzeitkräften, weil

- an den Wochentagen ein Stundenüberhang in Folge verhältnismäßig langer Dienste besteht und
- gleichzeitig an den Wochenenden die „Köpfe" fehlen.

Eine letztlich total groteske Situation, wenn man sich dies zu Ende überlegt. Bei der angesprochenen Form der vielen Vollzeitkräfte können an den Wochenen-den aus diesem Dilemma heraus nur der Einsatz von Geringfügig Beschäftigten in Kombination mit Praktikanten, FSJ oder Azubis hilfreich sein, um die unge-liebten Geteilten Dienste möglichst zu reduzieren. Dabei muss sehr vorsichtig vorgegangen werden, denn die Qualität der Pflegearbeit darf hier nicht unter einer verfehlten oder vom Arbeitsmarkt aufgezwungenen Anstellungspolitik der verantwortlichen Mitarbeiter in der Einrichtung leiden. Die Zielsetzung, dass jedes 2. Wochenende frei ist, darf nicht ohne Rücksicht auf Verluste umgesetzt werden, weil die Auswirkungen davon für alle Beteiligten – Bewohner und Mit-arbeiter – gleichermaßen handhabbar sein müssen.

Eine Alternative in einer derartigen Übergangsphase der Umstrukturierung in der Mitarbeiterzusammensetzung ist die Möglichkeit, die freien Tage innerhalb einer Woche unter Einbezug von Freitag/Samstag und Sonntag/Montag (= ver-setztes Wochenendfrei) aufzuteilen, um sowohl Bewohnerinteressen zur kon-tinuierlichen Leistungserbringung als auch Mitarbeiterbezogene Interessen zu berücksichtigen.

Wohnbereich Haus A/2 Etagen: 04 – 06/2012
Geplante Wochenendbesetzung: 5 Mitarbeiter im Frühdienst und 4 Mitarbeiter im Spätdienst
Die Tabelle zeigt die maximal mögliche Anzahl an Wochenend- und Feiertagen pro Monat und davon die Häufigkeit der tatsächlich geleisteten Wochenenddienste im Drei-Monats-Vergleich.

Ebenso die tatsächlich geleisteten Arbeitstage am Stück, die monatliche Mehr- oder Minderbelastung in Bezug zu der dienstvertraglichen Sollarbeitszeit und Abweichungen zu der Einhaltung von Ruhezeiten nach dem Arbeitszeitgesetz.

	Mitarbeiter Name	Stellenanteil	April 2012 Anz. WE/Feiertage Gesamt/Monat	Davon Dienst-Tage	AT am Stück/Monat	Monatliche Ab-weichung in Std.	Häufigkeit Tage < 10 Std. Ruhezeit/Monat	Mai 2012 Anz. WE/Feiertage Gesamt/Monat	Davon Dienst-Tage	AT am Stück/Monat	Monatliche Ab-weichung in Std.	Häufigkeit Tage < 10 Std. Ruhezeit/Monat	Juni 2012 Anz. WE/Feiertage Gesamt/Monat	Davon Dienst-Tage	AT am Stück/Monat	Monatliche Ab-weichung in Std.	Häufigkeit Tage < 10 Std. Ruhezeit/Monat
1	Name*	1,00	11	7	10	- 13,50	0	9	0	8	5,50	0	9	7	6	5,50	1 T
2	Name*	1,00	11	7	8	- 7,00	0	9	6	13	42,10	0	9	6	6	- 25,00	0
3	Name*	1,00	11	8	5	4,00	0	9	6	7	- 9,50	0	9	5	7	14,50	0
4	Name*	1,00	11	0	10	- 13,50	0	9	5	8	5,50	0	9	0	6	5,50	1 T
5	Name*	1,00	11	2	8	- 7,00	0	9	5	13	42,10	0	9	0	6	- 25,00	0
6	Name*	1,00	11	2	5	4,00	0	9	6	7	- 9,50	0	9	0	13	14,50	0
7	Name*	1,00	11	7	10	- 13,50	0	9	0	8	5,50	0	9	7	6	5,50	1 T
8	Name*	1,00	11	8	8	- 7,00	0	9	5	13	42,10	0	9	6	6	- 25,00	0
9	Name*	1,00	11	7	5	4,00	0	9	5	7	- 9,50	0	9	5	12	14,50	0
10	Name*	1,00	11	7	10	- 13,50	0	9	5	8	5,50	0	9	6	6	5,50	1 T
11	Name*	0,75	11	7	5	3,00	0	9	4	7	- 1,00	0	9	5	4	- 12,10	0
12	Name*	0,75	11	0	5	3,00	0	9	6	7	- 1,00	0	9	3	4	- 12,10	0
13	Name*	0,75	11	4	5	3,00	0	9	6	7	- 1,00	0	9	0	4	- 12,10	0
14	Name*	0,75	11	6	5	3,00	0	9	4	7	- 1,00	0	9	6	4	- 12,10	0
15	Name*	0,65	11	6	8	7,50	0	9	3	8	11,50	0	9	5	2	- 13,70	0
	Kopfzahl Soll		99					81					81				
	Kopfzahl Ist		78					66					61				
	Abweichung		21					15					20				

Für den **Monat April** müsste beispielsweise eine „Kopfzahl" von 99 Diensten für die Wochenendbesetzungen zur Verfügung stehen: 11 Wochenend- und Feiertage x jeweils 9 Mitarbeiter = 99 „Köpfe". Verfügbar sind auf Grund des hohen Anteils an Vollzeitstellen und wegen Urlaub lediglich 78 „Köpfe". Das bedeutet, dass entweder mehr Wochenenddienste der einzelnen Mitarbeiter zu leisten sind oder weniger Wochenenddienste und stattdessen oder in Kombination mit Geteilten Diensten. Analog gilt dies für die Folgemonate in unterschiedlich starker Ausprägung. Fehlzeiten wg. Krankheit kommen im Jahresverlauf – ebenfalls in unterschiedlich starker Ausprägung – hinzu.

Diese Übersicht kann einerseits in Form einer Auswertung eines abgerechneten Dienstplans genutzt werden, gleichermaßen aber auch als Vorausplanung in Bezug auf die erforderliche vs. verfügbare Besetzung in Ergänzung zu der Urlaubsplanung (= letzte drei Zeilen).

Legende:
1 = Maximale Anzahl an dienstplanmäßig zu besetzenden Wochenend- und Feiertagen
2 = Mögliche individuelle mitarbeiterbezogene Anzahl an Wochenend- und Feiertagsdiensten
3 = Maximal geplante Arbeitstage am Stück/Mitarbeiter
4 = Monatliche Abweichung Plus/Minusstunden zu der Sollarbeitszeit
5 = „Geplante" Unterschreitung der Ruhezeit nach dem Arbeitszeitgesetz

Name* = Vorname, Nachname

Schaubild 2.7.3: Häufigkeit Wochenenddienste

A. Gleiche Besetzung an allen Wochentagen

Zielsetzungen	Voraussetzungen	Mögliche Maß-nahmen (jeweils und/oder)	„Vorteile"	„Nachteile"
A. Jedes zweite Wochenende für die Mitarbeiter dienstfrei **bei gleicher Besetzung an 7 Tagen**.	Doppelte Kopf-zahl analog zur Regelbesetzung/ Tag + Anteil Aus-fallzeiten.	Möglicherweise Bedarf zur Erhöhung der Kopfzahl (Wechsel von Vollzeit- zu Teilzeitarbeitsver-hältnissen) und vermehrter Einsatz von geringfügig Beschäftigten, Azubis, FSJ, BFD etc.	Jedes 2. Wochen-ende frei f. Mitar-beiter	Erhöhung der Kopfzahl kann ab einem bestimm-ten Limit die Kontinuität in der Pflege gefährden.
	Gemischte Mit-arbeiterstruktur bestehend aus VZ, TZ, Arbeitszeitkon-ten, GFB, Azubis, Praktikanten, BFDL, FSJ	Erhöhung der Kopfzahl	Kontinuität in der Dienstleistung für die Bewohner	Erhöhung des Aufwands zur Informationswei-tergabe
			Kontinuität für Mitarbeiter	Gefahr von Infor-mationsmängeln
	Bei nicht vorhan-dener entspre-chender Kopfzahl (= Wochenendbe-setzung x 2 Plus).	Geteilte Dienste	Regelmäßig jedes 2. Wochenende frei	Geteilte Dienste
		Keine Geteilten Dienste	Keine „Geteilten Dienste"	Häufigere Wochenend-dienste als jedes 2. Wochenende

Schaubild 2.7.4: Entscheidungshilfe Wochenendbetreuung

B. Reduzierte Besetzung an den Wochenendtagen

Zielsetzungen	Voraussetzungen	Mögliche Maß-nahmen (jeweils und/oder)	„Vorteile"	„Nachteile"
B. Jedes zweite Wochenende für die Mitarbeiter frei **bei reduzierter Wochenend-besetzung**	Geringere Kopf-zahl als unter A erforderlich	Umsetzung mit geringerer Kopfzahl auch bei geringem Anteil an Teilzeitmitar-beitern möglich – meist erforderlich in Kombination mit anteilig Geteil-ten Diensten	Jedes 2. Wochen-ende frei	Weniger Lei-stungszeit für Bewohner
			Weniger Ein-springen an den Wochenenden	Gefahr der Quali-tätsabsenkung
				Möglicherweise erhöhte Arbeits-belastung für im Dienst befindliche Mitarbeiter
		Mitarbeiter ein-binden, welche im Stellensoll „gün-stiger" kalkuliert sind und somit die „Kopfzahl" erhöhen	Durch Erhöhung der Kopfzahl Reduzierung der Notwendigkeit des Einspringens	Gefahr der Quali-tätsabsenkung
		Reduzierung pflegeferner Tätig-keiten	Möglicherweise geringere Beset-zung vertretbar	

Bei beiden Varianten ist folgendes zu beachten:

Bestehende Sonderregelungen wie keine od. reduzierte Anzahl an Wochenenddiensten für einzelne Mitarbeiter oder Funktionen z. B. Wohnbereichsleitungen	„Kopfzahl" muss um denjenigen Anteil bei den anderen Mitar-beitern erhöht werden, der bei anderen an Wochenenddiens-ten reduziert wird	Vermehrte freie Wochenenden für diese Mitarbeiter	Vermehrte Anzahl an Wochenend-diensten für die übrigen Mitar-beiter
Beachtung von Rahmenstrukturen: Zielsetzungen aus Pflegeleitbild und Pflegekonzept, Gesetzliche Vorgaben, Personelle Vereinbarungen			
Bei überwiegendem bis hohem Anteil an Geteilten Diensten und/oder verlängerten Diensten an den Wochenenden kann nur durch eine mittel- bis langfristige Veränderung der Mitarbeiterstruk-tur mit einer Erhöhung der Kopfzahl eine schrittweise Reduktion der Geteilten bzw. häufigeren Wochenenddienste erreicht werden.			

Wir kommen aber auch hier wieder zu der in Kapitel 1.2, Teil I beschriebenen Bedeutung einer einrichtungsintern definierten Form der Übernahme von personenbezogener Verantwortung für Bewohner, um den immens wichtigen Bezug zwischen Mitarbeiter und Bewohner nicht für eine hohe Flexibilität der Wirtschaftlichkeit wegen oder der freien Wochenenden der Mitarbeiter aufs Spiel zu setzen.

Weil jedoch die Häufigkeit der Wochenenddienste ein insgesamt hoch emotional diskutiertes Thema ist und bei aller sachlichen Diskussion um die oben genannten Hintergründe verständlicherweise immer wieder neu diskutiert wird, sollte man einrichtungsintern eine – wie in der Anlage als Schaubild 2.7.3 dargestellte – Übersicht führen. Die Auswertung zu der Anzahl der Wochenenddienste kann durchaus auch einmal für einen begrenzten Zeitraum durchgeführt und mit den Mitarbeitern ausgewertet werden.
Das Schaubild 2.7.3 zeigt folgende Sachverhalte:

- Es ist eindeutig zu erkennen, welcher Mitarbeiter von wie viel insgesamt möglichen Wochenend – und Feiertagen innerhalb eines Planungszeitraums an wie vielen davon tatsächlich auch gearbeitet hat; diejenigen Wochenend- und/oder Feiertagsdienste, welche durch mitarbeiterbezogenen Tausch zusätzlich entstanden sind, können gekennzeichnet werden.
- Ebenso ist die Anzahl der Tage zu erkennen, an welchen die Ruhezeiten nach dem Arbeitszeitgesetz – aus welchen Gründen auch immer – nicht eingehalten werden konnten.
- Die Übersicht zeigt weiterhin auf, wie viel Arbeitstage maximal „am Stück" in diesem Planungszeitraum geleistet worden sind.

FAZIT

- Die Dienstplanung basiert auf der Grundlage der Netto-Arbeitszeit, welche den arbeitsvertraglichen Arbeitszeitanteil, der für Urlaub, Fortbildung und anteilig Krankheit vorgesehen ist, nicht für Regeldienste verplant (= Basis der Nettoverfügbaren Wochenarbeitszeit).
- Die beschriebene Zusammensetzung der Anstellungsverhältnisse (Vollzeit/Teilzeit) stellt die Voraussetzung dafür dar, dass auch an den Dienstwochenenden eine bewohnerorientierte Ablaufplanung ohne qualitative Einbußen möglich ist. Gleichzeitig stellt dies auch die Weichen dafür, wie oft die Mitarbeiter pro Monat an den Wochenenden arbeiten.
- Die verantwortlichen Mitarbeiter berücksichtigen bei der Neuanstellung von Mitarbeitern und der Ausgestaltung der Arbeitsverhältnisse, dass sich die erforderliche Mitarbeiteranzahl pro Arbeitsbereich an der Richtgröße der „doppelten" Wochenendbesetzung orientiert.
- Der Besetzung der Wochenenddienste sollte nicht nur wegen der Außenwirkung in Bezug auf die Besucherfrequenz an den Wochenenden eine besondere Aufmerksamkeit geschenkt werden. Zwei weitere Aspekte sind die Qualität der möglichen pflegerischen Arbeit unter den Strukturen der Dienst- und Einsatzplanung an den Wochenenden für die pflegebedürftigen Bewohner und die Qualität der Wochenenden in Folge ihrer Diensthäufigkeit für die Mitarbeiter.
- Ggf. kann zwischen den Wohnbereichen ein ausgewogenes Verhältnis von Vollzeit zu Teilzeitmitarbeitern in Bezug auf die erforderliche „Wochenendkopfzahl" erreicht werden.

Fragen an den Juristen

- *An wie vielen Wochenenden und Feiertagen im Jahr muss gearbeitet werden?* Antwort. Abweichend von grundsätzlichen Verbot der Sonn- und Feiertagsarbeit im Arbeitszeitgesetz (ArbZG) darf in der Pflege an Sonn- und Feiertagen gearbeitet werden. Jedoch müssen gem. § 11 Abs.1 Satz 1 ArbZG mindestens 15 Sonntage im Jahr beschäftigungsfrei bleiben. Jahr im Sinne der Vorschrift ist nicht das Kalenderjahr. Vielmehr ist der Jahreszeitraum individuell zu bestimmen. Er beginnt mit dem ersten Sonntag, an dem der Mitarbeiter Sonntagsarbeit leistet, zu laufen. Als beschäftigungsfrei gilt jeder Sonntag, an dem nicht – gleich ob z. B. aufgrund von Krankheit, Urlaub etc. – gearbeitet wird. Durch Tarifvertrag kann die Anzahl der freien Sonntage pro Jahr auf bis zu 10 verringert werden. Samstage gelten als Werktage und unterliegen keinen den Sonntagen vergleichbaren Beschränkungen. Gleiches gilt auch für Feiertage, sofern sie nicht auf einen Sonntag fallen.

- *Darf die PDL oder WBL Mitarbeiter aus dem frei geplanten Wochenenden holen, wenn zwingender Besetzungsbedarf im Dienstplan gegeben ist?*
Antwort: Mit dem Aushang des Dienstplans hat der Arbeitgeber sein sogenanntes Direktionsrecht ausgeübt und Lage sowie Umfang der vertraglich geschuldeten Arbeitszeit für die Mitarbeiter verbindlich festgelegt. Eine Änderung des Dienstplans ist eine erneute Ausübung des Direktionsrechts. Zulässig ist die Dienstplanänderung mit einer Ankündigungsfrist von 4 Kalendertagen. In ganz dringenden Fällen und bei Notfällen kann und muss die Frist von 4 Kalendertagen selbstverständlich unterschritten werden. Außerhalb dieser Ausnahmefälle ist eine kurzfristige Dienstplanänderung nur auf freiwilliger Basis möglich. Zu beachten ist, dass bei bestehendem Betriebsrat jede Dienstplanänderung außerhalb von Notfällen (diese sind immer mitbestimmungsfrei) der Zustimmung des Betriebsrates bedarf.

- *Dürfen einzelne Funktionen in Bezug auf die Wochenenddienste abweichend von anderen Mitarbeitern eingesetzt werden? Zum Beispiel Wohnbereichsleitungen weniger Wochenenddienste?*
Antwort. Mangels Vergleichbarkeit der Wohnbereichsleitung mit den weiteren Mitarbeitern spricht nichts gegen eine abweichende Einsatzplanung und damit bspw. weniger Wochenenddienste.

- *Darf an Wochenenden oder Feiertagen mit einer reduzierten Besetzung gearbeitet werden?*
Antwort: Sofern die angemessene Versorgung der Bewohner sichergestellt ist, kann an Wochenenden und an Feiertagen mit einer geringeren Besetzung gearbeitet werden.

- *Wie ist Sonn- und Feiertagsbeschäftigung auszugleichen?*
Antwort: Werden Arbeitnehmer an einem Sonntag beschäftigt, ist ihnen ein Ersatzruhetag zu gewähren, der innerhalb eines den Beschäftigungstag einschließenden Zeitraums von 2 Wochen liegt. Werden Arbeitnehmer an einem auf einen Werktag fallenden gesetzlichen Feiertag beschäftigt, ist ihnen ein Ersatzruhetag zu gewähren, der innerhalb eines den Beschäftigungstag einschließenden Zeitraums von 8 Wochen liegt (§ 11 ArbZG). Der Ausgleichszeitraum kann damit vor oder nach dem – mit einzurechnenden – Beschäftigungstag liegen. Der Ersatzruhetag im Sinne des § 11 ArbZG ist entgegen weit verbreiteter Ansicht kein Freizeitausgleich und folglich auch nicht in die Ist-Arbeitszeit einzurechnen. Im Anwendungsbereich der Branchentarifverträge wird für Feiertagsarbeit in der Regel ein Freizeitausgleich gewährt, oder aber der entsprechende Ersatzruhetag auf die Ist-Arbeitszeit angerechnet. Diese tarifvertragliche Praxis wird durch

private Einrichtungsträger oft übernommen, selbst wenn hierzu keine Verpflichtung besteht.

■ *Hat ein Mitarbeiter einen gesetzlichen Anspruch auf Vergütungszuschläge für Sonn- und Feiertagsarbeit?*
Antwort: Nein, ein solcher gesetzlicher Anspruch auf Zuschläge für Sonn- und Feiertagsarbeit besteht nicht.

2.8 Voll – und Teilzeitbeschäftigte in der Einsatzplanung

KAPITELMERKSÄTZE

- Es sollte ein ausgewogenes Verhältnis von Vollzeit – zu Teilzeitmitarbeitern bestehen.
- Auch Vollzeitmitarbeiter können gelegentlich zu kürzeren Diensten eingeplant werden.
- Teilzeitmitarbeiter sollten grundsätzlich mit kürzeren Dienstlängen eingeplant werden.
- Ein erhöhter Anteil an Vollzeitmitarbeiterm hat negative Auswirkungen auf die Stabilität der Dienstplanung.
- Mit Zusagen zu bestimmten Arbeitszeiten für einzelne Mitarbeiter sollte behutsam umgegangen werden.

Die Anforderungen an die Dienstleistung Pflege sind von Seiten der Interessenpartner in den vergangenen Jahren enorm angestiegen. Gleichzeitig gehen die Ressourcen – insbesondere in Form der wirtschaftlichen Möglichkeiten – massiv zurück oder erhöhen sich zumindest wenig bis gar nicht. Dies führt dazu, dass über Jahre praktizierte Vorgehensweisen in der Einsatzplanung zunehmend hinterfragt werden. Bei den Rahmenarbeitszeiten – Beginn und Ende der Dienste – hat sich in den vergangenen Jahren ein Wandel abgezeichnet. Dominierten vor 5 – 10 Jahren noch die Arbeitszeitstrukturen aus dem Klinikbereichen der ausgehenden 70er Jahre, so sind heute doch immer mehr variable Arbeitszeiten Standard in den Pflegeeinrichtungen und der Teilzeitmitarbeiter hat in diesen Strukturen seinen festen und dringend notwendigen Platz gefunden.

Am deutlichsten wird dies, wenn man die heutige Bewohnerstruktur und die vielfältigen sich daraus ergebenden Anforderungen betrachtet, die z. B. auf Veränderungen im Kliniksektor mit dem kontinuierlichen Abbau von Klinikbetten zurückzuführen sind. Allein dies macht deutlich, dass Arbeitszeitgestaltung ein dynamischer Prozess sein muss, welcher sich am Bewohner und seinem unmittelbaren Interventionsbedarf auszurichten hat und somit zwangsläufig einem kontinuierlichen Anpassungsprozess unterliegt.

Oftmals gestaltet sich die Dienst- und Einsatzplanung sehr schwierig, wegen einem verhältnismäßig hohen Anteil an Vollzeitmitarbeitern. Die Konsequenzen, welche daraus entstehen, sind vielen nicht bewusst. Bereits bei der Anstellung neuer Mitarbeiter oder bei anstehenden Veränderungen der Wochenarbeitszeit bestehender Arbeitsverträge erfolgt die entscheidende Weichenstellung. Fehler, welche an dieser Stelle gemacht werden, können über den Dienstplan nahezu

Der Regelkreis der Einsatzplanung · Wipp/Sausen/Lorscheider
© Vincentz Network GmbH & Co. KG Hannover 2011 · ISBN 978-3-86630-184-9

nicht mehr zielführend kompensiert werden. Oftmals muss es eine Mischung aus verschiedenen Maßnahmen sein, welche alle nur langfristig zu einer wirklich durchgreifenden Veränderung führen.

Einsatz von Vollzeit – und Teilzeitmitarbeitern in der Pflege

Betrachtet man die pflegefachlichen Anforderungen im Tagesverlauf einer stationären Einrichtung und setzt diese in Bezug zu den einrichtungsinternen Zielsetzungen aus dem Leitbild, so ergeben sich unter Bezugnahme auf die vertraglichen Vereinbarungen mit den Kostenträgern sowohl die Rahmenarbeitszeiten des Wohnbereichs (= Beginn und Ende der Dienste) als auch die Stärke der tageszeitlichen Schichtbesetzungen. Aus diesen heraus ergeben sich wiederum die vertraglichen Wochenarbeitszeiten für die Anstellungsverhältnisse der Mitarbeiter.

Damit wird keinesfalls gesagt, dass ständig dienstvertragliche Vereinbarungen zur Arbeitszeit geändert werden müssen. Im Folgenden wird begründet, warum dies nicht der Fall ist:

- Das Einrichtungsleitbild hat in der Regel eine langfristige Zielsetzung.
- Es ist anhand des Dienstplanbesetzungsprofils und/oder der definierten Regelbesetzung jederzeit zu erkennen, wie viel Anstellungsverhältnisse im Verhältnis zueinander in Teilzeit und wie viele in Vollzeit erfolgen sollten.
- Die vertraglich vereinbarten Wochenarbeitszeiten sollten ein Mix aus den bestehenden Schichtlängen widerspiegeln, um auch hier über eine Flexibilität im Handeln zu verfügen.
  Beispiele:
  die verkürzten Schichtlängen unter Bezugnahme auf die „Regelschichtlänge"
  betragen zwischen 4 und 6 Stunden. Dann könnte eine Anstellung auf Basis
  einer Wochenarbeitszeit von 25 Stunden erfolgen (= 25 Wochenstunden
  geteilt durch 4 Stunden Dienstlänge = 6 Arbeitstage/25 Wochenstunden geteilt
  durch 5 Stunden Dienstlänge = 5 Arbeitstage/25 Wochenstunden geteilt durch
  6 Stunden Dienstlänge = 4 Arbeitstage im Durschnitt). Eine derartige Kalku-
  lation gewährleistet, dass die Mitarbeiter ausreichend freie Tage erhalten.
- Gefährlich ist es dagegen, wenn Mitarbeiter in einem Vollzeitarbeitsverhältnis angestellt werden und dann ausschließlich diese verkürzten Schichten arbeiten sollen. Dass diese Mitarbeiter möglicherweise verärgert sind ist nachvollziehbar. Aber daran ist nicht die Flexibilität der Dienst –und Einsatzplanung schuld, sondern es ist ein Fehler an der für das Anstellungsverhältnis des Mitarbeiters verantwortlichen Stelle. Sicherlich können Vollzeitmitarbeiter immer wieder – vor allem bei bestehenden Überstundenkontingenten – auch kürzere Dienste arbeiten, um Überstunden abzubauen – es kann aber nicht ausschließlich die Zielsetzung sein.

Die richtige Zusammensetzung eines Arbeitsteams gemessen an Vollzeit – und verschiedenen Formen an Teilzeitarbeitsverhältnissen ist eine der wesentlichen Kriterien für die Arbeitszufriedenheit in Bezug auf die Arbeitszeitgestaltung einer Einrichtung. Gleichzeitig kommt dieses Vorgehen in Bezug auf die Wirtschaftlichkeit und Flexibilität sowohl den Bewohnern als auch der Einrichtung zu Gute. Den Mitarbeitern gereicht es deswegen zum Vorteil, weil unterschiedliche Anstellungsverhältnisse angeboten werden, bei veränderten Anforderungen aus der Bewohnerstruktur besteht wiederum die grundsätzliche Möglichkeit der Anpassungen des bestehenden Arbeitsverhältnisses.

Den Vorteilen auf der Dienstplanseite in Folge eines vermehrten Einsatzes an Teilzeitmitarbeitern stehen ganz private und persönliche Entscheidungen des einzelnen Mitarbeiters gegenüber. Beispielsweise benötigt ein Alleinstehender in einer Großstadt möglicherweise eine Vollzeitstelle zum Leben und seinen Lebensunterhalt zu finanzieren. Kommt diesen berechtigten Wünschen die Einrichtung nach und trifft dies gleichermaßen für mehrere Mitarbeiter zu, so kann die oben beschriebene Mitarbeiterstruktur mit den benannten Auswirkungen auf den Dienstplan die logische Konsequenz sein.

Geteilte Arbeitsplätze

Mit mehr als 620 000 Beschäftigten sind zwar so viele Menschen wie nie zuvor in Einrichtungen der stationären Altenhilfe tätig, doch der Personalzuwachs beruht ausschließlich auf Teilzeit sowie geringfügigen Beschäftigungsverhältnissen. Die Zahl der in Vollzeit beschäftigten lag laut „Pflegestatistik 2009" des Statistischen Bundesamtes Ende 2009 mit 207 126 sogar unter der von 1999 (211 544), obwohl der Personalzuwachs in den Einrichtungen im selben Zeitraum 41 Prozent betragen hat.

Die große Zunahme fand bei den Teilzeitbeschäftigten statt. Gab es hiervon 1999 etwa 155 000, hat sich deren Zahl zehn Jahre später auf ca. 308 000 nahezu verdoppelt. Aber auch geringfügige Beschäftigungsverhältnisse haben stark zugenommen – um fast 50 Prozent von 42 795 auf 60 689.

Quelle: Statistisches Bundesamt

	1999	2009
Personal in Pflegeheimen insgesamt	**440 940**	**621 392**
davon vollbeschäftigt	211 544	207 126
davon teilzeitbeschäftigt ■ über 50 Prozent ■ 50 Prozent und weniger, aber nicht geringfügig beschäftigt	100 897 54 749	212 488 96 157
davon geringfügig beschäftigt	42 795	60 689

Schaubild 2.8.1: Statistik Vollzeit-/Teilzeitbeschäftigte

Viele Dinge im Leben beruhen auf der Tatsache, dass Vorteile auf der einen Seite scheinbare Nachteile auf der anderen Seite mit sich bringen. Benötigt ein Mitarbeiter beispielsweise vor seinem privaten Hintergrund dringend eine Vollzeitstelle und kommt ihm die Einrichtung entgegen, obwohl sie eigentlich für die Dienstplanung keine Vollzeitstelle benötigt – ist die Frage, was der Mitarbeiter seinerseits dafür einbringt. Ist er beispielsweise bereit im Gegenzug dafür Geteilte Dienste zu übernehmen, kann auf dieser Basis eine sinnvolle Verteilung der Arbeitszeit erfolgen. Insofern hat der Mitarbeiter den Vorteil der Vollzeitselle und die Einrichtung profitiert im Interesse der Bewohner von einem sinnvollen Einsatz der zugestandenen Arbeitszeit. Es kann jedoch nicht sein, dass die Einrichtung auf der einen Seite dem Mitarbeiter mit der Vollzeitstelle entgegen kommt und andererseits der Mitarbeiter nicht bereit ist seinerseits ein Entgegenkommen zu zeigen. Aus diesem Sachverhalt heraus wird deutlich, wie wichtig klare Absprachen zu Beginn des Arbeitsverhältnisses sind. Den Autoren ist bewusst, dass manche Mitarbeiter Zusagen machen und sich später nicht daran erinnern. Das passiert seltener, wenn dieser Sachverhalt – in welcher Form auch immer – geregelter Bestandteil des Arbeitsvertrags ist.

Einsatzplanung für Teilzeitmitarbeiter

Teilzeitmitarbeiter sollten in der Regel die kürzeren Dienste abdecken, welche insbesondere zum Abbau von Arbeitsspitzen dienen und somit Entlastung für alle Beteiligten im Arbeitsablauf mit sich bringen. Aus dieser Logik heraus arbeiten Teilzeitmitarbeiter normalerweise immer verkürzte Schichten. In der Entwicklung des Einsatzes von Teilzeitmitarbeitern in der Pflege war es der Fall, dass die Teilzeitmitarbeiter im Vergleich zu den Vollzeitmitarbeitern gleich lange Dienste arbeiten und in der Konsequenz eben an weniger Tagen pro Woche zur Arbeit zur Verfügung stehen. Das sollte aber nicht die Regelsituation darstellen. Unbedingt sollte bei der Anstellung von Mitarbeitern besprochen sein, wie im wesentlichen die Längen der zu leistenden Dienste aussehen – auch hier kann ein Dienstplanbesetzungsprofil deutliche Dienste im Sinne einer Transparenz und Übersicht zur Einsatzplanung liefern. Beispielsweise in der Form, dass an den Werktagen zeitlich reduzierte Dienstlängen gearbeitet werden, dass aber an den Wochenenden möglicherweise aufgrund veränderter Arbeitsablaufstrukturen davon abweichende Dienstlängen geplant sind. Diese erforderliche Flexibilität sollte unbedingt vorab mit den Interessenten auf einen Arbeitsplatz abgestimmt werden. Gleiches gilt letztendlich für die Häufigkeit der zu arbeitenden Tage. Hier sollte der potenzielle Mitarbeiter vorab gefragt werden, wie viel Tage er im Schnitt pro Woche arbeiten möchte. Dann kann jederzeit auf Basis der voraussichtlichen Regeldienste über das Dienstplanbesetzungsprofil in Verbindung mit der gewünschten Wochenarbeitszeit eine einvernehmliche Vereinbarung in Bezug auf einen sinnvollen Umfang der Wochenarbeitszeit getroffen werden.

Beispiel:

Zu der Optimierung der Besetzung sind für einen neu einzustellenden Mitarbeiter Dienstlängen mit im Schnitt 5 Stunden vorgesehen und der Mitarbeiter möchte 2 freie Tage im Durchschnitt pro Woche haben. Dann kann eine Wochenarbeitszeit von 25 bis max. 30 Stunden vereinbart werden. Eine Wochenarbeitszeit mit 38,5 Stunden kann nicht in Frage kommen; es sei denn, dass dieser Mitarbeiter auch immer wieder für den Nachtdienst eingeplant wird und somit dort ggf. 10 Stunden Dienste zu erbringen sind. Dann wäre ein Ausgleich der Wochenstunden möglich. Eine reine Verlängerung von Diensten von 5 auf beispielsweise 7 Stunden lediglich mit dem Ziel die Arbeitszeit zu „verbraten" trifft weder die Bewohner- noch die Einrichtungsinteressen noch steht dies im Kontext zu den vertraglichen Vereinbarungen mit den Kostenträgern. Die Verpflichtung der Einrichtung zu einem bestimmungsgemäßen und wirtschaftlichen Mitarbeitereinsatz findet sich in den Verträgen nach dem SGB XI.

Beim Einsatz von Teilzeitmitarbeitern in Bezug auf die Abdeckung von Arbeitsspitzen geht es nicht darum jede nur erdenklich kurze Arbeitsspitze abzudecken. Es wird immer ein Kompromiss dahingehend gemacht werden müssen, wie kurz eine tolerable Dienstlänge sein kann, ohne den Mitarbeiter unter Druck zu setzen. Das bedeutet, dass in Einrichtungen, welche bereits seit langem mit kurzen Dienstlängen arbeiten 3 Stunden pro Dienst gemessen an einer Wochenarbeitszeit von 15 Stunden durchaus möglich sind. Hat eine andere Einrichtung ihre Teilzeitmitarbeiter bisher nahezu ausschließlich mit 7,7 – Stunden – Diensten eingesetzt, werden kürzere Dienste sich nicht so schnell umsetzen lassen. Hier erscheint der Einstieg in die flexible Einsatzplanung gemeinsam mit den Mitarbeitern wichtiger, als die Durchsetzung von Diensten mit der Brechstange ohne die (innere) Beteiligung der Mitarbeiter.

Teilzeitmitarbeiter und Wochenenddienste

Teilzeitmitarbeiter arbeiten grundsätzlich nicht weniger Wochenenden als die anderen Mitarbeiter auch. Eine Reduktion von Wochenenddiensten bei einem Mitarbeiter führt zwangsläufig zu der Erhöhung der Dienste bei einem andern Mitarbeiter. Dies trägt nicht zur Arbeitszufriedenheit im Arbeitsteam bei. Letztendlich ist es ja gerade für die Wochenendbesetzung der Dienste erforderlich, eine Erhöhung der „Kopfzahl" zu erzielen, um die beschriebene Problematik in der Einsatzplanung zu minimieren.

Sonderzusagen für einzelne Mitarbeiter

Ein immer wieder diskutierter Sachverhalt ist die Fragestellung in wie weit Sonderzusagen wie zum Beispiel ausschließlich Frühdienst und dann womöglich noch zu speziellen Tageszeiten beispielsweise von 8 – 12.00 Uhr gemacht werden sollen. Die Beantwortung dieser Fragestellung berücksichtigt unterschiedlichste Sachverhalte:

- Passt die Form der gewünschten Arbeitszeit in die Aufgabenstellung der Dienstleistungserbringung?
- Will das Team des beteiligten Arbeitsbereiches dieses langfristig mittragen?
- Welche Vorteile würden sich aus dieser Anstellung heraus ergeben?

Wenn diese Form der Arbeitszeit eine besondere Zusage zugunsten eines einzelnen Mitarbeiters machen würde, kann folgende Überlegung eingebracht werden: Besteht eine Möglichkeit, dass dieser Mitarbeiter beispielsweise in anderer Form von sich aus der Einrichtung und direkt seinen Kollegen im Team entgegen kommt? Das könnte zum Beispiel in der Form sein, dass dieser Mitarbeiter grundsätzlich ein Wochenende mehr arbeitet als die Anderen oder an den Wochenenden – für seinen Vorteil an den Werktagen – den möglicherweise erforderlichen Geteilten Dienst übernimmt.

Auswirkungen des Einsatzes von Teilzeitmitarbeitern auf die Bewohnerversorgung

Jede Medaille hat 2 Seiten – diesen Spruch kennen viele und er trifft auch auf den Einsatz von Teilzeitmitarbeitern zu. Unser in Kap. 2.7, Teil II anvisiertes Ziel der Richtgröße von der doppelten Wochenendbesetzung „plus" den Ausfallzeiten führt zu einer Flexibilität in Bezug auf den Mitarbeitereinsatz. Bei Vorhandensein dieser Anzahl haben die Mitarbeiter regelmäßig jedes 2. Wochenende frei und das erforderliche Einspringen ist bei einer durchschnittlichen Fehlzeit in Folge von Krankheiten mit 5 Prozent deutlich reduziert.

Im Umkehrschluss steigt dabei die Mitarbeiteranzahl an und die Bewohner als auch deren Angehörige werden mit einer deutlichen größeren Mitarbeiteranzahl konfrontiert. Dem kann durch eine einrichtungsinterne Bezugspflegeorganisation (Definition der Bezugspflege könnte sein: „Personelle Kontinuität ist gegeben, wenn der Bewohner während eines Dienstes (Früh-, Spät-, Nachtdienst) von einem überschaubaren Pflegeteam über einen längeren Zeitraum (= mehrere Tage) versorgt wird". Pkt. 18.4; MDK- Anleitung zur Prüfung der Qualität; Stand 2009) entgegenwirkt werden. Gleichwohl darf dieser Sachverhalt nicht aus den Augen verloren werden. (Siehe Schaubild 2.6.2). Um dem entgegen zu wirken, machen es manche Einrichtungen so, dass sie nur die doppelte Wochenendbesetzung als Orientierungsgröße für die erforderliche „Kopfzahl" verwenden, das „plus" für die Ausfallzeiten explizit nicht berücksichtigen. Als Kompensation daraus wird dann zu Zeiten, zu denen Ausfallzeiten auftreten, an den Wochenenden geplant mit geteilten Diensten gearbeitet; an allen übrigen Wochenenden im Schichtdienst. Die Frage, wann der Schnittpunkt erreicht ist (im Schaubild mit dem Fragezeichen dargestellt), muss sich jede Einrichtung selbst unter Betrach-

259

tung ihrer Bewohnerstruktur und den sich daraus ableitenden Erfordernissen beantworten.

Neben der Frage nach der Kontinuität in der Bewohnerversorgung steigt mit jedem weiteren Mitarbeiter der Bedarf an strukturierter Informationsweitergabe. Exkurs: Die Nonnen waren früher der ganzen Tag im Einsatz – diese brauchten werder eine Bezugspflegeorganisation noch Dienstübergaben noch anderweitige Formen der Informationsweitergabe. Sie waren ständig anwesend und

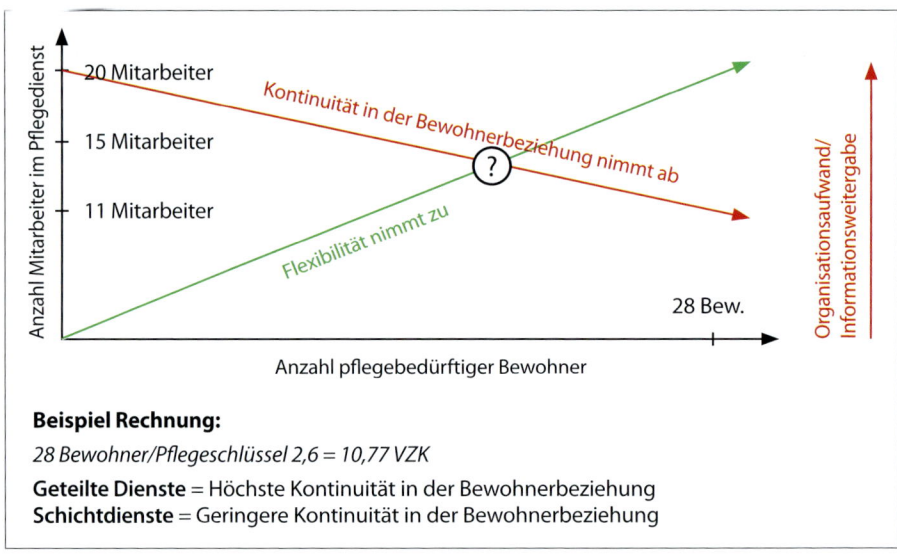

Schaubild 2.8.2: Mitarbeiteranzahl vs. Kontinuität in der Bewohnerbeziehung

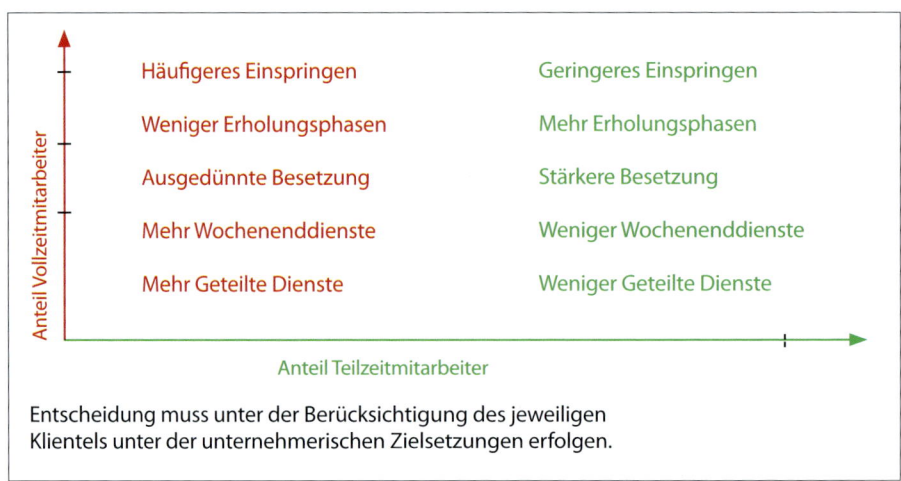

Schaubild 2.8.3: Auswirkungen von Vollzeit- und Teilzeitanteilen auf den Mitarbeitereinsatz

daher umfassend informiert. Diese Zeiten sind vorbei und es sollte hier nicht in Sozialromantik geschwelgt werden. Es geht vielmehr darum sich bewusst zu machen, dass bei einem mehr an Mitarbeitern auch ein Mehr an strukturierter Absprache erfolgen muss, die letztlich auch Arbeitszeit bindet und unter Beachtung der heutigen Informationsfülle eine erhebliche Bedeutung für die Qualität der Bewohnerversorgung hat.

FAZIT

- Bei der Anstellung von Mitarbeitern muss im Groben Klarheit dahingehend bestehen, welche Dienstlängen pro Tag in der Regel für diese Mitarbeiter vorgesehen sind.
- Der Richtige Mix aus Voll- und Teilzeit entscheidet letztlich darüber, wie oft die Mitarbeiter an Wochenenden arbeiten oder generell einspringen müssen.

Fragen an den Juristen

- *In einem Team bestehen verschiedene Formen der Voll- und Teilzeitanstellung. Jetzt soll eine weitere Vollzeitkraft angestellt werden. Bei den bestehenden Teilzeitarbeitsverhältnissen ist aber kein Mitarbeiter, dem die Leitung aus qualitativen Gründen die Arbeitszeit verlängern will. Können die Teilzeitmitarbeiter ihren Anspruch gem. Teilzeit- und Befristungsgesetz (TzBfG) erzwingen?*
  Antwort. Der Arbeitgeber muss einen teilzeitbeschäftigten Mitarbeiter der ihm den Wunsch nach einer Verlängerung seiner vertraglich vereinbarten Arbeitszeit angezeigt hat, bei der Besetzung eines entsprechenden freien Arbeitsplatzes bei gleicher Eignung bevorzugt berücksichtigen, es sei denn, dass dringende betriebliche Gründe oder Arbeitszeitwünsche anderer teilzeitbeschäftigter Arbeitnehmer entgegenstehen (§ 9 Abs. 1, Satz 1 TzBfG). Liegt eine gleiche Eignung nicht vor, ist der sogenannte Aufstockungsanspruch des Mitarbeiters bereits dem Grunde nach nicht gegeben.

- *Unter welchen Voraussetzungen kann die Wöchentliche Arbeitszeit von Teilzeitmitarbeitern kurzfristig erhöht werden, um beispielsweise auf eine erhöhte Anzahl an Kurzzeitpflegegästen adäquat dienstplantechnisch mit erhöhtem Einsatz reagieren zu können?*
  Antwort: Auch bei Teilzeitbeschäftigten sollte der Arbeitsvertrag eine Regelung enthalten, wonach der Mitarbeiter in bestimmtem Umfang zur Erbringung von Überstunden im Rahmen eines Arbeitszeitkontenmodells verpflichtet ist. Hierdurch kann flexibel auf erhöhten Arbeitsbedarf reagiert werden. Ist der vereinbarte Umfang an Überstunden nicht ausreichend, kann die wöchentliche Basisarbeitszeit befristet erhöht werden.

> ■ *Ein in der 5,5-Tage-Woche in Vollzeitanstellung arbeitender Mitarbeiter hat durchschnittlich innerhalb von 14 Tagen 3 Tage frei. Hat ein in Teilzeitanstellung arbeitender Mitarbeiter um sein prozentual zu Vollzeit reduziertes Anstellungsverhältnis mehr Tage frei?*
>
> Antwort: Teilzeitbeschäftigt ist ein Arbeitnehmer, dessen regelmäßige Wochenarbeitszeit kürzer ist als die eines vergleichbaren vollzeitbeschäftigten Arbeitnehmers. Hierdurch ist keine Aussage darüber getroffen, an wievielen Tagen (und an welchen Tagen) in der Woche die Arbeitsleistung zu erbringen ist. Möchte ein Mitarbeiter nur an einer bestimmten Anzahl von Tagen je Woche arbeiten, muss er dies im Arbeitsvertrag ausdrücklich vereinbaren.

Wohnbereich mit überwiegend Vollzeitmitarbeitern

Beispielsweise kommt es auf Wohnbereichen mit einem hohen Anteil an Vollzeitmitarbeitern zu folgenden Auswirkungen im Dienstplan:

- häufige Anzahl an Wochenenddiensten (> 2 pro 4 Wochen),
- der Notwendigkeit von sog. „Geteilten Diensten“,
- erhöhtem Bedarf des Einspringens in Folge geringer Mitarbeiteranzahl,
- ausgedünnten Schichtbesetzungen wg. geringer Mitarbeiteranzahl,
- erschwerter Kompensation von Fehlzeiten,
- erhöhter Kontinuität in der Pflegebeziehung.

Das hier zu Grunde liegende Problem ist nicht, dass insgesamt zu wenige Mitarbeiter vorhanden sind (die Einhaltung der Pflegeschlüssel wird vorausgesetzt), sondern eine „ungünstige“ Stellenaufteilung des über den Pflegeschlüssel der Einrichtung/Wohnbereich zur Verfügung stehenden Mitarbeiterkontingents.

Auswirkungen im Dienstplan: „Geteilte Dienste“ am Wochenende
Durch die Form des „Geteilten Dienstes“ werden **zwei Dienste von einem Mitarbeiter** abgedeckt: einer für den Früh- und einer für den Spätdienst. Die Folge daraus ist, dass beispielsweise weniger Mitarbeiter pro Tag zum Wochenenddienst kommen müssen und dass die anderen ihr regelmäßiges Wochenendfrei haben. Das bedeutet: mit jedem zusätzlichen „Geteilten Dienst“ steigt die Anzahl der Mitarbeiter an, die frei machen können. Ebenso bestünde hier die Möglichkeit, am Wochenende Geringfügig Beschäftigte Mitarbeiter einzusetzen.

Selbst bei erfülltem Pflegeschlüssel kann es zu „Geteilten Diensten“ und dem Bedarf zu häufigem Einspringen kommen. Die Ursache liegt meist in einem hohen Anteil an Vollzeitmitarbeitern begründet. Die ideale Mitarbeiter**anzahl** ergibt sich aus der beschriebenen Rechenformel: Wochenendbesetzung mal 2 plus ca. 20 Prozent

- Höhere Mitarbeiteranzahl (mehr Teilzeit) = Weniger Geteilte Dienste!
- Geringere Mitarbeiteranzahl (mehr Vollzeitanteile) = Mehr Geteilte Dienste

Grotesk mutet es an, wenn dann in solchen Situationen mit dem Betriebsrat eine Vereinbarung dahingehend getroffen wird, dass zum Beispiel „Geteilte Dienste" darin ausgeschlossen werden. Das entspricht einer Vereinbarung, dass im Sommer der Regen kraft Vereinbarung ausgeschlossen wird. In der Tat ist es nicht möglich eine ungünstige Situation durch Vereinbarung aus der Welt zu schaffen, die in der Struktur der Sache begründet ist.

Wohnbereich mit Vollzeit- und Teilzeitmitarbeitern

Durch die Verteilung des gesamten Mitarbeiterkontingents auf mehrere Köpfe (= Erhöhung des Anteils an Teilzeitmitarbeitern) sinkt unmittelbar der Bedarf an „Geteilten Diensten". Eine Erhöhung der Mitarbeiteranzahl durch einen vermehrten Einsatz von Teilzeitmitarbeitern führt dazu, dass

- der einzelne Mitarbeiter weniger Wochenenddienste hat,
- einer verringerten Notwendigkeit an „Geteilten Diensten",
- eine bessere Kompensation von Fehlzeiten möglich ist,
- ein geringerer Bedarf des Einspringens des einzelnen Mitarbeiters besteht,
- eine abnehmende Kontinuität in der Pflegebeziehung entstehen kann und
- die Schichtbesetzungen vermehrt den tageszeitlich unterschiedlichen Erfordernissen angepasst werden können.

Warum ist dies so? Einfach deswegen, weil insgesamt mehr Mitarbeiter zur Verfügung stehen und sich damit die Erfordernis gleichermaßen auf mehrere verteilt (mit Einschränkungen bezüglich der Qualifikation).

Teil II Der Regelkreis der Einsatzplanung

3. Schritt im Regelkreis der Einsatzplanung

Dienstplangestaltung

Im **zweiten Schritt der Regelkreissystematik** ging es u. a. um

- die Vorteile grundlegender Planungsvorarbeit anhand von Dienstplanbesetzungsprofilen,
- die konkrete Schrittfolge vom Pflegeschlüssel hin zu der Dienstplanbesetzung,
- um die Vermeidung von Überstunden,
- die Einsatzplanung im Nachtdienst sowie an Wochenenden und Feiertagen unter Einbezug von Vollzeit-und Teilzeitbeschäftigten,
- und um arbeitsrechtliche zu beachtende Vorgehensweisen bei Arbeitszeitveränderungen.

Im **dritten Schritt der Regelkreissystematik** geht es u. a. um

- die Dienstplanerstellung selbst,
- die Planung von Arbeitsabläufen als Folgeschritt aus der Besetzungsplanung und
- um die Thematik der Dienstübergabe im Rahmen flexibler Arbeitszeitgestaltung.

In diesem dritten Schritt der Regelkreissystematik geht es jetzt um die Dienstplanerstellung. Das ist deswegen von Bedeutung, weil die ersten beiden Schritte des Regelkreis der Einsatzplanung die Voraussetzungen dafür darstellen, dass der Dienstplan gelingen kann. Vorbereitung ist die halbe Planung. Das bedeutet keineswegs für jeden neuen Planungszeitraum die ersten beiden Schritte immer erneut gehen zu müssen. Dies ist lediglich dann erforderlich, wenn sich die Planungsgrundlagen wie z. B. die Bewohnerstruktur nach Pflegestufen oder die Mitarbeiterstruktur nach Anstellungsverhältnissen erheblich geändert haben. Im Wesentlichen wird in diesem Schritt das ausgearbeitete Dienstplanbesetzungsprofil aus dem zweiten Schritt der Regelkreissystematik eins zu eins auf den Dienstplan übertragen. Dass dabei die individuellen Charaktere der einzelnen Mitarbeiter – neben den fachlichen Anforderungen – zu berücksichtigen sind, weiß jeder Praktiker aus seinem Alltag.

Der Regelkreis der Einsatzplanung • Wipp/Sausen/Lorscheider
© Vincentz Network GmbH & Co. KG Hannover 2011 • ISBN 978-3-86630-184-9

Die Dienstplanung befindet sich nach der Ampelsystematik im grünen Bereich, wenn die beschriebenen Schritte eins und zwei der Regelkreissystematik zur Erstellung des Dienstplanbesetzungsprofils berücksichtigt wurden und in Schritt drei auf dieser Basis der Übertrag vom Besetzungsprofil in den Dienstplan vorgenommen wurde.

Kriterien/Festlegungen zur Mitarbeiterzahl: Pflegeschlüssel, Budget, Leistungsnachfrage etc.
1. Schritt
Qualitative und quantitative Grundlagen der Dienstplanung

Gesetzliche/vertragliche Grundlagen
4. Schritt
Dienstplanauswertung und Beurteilung des Mitarbeitereinsatzes

Bewohnerstruktur, Mitarbeiterstruktur
2. Schritt
Mitarbeitereinsatzplanung im Tag- und Nachtdienst

Tägl. Einsatzplanung: Stecktafel, Ablaufbeschreibungen, Tourenplanungen
Pflegeleitbild/Pflegekonzept
3. Schritt
Dienstplanerstellung und -gestaltung Planung von Arbeitsabläufen

Teil II Der Regelkreis der Einsatzplanung

3.1 Dienstplanerstellung und -gestaltung

KAPITELMERKSÄTZE

- Ein strukturierter Dienstplanvordruck trägt erheblich zum Gelingen der Planung bei.
- Die Dienstplanbesetzung ist das Ergebnis einer Vorplanung im Sinne der ersten beiden Schritte der Regelkreis-Systematik.
- Es bestehen klare Regelungen bzgl. der Verantwortlichkeiten für die Dienstplanerstellung und erforderlichen Anpassungsbedarf.
- Es liegt eine aussagekräftige Dienstplanlegende vor.
- Gesetzliche und vertragliche Vorgaben sind berücksichtigt.
- Optik, Form und Inhalte zum Dienstplan sind definiert.

Dienstplanerstellung und -gestaltung

Nach Umsetzung der genannten Vorarbeiten gilt es nun die Ergebnisse auf den Dienstplanvordruck zu übertragen. Wie bereits ausgeführt ist über das Dienstplanbesetzungsprofil auf

- Basis der geltenden Pflegeschlüssel
- in Verbindung mit der Bewohnerstruktur nach Pflegestufen und
- auf Basis der verfügbaren Netto-Arbeitszeiten

die Besetzung der Dienste für Früh- und Spätdienst ggf. auch für Nachtdienst einschließlich des jeweiligen Dienstbeginns und -ende erstellt worden. Das hat den großen Vorteil, dass dieses Profil jetzt unmittelbar als Grundlage für die Dienstplanerstellung dienen kann. Konkret bedeutet das, dass die über das Profil festgelegte qualitative und quantitative Besetzung jetzt eins zu eins auf den Dienstplan für den jeweiligen Planungszeitraum übertragen wird.

- Sind in der Vorplanung die gesamt verfügbaren Stunden (siehe Kap. 2.2, Teil II) identisch mit den dienstplanmäßig geplanten Stunden (ohne Urlaub, Krankheit und Fortbildung) und
- ist ebenso die erforderliche „Kopfzahl" – gemessen an der Wochenendbesetzung – verfügbar, wird es jetzt bei der Dienstplanerstellung keine Probleme geben. Ausnahmen entstehen, wenn

- die kalkulierte Ausfallzeitenquote aus welchen Gründen auch immer über 20 Prozent liegt oder
- die verfügbare Kopfzahl nicht der geplanten Wochenendbesetzung entspricht (siehe Kap. 2.7, Teil II). Dann bestehen für diese Wochenend-und/oder Feiertage wie beschrieben nur die Möglichkeiten, die Anzahl der Wochenenddienste in diesem Planungszeitraum pro Mitarbeiter zu erhöhen oder

Der Regelkreis der Einsatzplanung · Wipp/Sausen/Lorscheider
© Vincentz Network GmbH & Co. KG Hannover 2011 · ISBN 978-3-86630-184-9

Geteilte Dienste durchzuführen. Eine Analyse, warum dies in diesem Planungszeitraum derart eingetreten ist, sollte zwingend erfolgen, um für zukünftige Planungszeiträume möglichst nicht nochmals vor dem gleichen Problem zu stehen.

Der Vorteil des Arbeitens mit dem Dienstplanbesetzungsprofil liegt auf der Hand. Im ersten Schritt des Regelkreises wird die insgesamt zur Verfügung stehende Mitarbeiteranzahl ermittelt und im zweiten Schritt – anhand des Dienstplanbesetzungsprofils – die Stärke der Schichtbesetzungen, Beginn und Ende der Dienste und damit die Länge geregelt. Damit bereiten der erste und zweite Schritt die im dritten Schritt folgende Übertragung auf den Dienstplan vor. Durch dieses Vorgehen ergibt sich nachweislich eine Zeitersparnis, weil klare Besetzungsvorgaben bestehen und bei der Übertragung dieser Vorgaben auf den Dienstplan schwerpunktmäßig „nur" noch auf die Zusammensetzung der Schichten geachtet werden müssen (wer mit wem?).

Dienstplanbesetzungsprofile und Dienstplanerstellung

Beim Arbeiten mit Profilen empfiehlt es sich, den Mitarbeitenden zu erklären, dass das Besetzungsprofil die „Hintergrundinformation" zu einem Dienstplan darstellt. Analog zu einem EDV-Dienstplanprogramm, welches in der Regel ebenfalls ein nach Qualifikationen und Tageszeiten hinterlegtes Profil als Grundlage zur Erstellung des Dienstplanes (= Regelbesetzung, Qualifikationen, Dienstlängen etc.) benötigt, stellt auch das in diesem Buch beschriebene Dienstplanbesetzungsprofil die „Spielregeln" zur grundsätzlichen Erstellung und zum (belegungsabhängigen) tageszeitlichen Verlauf während des Planungszeitraums dar.

Einbindung von Mitarbeitenden bei der Dienstplangestaltung

- Regelung, in welcher Form Mitarbeiter kontinuierliche (Kap. 2.2, Teil II) und besondere Wünsche zur Arbeitszeitgestaltung einbringen können.
- Festlegung, welche Schichtlängen miteinander getauscht werden dürfen (= Anzahl und Dauer der Dienste).
- Festlegung, innerhalb welcher Qualifikationen Dienste getauscht werden dürfen.

Erstellung des Dienstplans

Die in den vorgenannten „Qualitätsgrundsätzen nach § 113 SGB XI" (Kap. 1.6, Teil II) beschriebene Verantwortung der verantwortlichen Pflegefachkraft bedeutet nicht, dass diese ausschließlich den Dienstplan alleine erstellen muss. Sie kann dies delegieren, muss sich aber im Rahmen ihrer Aufsichtspflicht davon überzeugen, dass der Dienstplan nach den gesetzlichen und vertraglichen Grundlagen erstellt wurde. Dazu ist es dringend erforderlich, eindeutige Vorgaben mit den

Planenden abzustimmen. Auf allen Ebenen sollten die Mitarbeitenden – unter Bezugnahme auf die verpflichtende Einhaltung von eindeutigen Spielregeln – beteiligt werden.

Zu berücksichtigende Grundlagen bei der Dienstplangestaltung

Die im folgenden genannten Regeln stellen die Grundlage zur Definition einer belegungsabhängigen Dienst – und Einsatzplanung dar dar. Erst wenn die Regelbesetzung definiert ist (Kap. 1.2, Teil I), kann über die Abweichung gesprochen werden.

- Definition der Regelbesetzung – Sicherheit für Bewohner und Mitarbeitende – keine ständigen Besetzungsschwankungen mit erforderlicher ständiger Anpassung von Arbeitsabläufen; Abweichungen von der Regelbesetzung sind damit jederzeit nachvollziehbar.
- Planungsgrundlage auf Basis der Netto-Arbeitszeiten (= Arbeitszeitreserven, Planungssicherheit),
- „Einplanung" von Ausfallzeiten (gewährleistet bei einer Planung auf Basis der Netto-Arbeitszeiten),
- geringe bis keine Gefahr von Rückforderungen nach Landesheimgesetzen und SGB XI wegen verlässlicher und realistischer Planungsgrundlage,
- Kontinuität in der Einsatzplanung durch Planung auf Basis der Netto-Arbeitszeit (= Mitarbeiteranzahl).

Folgende Unterlagen sollten bei jeder Planung zwingend vorliegen:

1. Übersicht zu den Sollarbeitszeiten der einzelnen Anstellungsverhältnisse der Mitarbeiter für die kommenden Monate,
2. Anwesenheitsübersicht der Auszubildenden in den kommenden Monaten,
3. der Urlaubsplan aller Mitarbeiter im Team,
4. die Dienstplanung für das Nachtdienstteam (soweit gesondert geplant)/siehe Kap. 2.5, Teil II),
5. die jeweiligen Plus/Minus Stundenkontingente der einzelnen Mitarbeiter des Teams,
6. Veranstaltungen (Fortbildungen) und Sondertermine (Mentorenbesuche, Hausfeste etc.),
7. anstehende Aus- und Eintritte von Mitarbeitern.

zu 1: Muss der Dienstplan ggf. für den kommenden Monat auf Basis eines dort geringen verfügbaren Sollstundenkontingents erstellt werden, so kann – falls nicht anders möglich – eine Stundenanleihe bei dem darauffolgenden Monat gemacht werden, wenn dieser ein überdurchschnittlich hohes Sollstundenkontingent aufweist (= gilt für Monatsplanung; nicht für 4-Wochen-Planung). Deswegen sollten immer bei manueller Planung (EDV Dienstplan stellt dies ohnehin zur Verfügung) die Sollstunden zumindest für die wesentlichsten Anstellungs-verhältnisse wie z. B. 1,00; 0,75; 0,5 und 0,25 VK-Stellen) für die kommenden 12 Monate ermittelt sein.

zu 2: Unterdeckungen der ermittelten Regelbesetzung aufgrund von beispiels-weise Urlaub können möglicherweise durch die Anwesenheit von Azubis kurz-fristig in ihrer Brisanz abgefedert werden.

zu 3: Ohne den Urlaubsplan läuft bei der Dienstplanung gar nichts. Die Stun-dendifferenz zwischen Brutto- und Netto-Arbeitszeit stellt – soweit nicht zusätz-liche Mitarbeiter während der Haupturlaubszeit im Stellenkontingent eingeplant sind – das verfügbare Kontingent zur Einplanung von Urlaub dar (siehe Kap. 1.1, Teil I). Ansonsten wird die Regelbesetzung unterschritten (siehe Kap. 1.2, Teil I). Nicht wenige tragen auf dem Urlaubsplan auch die Außentermine von Auszubil-denden ein, um einen Gesamtüberblick zu den Abwesenheiten zu haben.

zu 4: Wird der Nachtdienst separat geplant hat das den Vorteil, dass für das ganze Jahr im voraus bekannt ist, wann das jeweilige Wohnbereichsteam ergänzenden Nachtdienst zu stellen hat. (siehe Kap. 2.5, Teil II)

zu 5: Es geht darum, dass bei beispielsweise geringem Urlaubsanteil im aktuellen Planungszeitraum statt dessen Überstunden reduziert werden können oder bei geringem Sollstundenkontingent im Folgemonat (siehe Pkt. 1) gezielt Minus-stunden im Planungszeitraum als Zeitreserve für den Folgemonat eingestellt werden.

Übertragung der Erkenntnisse auf den Dienstplan/ Abfolge bei der Erstellung des Dienstplanes

Wie meist praktiziert, bietet es sich von der Reihenfolge an:

- zuerst die Urlaubstage einzutragen,
- dann die Wochenend- und Feiertagsdienste zu besetzen, zuerst mit Fach-kräften (= Fachkraftabdeckung) und dann „Auffüllen" gem. Dienstplanbe-setzungsprofil mit Helfern,
- danach die „restlichen" Wochentage, auch hier wiederum zuerst die Fach-kraftabdeckung und danach das „Auffüllen" mit Helfern wie gehabt.
- In Folge werden die Azubis eingeplant (Übereinstimmung der Dienste gem. internen Regelungen mit den Mentoren) und danach
- FSJ, BFD, Praktikanten gem. der jeweiligen Zielsetzung des Einsatzes.
- Bezüglich des Einplanens von Wohnbereichsleitungen müssen die einrich-tungsinternen Regelungen beachtet werden (siehe Kap. 2.2, Teil II) i. V. m. der Aufgabenzuordnung nach Schaubild 1.3.2, Teil I

Teil II Der Regelkreis der Einsatzplanung

Wird der Nachtdienst aus dem Team herausgestellt, planen viele zuerst den Nachtdienst, danach die Wochenenddienste und danach die restlichen Wochentage wie beschrieben.

Es bestehen sicherlich eine ganze Reihe von Möglichkeiten einen Dienstplan zu erstellen. Regularien, die sich bei dem einzelnen Planenden über einen langen Zeitraum bewährt haben, sollten zwingend weitergeführt werden, wenn diese bisher von Erfolg gekrönt waren. Wichtig ist nicht so sehr die Reihenfolge der Eintragungen im Rahmen einer Dienstplanerstellung, sondern die Vorbereitung vor der Erstellung: sprich die Schritte eins und zwei der Regelkreis-Systematik zu beachten, weil auf dieser Basis eine Dienstplangestaltung gesichert ist, die den fachlichen Anforderungen entspricht, aber auch den Bewohner-, Mitarbeiter- und Einrichtungsinteressen Rechnung trägt.

Dienstplanlegende

Zu jedem Dienstplan muss eine Zeichenerläuterung/Legende verfügbar sein, die neben allen verwendeten Symbolen Folgendes auflistet:

- alle auf dem Dienstplan verwendeten Dienste und deren jeweilige Dauer,
- die Länge der einzelnen Dienste ohne Pausen (= reine Arbeitszeit),
- die Pausendauer zu den jeweiligen Diensten sowie deren ungefähre zeitliche Lage (Pausenkorridore) (= Arbeitszeit und Pausen),
- die eingesetzte Farbgestaltung und deren Bedeutung (z. B. rotes Symbol für Krank),
- eingeplante Zeiten für Dienstübergabezeiten,
- ggf. Regelzeiten für Fallbesprechungen und/oder Pflegeplanungszeiten,
- den aktuellen (Datums-)Stand der Erstellung der Dienstplanlegende,
- Unterschrift der verantwortlichen Pflegefachkraft/Pflegedienstleitung.
- Grundsätzlich muss für jeden Arbeitsbereich schriftlich festgelegt sein, wer Veränderungen an den Dienstplänen vornehmen darf (Verfahrensbeschreibung zum Dienstplan im Rahmen des einrichtungsinternen Qualitätsmanagements).

Soweit möglich, sollten hausintern bereichsübergreifende Symbole bei der Dienstplanung verwendet werden. Zum Beispiel ist es gerade im Sinne eines (auch) bereichsübergreifenden Mitarbeitereinsatzes sinnvoll, dass Symbole innerhalb einer Einrichtung nicht unterschiedliche Bedeutungen haben, wie z. B. „F" einmal Frühdienst und einmal „Frei" bedeuten kann; zumindest nicht innerhalb des gleichen Arbeitsbereiches.

Diese Erläuterung/Legende ist mit Datum und Unterschrift des verantwortlichen Mitarbeitenden abzuzeichnen und bei Erneuerung mit den alten Dienstplänen abzuheften. Die Qualität einer Dienstplanlegende (siehe Schaubild 3.1.1) lässt sich

Dienstplanlegende Wohnbereich
Stand: Januar 2012

Dienst-bezeichnung	Kürzel	Dienstzeiten	Arbeits-zeit	Pausen	Anwesenheits-zeiten
Frühdienste					
Frühdienst	F	6.30 – 14.00 Uhr	7,00	0,5	7,75 Stunden
Frühdienst	F 1	7.00 – 13.00 Uhr	5,50	0,5	6,00 Stunden
Frühdienst	F 2	8.00 - 13.00 Uhr	4,50	0,5	5,00 Stunden
Spätdienste					
Spätdienst	S	13.30 – 21.00 Uhr	7,00	0,5	7,50 Stunden
Spätdienst	S 1	14.30 – 20.00 Uhr	5,00	0,5	5,50 Stunden
Spätdienst	S 2	18.00 – 22.00 Uhr	4,00	0	4,00 Stunden
Nachtdienst				.	
Nachtdienst	N	20.45– 6.45 Uhr	10,00	0,75	10,00 Stunden

Dienstübergaben: Nachtdienst an Frühdienst   6.30 – 6.45 Uhr
Frühdienst an Spätdienst   13.30 – 14.00 Uhr
Spätdienst an Nachtdienst   20.45 – 21.00 Uhr
Mittwochs von 13.30 – 15.00 Uhr   Pflegeplanung/Fallbesprechungen

Pausenkorridore: Frühdienst: 10.00 – 12.00 Uhr
Spätdienst (S1 und S2):   16.00 – 18.00 Uhr
Nachtdienst   00.15 – 03.15 Uhr

KS =	Krankenschwester	FB =	Fortbildung
AP =	Altenpfleger	U =	Urlaub, grün
KPH =	Krankenpflegehelfer	K =	Krank, rot
PH =	Pflegehelfer	E =	Einarbeitung
SH =	Stationshilfe	X =	Frei
		xÜ =	Überstundenabbau
		xES =	Ersatzruhetag für Sonntagsarbeit
		xFF =	Ersatzruhetag für Feiertagsarbeit
Schichtleitung = Gelber Textmarker		R =	Rufbereitschaft PFK
		BR =	Betriebsratsarbeit
		xBR =	Freizeitausgleich für BR-Arbeit
		BD =	Bereitschaftsdienst
Tagesbezogene Kennzeichnung DB = Dienstbesprechungen		MU =	Mutterschutz
		SU =	Sonderurlaub

Datum: Unterschrift Pflegedienstleitung

Schaubild 3.1.1: Dienstplanlegende

Teil II Der Regelkreis der Einsatzplanung

daran erkennen, ob ein Unbeteiligter anhand der Legende einen Dienstplan detailliert nachvollziehen kann oder nicht. Diese Dienstplanlegende muss keineswegs – wie immer wieder zu hören – zwingend auf dem Dienstplanformular aufgedruckt sein. Gerade die beschriebene Notwendigkeit einer kontinuierlichen Anpassung von Arbeitszeiten erfordert es heute mehr denn je, immer wieder Anpassungen an der Arbeitszeitgestaltung vorzunehmen. Das würde in Bezug auf die Dienstplandrucke einen erheblichen Kostenaufwand nach sich ziehen.

Anzahl der Dienstpläne

Die Frage nach der Anzahl der Dienstpläne richtet sich nach den individuellen Anforderungen aus der jeweiligen Einrichtung und ist sicherlich auch von deren Größe mit abhängig. Es macht immer Sinn bei dieser Frage die Zielsetzungen im Auge zu haben: Beispielsweise kann es sinnvoll sein, Mitarbeiter des Sozialen Dienstes mit den „Zusätzlichen Betreuungskräften" nach § 87 b SGB XI auf einem Dienstplan zu führen, auch wenn letztere nicht auf das Stellenkontingent angerechnet werden. So ist aber auf einen Blick zu sehen, dass insgesamt dieser wichtige Bereich nicht dadurch einbricht, weil beide „Bereiche" gleichzeitig in Urlaub oder im frei sind. Andererseits kann es auch Vorteile mit sich bringen, die „Zusätzlichen Betreuungskräfte" auf dem Wohnbereich mit zu führen.

Ähnliches gilt beispielsweise für den Nachtdienst: Ein Nachtdienst, der möglicherweise in einer großen Einrichtung eine eigene Planungseinheit darstellt, sollte auch separat auf einem Dienstplan geführt werden. In einer anderen Einrichtung, in der der Wohnbereich „seinen" Nachtdienst stellt, ist es sinnvoll diesen auf deren Dienstplan zu führen.

Andere wiederum trennen bei großen Wohnbereichen die Dienstpläne nach:
- Fachkräften,
- Pflegehelfern,
- Azubis, FSJ, BFD, Praktikanten.

Auch das kann eine sinnvolle Variante darstellen, weil immer sofort zu sehen ist, ob die Fachkraftbesetzung den fachlichen Anforderungen entspricht.

Auf jeden Fall muss immer geprüft werden, ob ein Dienstplan aufgrund der Anzahl der darauf geplanten Mitarbeiter überhaupt „überlebensfähig" ist. Für jede Etage einen separaten Dienstplan zu erstellen, ist unsinnig. Jede Planungseinheit (= Wohnbereich) muss groß genug sein, dass ein Dienstplan auch Urlaubszeiten und Krankzeiten von Mitarbeitern verkraftet ohne kontinuierlich am Rande des Kollaps dahin zu vegetieren. Andererseits darf aber auch nicht übersehen werden, dass die Unübersichtlichkeit einer Vielzahl von Dienstplänen innerhalb eines Wohnbereiches ein Indiz dafür sein kann, dass dieser Bereich dienstplanerisch an seine Grenzen stößt und somit wg. der Größe überdacht werden sollte. Hier gilt es abzuwägen, ob zwei unterteilte Bereiche „lebensfähig" wären und daraus folgernd muss eine Entscheidung getroffen werden.

Es zeigt sich, dass hier in jedem Einzelfall Pro und Contra abzuwägen ist und immer einrichtungsintern abgewogen werden muss, was am ehesten zielführend ist. Auf jeden Fall müssen letztlich die Dienstpläne derart im Wohnbereich verfügbar sein, dass der Tagdienst auch Bewohnern bezüglich der Bewohnerfrage, wer heute in den Nachtdienst kommt, eine adäquate Antwort geben kann.

Anwendung Dienstplanformular in unterschiedlichen Arbeitsbereichen
Bereitschaftsdienste beispielsweise im Bereich der Haustechnik können in der zweiten Zeile durch Textmarker gekennzeichnet werden. Soweit die tatsächlichen Einsatzzeiten erfasst werden müssen, können diese an dem entsprechenden Tag in der dritten Zeile pro Mitarbeitendem unterhalb der mit Marker gekennzeichneten zweiten Zeile eingetragen werden.

Allgemeingültige Regelungen bei der Dienstplangestaltung
Tage, an denen hausinterne Veranstaltungen stattfinden, werden mit einer hausintern gewählten Farbe als senkrecht markierte Balken analog zu den Wochenenden kenntlich gemacht. Das gewährleistet, dass bereits optisch die herausgehobene Bedeutung dieses Tages erkenntlich ist. Das Gleiche gilt für Fortbildungstage. Eine interne, mit der Personalvertretung abgesprochene Vereinbarung sollte grundsätzlich klarstellen, dass an diesen Terminen in der Regel mit Ausnahme von Urlaub keine freien Tage eingeplant werden, um die Durchführung der Fortbildung nicht durch kurzfristige personelle Engpässe im Arbeitsbereich bereits durch eine im Vorfeld an diesen Tagen knapp geplante Besetzung zu gefährden (= Einhaltung der Regelbesetzung).

Zu beachtende Strukturmerkmale im Rahmen der Dienstplanerstellung:
Grundsätzliche Anforderungen
- Dokumentenechte Eintragungen (Kugelschreiber etc.); Bleistifte sind nicht zulässig mit Ausnahme der hier beschriebenen Situationen,
- lesbare Eintragungen,
- nachvollziehbares Durchstreichen von fehlerhaften Eintragungen (kein unkenntlich machen),
- Tipp-Ex hält sich hartnäckig auf den Dienstplänen, ist aber wegen des urkundlichen Charakters der Dienstpläne nicht zulässig.

Teil II Der Regelkreis der Einsatzplanung

273

Mitarbeiterbezogene Anforderungen
- Vor- und Zuname und Qualifikation/Funktion des Mitarbeiters,
- Stellenumfang bzw. Wochenarbeitszeit,
- Stand Plus/Minusstunden und Urlaub,
- ggf. Kennzeichnen von Einarbeitungszeiträumen,
- bei Auszubildenden den Namen des Mentors (sofern nicht an anderer Stelle dokumentiert).

Planungszeitraum: Im vorliegenden Beispiel ist als Planungszeitraum jeweils ein Monat zugrunde gelegt. Gleichwohl kann der Planungszeitraum vier Wochen oder andere Zeiträume betragen. Für einen Monatszeitraum spricht der Sachverhalt, dass meist auch der Gehaltsabrechnung und den verschiedenen Zuschlagsarten Monatszeiträume zugrunde liegen.

Bedeutung des eingesetzten Dienstplanformulars – Form, Optik und Inhalte
Dem Dienstplanformular kommt eine besondere Bedeutung zu. Es muss Grundinformationen enthalten, die einem allgemeinen Standard entsprechen. Darüber hinaus sollen daraus diejenigen Informationen abzuleiten sein, welche für eine geplant ablaufende Pflegearbeitsorganisation von Bedeutung sind. Für die Bewohner und Mitarbeitenden, aber auch den Aufsichts- und Kontrollinstanzen gegenüber, muss eine Transparenz und Nachvollziehbarkeit ohne Einschränkungen und Ratespiele gewährleistet sein. Das ist weniger eine Frage der Obrigkeitshörigkeit als der Transparenz und partnerschaftlichen Zusammenarbeit sowie der Selbstdarstellung.

Optische Darstellung des Dienstplans
Die Verwendung von Farben hilft, den Dienstplan übersichtlicher zu gestalten. Zum Beispiel können Urlaubstage mit grünen Textmarkern und die Wochenenden und Feiertage mit senkrecht durchgezogenen gelben Balken kenntlich gemacht werden. Veränderungen infolge Krankheit ("K") eines Mitarbeitenden werden mit rotem Stift eingetragen. Falls es erforderlich wird, rückwirkend über Monate hinweg aus abgelegten Dienstplänen etwas herauszulesen, reduzieren diese farblichen Eintragungen den dafür erforderlichen Zeitaufwand erheblich.

Endlose Fotokopien von Leer-Dienstplanformularen zur Kosteneinsparung mit einer Fotokopierqualität, die im Laufe der Zeit gegen Null tendiert, stellen die Einrichtung insbesondere in der Außenwirkung bei Qualitätsprüfungen und/oder Heimbegehungen in kein gutes Licht. Gleichzeitig wird damit auch den Mitarbeitenden gezeigt, dass diesem Papier inhaltlich keine große Bedeutung beigemessen wird. Letztendlich ist es oft günstiger, Vordrucke zu kaufen, wobei vorab klar sein sollte, welche Fakten aus dem Dienstplan erkennbar sein sollen ("Pflichtenheft").

Im Folgenden wird ein Dienstplan vorgestellt (Schaubild 3.1.2), der inhaltlich als möglicher „Referenzplan" für einen EDV-Dienstplan oder einen manuell erstellten Plan dienen kann. Es werden die Möglichkeiten vorgestellt, welche sich aus einem Arbeiten mit diesem beispielhaft dargestellten Vordruck ergeben. Vergleichen Sie diesen mit Ihren verwendeten Formularen. Sie können ihn vollständig oder in Teilen übernehmen. Vergessen Sie nicht, dass die Qualität des eingesetzten Dienstplanformulars wesentlich über die Möglichkeiten der Auswertung nach Abschluss des Planungszeitraums mit entscheidet – im positiven wie im negativen Sinne (Kapitel 4.1, Teil II).

Es empfiehlt sich beim Arbeiten mit Dienstplänen grundsätzlich ein Rechnen mit Dezimalzahlen, weil beim Arbeiten mit Stunden und Minuten nebeneinanderher (Beispiel: 3 Std. 25 Min.) die Fehlerquelle wesentlich höher ist. Eine einmalig erstellte Umrechnungstabelle hilft denjenigen, welche darin noch nicht geübt sind, und spart erheblich Arbeitszeit für die Abrechnung ein. (Umrechnungsbeispiele siehe Kap. 1.5, Teil I)

Fragen an den Juristen

- *Dürfen gezielt Minusstunden als Vorratsstunden eingeplant werden, wenn der Dienstplanende aus seiner Vorplanung sieht, dass im Folgemonat ein geringes Sollstundenkontingent zur Verfügung steht?*
  Antwort: Diese Vorgehensweise ist im Rahmen arbeitsvertaglicher und/oder anwendbarer tarifvertraglicher Regelungen zu Plus- und Minusstunden in einem Arbeitszeitkonto möglich. Um einen wirtschaftlichen und bedarfsgerechten Mitarbeitereinsatz zu gewährleisten, muss der Planende auch bei Geltung eines Arbeitszeitkontos den mittel- und längerfristigen Mitarbeiterbedarf einerseits und die zur Verfügung stehenden Netto-Arbeitszeiten fest im Blick haben. Ohne eine entsprechende arbeitsvertragliche und/oder tarifvertragliche Regelung zum flexiblen Mitarbeitereinsatz (Arbeitszeitkonto) sind dem Arbeitgeber in Bezug auf Minusstunden die Hände gebunden.

- *Hat der Betriebsrat ein Mitbestimmungsrecht bei der Dienstplangestaltung?*
  Antwort: Gem. § 87 Abs1 Nr.2 Betriebsverfassungsgesetz (BetrVG) hat der Betriebsrat ein Mitbestimmungsrecht in Bezug auf Beginn und Ende der täglichen Arbeitszeit einschließlich der Pausen sowie die Verteilung der Arbeitszeit auf die einzelnen Wochentage. Damit ist dem Betriebsrat jeder Dienstplan vor seiner Veröffentlichung zur Genehmigung vorzulegen und seine Genehmigung bei jeder Änderung des veröffentlichten Dienstplans einzuholen. Zudem hat der Betriebsrat ein Mitbestimmungsrecht nach § 87 Abs. 1 Nr.3 BetrVG bei der Anordnung von Überstunden. Entgegen weit verbreiteter Auffassung, hat der Betriebsrat kein Mitbestimmungsrecht hin

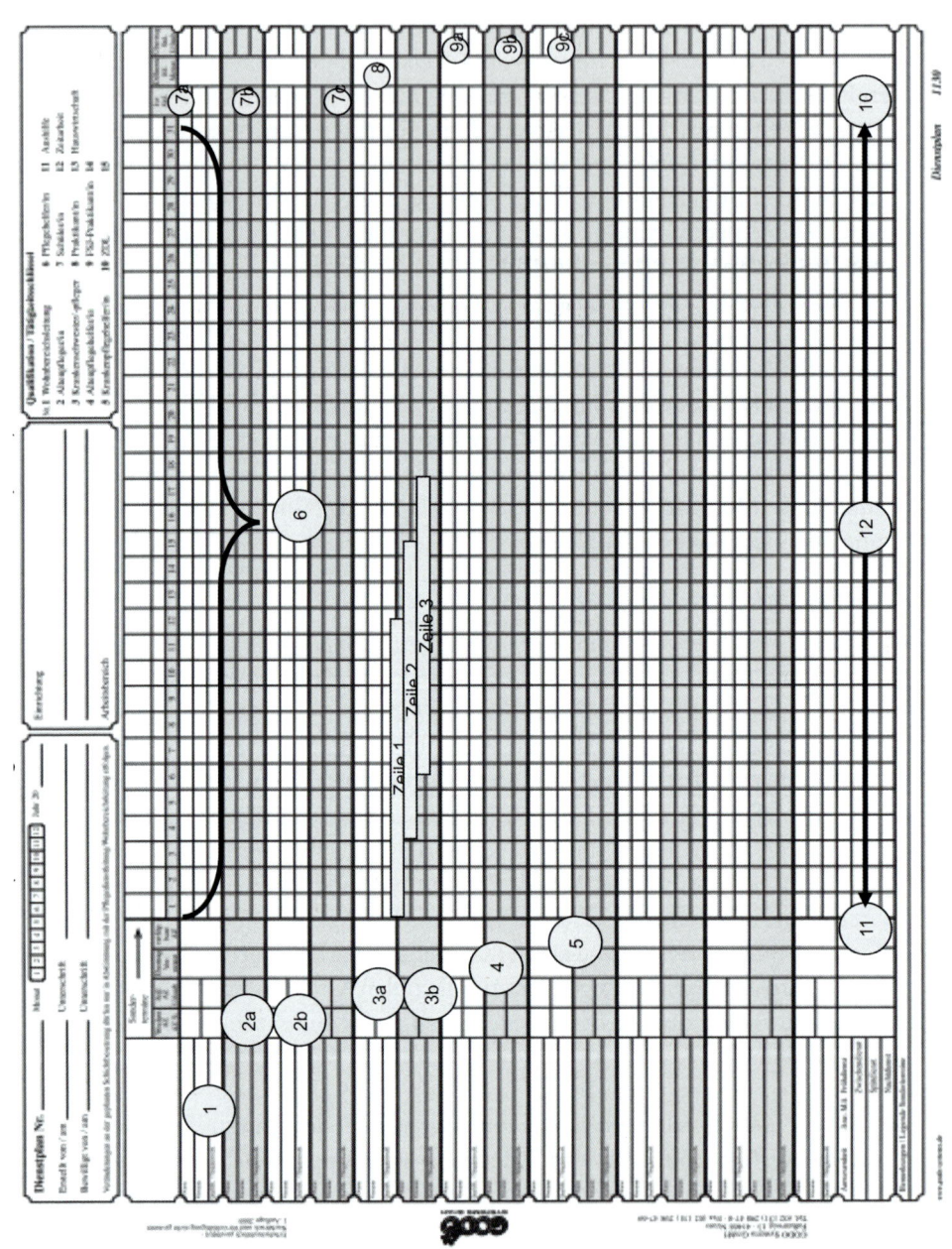

Schaubild 3.1.2: Dienstplanformular (Erläuterungen zu den Ziffern siehe Kap. 3.1, Teil II)

sichtlich der Bestimmung der Sollarbeitszeit. Es empfiehlt sich, das Procedere der Dienstplanerstellung und Dienstplanänderung durch Betriebsvereinbarung zu regeln und auszugestalten. So lassen sich auch praxisgerechte Regelungen zum Vorgehen bei kurzfristig erforderlichen Dienstplanänderungen festlegen, an denen auch der Betriebsrat ein Interesse hat, da dieser schließlich nicht zu jeder Tages- und Nachtzeit bereit steht.

Beschreibung des beiliegenden Dienstplanformulars (Schaubild 3.1.2)

	Kopfzeile:	In der Kopfzeile erfolgen die Eintragungen von Planungszeitraum (Monat), des Einrichtungsnamens und des Arbeitsbereiches; wer den Dienstplan wann erstellt hat und wer diesen wann bewilligt hat – jeweils mit Unterschrift. Für die Qualifikationen sind Schlüssel zum vereinfachten Eintrag hinterlegt.
Spalte 1	Vor- und Zuname; Qualifikation	Vor- und Zuname werden vollständig ausgeschrieben und der Qualifikations- bzw. Tätigkeitsbezogene Schlüssel ergänzt.
Spalte 2/ Ziffer 2 a.	Wöchentliche Arbeitszeit (= AZ)	Beispiele: 40,00 oder 38,5 oder 30,0 oder 27,5 Wochenstunden etc.
Spalte 2/ Ziffer 2 b.	Arbeitszeit in Prozent (= AZ %)	Arbeitszeit in Prozent, z. B.: 100 % für 38,5 oder 78 % für 30 Wochenstunden etc.
Spalte 3/ Ziffer 3 a.	Sollarbeitszeit (= Soll AZ)	Dienstvertragliche individuelle monatliche Sollarbeitszeit des jeweiligen Mitarbeitenden (aus Spalte 1) in Stunden.
Spalte 3/ Ziffer 3 b.	Urlaub	Jeweils der aktuelle Stand in Tagen zu Beginn des jeweiligen Dienstplanzeitraums.
Spalte 4	In der Vorplanung	Zur Erstellung des Dienstplanes für den kommenden Planungszeitraum ist es erforderlich sich über den voraussichtlichen Stand an Stunden zum Monatsende des aktuellen Planungszeitraums ein Bild zu machen (Spalte 9/Ziffer 9 a), um die verfügbaren (Spalte 5) und damit planbaren Zeiten für den neuen Planungszeitraum zu kennen. Auch hier erfolgt der Eintrag als Vorplanung in dieser Spalte deshalb zunächst mit Bleistift.
	Nach der Abrechnung	Stand an Über- bzw. Mehrarbeits- oder Minusstunden in Stunden, welcher sich aus der Differenz zwischen der individuellen mitarbeiterbezogenen Sollarbeitszeit (Ziffer 3 a) und den abgerechneten monatlichen Ist-Stunden (Ziffer 9 b) des Vormonats ergibt.
Spalte 5	Verfügbare Arbeitszeit	Die individuelle mitarbeiterbezogene monatliche Sollarbeitszeit (Spalte 3/Ziffer 3 a), verrechnet mit dem im Rahmen der Vorplanung zunächst kalkulatorisch ermittelten Übertrag des Vormonats (Spalte 9/Ziffer 9 a) ergibt – wie bereits beschrieben – die rechnerisch verfügbare Arbeitszeit (Spalte 5). Die individuelle mitarbeiterbezogene Sollarbeitszeit und die verfügbare Arbeitszeit des gleichen Mitarbeitenden können identisch sein, sind es aber in den wenigsten Fällen. Die verfügbare Arbeitszeit ist der (Rest-)Anteil an Arbeitszeit, welcher definitiv tatsächlich zur Dienstplanerstellung zur Verfügung steht; die Sollarbeitszeit ist – nüchtern betrachtet – ein rein fiktiver Wert auf Basis des Anstellungsvertrages.

Spalten 6 bzw. Zeilen 1+2+3 = 1. – 31. d. Monats	Drei Zeilen pro Mitarbeitendem	In die erste Zeile wird der geplante Dienst mit einem dokumentenechten Stift eingetragen; in der zweiten Zeile werden im Laufe des Planungszeitraums auftretende Abweichungen von der Erstplanung (Zeile Eins) eingetragen. In der dritten Zeile können zeitliche Abweichungen zwischen der ersten und der zweiten Zeile in Form von Plus/Minusstunden eingetragen werden.
	1.-31. 1. Zeile	In der ersten Zeile (Planungszeile) darf es bei keinem Mitarbeitenden freie Felder auf dem Dienstplan geben. Der Dienstplan ist unter rechtlichen Gesichtspunkten eine Urkunde und muss so gestaltet sein, dass nachträgliche Veränderungen immer als solche zu erkennen sind. Das heißt, dass an allen Tagen ein Eintrag vorgenommen werden muss, gleichgültig ob der Mitarbeitende Dienst oder frei hat.
		Eintrag der geplanten Soll-Dienste. Dabei ist es nicht vorgesehen – wie mancherorts üblich – fest ablaufende Früh-, Spät- oder Nachtdienste durchzuplanen und die Urlaubstage abweichend in der zweiten Zeile einzutragen. Urlaub stellt einen dienstvertraglichen Anspruch dar, welcher auf Grundlage einer bestehenden Urlaubsplanung unmittelbar in der ersten Zeile mitarbeiterbezogen eingetragen wird. Lediglich bei bereits geplanten Diensten, zu deren Abweichung kurzfristig Urlaub bewilligt wird, werden diese Tage in der zweiten Zeile als Abweichung zu der Sollplanung dokumentiert.
	1.-31. 2. Zeile	Alle Abweichungen von der ursprünglich geplanten Form werden in der zweiten Zeile festgehalten. Die Korrektur wird dadurch deutlich gemacht, dass die Änderung in der Zeile unmittelbar darunter eingetragen wird. Geplante Abweichungen von der Sollplanung, die noch nicht eingetreten sind (z. B. infolge von Krankheitsausfällen), werden zunächst mit Bleistift in der zweiten Zeile vorgenommen. Nach tatsächlicher Klarstellung dieser zunächst noch geplanten Änderung wird die Korrektur mit Kugelschreiber festgehalten. Das bedeutet: Veränderungen von der geplanten Dienstform, die noch nicht eingetreten sind, werden zunächst mit Bleistift eingetragen und erst nach tatsächlichem Eintritt der vorgesehenen Änderung mit dokumentenechtem Stift festgehalten. Beispielsweise sollten (mündliche) Krankmeldungen, über die zunächst noch keine Bescheinigung vorliegt, nur mit Bleistift auf dem Dienstplan festgehalten werden. Aus Sicht der Autoren ist damit keinesfalls die Notwendigkeit der Dokumentenechtheit des Dienstplans in Frage gestellt, weil ■ der Dienstplan dokumentenecht fertig gestellt ist, ■ Abweichungen, welche definitiv stattfinden, in der zweiten Zeile mitarbeiterbezogen dokumentenecht festgehalten werden, ■ lediglich für einen zukünftigen Zeitraum spekulativ anstehende Veränderungen zunächst mit einem nicht dokumentenechten Stift eingetragen werden. Es wird also lediglich eine mögliche Fiktion nicht dokumentenecht als Gedankenstütze festgehalten. Sobald sicher ist, dass der Dienst in dieser Form stattfindet, wird auch diese Form der Abweichung unmittelbar für den gemeldeten Zeitraum mit einem dokumentenechten Stift eingetragen.

	1.-31. 3. Zeile	Die dritte Zeile bietet die Möglichkeit, Abweichungen von der ursprünglichen in Zeile 1 vorgesehenen Sollplanung oder der durchgeführten Abweichung aus Zeile 2 von den Arbeitszeiten der Regelschichten in Form von Plus- oder Minusstunden einzutragen.
Spalte 7/ Ziffer 7 a.	Ist-Stunden	Sobald alle Dienste analog zu der vorgesehenen Besetzung eingetragen sind, wird in der ersten Zeile dieser mitarbeiterbezogenen Spalte die Anzahl aller geplanten Stunden zusammengerechnet eingetragen (= Sollplanung). Diese Ist-Zeit beinhaltet alle während des zugrunde gelegten Planungszeitraums des Dienstplans als Arbeitszeit zu betrachtenden Zeiten wie Arbeitsschichten, Urlaub, Fortbildung, etc. Grundsätzlich gilt es, die voraussichtlichen Ist-Stunden im Zuge der Erstellung des Dienstplans auf jeden Fall vorab zu ermitteln und als Vorauskalkulation einzutragen (Ziffer 9 a). Wird dies erst nach Abschluss des Planungszeitraums im Zuge der (endgültigen) Dienstplanabrechnung durchgeführt (Ziffer 9 b), ist es für erforderliche Korrekturen an den eingesetzten mitarbeiterbezogenen Stunden zu spät. Außerdem wird dieser Zeitwert – wie unter Spalte 5 beschrieben – wieder für die Vorplanung des kommenden Planungszeitraums benötigt (Spalte 4).
Spalte 7/ Ziffer 7 b		In der zweiten Zeile wird nach Ablauf des Planungszeitraums die definitive Ist-Zeit eingetragen (Ist-Stunden) (Ziffer 9 b). Dieses Vorgehen gewährleistet es, auf einen Blick zu erkennen, bei welchem Mitarbeitenden während des laufenden Monats von der ursprünglichen Planung in Form von Plus- oder Minusstunden abgewichen worden ist. Die Ist-Stunden beziehen sich auf den jeweiligen Abrechnungszeitraum, zunächst ohne Berücksichtigung von Soll (Spalte 3/Ziffer 3 a) oder verfügbarer Arbeitszeit (Spalte 5).
Spalte 7/ Ziffer 7 c		Eine Abweichung von den geplanten Stunden nach oben muss logischerweise identisch sein mit dem Mehraufwand an Stunden pro Mitarbeitenden infolge der Summe an zusätzlich erforderlichen Einsatzzeiten z. B. in Folge von Krankheit, wenn nicht eine Kompensation durch Verschiebungen innerhalb der täglichen Schichtbesetzungen möglich war (= Reduzierung der Schichtbesetzungen in Folge von Abwesenheiten von Bewohnern). Auch dies würde sich aus den Veränderungen in den täglichen Schichtbesetzungen anhand des vorliegenden Dienstplans jederzeit ablesen lassen. Abweichungen in Form von Mehrarbeits- oder Minderstunden in Bezug auf die Regelbesetzung des Einsatzprofils, die keine logische Begründung innerhalb des Planungszeitraums erkennen lassen, sind zunächst grundsätzlich nicht gerechtfertigt, es sei denn, dass nachweisliche anderweitige Gründe dafür vorliegen.
		In der gleichen Spalte 7 befindet sich am unteren Ende (Ziffer 10) ein freies Kästchen zur Addition der einzelnen Ist-Stunden aller Mitarbeitenden. Diese Summe zeigt den gesamten Einsatz an Ist-Stunden in diesem Arbeitsbereich und dem Planungszeitraum und stellt insofern eine wichtige Aussage in der Gegenüberstellung zu der verfügbaren Arbeitszeit aus Spalte 5/Ziffer 11) dar. Bezogen auf das aktuell gültige Einsatzprofil muss diese Summe aus Ziffer 10 an eingesetzter Arbeitszeit identisch mit den auf den Monat hochgerechneten Stunden aus dem Einsatzprofil plus

		den darüber hinausgehenden Ausfallzeiten sein. Es handelt sich bei dieser Summe also um direkte und indirekte Pflegezeiten einschließlich der Ausfallzeiten.
Spalte 8	Differenz lfd. Monat	Diese Differenz ergibt sich aus den Ist-Stunden (Spalte 7/Ziffer 7b) in Verrechnung mit der monatlichen Sollarbeitszeit (Spalte 3/Ziffer 3a).
		Die Ziffer 7 b macht eine wichtige Aussage bezüglich einer positiven oder negativen quantitativen „Belastung" des einzelnen Mitarbeitenden an geleisteter Arbeitszeit im Verhältnis zu der monatlichen Sollarbeitszeit. Die individuelle Belastung des einzelnen Mitarbeitenden für den zurückliegenden Planungszeitraum kann hier zumindest in quantitativer Form von Plus- oder Minusstunden abgelesen werden. Die sich daraus ergebende Erkenntnis sollte nicht in ihrer Bedeutung hinsichtlich der individuellen Fürsorgepflicht der verantwortlichen Pflegefachkraft gegenüber dem einzelnen Mitarbeitenden unterschätzt werden. Dieser Hinweis ersetzt keinesfalls die sorgfältige und mitarbeiterbezogene Beachtung der unterschiedlichen physischen und psychischen Möglichkeiten, aber er liefert wertvolle Anhaltspunkte zum Schutz der Mitarbeitenden vor Überlastung und zur Absicherung für die Planungsverantwortlichen.
Spalte 9/ Ziffer 9 b.	Übertrag +/- Stunden	Der Übertrag an Stunden ergibt sich aus der Differenz zwischen der verfügbaren Arbeitszeit (Spalte 5) und den tatsächlich geleisteten Ist-Stunden pro Monat (Spalte 7/Ziffer 7b). Dieses Ergebnis wird in der zweiten Zeile pro Mitarbeitenden eingetragen. Der Übertrag ist der aktuell verrechnete Stand an Plus- oder Minusstunden nach Abschluss des Planungszeitraums. Ein Vergleich mit dem Eintrag aus der Vorplanung (Spalte 9/Ziffer 9 a) in der unmittelbar darüber stehenden Zeile ist an dieser Stelle möglich.
		Der Übertrag an Stunden zeigt, wie viele Einheiten in den nächsten Planungszeitraum als „Zeitguthaben oder – Schulden" übernommen werden. Diese Ergebnisse werden jetzt mit dokumentenechtem Stift als endgültiger Übertragswert eingetragen und in den aktuellen Plan des bereits laufenden Planungszeitraums übernommen. Der dort bereits aus der beschriebenen Vorkalkulation bestehende Eintrag mit Bleistift zur Vorplanung wird – falls erforderlich – korrigiert.
Spalte 9/ Ziffer 9 c.	Übertrag an Urlaub	Der Übertrag an Urlaub ist die Differenz zwischen dem Urlaubsstand zu Beginn des monatlichen Planungszeitraums (Ziffer 3b) abzüglich der in diesem Monat in Anspruch genommenen Urlaubstage (Spalten/Zeilen 6, Planungszeitraum). Auch dieses Ergebnis wird erst nach endgültiger Abrechnung des vorliegenden Planungszeitraums mit dokumentenechtem Stift festgehalten. Der Urlaub kann somit im Sinne einer fortzuschreibenden Bilanz immer über den Dienstplan zurückverfolgt werden. Bezüglich des definitiven Übertrags an Urlaubstagen auf den bereits laufenden Dienstplan gilt das für den Stundenübertrag geschilderte Vorgehen.
		Ein Vergleich der tatsächlich bereits in der Jahresurlaubsplanung stehenden Urlaubstage mit der Summe des aktuell noch bestehenden (Rest-) Urlaubsanspruchs aller Mitarbeitenden aus Ziffer 9 c. erlaubt jederzeit eine qualitative Aussage zum aktuellen Stand der Jahresurlaubsplanung.

Professionelle Nutzung des Dienstplans

a. Grundsätzliches

Die vielfältigen Möglichkeiten, welche sich aus der gezielten Anwendung der einzelnen Spalten und Zeilen ergeben, sind im Folgenden beschrieben.

Die professionelle Nutzung der Spalten 2a bis einschließlich 5 auf dem Dienstplanvordruck: Arbeitszeit in Prozent (= AZ %), Soll-Arbeitszeit (= Soll AZ) und Urlaub in Verbindung mit den Spalten 7 bis 9 Ist-Stunden, Differenz lfd. Monat und Übertrag Std./Übertrag Urlaub bietet eine Reihe enorm aussagekräftiger Faktoren. Diese werden im Folgenden beschrieben.

Die simplen Additionen der einzelnen Stunden und Tage aus den Spalten
- Sollarbeitszeiten und Urlaubstage (Spalte 3/Ziffern a + b),
- Übertrag Vormonat (Spalte 4) und
- Verfügbare Arbeitszeit (Spalte 5)

stellen gute Planungshilfen dar.

Nach Erstellung des Dienstplans können bereits vor Beginn dieses Planungszeitraums die Summen der Spalten 3 bis 5 mit den (kalkulatorischen) Fakten in der gegenüberstellenden Betrachtung mit den Summen aus den Spalten 7 bis 9 der Planung mit dem voraussichtlichen Stand zum Ablauf des gleichen Zeitraums
- verglichen werden,
- im Sinne einer Bilanz gegenübergestellt werden,
- daraufhin geprüft werden, ob sich bereits in dieser Planungsphase möglicherweise unmittelbarer Korrekturbedarf zeigt.

Schon diese einfache Gegenüberstellung zeigt, ob die durchgeführte Planung realistisch ist oder ob die Dienstplanung bereits in diesem Frühstadium auf Mehrarbeits- und/oder Überstunden aufbaut (ggf. in Ausnahmesituationen aufbauen muss) und damit letztendlich über die verfügbaren Möglichkeiten lebt. Letzteres kann begründet sein; die Hintergründe müssen dann im Einzelfall betrachtet werden.

Die praktische Erfahrung aus der Einsatzplanung zeigt hier, wie wichtig diese Vorausbetrachtung ist, weil Defizite, beispielsweise in Form „geplanter" Überstunden, mit Eintritt in die Umsetzungsphase des Dienstplans nicht weniger, sondern eher mehr werden. Die Vorabbetrachtung führt zu der Erkenntniss, womit im günstigsten Fall zum Abschluss des Planungszeitraums zu rechnen ist.

b. Anwendung der Zeilen am unteren Rand des Dienstplanvordrucks

Anzahl der Mitarbeiter im Frühdienst/Zwischendienst/Anzahl der Mitarbeitenden im Spätdienst und Anzahl der Mitarbeiter im Nachtdienst; "Bemerkungen" und „Legende Sondertermine".

Die Zeilen „Anzahl der Mitarbeitenden im Früh-, Zwischen- bzw. Spätdienst" zeigen die tägliche Stärke der Besetzungen der Dienste (ohne deren Länge) an und sollen eine schnelle Übersicht bezüglich der aktuell bestehenden Planung, aber auch für rückwirkende Zeiträume ermöglichen. Auch bei Arbeitsbereichen, die nicht im Schichtdienst arbeiten, können sie sinnvoll genutzt werden, z. B. in der Küche: Anzahl der Köche im Verhältnis zu den Küchenhelfern pro Tag.

Die Bezugsgröße der hier eingetragenen Anzahl an Mitarbeitenden in den unterschiedlichen Diensten korreliert mit der geplanten Regelbesetzung aus dem Dienstplanbesetzungsprofil bzw. zeigt die definierte Abweichung bei einer belegungsabhängigen Einsatzplanung.

Diese Einträge sollten mit Bleistift durchgeführt werden, weil sie ohnehin nicht zwingend zur Dokumentationspflicht gehören. Sie machen aber nur dann einen Sinn, wenn bei eingetretenen Veränderungen eine Korrektur erfolgt, weil die Aussagekraft ansonsten gering ist. Selbstverständlich könnte auch hier theoretisch ein Soll-Ist-Abgleich stattfinden und man lässt beides bestehen. Nur ist dann irgendwann auch die Lesefreundlichkeit des Dienstplans in Mitleidenschaft gezogen.

Während der Vorbereitungsphase des Dienstplans bietet diese Spalte auch die Möglichkeit, in übersichtlicher Form Über- oder Unterbesetzungen zu kennzeichnen, um diese in der Fertigstellungsphase der Dienstplanung nicht zu übersehen.

Durch die laufende Korrektur von Soll- und Ist-Planung in der Stärke der Schichtbesetzungen soll auch rückwirkend über einen längeren Zeitraum, z. B. ein halbes Jahr, schnell ersichtlich sein, welche Besetzungen im Durchschnitt tatsächlich stattgefunden haben, d. h. ein Abgleich von Soll (= Dienstplanbesetzungsprofil) und Ist (= Besetzungsspalten).
Bezogen auf die unterschiedlichen Qualifikationen, die sich hinter den reinen „Kopfzahlen" verbergen, können mit einem Schrägstrich die Schichtbesetzungen differenzierter dargestellt werden. Somit wird die Aussagekraft dieser Summenzeilen deutlich erhöht (z. B. 4/3 = 4 Pflegefachkräfte und 3 Pflegehelfer usw.).

Die abschließende Rubrik „Bemerkungen"/Legende Sondertermine erlaubt den Eintrag von Terminen wie Dienstbesprechungen, Pflegeplanungstermine, geplante Pflegevisitentermine etc.

FAZIT

- Die Anwendung der beschriebenen Möglichkeiten des vorliegenden Dienstplanformulars erscheint in Teilen zunächst sicher zeitaufwändig. Langfristig gesehen macht sich dieser Zeitaufwand allerdings mehr als bezahlt. Die Möglichkeiten, die sich für einen gezielten und wirtschaftlichen Mitarbeitereinsatz aus der konsequenten Anwendung ableiten lassen, sind umfassend und beweisen, dass Dienstplanung mehr ist als ein Aufschreiben von An- oder Abwesenheiten.
- Dienstplanung ist eine der wichtigsten Führungsaufgaben überhaupt, weil damit in vielfacher Weise über die Qualität des täglichen Arbeitsablaufs entschieden wird. Der Dienstplan wird bei fachgerechter Anwendung zu einem Hilfsmittel, das detailliert von Planungszeitraum zu Planungszeitraum im Sinne einer Bilanz fortlaufend die Entwicklung in der Planung sowie das Vorgehen des Planenden im positiven wie im negativen Sinne dokumentiert.
- Wenn man überlegt, welche Kostenanteile am gesamten Betriebsgeschehen über den Dienstplan indirekt verwaltet werden (von den Auswirkungen der Planung auf Bewohner und Mitarbeitende einmal ganz abgesehen), wäre der Versuch, an dieser Stelle der Dienstplanung und Formularnutzung Arbeitszeit einzusparen, sicherlich kontraproduktiv und wenig vorausschauend gedacht.

3.2 Planung von Arbeitsabläufen/Tägliche Einsatzplanung

KAPITELMERKSÄTZE

■ Die innerhalb der Haus- und Pflegekonzeption beschriebene Form der Arbeitsorganisation muss sich in der Planung von Arbeitsabläufen widerspiegeln.
■ Flexibilität in großen Wohnbereichen kann dennoch Bezugspflege realisieren.
■ Der Dienstplan enthält die tagesbezogene Gesamtplanung und erfordert als weiterführende Ergänzung die tägliche Einsatzplanung in Form von Strukturierten Arbeitsabläufen.

Grundlage für die innerhalb der Einrichtung oder in Teilen davon gewählte Form der Pflege-Arbeitsorganisation stellt die innerhalb der Haus- und Pflegekonzeption beschriebene Organisationsform dar. Diese muss sich wie ein roter Faden durch die Dienst- und Einsatzplanung hindurch ziehen, um den Mitarbeitern den Zusammenhang zwischen Pflegekonzept und alltagspraktischem Handeln zu vermitteln.

Welche Form der Arbeitsorganisation die Einrichtung wählt, ist natürlich ihre eigene Entscheidung. Dennoch muss diese Form die im Einrichtungsleitbild genannten Zielvorstellungen unterstützend ermöglichen, um keine selbst gewählten Zielkonflikte vorzuprogrammieren. Je klarer und nachvollziehbarer diese Strukturen gewählt sind, umso einfacher ist es für die Mitarbeiter dieses System zu überblicken. Eine für den Mitarbeiter logisch nachvollziehbare Systematik steigert gleichzeitig auch die Bereitschaft sich mit diesen Strukturen gedanklich auseinander zu setzen.

Es empfiehlt sich trotz häufig gegenteiliger Argumente eine realisierbare Form der Bezugspflege zu wählen, weil die Frage der Übernahme von Verantwortung für bestimmte Bewohner (-gruppen) eine der zentralen Kriterien für eine qualitätsgesicherte Leistungserbringung darstellt. Es ist ein falsches Verständnis von Bezugspflege, wenn darunter verstanden wird, dass immer und ausschließlich dieselben Mitarbeiter bei den gleichen Bewohnern eingesetzt werden; das ist allein bedingt durch freie Tage, Urlaub, Fehlzeiten etc. nicht möglich. Es gilt Kontinuität, nicht den Wechsel zu planen. Der Wechsel wird durch die täglichen Anforderungen ohnehin mehr „organisiert" als uns lieb ist.

Gleichzeitig kann aber eine zu enge Auslegung von Bezugspflege Mitarbeitern Angst machen, weil sie fürchten, dann immer die gleichen Bewohner betreuen zu müssen. Das ist insbesondere dann von Belang, wenn es sich um Bewohner mit besonders herausfordernden Eigenschaften handelt, bei denen es tatsächlich

Der Regelkreis der Einsatzplanung • Wipp/Sausen/Lorscheider
© Vincentz Network GmbH & Co. KG Hannover 2011 • ISBN 978-3-86630-184-9

nach einigen Tagen der Ablösung bedarf, um Durchatmen zu können. Eine aus Sicht der Autoren realisierbare Definition von personeller Kontinuität in der Pflegebeziehung zwischen Bewohner und Mitarbeiter ist folgende: *„Personelle Kontinuität ist gegeben, wenn der Bewohner während eines Dienstes (Früh-, Spät-, Nachtdienst) von einem überschaubaren Pflegeteam über einen längeren Zeitraum (= mehrere Tage) versorgt wird".* Pkt. 18.4; MDK-Anleitung zur Prüfung der Qualität; Stand 2009.

Betrachtet man dies jetzt einmal aus dem Blickwinkel eines Mitarbeiters, der seine Arbeit nicht sorgfältig erbringt, so kann diesem nichts besseres widerfahren, als unklare Regelungen in Bezug auf die Verantwortlichkeiten. Gerade die zunehmende Bedeutung von flexiblen Strukturen in der Mitarbeiterzusammensetzung der Teams durch verstärkten Einsatz von Teilzeitmitarbeitern erfordert mehr denn je eine Form von Bezugspflege, damit nicht die pflegebedürftigen Bewohner die Verlierer dieser Strukturen sind. Flexibilität in der Einsatzplanung und Bezugspflege sind keine sich widersprechenden Gegensätze, sondern sich zwingend ergänzende Strukturmerkmale einer flexiblen und gleichzeitig bewohnerorientierten Form der Arbeitsorganisation. Diese stehen auch nicht im Gegensatz zu großen und planbaren Wohnbereichen, sondern sind fester Teil davon (siehe auch Kap. 2.2, Teil II)

Einsatz von Hilfsmitteln zur Informationsweitergabe

Ähnlich wie das Pflegemodell den gedanklichen Rahmen zur Pflege beschreibt, so stellt die gewählte Form der Arbeitsorganisation die Struktur dar, welche in Folge mit speziellen Hilfsmitteln wie zum Beispiel Stecktafeln oder Tourenplänen eine inhaltliche Ausgestaltung erfährt. Die Pflegearbeitsorganisation beschreibt also den Rahmen, in welchem die gewählten Hilfsmittel das Bild innerhalb des Rahmens Arbeitsorganisation darstellen.

Voraussetzung für eine strukturierte Arbeitsablauforganisation ist die Kenntnis darüber, wie viele Dienste zu welchen Tageszeiten in Früh – und Spätdienst innerhalb der vertraglichen und gesetzliche Vorgaben als Regelbesetzung möglich sind, um eine kontinuierliche Einsatzplanung aufzubauen. Dazu sind die Kenntnisse zur Bewohnerstruktur wie bereits in Kapitel 1.1, Teil II beschrieben erforderlich. Der Weg vom „Pflegeschlüssel zu der Dienstplanbesetzung" ist in Kap. 2.2, Teil II schrittweise beschrieben. Die tägliche Einsatzplanung basiert in ihrer Planung auf der Regelbesetzung (siehe Kap. 1.2, Teil I). Es soll hier der Werdegang nochmals kurz dargestellt werden:

- Aus der Anzahl der Bewohner nach Pflegestufen in Verbindung mit den vereinbarten Pflegeschlüsseln errechnet sich die gesamte Mitarbeiteranzahl.
- Davon werden – wie in Kap. 2.2, Teil II beschrieben diejenigen Stellenanteile abgezogen, welche nicht zur Erbringung der Leistung Pflege zur Verfügung

285

stehen wie z. B. Pflegedienstleitung, Soziale Betreuung, ggf. Nachtdienstbesetzung etc.

- Aus dem verbleibenden Stellenkontingent multipliziert mit der hausintern geltenden Wochennettoarbeitszeit geteilt durch die am häufigsten praktizierten Dienstlänge ergibt sich die ungefähre Anzahl verfügbarer Dienste pro Woche.
- Diese Anzahl geteilt durch 7 Tage ergibt die Besetzung der Dienste für Früh- und Spätdienst. Kürzere Dienste erhöhen die Besetzungsstärke, längere senken die Besetzungsstärke ab.
- Auf Basis der Verteilung nach Früh – und Spätdienst ist damit die Regelbesetzung der Dienste ermittelt. Der Vorgang ist ausführlich in Kap. 2.2, Teil II beschrieben.
- Die anfallenden Tätigkeiten der direkten und indirekten Pflege werden jetzt unter Beachtung der im folgenden beschriebenen Merkmale auf diese Mitarbeiteranzahl aufgeteilt; was dabei zu beachten ist, wird im folgenden beschrieben.

Eine kontinuierliche Besetzung mit definierten Arbeitsabläufen erleichtert wesentlich die Einsatzplanung. Sie verfolgt damit auch wesentliche Ziele:
- Kontinuität in der Leistungserbringung für die pflegebedürftigen Bewohner,
- Reduzierung der täglich erforderlichen Absprachen auf Abweichungen – nicht tägliche Neuaufteilung der Regeltätigkeiten,
- gleichmäßige Belastung aller Mitarbeiter unter Einbezug administrativer Aufgabenanforderungen,
- Mitarbeiter müssen sich nicht ständig neu in die Arbeitsabläufe einarbeiten.

Am folgenden Beispiel soll dargestellt werden, in welcher Form die tägliche Einsatzplanung ablaufen kann, wenn beispielsweise mit Stecktafeln gearbeitet wird.

Auf der Stecktafel sind analog zu dem Dienstplanbesetzungsprofil die Anzahl der Dienste in Früh- und Spätdienst gesteckt. Diesen Diensten werden alle pflegebedürftigen Bewohner (farblich unterteilt nach Pflegestufen)
- nach tageszeitlicher Abfolge (Basis stellt dabei soweit nur möglich der Wunsch des Bewohners dar),
- nach Gebäude Strukturen (Wegezeiten),
- nach der Form der Arbeitsorganisation (Bezugspflege),
- nach der zum Tätigwerden erforderlichen Qualifikation
zugeteilt.

Allein die Aufzählung dieser Kriterien macht für jeden Praktiker deutlich, wie schwer es ist alle Anforderungen unter einen Hut zu bringen. Gleichwohl empfiehlt es sich, die Erstellung dieser Stecktafeln mit denjenigen Mitarbeitern umzusetzen, welche die tägliche Arbeitsanforderungen gut kennen. Somit wird eine gemeinsame Arbeitsablaufplanung erstellt, welche umsetzbar und realistisch ist.

Sehr häufig werden in der Praxis abweichende Arbeitsabläufe mit abweichender Besetzung für die Wochenenden erstellt. Besteht eine solche – von der Regelablaufplanung abweichende Planung – hat dies den Vorteil, dass auch dann nahezu unmittelbar mit dem Arbeiten begonnen werden kann, wenn zu Beginn des Frühdienstes kurzfristig ein Mitarbeiter ausfällt. Die dann noch erforderlichen Korrekturen beschränken sich auf Feinabstimmungen und schränken damit die genau in diesen Situationen knapp verfügbare Arbeitszeit nicht auch noch durch eine komplett erforderliche Neuverteilung der Arbeiten weiter ein. Inzwischen gibt es dafür auch PC-Programme oder es kann entsprechend mit stationären Tourenplänen gearbeitet werden.

Wesentlich ist Folgendes:
Die tägliche Einsatzplanung endet nicht mit der namentlich und qualifikationsgebundenen Aufzählung der Mitarbeiter tagesbezogen über den Dienstplan, sondern sie beginnt erst hier. Das bedeutet, dass zum Dienstplan eindeutige Strukturen in der beschriebenen Form vorhanden sein müssen, welche ein strukturiertes Arbeiten erlauben. Grundlage für ein strukturiertes Handeln ist eine planbare Mitarbeiteranzahl, welche nicht von Tag zu Tag schwankt, weil dies kontraproduktiv für einen geordneten und systematischen Arbeitsablauf ist. Verstärkte Besetzungen gegenüber der Regelbesetzung gehen in aller Regel im Tagesgeschehen ansonsten unter, weil dann die Arbeit schlichtweg auf mehrere Köpfe verteilt wird. Wenn aber die Arbeitszeit eine knappe Ressource darstellt, dann darf genau dieses nicht geschehen.

Noch ein Wort zu der immer wiederkehrenden Befürchtung, dass klar strukturierte arbeitsorganisatorische Ablaufplanungen Mitarbeiter in ihrem Handeln einschränken könnten: Die Mitarbeiter werden am Aufbau dieser Strukturen mit ihrem Wissen um die individuellen Bedürfnisse bei den einzelnen Bewohnern sowie die ergänzenden Arbeitsanforderungen in vollem Umfang mit einbezogen. Sie werden auch bei den erforderlichen Anpassungen mit einbezogen und sind – wie in Kapitel 2.2, Zeil II beschrieben an der Ausgestaltung der Arbeitszeit beteiligt. Sind diese Grundlagen gemeinsam erarbeitet sind sie allerdings dann auch verbindlich einzuhalten. Verbindlich heißt nicht stur. Ein Arbeitsmittel ist immer so flexibel wie derjenigen, die es anwenden. Individuelles Handeln geht aber von den Bewohnerwünschen aus, nicht von den individuellen Vorstellungen des einzelnen Mitarbeiters. Das bedeutet, dass innerhalb festgelegter

Teil II   Der Regelkreis der Einsatzplanung

287

Tagesprotokoll Pflege für den: .... (Datum)

Wohnbereich 2   (Stand: Februar 2012)

Frühdienst				Spätdienst			
Tour	Mitarbeitername	Handy-Nr.	Hdz.	Tour	Mitarbeitername	Handy-Nr.	Hdz.
Tour 1				Tour 1			
Tour 2				Tour 2			
Tour 3				Tour 3			
Tour 4				Tour 4			
Tour 5							
Tour 6							

* Schichtleitung ist immer Tour 1
(= u.a. verantwortlich für Vollständigkeit von Trink- und Lagerungsplänen und Dokumentation)

1. Abwesende Bewohner	Grund/voraussichtliche Rückkehr	Hdz. Eintragender
Zukommende Bewohner	(Neueinzüge, Kurzzeitpflege, Krankenhausrückkehr etc.)	Hdz. Eintragender

2. Tagestermine	Hdz. Eintragender	Hdz. erledigt

3. Allgemeine Informationen/Neues	Hdz. Eintragender	Hdz. erledigt

4. Absprachen mit Ärzten, Apotheker, Krankenhäusern	Hdz. Eintragender	Hdz. erledigt

Schaubild 3.2.1: Tagesprotokoll Pflege

................von Dienst zu Dienst ....

5. Informationen von Nachtdienst an Frühdienst	Hdz. Eintragender	Hdz. erledigt

Informationen von Frühdienst an Spätdienst	Hdz. Eintragender	Hdz. erledigt

Informationen von Spätdienst an Nachtdienst	Hdz. Eintragender	Hdz. erledigt

Informationen von Spätdienst an Frühdienst	Hdz. Eintragender	Hdz. erledigt

6. Informationen an Pflegedienstleitung	Hdz. Eintragender	Hdz. erledigt

7. Bitte nachfolgende Änderungen am Dienstplan beachten	Hdz. Eintragender	Hdz. erledigt

Erstellen: Dienstübergabe mittags für Folgetag;
Freitag für gesamtes Wochenende oder am Werktag vor Feiertagen

Erstellt am:... von: ....

Datum/Unterschrift Pflegedienstleitung ....

Touren selbstverständlich Freiraum zur Berücksichtigung von auch kurzfristig geäußerten Bewohnerwünschen in Form von Verschiebungen besteht. Es geht hier aber um die Zufriedenstellung der Bewohnerbedürfnisse; der Arbeitsplatz ist kein Ort der individuellen Mitarbeiterselbstverwirklichung, sondern einer gemeinsamen Umsetzung der im Pflegeleitbild verankerten Ziele.

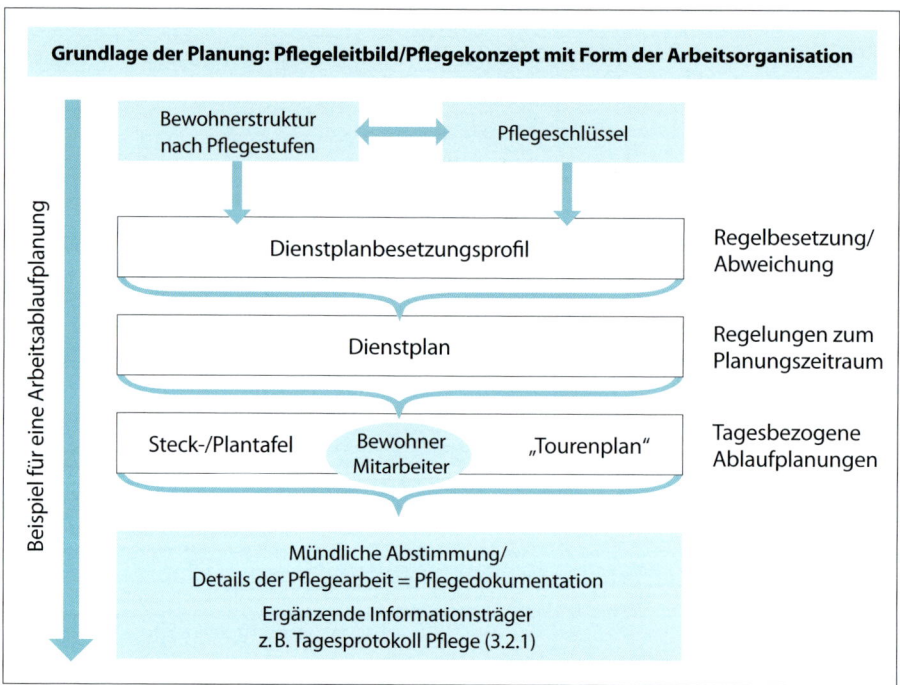

Schaubild 3.2.2: Schematische Darstellung der Arbeitsablauforganisation

Folgender Regelablauf stellt grob strukturiert den täglichen Arbeitsablauf dar:
- Der Mitarbeiter kommt zur Arbeit (hier ein zeitlich versetzter Dienst).
- An der Plantafel erkennt der Mitarbeiter für welche Bewohner er verantwortlich ist.
- Anhand der Pflegedokumentation erkennt er anhand der Signalleiste, ob bei diesen Bewohnern aktuelle Informationen vorliegen. Bei EDV gestützter Pflegedokumentation anhand der ausgedruckten Übergabeinformationen.
- Er meldet sich bei der im Dienst befindlichen Schichtleitung und erhält noch ggf. ergänzende Hinweise.
- Er wirft einen Blick in das Tagesprotokoll Pflege bezüglich nicht bewohnerbezogener Informationen.

Er kann umgehend und ohne weitere umfassende Dienstübergabe voll informiert mit der Arbeit beginnen.

Inwieweit welcher Mitarbeiter als Schichtleitung oder Pflegefachkraft in ein abgestuftes System der Dienstübergabe eingebunden ist, ist in Kapitel 3.3, Teil II beschrieben.

FAZIT

- Bei der Definition eines gemeinsamen und realisierbarem Verständnisses von Bezugspflege sollte geprüft werden, ob nicht die in der „MDK-Anleitung zur Prüfung der Qualität" aus 06/2009 beschriebene Definition einer „personellen Kontinuität" als Grundlage dienen könnte.

Teil II Der Regelkreis der Einsatzplanung

3.3 Dienstübergabe und flexibler Mitarbeitereinsatz

KAPITELMERKSÄTZE

- Es stellt kein Qualitätskriterium dar, wenn möglichst viele Mitarbeiter an der Dienstübergabe teilnehmen.
- Es muss eine Struktur vorhanden sein, welche den Informationsfluss zwischen den an der Bewohnerversorgung Beteiligten regelt.

Die Struktur der Informationsweitergabe stellt heute mehr denn je ein zentrales Qualitätsmerkmal innerhalb der Einrichtungsinternen Organisationsstruktur dar, weil die Fülle der täglichen und schichtbezogenen zu verarbeitenden Informationen ständig zunimmt. Differenzierte Krankheitsbilder mit zunehmendem komplexerem pflegerischem Interventionsbedarf, eine Vielzahl von beteiligten externen Partnern erfordern eine systematisierte Vorgehensweise, welche es erlaubt diese Flut an Informationen zu bearbeiten, zu bündeln und an die richtigen Mitarbeiter weiterzugeben.

Gleichzeitig stellt sich zunehmend die Frage nach der verfügbaren Arbeitszeit in welcher diese vermehrten Informationen verarbeitet werden sollen. Das erfordert, dass bisher praktizierte Vorgehensweisen auf den Prüfstand müssen und ggf. neue und effektivere Strukturen die bisherigen ersetzen können. Die heutigen Arbeitszeitstrukturen mit erhöhtem Anteil an Teilzeitmitarbeitern passen nicht mehr mit den Dienstübergabestrukturen zusammen, die ihren Ausgang Mitte der 70er Jahre hatten. Wird aber die bisherige Form der Dienstübergabe in Teilen runderneuert, bedarf dies zuvor zwingend klarer Überlegungen, was dann alternativ an deren Stelle treten soll.

Spricht man eine zeitliche Reduzierung von Dienstübergaben an oder wagt es gar deren Nutzen im Verhältnis zum Aufwand in Frage zu stellen, so grenzt das schon fast an Nestbeschmutzung innerhalb der Pflege. Die Dienstübergabe scheint die Stellung einer Art sozialer Errungenschaft in der Pflege einzunehmen und man schlachtet schon fast eine heilige Kuh, wenn man es wagt in Zeiten knapper Ressourcen diejenigen arbeitszeitbindenden Strukturen anzusprechen, welche einen massiven Zeiteinsatz erfordern.

Dabei geht es keineswegs darum Arbeitszeiten einzusparen, sondern es dreht sich vor allem darum zu prüfen, ob der hier eingesetzte Zeitaufwand nicht in anderweitiger Verwendung für alle Beteiligten deutlich mehr Nutzen bringen könnte. Deswegen müssen dabei zwei wesentliche Fragen erlaubt sein:

Der Regelkreis der Einsatzplanung · Wipp/Sausen/Lorscheider
© Vincentz Network GmbH & Co. KG Hannover 2011 · ISBN 978-3-86630-184-9

- Welche Mitarbeiter müssen an den Dienstübergaben teilnehmen, um eine Arbeit nach dem allgemein anerkannten Stand medizinisch-pflegerischer Erkenntnisse zu gewährleisten und
- wie lange muss die jeweilige Dienstübergabe dauern?

Beide Fragen bedingen sich gegenseitig, weil allein die Anzahl der Anwesenden die Dauer der Dienstübergabe (mit-) beeinflusst, nicht nur die Inhalte. Allein das muss schon zu denken geben. Nicht selten gibt es auch noch das Modell „Oberschwester" – eine spricht und alle anderen hören (mehr oder weniger) zu.

Betrachtet man sorgfältig das Kapitel 2.8, Teil II und 3.2, Teil II so liegt die Antwort schon auf der Hand. Die im Rahmen einer bewohnerorientierten, bestimmungs-gemäßen und wirtschaftlichen Dienst – und Einsatzplanung erforderlichen Instrumente wie zum Beispiel:
- versetzte Dienste,
- unterschiedlich lange Dienste,
- Einsatz von Teilzeitmitarbeitern etc.,
wären alle sinnlos, wenn das fragwürdige Ziel bestünde, dass alle Mitarbeiter an den Dienstübergaben teilnehmen.

Im Vergleich zum ambulanten Bereich ist Folgendes anzumerken: Zweifellos sind stationär deutlich mehr Informationen zu verarbeiten – keine Frage. Das liegt in der Natur dieser Form der Betreuung und ist auch von den Rahmen-strukturen her derart vorgesehen. Gleichwohl sollte dennoch ein Sachverhalt zur neutralen Prüfung bedacht werden:

Ambulante Dienste treffen sich in der Regel einmal wöchentlich und nutzen in der Zwischenzeit konsequent ihre Arbeitsmedien wie zum Beispiel die Pflege-dokumentation. Im stationären Bereich trifft man sich dagegen 3 x täglich zu den Dienstübergaben und nutzt zusätzlich (mehr oder weniger sorgfältig) Hilfsmittel zur Informationsweitergabe.

Das legt doch im Vergleich den Rückschluss nahe, dass eigentlich allein auf-grund der deutlich umfassenderen (mündlichen) Information im stationären Bereich dank der Vielzahl der täglichen Übergaben mit einem immensen Einsatz an Arbeitszeit die Informationsweitergabe exorbitant besser sein müsste als im ambulanten Bereich.

An dieser Stelle kommen viele ins Grübeln, weil jeder weiß, dass dem oftmals nicht so ist. Das mag zu Recht vielerlei Ursachen haben, wie zum Beispiel der Tatsache, dass auch Dienstübergaben strukturelle Regelungen brauchen, um wirksam sein zu können. Wenn aber die aktuell verfügbare Arbeitszeit in einer Einrichtung
- für die Evaluation von Pflegeplanungen beispielsweise nicht ausreicht oder
- keine Fallbesprechungen durchgeführt werden können,

dann müssen Alternativen überlegt werden, um beispielsweise durch Umgestaltungen von Dienstübergaben die freiwerdenden Zeitkontingente effektiver nutzen zu können.

Eine Umkehr im Denken innerhalb der Pflege zeigt sich interessanter Weise auch an andere Stelle. Betrachtet man die einzelnen, in den vergangenen 15 Jahren aufeinanderfolgenden „MDK-Anleitungen zur Prüfung der Qualität in der Pflege", so zeigt sich auch hier ein veränderter Zeitgeist im Denken. Waren in früheren Ausgaben noch Anhaltswerte von 1–2 Minuten pro Bewohner und Dienstübergabe angegeben, so sind diese heute nicht mehr zu finden.

Stattdessen ist dort unter der Prüffrage Pkt. 6.12: *Werden Methoden zur Sicherstellung der Informationsweitergabe genutzt – a. Übergabegespräche zu lesen?* Unter der Erläuterung zu Prüffrage 6.12.a: steht: Keine. Und unter 6.12.b. steht: *Die Frage ist mit ja zu beantworten, wenn regelmäßige Dienstbesprechungen durch Nachweise belegt werden.*

Häufig wird die Frage gestellt, in welcher Form die Informationsweitergabe zwischen den an der Versorgung des Pflegebedürftigen Beteiligten geregelt ist? Das ist normalerweise im internen Qualitätsmanagement, über eine Kommunikationsmatrix dargestellt, welche die Besprechungen und Abstimmungen zwischen den Beteiligten Abteilungen regelt.

Unter der Erläuterung zu der Prüffrage 4.4j ist als fachlicher Hintergrund zu lesen: *Die Dienstübergabe ist ein Informations- und Kommunikationsinstrument für die Mitarbeiter der verschiedenen Dienstschichten mit dem Zweck, eine sachgerechte und kontinuierliche Versorgung zu gewährleisten. Der Träger der Einrichtung und dessen ausführende Organe haben Sorge zu tragen, dass die Informationsvermittlung zwischen den verschiedenen Schichten und Dienstzeitmodellen reibungslos sowie in einem ausreichenden zeitlichen Rahmen sichergestellt werden kann. Es sind ausreichend Übergabezeiten innerhalb der regulären Dienstzeiten einzuplanen. Das erforderliche Zeitbudget beziehungsweise die jeweils vorgesehene Informationsvermittlung ist u. a. abhängig von der Pflegeorganisation, der Größe der Wohnbereiche und dem Bewohnerklientel. Bekannte Arbeitszeitmodelle ermöglichen zwischen Früh- und Spätdienst eine ausführlichere und zwischen anderen Diensten eine kürzere Übergabe. Dies muss auch bei flexiblen Arbeitszeitmodellen gewährleiste werden. Übergaberegelungen müssen allen Mitarbeitern bekannt sein.*

Es geht keineswegs darum Dienstübergaben ersatzlos zu streichen nach dem Motto: „ Die Mitarbeiter sollen sich selbst ihre Information besorgen". Das wäre auch unter dem Gesichtspunkt eines möglichen Organisationsverschuldens der Verantwortlichen Pflegefachkraft problematisch zu betrachten. Es geht darum alternative Strukturen aufzubauen und die damit gewonnen Arbeitszeiten effektiv für fachliche Anforderungen zu nutzen.

Das Schaubild 3.3.1 zeigt an einem schematisch dargestellten Beispiel wie sich eine Informationsweitergabe bei versetzten Diensten darstellen kann. Grundlage ist wieder das in Kapitel 2.1, Teil II dargestellte Dienstplanbesetzungsprofil. Die an der Dienstübergabe teilnehmende Mitarbeiteranzahl von Früh – oder Spätdienst ist über den Dienstplan vorgegeben, welcher aufgrundlage des Profils erstellt ist.

Das häufig anzutreffende Argument, dass Mitarbeiter nicht von selbst in die Dokumentation schauen oder Arbeitshilfen nicht genutzt werden, darf nicht dafür herhalten, überholte Strukturen von Dienstübergaben beizubehalten. Es ist eine Frage der Leitung die Mitarbeiter in der Anwendung zeitgemäßer Formen der Informationsweitergabe zu schulen und sie mit deren Umgang vertraut zu machen. Im Rahmen von Dienstübergaben portionsweise Informationshäppchen vorzukauen kann keine Alternative zur Überarbeitung bestehender Strukturen sein – die Praxis lehrt das Gegenteil. Information ist eine Hol- und eine Bringschuld. Nimmt man an Dienstübergaben in der Praxis teil, kommt oft das Gefühl auf, dass es lediglich eine Bringschuld ist.

Zunehmend häufiger im Alltag ist die Dienstübergabe von Pflegefachkraft zu Pflegefachkraft, während ein oder zwei Mitarbeiter, meist Pflegehelfer – je nach Größe der Abteilung – in dieser Zeit sich außerhalb der Diensträume um Bewohner, Angehörige oder Besucher kümmern. Es passt keineswegs mehr zu dem heutigen Kundenverständnis, dass am Dienstzimmer ein Schild angebracht ist mit der Aufschrift: „Bitte nicht stören"; darin sitzen sichtbar 10 Mitarbeiter und der Besucher, der es wagt zu stören, wird auch noch mindestens mit grimmigen Blicken bedacht.

Dass die Pflegehelfer den „Außendienst" übernehmen hat nichts mit Mitarbeitern erster oder zweiter Klasse zu tun, sondern es ist schlichtweg Verpflichtung der Fachkräfte die Informationen ordnungsgemäß weiterzugeben. Selbstverständlich muss es Regelungen geben, in welcher Form die Pflegehelfer in den Informationsfluss mit eingebunden werden. Dieser besteht aber nicht ausschließlich in der Form einer Dienstübergabe – das war früher; heute stellt sich dies anders dar. Siehe Schaubild 3.3.3.

Es gibt durchaus noch Einrichtungen, welche Überlappungszeiten über Mittag von bis zu 2 Stunden haben. Wenn bei solchen Strukturen gegenüber Behördenvertretern von Heimaufsicht oder MDK gesagt wird, es sei keine Zeit für Pflegeplanung oder Fallbesprechungen kann dieser Schuss nach hinten los gehen. Deswegen ist es deutlich besser, die Arbeitszeitstrukturen wie im ersten und zweiten Schritt der Regelkreissystematik beschrieben zu optimieren, bevor Dritte dies von außen durchführen. Deswegen ist es sinnvoll nach internen Ressourcen und Arbeitszeitfressern zu suchen. Die Dienstübergabezeiten in ihrer gegenwärtigen Struktur bieten sich dafür an.

Auch Dienstübergabezeiten von mittäglich 30 Minuten könnten bei klarer Strukturierung dessen, was inhaltlich einzubringen ist unter Bezugnahme auf die Pflegedokumentation durchaus auf 15 Minuten gekürzt werden; insbesondere dann, wenn an der Dienstübergabe insgesamt weniger Mitarbeiter beteiligt sind. Anstelle des bisherigen Einsatzes von Arbeitszeiten können dann beispielsweise einmal in der Woche Fallbesprechungen oder Evaluationszeiten für Pflegeplanungen arbeitszeitneutral und unter pflegefachlichen Aspekten wesentlich wirksamer eingesetzt werden. Werden diese Aktivitäten gegenwärtig innerhalb bestehender Dienstübergaben umgesetzt, muss die zunächst scheinbar unlogische Frage gestellt werden, ob die eingesetzte Arbeitszeit dafür reicht. Hintergrund ist der, dass Dienstübergaben in ihrer aktuellen Form meist deutlich zu lange dauern für das, was dort geschieht; gleichzeitig aber zu kurz für die eben erwähnten Alternativen. Deswegen ist die Möglichkeit einer täglich verkürzten mittäglichen Dienstübergabe zugunsten einer einmal wöchentlichen Verlängerung, um dann effektiv arbeiten zu können eine effektivere Methode. Dienstplanmäßig kann im Vorfeld berücksichtigt werden, dass an diesen Tagen nicht immer die gleichen Mitarbeiter beteiligt sind, um diejenigen, welche früher Dienstende haben, jeweils im Wechsel mit einzubeziehen.

FAZIT

- Dienstübergaben erfordern klare Regelungen zu Ablauf und Struktur.
- Die Dienstübergabe stellt kein isoliertes Geschehen der Informationsweitergabe dar, sondern ist Teil eines Gesamtgeschehens von u. a. Fallbesprechungen und Pflegeplanungen, in welches Erkenntnisse aus Pflegevisiten mit einfließen.

Frage an den Juristen

- *Hat ein Mitarbeiter einen rechtlichen Anspruch auf Teilnahme an der Dienstübergabe?*
  Antwort: Nein, ein Mitarbeiter hat keinen rechtlichen Anspruch auf Teilnahme an der Dienstübergabe. Der Arbeitgeber legt in Ausübung seines Direktionsrechtes im Rahmen des Arbeitsvertrages fest, welcher Mitarbeiter welche Tätigkeit auszuführen hat.

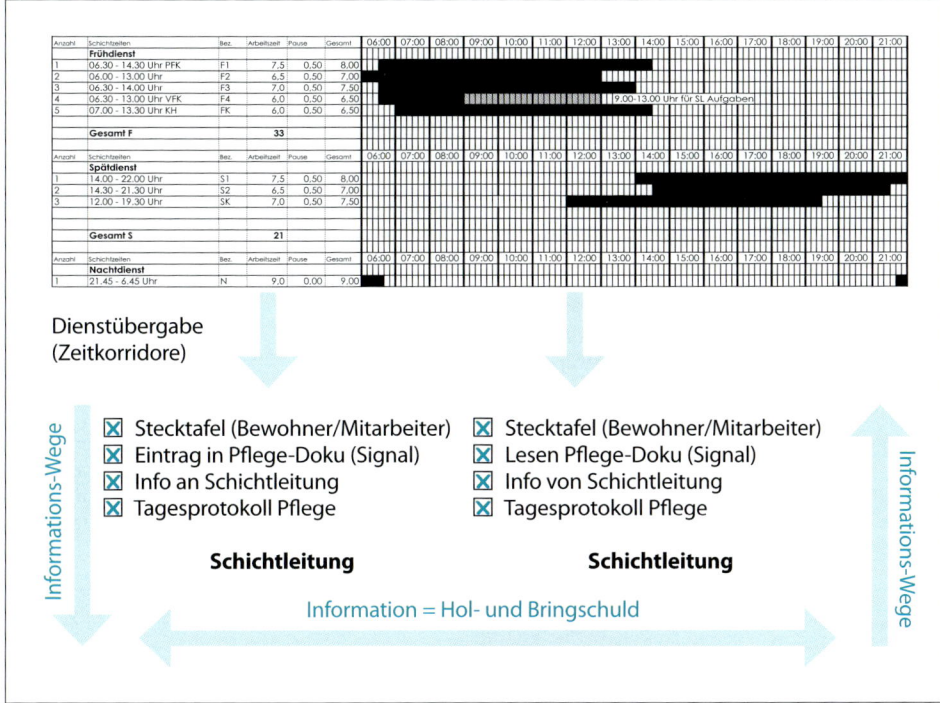

Schaubild 3.3.1: Dienstübergabe und flexibler Mitarbeitereinsatz

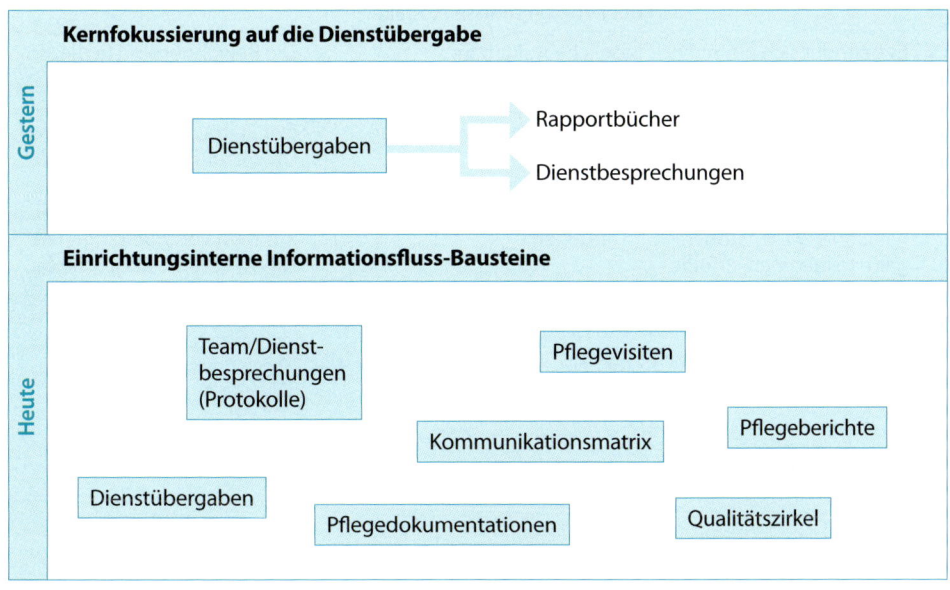

Schaubild 3.3.2: Dienstübergaben im Wandel der pflegefachlichen Anforderungen

297

Strukturqualität	Prozessqualität	Ergebnisqualität
Zeitraum für die Regeldienstübergabe: ■ Frühdienst → Spätdienst Max. 15-30 Minuten ■ Spätdienst → Nachtdienst Max. 15 Minuten ■ Nachtdienst → Frühdienst Max. 15 Minuten Vorgabe: lückenloser Informationsfluss	■ Die diensthabende Schichtleitung (Pflegefachkraft) übergibt den Wohnbereich an die dienstbeginnende Schichtleitung (Pflegefachkraft) ■ Dabei werden nur aktuell wichtige (bewohnerbezogene) und organisatorische (Ein-/Auszüge/anstehende Visiten/KH-Einweisungen/ Entlassungen) mit den dafür verantwortlichen Mitarbeitern besprochen. ■ Fester Bestandteil jeder Dienstübergabe ist die Information der zuständigen Pflegefachkraft an die dienstbeginnende Pflegefachkraft, ob alle Bewohner in dem jeweiligen Verantwortungsbereich anwesend sind.	■ Der Folgedienst ist über alle Aufgaben und Vorkommnisse informiert. ■ Es ist bekannt, ob alle Bewohner im Wohnbereich anwesend sind bzw. wenn nicht, wo sich diese aufhalten (b. Angehörigen, im Krankenhaus etc.)
Für den Zeitraum der jeweiligen Dienstübergabe wird ein Mitarbeiter im täglichen Wechsel benannt.	Dieser Mitarbeiter übernimmt das Diensttelefon und ist Ansprechpartner für Bewohner und/oder Besucher auf dem Wohnbereich und informiert ggf. die Schichtleitung sofort über Vorkommnisse/Notfälle.	Es erfolgt eine ungestörte ■ Dienstübergabe ■ Fallbesprechung ■ Teambesprechung Bewohner und Besucher sind betreut.
■ Es befindet sich nur noch diejenige Anzahl an Mitarbeitern im Dienst, welche zur Leistungserbringung bis zum Spätdienstbeginn erforderlich sind. ■ Für diejenigen, welche nicht an der Dienstübergabe teilnehmen, erfolgt eine strukturierte Aufgabenzuweisung.	Mögliche Aufgaben: ■ 10 – Minutenaktivierung einzelner Bewohner ■ Pflegedokumentationsarbeiten ■ Reinigungsarbeiten ■ Aufräum- und Verteilarbeiten.	■ Die Bewohner sind in diesem Zeitraum nicht allein und werden betreut ■ Der Zeitraum zur Erledigung/ Umsetzung der beispielhaft genannten Aufgaben ist vorhanden, offene Arbeiten aus dem vorangegangenen Dienst können abgearbeitet werden.

Schaubild 3.3.3: Beispiel: Struktur und Ablauf Dienstübergabe

Strukturqualität	Prozessqualität	Ergebnisqualität
Im Anschluss an die Regeldienstübergabe kann einmal wöchentlich eine verlängerte Dienstübergabe stattfinden. **Zielsetzung hier:** Eine zielgerichtete gemeinsame Vorgehensweise bei der Pflege und Betreuung des Bewohners.	Fallbesprechung über anstehende aktuelle Probleme bei einem einzelnen Bewohner; jedoch immer nach Krankenhausentlassung. ■ Teilnehmer: alle im Dienst befindlichen Mitarbeiter ■ Fallbesprechungsprotokoll führen; Qualitätshandbuch Dokument XX	■ Alle Mitarbeiter sind auf dem gleichen Wissensstand über diese Bewohner. ■ Alle Mitarbeiter können strukturiert handeln ■ Alle Mitarbeiter können sich gleichermaßen einbringen. ■ Die Situation des Bewohners ist erkannt. ■ Die Fallbesprechung ist dokumentiert
Zusätzliche Informationsweitergabe **Zielsetzung hier:** Eine strukturierte Vorgehensweise der Arbeitsabläufe.	Teambesprechung: ■ über aktuelle Themen der Station ■ Konfliktlösungsgespräche Teilnehmer: alle im Dienst befindlichen Mitarbeiter Besprechungsprotokoll ist zu führen.	■ Alle Mitarbeiter verfügen über aktuelle Informationen und sind über neue Vorgaben informiert ■ Konflikte sind angesprochen und können gelöst werden ■ Die Teambesprechung ist dokumentiert.
Vor jeder Dienstübergabe ist das Übergabeprotokoll aus dem EDV System auszudrucken	■ Die Schichtleitung druckt 10 Minuten vor der Dienstübergabe das Übergabeprotokoll aus ■ Das Protokoll wird nach der Übergabe abgeheftet.	■ Das Protokoll liegt vor, muss von allen Mitarbeitern eingesehen und nach dem lesen unterschrieben werden. ■ Das Protokoll ist archiviert.
Übergabeprotokoll: Alle Mitarbeiter lesen und unterschreiben das Übergabeprotokoll zum Dienstende	■ Alle Mitarbeiter nehmen eigenverantwortlich Kenntnis vom Übergabeprotokoll und bestätigen dies durch ihre Unterschrift.	■ Alle Mitarbeiter sind über Vorkommnisse des vergangenen Dienstes informiert.
Jeder Mitarbeiter hat in Bezug auf die von ihm geschuldete sorgfältige Arbeitsleistung die Verpflichtung (=Holschuld), sich insbesondere nach Abwesenheit die für seine Arbeit erforderlichen Informationen einzuholen.	■ Mitarbeiter informieren sich zu Dienstbeginn über die bereit gestellten Informationsträger (EDV, Übergabeprotokoll, mündlich etc.) ■ Mitarbeiter müssen nach Urlaub oder Krankheit die archivierten Protokolle einsehen und unterschreiben.	■ Mitarbeiter sind zu Dienstbeginn und nach Urlaub, Krankheit oder anderen Abwesenheiten über die aktuelle Situation der Bewohner informiert
Es erfolgt eine mündliche Dienstübergabe von Teilzeitmitarbeitern an die Schichtleitung.	■ Der Teilzeitmitarbeiter berichtet vor Dienstende der Schichtleitung über alle Vorkommnisse in seiner Dienstzeit. ■ Der Teilzeitmitarbeiter zeichnet seine erbrachten Leistungen in der EDV vor Dienstende ab und führt ggf. das Berichtblatt über den Pflegeverlauf.	■ Die Schichtleitung ist informiert ■ Die erbrachten Leistungen sind abgezeichnet, der Pflegeverlauf ist nachvollziehbar.

Teil II Der Regelkreis der Einsatzplanung

4. Schritt im Regelkreis der Einsatzplanung

Dienstplanauswertung und Beurteilung der Einsatzplanung

Im **dritten Schritt der Regelkreissystematik** ging es u. a. um
- die Dienstplanerstellung selbst,
- die Planung von Arbeitsabläufen als Folgeschritt aus der Besetzungsplanung und
- um die Thematik der Dienstübergabe im Rahmen flexibler Arbeitszeitgestaltung.

Im **vierten Schritt der Regelkreissystematik** geht es u. a. um
- die detaillierte Auswertung des abgelaufenen Dienstplanes
- das Arbeiten mit Dienstplan-Kennzahlen als Folge der Auswertung und zukünftiger Planung
- die großen Themen Ausfall – und Fehlzeiten in der Einsatzplanung.

In diesem vierten Schritt der Regelkreissystematik geht es im wesentlichen um die Evaluation der Planung, die Erfolgskontrolle und die Lokalisation von Verbesserungspotenzialen für die zukünftigen Planungen. Die grundsätzlichen Annahmen zu der Dienstplanung wie zum Beispiel diejenige zu dem Umfang der Gesamtausfallzeit oder die Anteile an administrativem Aufwand werden konkret überprüft, um gegebenenfalls Korrekturen an der Einsatzplanung vorzunehmen. Dieser vierte Schritt im *Regelkreis der Einsatzplanung* ermöglicht eine zeitnahe Kontrolle und zeigt detailliert auf, ob beispielsweise die im zweiten Schritt des Regelkreises über das Dienstplanbesetzungsprofil kalkulierte Netto-Arbeitszeit aus dem Pflegeschlüssel auch wirklich beim pflegebedürftigen Bewohner angekommen ist. Gleichzeitig macht dieser vierte Schritt eine detaillierte Aussage dahingehend, auf welche Positionen überhaupt die gesamte Brutto-Arbeitszeit geflossen ist.

Aus diesem Grund stellt die im Folgenden beschriebene Auswertung der Einsatzplanung eine der effektivsten Möglichleiten dar, nach welcher das Ergebnis einer Planung für den zurückliegenden Zeitraum beurteilt werden kann und bietet gleichzeitig eine Vielzahl wesentlicher Erkenntnisse für die verantwortlichen und planenden Mitarbeiter. Der dafür erforderliche Zeiteinsatz stellt in Bezug auf die Aussagekraft der Ausarbeitung eine zu vernachlässigende Größe dar.

Der Regelkreis der Einsatzplanung · Wipp/Sausen/Lorscheider
© Vincentz Network GmbH & Co. KG Hannover 2011 · ISBN 978-3-86630-184-9

Mehrfach wurde in den bisherigen Kapiteln über die knappe Ressource Arbeitszeit gesprochen. Gerade dann, wenn etwas knapp ist, stellt sich die berechtigte Frage, wie dieses knappe Gut in Bezug auf die Zielsetzung eingesetzt und wofür es letztendlich verwendet wurde. Der Thematik der verfügbaren Zeit für pflegerische Tätigkeiten wird in der öffentlichen Diskussion ein hoher subjektiver Stellenwert zuteil; folglich sollte diesem Sachverhalt eine angemessene Beachtung geschenkt werden.

Und hier schließt sich der Regelkreis der Einsatzplanung: Erkenntnisse aus der Dienstplanauswertung können wiederum zu Korrekturen der Planung bezogen auf den ersten und/oder zweiten Schritt führen oder die Planung als passend bestätigen und damit keine Veränderungen im dritten Schritt des Regelkreises, der Dienstplanung, einfordern. Wie auch immer: dieser vierte Schritt zeigt, ob Handlungsbedarf besteht oder nicht.

Kriterien/Festlegungen zur Mitarbeiterzahl: Pflegeschlüssel, Budget, Leistungsnachfrage etc.
1. Schritt
Qualitative und quantitative Grundlagen der Dienstplanung

Gesetzliche/vertragliche Grundlagen		Bewohnerstruktur, Mitarbeiterstruktur
4. Schritt		2. Schritt
Dienstplanauswertung und Beurteilung des Mitarbeitereinsatzes		Mitarbeitereinsatzplanung im Tag- und Nachtdienst

Tägl. Einsatzplanung: Stecktafel, Ablaufbeschreibungen, Tourenplanungen
Pflegeleitbild/Pflegekonzept
3. Schritt
Dienstplanerstellung und -gestaltung Planung v. Arbeitsabläufen

4.1 Detaillierte Auswertung des Mitarbeitereinsatzes (Dienstplanauswertung)

KAPITELMERKSÄTZE

- Es ist von großer Bedeutung die Anteile an eingesetzter Arbeitszeit für die direkte und die indirekte Pflege konkret beziffern zu können.
- Pflegezeit stellt ein knappes Gut dar. Folglich ist es von erheblicher Bedeutung zu wissen, ob die über den Pflegeschlüssel indirekt vereinbarte Leistungszeit auch tatsächlich beim Bewohner ankommt.
- Es ist für eine zuverlässige Dienstplanung unerlässlich die Ausfallzeiten konkret beziffern zu können.

Im 4. Schritt der Regelkreis-Systematik geht es darum zu überprüfen, ob die der Dienstplanung zugrunde gelegten Annahmen (z. B. der Umfang der Ausfallzeiten) vom ersten bis einschließlich dritten Schritt eingetroffen sind, um daraus Erkenntnisse für die weitere Planung zu ziehen.

Von vielen Dienstplanverantwortlichen ist eine Rückmeldung dahingehend zu hören, dass Sie sagen „am 4.des Monats erkenne ich den von mir ursprünglich sorgfältig erstellten Dienstplan nicht wieder". Bereits alles musste geändert werden. Doch was sind die Ursachen? Ist dies wirklich nicht vorhersehbar? Um hinter die Ursachen zu kommen bedarf es allerdings einer sorgfältigen Analyse, die sich jedoch unter Betrachtung der daraus gewonnenen Erkenntnisse für zukünftige Planungen vom Aufwand her mehr als lohnt. EDV Dienstplanprogramme müssten eigentlich die im folgenden beschriebenen Sachverhalte automatisch als Ergebnisse der Dienstplanung verfügbar haben. Wenn nicht, sollte dies ein Gespräch mit Ihrem EDV Anbieter nach sich ziehen.

Eine auf Basis der einrichtungsinternen Grundlagen (Pflegeschlüssel, LQV/LQM, etc.) erstellte Dienst- und Einsatzplanung, die unter Beachtung der Bewohnerstruktur und deren speziellem Interventionsbedarf (Kap. 1.1, Teil II) geplant ist, kann – wie beschrieben – anhand eines Dienstplanbesetzungsprofils (Kap. 2.1, Teil II) transparent dargestellt werden. Die innerhalb dieses Profils aufgeführte Regelbesetzung wird eins zu eins auf den Dienstplan übertragen. Nach Ablauf des Planungszeitraums wird der Dienstplan zunächst in der üblichen Form abgerechnet.

Im „Regelkreis der Einsatzplanung" wird der Dienstplan nach Ablauf des Planungszeitraums nicht einfach abgelegt, sondern inhaltlich ausgewertet. Dabei geht es schlichtweg um die Frage, was aus der zur Verfügung stehenden Arbeits-

Der Regelkreis der Einsatzplanung • Wipp/Sausen/Lorscheider
© Vincentz Network GmbH & Co. KG Hannover 2011 • ISBN 978-3-86630-184-9

zeit geworden ist. **Ziel der Einsatzauswertung** ist es zu lokalisieren, wohin die Arbeitszeiten detailliert geflossen sind und – vor allem – welche Zeitanteile unmittelbar den Pflegebedürftigen zugute gekommen sind. Dorthin, wo sie eigentlich sollten: direkt zum Bewohner, oder stattdessen in erhöhte Ausfallzeiten oder in indirekte Pflegeleistungen, QM-Aktivitäten oder in Sitzungen oder wohin sonst? Steht der Aufwand für indirekte Pflegeleistungen noch in dem geplanten Verhältnis oder weicht unsere Einrichtung erheblich davon ab? Wenn ja, warum? Alle diese Fragen lassen sich nur über eine sorgfältige Dienstplanauswertung beantworten. Dass dies selbst manuell mit einem Taschenrechner und der Dienstplanungsauswertungs-Excel-Tabelle keinen großen Aufwand darstellt, soll im Folgenden beschrieben werden.

Voraussetzung dazu sind die in Kap. 1.2, Teil I beschriebenen einrichtungsinternen Definitionen, damit die Auswertung haus- oder trägerintern nach dem gleichen Schema durchgeführt werden kann, um diese Erkenntnisse im Sinne eines einrichtungsinternen Benchmarking zu verwerten und gezielte Prozesse in Gang setzen zu können. Dazu ist zu definieren, was den Gesamtausfallzeiten und was der indirekten Pflege zuzuordnen ist. Die Auswertung nimmt Bezug auf die beschriebenen **Gesamtausfallzeiten** und die Anteile an direkter und indirekter Pflege.

In unserem Beispiel sind auf dem Dienstplanauswertungsbogen folgende Anteile den Gesamtausfallzeiten zugeordnet:
- Urlaub,
- Fehlzeiten in Folge von Krankheiten,
- Fortbildungszeiten.

Zeiten der **indirekten Pflege** sind:
- Zeiteinsatz für das einrichtungsinterne Qualitätsmanagement,
- Zeiten für Dienstbesprechungen,
- Zeiten, welche für andere Wohnbereiche des Hauses erbracht werden (im Einzelfall prüfen),
- Betriebsratsaktivitäten,
- Sonstiges.

Die Aufteilung in diese „Ausfallzeitkategorien" wird vorgeschlagen, weil damit wesentliche einrichtungsinterne Aussagen zur Verwendung der Arbeitszeit möglich sind. Ob der dafür erforderliche Zeitaufwand innerhalb der geplanten Regeldienste oder zusätzlich zu diesen Diensten anfällt, ist für die Frage des erforderlichen Aufwands unerheblich.

Der Kategorie „QM" werden alle über den § 113 SGB XI zu leistenden Qualitätssicherungsmaßnahmen zugeordnet, mit Ausnahme folgender Kategorien:

Teil II Der Regelkreis der Einsatzplanung

Fortbildung

Dies auf dem Hintergrund, dass es von erheblicher Bedeutung ist, diesen Anteil an Arbeitszeit isoliert von den übrigen „113er"-Aktivitäten („Gemeinsame Grundsätze und Maßstäbe zur Sicherung und Weiterentwicklung der Pflegequalität" § 113 SGB XI) betrachten und in das Verhältnis zur Mitarbeiterzahl setzen zu können.

Dienstbesprechungen

Dieser Zeiteinsatz ist sorgfältig zu betrachten, um ein ausgewogenes Verhältnis zwischen der zweifelsfreien Notwendigkeit von Dienstbesprechungen beobachten zu können und gleichzeitig einen Zeitsatz, welcher nicht mehr im Verhältnis zu den übrigen Kategorien steht, ausloten und verbessern zu können.

Nicht darin enthalten sind die Dienstübergaben. Diese sind grundsätzlich in der Regelbesetzung enthalten. Der dafür benötigte Zeiteinsatz ist auf einen Blick über das Dienstplanbesetzungsprofil nachvollziehbar (Zeitaufwand Dienstübergabe multipliziert mit den anwesenden Mitarbeitern); siehe Kap. 3.3, Teil II und es werden dort andere Prioritäten gesetzt, wie in den Dienst- oder Fallbesprechungen; insbesondere letztere wären eine QM-Maßnahme.

Das bedeutet, dass dies die verbleibenden Arbeitszeiten sind, welche nach Abzug der Kategorien
- Krankheit,
- Urlaub und
- Fortbildung

unter Beachtung der einrichtungsintern festgelegten Abgrenzungen sowohl der direkten als auch der indirekten Pflege zuzuordnen sind. Um die direkte von der indirekten Pflege abgrenzen zu können, ist die beschriebene einrichtungsinterne Abgrenzung/Definition notwendig.

Das nachfolgend beschriebene Verfahren zeigt eine Auswertung über mehrere Arbeitsbereiche einer Einrichtung für einen Monat mit einer Summenbildung in der untersten Querzeile. Zur leichteren Nachvollziehbarkeit sind die einzelnen Bezugspunkte im Beispiel durchnummeriert. Letztendlich kann die Auswertung auch über einen anderen Zeitraum als einen Monat laufen.

Ziffer 1: Hier werden der Monat und das Jahr bzw. ein anderer Auswertungszeitraum eingetragen.

Buchstaben A–J: Hier werden die Wohnbereichs- oder anderen Abteilungsbezeichnungen bzw. auch ggf. Einzelfunktionen wie PDL eingetragen.

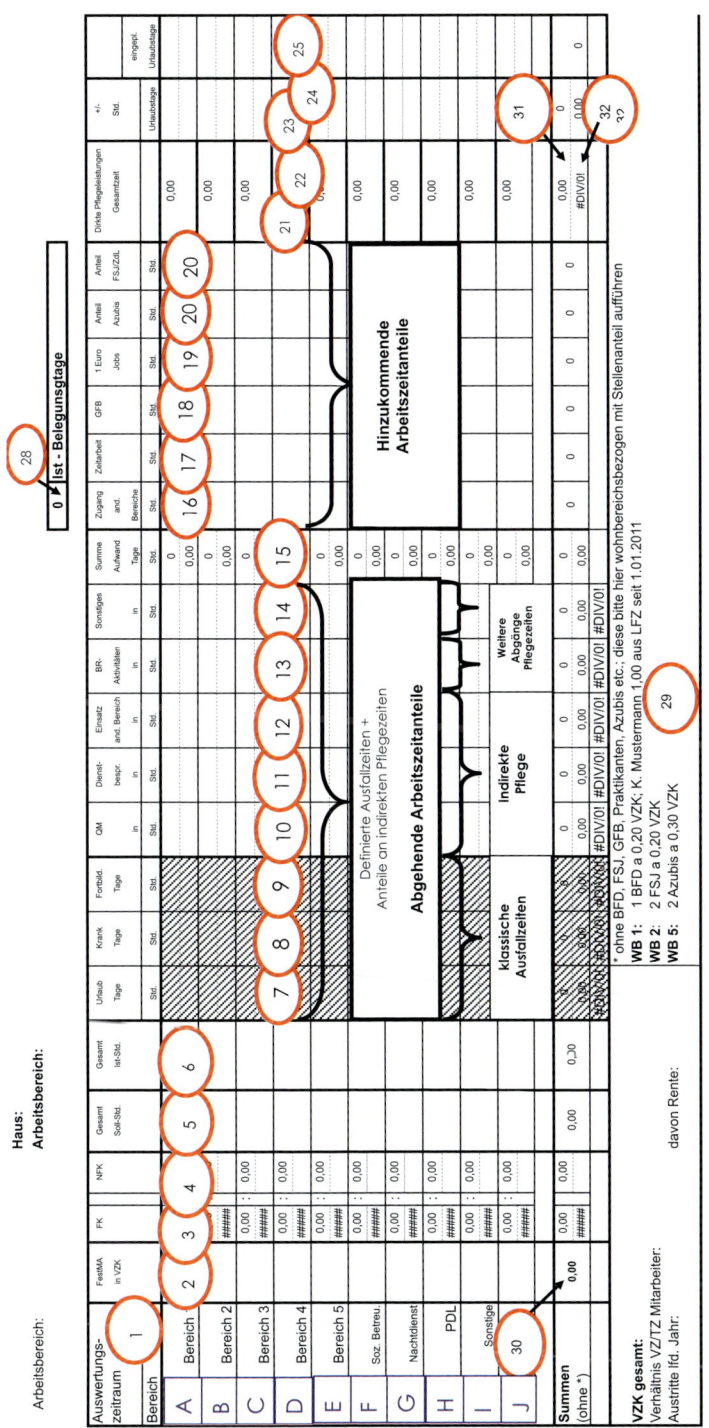

Schaubild 4.1.1: Dienstplanauswertung mit Erläuterungsziffern

Teil II Der Regelkreis der Einsatzplanung

Ziffer 2: Hier wird die Anzahl der im Wohnbereich für den abzurechnenden Dienstplanungszeitraum auf dem Dienstplan eingesetzten Mitarbeitenden umgerechnet in Vollzeitstellen addiert. Das bedeutet Vollzeit- und anteilig Teilzeitmitarbeitende werden in einer Summe zusammengefasst. Nicht erfasst werden dabei diejenigen Mitarbeitenden, die zwar die gleiche Wochenarbeitszeit ableisten müssen, aber deren Stellenanteil abweichend zu der regulären Bezugsgröße berechnet wird wie z. B. FSJ, BFD, Auszubildende etc. Diese werden in anderer Form in die Auswertung mit einbezogen (Begründung siehe Ziffer 20). Auch geringfügig Beschäftigte oder Minijobs werden an dieser Stelle (Ziffer 29) nicht erfasst, wenngleich dies möglich wäre.

Ziffer 3 und 4: Aus der Summe der Mitarbeitenden aus Ziffer 2 ergibt sich die anteilige Fachkraftquote pro Bereich sowie der Anteil der Nichtfachkräfte; die jeweilige Prozentzahl rundet das Bild in Richtung Heimpersonalverordnung bzw. Landesheimgesetze/Verordnungen ab; die jeweils im Bundesland geltende Fachkraft-Definition gilt als Zuordnungsbezugsgröße. Dabei geht es nicht darum im einzelnen Abteilungsbereich jeweils die Fachkraftquote zu erfüllen, sondern über diese Spalte senkrecht einen diesbezüglichen Überblick zu haben.

Ziffer 5: Aus der Gesamtzahl der Mitarbeitenden nach Ziffer 2 errechnet sich die Gesamtsollarbeitszeit für den geplanten Zeitraum. Dazu wird die monatliche Sollarbeitszeit eines zu 100 % angestellten Mitarbeitenden multipliziert mit der Anzahl der Mitarbeitenden nach VK-Stellen (=Vollzeitstellen) aus Ziffer 2. Bestehen unterschiedliche Wochenhöchstarbeitszeiten bei den einzelnen Mitarbeitenden, wie zum Beispiel 38,5 oder 40 Stunden, können die im Dienstplan hinterlegten monatlichen Sollarbeitszeiten für diesen Planungszeitraum in der Summe aufaddiert werden oder die gesamte VK- Stellensumme dieses Bereichs mit der Sollarbeitszeit einer Vollzeitstelle multipliziert werden.

Ziffer 6: Die gesamten Ist-Stunden errechnen sich aus der Addition aller Ist-Stunden aus dem abgerechneten Dienstplan. Darin enthalten sind alle Zeiten für welche Arbeitszeit eingesetzt wurde – vom Urlaub über Fehlzeiten, die eigentlichen Arbeitsschichten bis hin zur Fortbildung.

Aussagekraft Ziffer 5 + 6: In der Gegenüberstellung von Soll- und Ist-Stunden zeigt sich zunächst, ob die erbrachten Ist-Stunden innerhalb der dienstvertraglichen Sollzeiten, darüber oder darunter liegen. Dieses Ergebnis stellt an sich noch kein Qualitätskriterium der vorgenommenen Planung dar, weil eine vollkommene Übereinstimmung von Soll- und Ist-Zeiten nicht grundsätzlich auch immer anzustreben ist. Vielmehr muss diese Differenz als Bewertungsmaßstab der arbeitsvertraglich verfügbaren Arbeitszeiten in Bezug zu den Schwankungen der monatlichen Sollarbeitszeiten im Jahresverlauf betrachtet werden (in Abhängigkeit von der Art der zeitraumbezogenen Ermittlung der Sollarbeitszeiten). Insofern empfiehlt es sich immer, zum Jahresende für das kommende Jahr alle die jeweiligen Planungszeiträume – entweder die Monate oder bei 4 Wochen- plänen für diesen Zeitraum die jeweiligen Sollarbeitszeiten – bezogen auf die betriebsintern unterschiedlichen Wochenarbeitszeiten – zu ermitteln, um früh- zeitig in der Vorschau monatliche Schwankungen in den Sollarbeitszeiten erken- nen zu können. Für die Urlaubsplanung hat die Frage der monatlichen bzw. für den Planungszeitraum verfügbaren Sollarbeitszeiten eine erhebliche Aussage- kraft, weil die Differenz zwischen der Netto-Einsatzplanung als Regelbesetzung und der Brutto-Arbeitszeit die mögliche (Höchst-)Spanne zur Urlaubsplanung detailliert aufzeigt. Eine Urlaubsplanung, die rein nach Durchschnittswerten mit der Anzahl gleichzeitig in Urlaub gehender Mitarbeiter operiert, kann in Monaten mit geringen Sollarbeitszeiten eine Bruchlandung hinlegen, während in Monaten mit hoher Sollarbeitszeit möglicherweise mehr Mitarbeiter als üblich in Urlaub gehen könnten. Deswegen ist es immer von Vorteil bei manueller Dienst- planung, die Sollarbeitszeiten der kommenden 12 Monate im Blick zu haben und nicht nur von Monat zu Monat zu planen.

Klassische Ausfallzeitkategorien und Zeiten der indirekten Pflege

Im Folgenden werden die einrichtungsintern definierten Gesamtausfallzeiten sowie einige herausragende Zeitanteile der indirekten Pflege bearbeitet. Diese Zeiten sind im Folgenden nach den Kategorien: Urlaub, Krankheit, Fortbil- dung sowie Qualitätsmanagement, Dienstbesprechungen, Einsatz in anderen Bereichen, Betriebsratsaktivitäten und Sonstiges differenziert. Eine Summen- spalte (Ziffer 15) rundet die wohnbereichsbezogene Bewertung des diesbezüg- lichen Aufwands ab.

Ziffern 7 bis 14: Die hier definierten Ausfallzeitkategorien und die benannten Zeitanteile der indirekten Pflege sind spaltenbezogen in zwei Betrachtungswei- sen aufgegliedert. Das ist der Grund für die Teilung auf dem Auswertungsbogen. Im oberen Teil der Zeilen wird jeweils die Anzahl der Tage in Summe einge- tragen, im unteren Teil die Anzahl der Stunden in Summe. Dies hat vor dem Hintergrund einer zunehmenden Differenzierung der Dienstlängen Sinn, weil Arbeitstage von einzelnen Mitarbeitenden in Bezug auf den dafür anzurech- nenden Stundenanteil höchst unterschiedliche Aussagen machen. Beispielsweise hat die Aussage, dass 20 Arbeitstage für gewisse Verpflichtungen verwendet wur- den nur eine begrenzte Aussagekraft, weil nicht ersichtlich ist, wie viele Stunden dahinter stehen. Gleichwohl sollte auf die Angabe der Tage in der oberen Hälfte der Zeile nicht gänzlich verzichtet werden, weil diese im Sinne einer Bilanz von Planungszeitraum zu Planungszeitraum gelesen werden können und somit die fortlaufende Beurteilung beispielsweise einer korrekten Urlaubsabrechnung auf dem Dienstplan als Nebenprodukt ermöglicht. Allerdings werden Tage nur dann eingetragen, wenn dies für die Auswertung einen Sinn macht. Zum Beispiel können an einer Dienstbesprechung 10 Mitarbeitende mit je 1,5 Std. teilnehmen. Eine Umrechnung in Arbeitstage (dabei stellt sich schon die Frage: mit welchem Stundenanteil bei unterschiedlichen Anstellungsverhältnissen?) macht keinen Sinn. Hier wird lediglich die Summe an Stunden der teilnehmenden Mitarbeitenden erfasst, weil diese entscheidend für die Ermittlung der gesamten Ausfallzeit einschließlich der Anteile an indirekter Pflege sind.

Die Rubriken Urlaub, Krankheit und Fortbildung sind mit einem schraffierten Hintergrund von den übrigen Spalten abgesetzt, weil es sich dabei um die klassischen Ausfallzeiten handelt in Abgrenzung zu den übrigen Aufwandzeiten für indirekte Pflege/innerbetriebliche Aktivitäten. Um den prozentualen Umfang der Ausfallzeiten zu ermitteln, bedarf es lediglich der Addition der Prozentzahlen am unteren Spaltenende aus den ersten drei Spalten (= 7,8 und 9).

Aussagekraft Ziffern 7 bis 14: Die in den Spalten 7 – 14 definierten Ausfallzeiten einschließlich der Zeitanteile für indirekte Pflege zwischen den einzelnen Bereichen oder Stationen lassen vor dem Hintergrund der Kenntnis der arbeitsbereichsbezogenen Situationen weitreichende Beurteilungen zu.

Ziffer 12: Diese Ziffer enthält den Zeitanteil, wenn Mitarbeitende aus diesem Arbeitsbereich in einem anderen eingesetzt worden sind. Dabei geht es keineswegs darum, kleinkariert Stunden zu erfassen, sondern um die Wahrnehmung einer verantwortungsbewussten Zuordnung an Arbeitszeiten zu den einzelnen Wohnbereichen.

Aussagekraft Ziffer 12: Ein ständiger nachweislicher Bedarf eines Bereichs an Unterstützung durch andere Arbeitsbereiche muss die Überlegung nach sich ziehen, was die Ursachen dafür sind.
- "Lebt" ein Arbeitsbereich gut auf Kosten der Anderen und saniert seine eigene Urlaubsplanung zum Nachteil der anderen Wohnbereiche?
- Oder sind in diesem Bereich möglicherweise in Bezug auf den erforderlichen Mitarbeitereinsatz zuwenig Mitarbeitende verfügbar? (= bruttobasierte Einsatzplanung)
- Gibt es andere Gründe, welche aus den in der Auswertung definierten Kategorien eine ständige Ersatzstellung berechtigt erfordern?
- Fallen Krankheitszeiten an, die über dem „geplanten" Korridor von 6 – 8 Prozent liegen?

Der bereichsbezogene Stundenzugang wiederum kann über die Ziffer 16 der gleichen Zeile nachvollzogen werden. Damit kann sowohl ein Ab- wie auch ein Zugang an Stunden nachvollzogen werden. Beispielsweise können Fehlzeiten oder eine stundenmäßige Hilfestellung für einen anderen Bereich die Ursache des erforderlichen Bedarfs an Stundenverschiebungen begründen.

Für die verantwortliche Pflegefachkraft stellt die Kenntnis dieser internen Stundenverschiebungen eine wesentliche Grundlage zur Prüfung der Einhaltung der Regelbesetzung dar. Aus diesem Grund ist es unerlässlich, über interne gegenseitige wohnbereichsbezogene Verschiebungen an Arbeitszeiten informiert zu sein. Es stellt eine wesentliche Absicherung dar, diese Fakten zu kennen.

Ziffer 13: Die Rubrik „Betriebsratsaktivitäten" ermöglicht es, den Zeiteinsatz nachvollziehen zu können, welcher durch Betriebsratsaktivitäten analog zu den anderen Rubriken der gesamten Pflegezeit zum Einsatz kommt. Alle diese Rubriken sollen dazu beitragen rechtzeitig mögliche Fehlentwicklungen erkennen zu helfen. Auch kann dabei möglicherweise eine einseitige Belastung eines Wohnbereichs mit vielen Betriebsratsmitgliedern Grund dafür sein, nach Lösungen zu suchen, welche diesem Bereich einen Stunden/Stellen Ausgleich im Interesse der dort tätigen Mitarbeiter und lebenden Bewohner ermöglichen.

Ziffer 14: Die Rubrik bietet die Möglichkeit, weitere Stundenabgänge an Arbeitszeiten zu erfassen, ohne in eine nicht mehr sinnvolle Ausweitung der Kategorisierung abzudriften. Es muss deshalb von Anfang an klar sein, welche Faktoren für die Einrichtung zu kennen wichtig sind:

- zur Beurteilung des eigenen Standortes in Bezug auf die Ausfallzeiten **(Kap 4.4, Teil II)** und Fehlzeiten **(Kap. 4.5, Teil II)**,
- zur Beurteilung des Aufwands an Arbeitszeiten für Anteile der indirekten Pflege,
- zur Absicherung nach außen.

Dazu genügen aus der langjährigen praktischen Erfahrung in der Umsetzung der beschriebenen Auswertung im Wesentlichen die oben behandelten Kategorien.

Wichtig: Regelungen zum Einbezug von Feiertagen in die Ermittlung der Sollarbeitszeit sollten hier analog berücksichtigt werden. Es bietet sich beispielsweise auch die Möglichkeit, diese als definierte Ausfallzeit in Anrechnung zu bringen.

Ziffer 15: Summe aus den klassischen Ausfallzeiten aus den Punkten 7, 8 und 9 einerseits und dem weiteren innerbetrieblichen Aufwand aus den Punkten 10 – 14; ebenfalls in Tagen und Stunden. Dabei kann die Anzahl der Stunden von den Tagen abweichen, aus den unter der Rubrik 7–14 genannten Gründen.

Aussagekraft Ziffer 15: Diese Prozentzahl sollte nicht als das alles entscheidende Kriterium bewertet werden, sondern muss im Verlauf mehrerer Monate und einer Gesamtentwicklung im Jahresverlauf betrachtet werden. Eine hohe Aus-

Teil II Der Regelkreis der Einsatzplanung

309

sagekraft hat sie – bezogen auf den Auswertungszeitraum – in Bezug auf die Bewertung der Arbeitsbereiche untereinander verbunden mit der Betrachtung der Ziffer 12.

Die Bewertung der einzelnen Ausfallzeit-Kategorien (= Urlaub, Krankheit, Fortbildung) muss immer im (Einzel-) Verhältnis zur gesamten Ist-Zeit (Ziffer 6) betrachtet werden.

Beispiel: Eine Gesamtausfallzeit (= Addition der Ziffern 7, 8 und 9) mit 18 Prozent wird allgemein als akzeptabel hingenommen, bezogen auf den durchschnittlichen Wert von ca. 20 Prozent (Schaubild 1.1.1 ι 1.1.2, Teil I). Setzen sich diese 18 Prozent jedoch aus 16 Prozent Krankheit zusammen, dann ist in irgendeiner Form ein dringender Klärungsbedarf gegeben.

Die Frage, was „viel" Zeit ist, z. B. bei den Fehlzeiten in Folge von Krankheit, kann nur im einrichtungsinternen Kontext unter Bezugnahme auf die längerfristige einrichtungsinterne Bewertung dieser Kennzahlen, aber auch unter Heranziehen von externen Vergleichszahlen betrachtet werden (siehe Fachbuch: „Fehlzeiten konstruktiv managen"; Vincentz Network).

Ebenso darf bei einem externen Vergleich der ermittelten Prozentzahl nicht der Fehler gemacht werden, dies in den unkritischen Vergleich mit externen Werten zu stellen. Dazu bedarf es der Kenntnis des Inhalts der Vergleichswerte, weil ansonsten Fehlbeurteilungen die Folge sein können. In unserem Beispiel fallen auch einrichtungsinterne Verschiebungen unter die ermittelten Zeiten. Das ist eine einrichtungsinterne Entscheidung. Das Handling der beschriebenen Einsatzauswertung erfordert eine professionelle Betrachtung und einen professionellen Umgang mit den Erkenntnissen.

Im Gegenzug zu den von den Ist-Stunden (Ziffer 6) abgehenden Arbeitszeiten aus den Ziffern 7 bis 14 werden jetzt über die Ziffern 16 bis 20 diejenigen Arbeitszeiten hinzugerechnet, welche die verfügbare Arbeitszeit in ihrer Quantität erhöhen.

Ziffern 16 bis 20: Die Ziffern 7 – 14 haben die hausintern definierten Kategorien erfasst, welche von den Ist-Stunden abgehen. Die Ziffern 16–20 listen diejenigen Arbeitsstunden auf, die zusätzlich zur Erbringung der Pflegeleistung eingesetzt werden und letztendlich in Form von Arbeitszeit den Pflegebedürftigen zugute kommen. Dieser zusätzliche Einsatz an Arbeitsstunden wird lediglich in Stunden und nicht in Tagen erfasst, weil hier die Erfassung in Tagen keine weitere Steigerung der Aussagekraft mit sich bringen würde.

Die in den Spalten 17 + 18 erfassten zusätzlichen Arbeitsstunden dürfen nicht anteilig in der Spalte mit der Ziffer 2 erfasst werden, weil ansonsten ein doppelter Einbezug dieser Arbeitszeiten geschieht. Diese Abgrenzung zwischen der Arbeitszeit fest angestellter Mitarbeitender aus Spalte 2 und dieser zusätzlich hinzukommenden Arbeitzeit hat den Vorteil, dass die Einsatzauswertung auf einen Blick Folgendes aufzeigt:

- in der Spalte mit der Ziffer 2 immer den Anteil der dienstvertraglich fest angestellten Mitarbeitenden,
- in den Spalten 17 + 18 die zusätzlich bezahlt eingesetzten Mitarbeitenden mit deren konkreter Leistungszeit innerhalb des jeweiligen Dienstplanungszeitraums.

Die Summe dieser zusätzlich eingesetzten Mitarbeitenden, umgerechnet in Vollzeitstellen, ergibt sich aus der unteren linken Querspalte mit der Ziffer 29. Bestehen feste Anstellungsverhältnisse mit Mitarbeitenden aus Zeitarbeitsfirmen oder geringfügig Beschäftigten, können diese natürlich auch in der Spalte mit der Ziffer 2 mit dem konkreten Stellenanteil aufgeführt werden. Dann dürfen sie aber auf keinen Fall zusätzlich in 17 bzw. 18 aufgenommen werden. Gerade beim Einsatz von Mitarbeitenden aus Zeitarbeitsfirmen empfiehlt sich allerdings die zuerst genannte Variante, weil diese von den Kosten in der Regel über den üblicherweise rechnerischen 1,00-Stellen liegen mit beispielsweise 1,25 (Bezahlung der gesamten Ausfallzeit über den Stundenlohn an die Zeitarbeitsfirma; Brutto-Arbeitszeit ist in diesen Fällen gleichzusetzen mit der Netto-Arbeitszeit.

Aussagekraft Ziffer 16: Im Gegenzug zu Ziffer 12 werden hier jetzt diejenigen Stunden erfasst, welche dort als Abgang eingetragen sind und somit unter Ziffer 16 jetzt bei einem anderen Bereich als Zugang in Erscheinung treten. Die Notwendigkeiten zu der Erfassung ergeben sich aus den Erläuterungen zu Ziffer 12.

Ziffer 19: Hier werden diejenigen Nettozeiten erfasst, welche Mitarbeitende, die in die Kategorie „1 Euro Jobs" fallen, erbringen. Das hat den Vorteil, dass einerseits diese Zeiten nicht untergehen, andererseits jederzeit nachvollziehbar ist, wie hoch der Stundeneinsatz dieser Mitarbeitenden ist. Gerade hier gilt es, sich im Detail über den Umfang im Klaren zu sein – wird doch in der (fach-) kritischen Öffentlichkeit unterstellt, dass damit möglicherweise Stellen in der Pflege reduziert werden. Die Einsatzauswertung in der hier beschriebenen Form belegt jeweils aktuell den Stand der Umsetzung und das Stundemäßige Verhältnis von 1 Euro Jobbern zu dem üblichen Stundeneinsatz für die Pflegearbeit. Kritischen Diskussionen kann damit professionell begegnet werden.

Ziffer 20: Hier werden Einsatzzeiten von Praktikanten, Auszubildenden, FSJ und BFD erfasst, allerdings nur deren tatsächliche Anwesenheit im Dienst. Es muss hausintern abgeklärt werden, ob diese Mitarbeitenden hier erfasst werden sollen oder nicht. Von einem anteiligen Einbezug über Ziffer 2 raten wir dringend ab, weil damit die Gesamtaussagekraft der Auswertung schwierig wird. Die Ursache liegt schlichtweg darin begründet, dass die genannten Mitarbeitenden häufig mit unterschiedlichen Stellenanteilen in Bezug auf eine Vollzeitkraft angerechnet werden, aber dienstvertraglich die gleiche Wochenarbeitszeit ausweisen. Dies kann zu fehlerhaften Bewertungen in der Aussagekraft der Gesamtauswertung führen (siehe analog Einsatz Mitarbeitender aus Zeitarbeitsfirmen mit Abweichung von Stellenanteil zu Wochenarbeitszeit). Bei Einrichtungen mit vielen Mitarbeitenden im hier genannten Sinne schlagen wir dann eher eine eigene Auswertung vor, um zu quantitativ eindeutigen Ergebnissen zu kommen. Gleichwohl erscheint uns ein Einbezug der Nettostunden in der hier beschriebenen Form der Auswertung sinnvoll, weil diese Mitarbeitenden Pflegearbeit leisten und in der Regel über den Pflegesatz finanziert sind. Eine Nichtbetrachtung in der Bewertung ihres stundenmäßigen Einsatzes könnte der Einrichtung im Vergleich der Leistungszeiten pro Bewohner zum Nachteil gereichen. Der Grund ist, dass hier erbrachte Leistungszeiten für Pflegebedürftige ansonsten fehlen, die von diesen – auch über den Pflegesatz finanzierten – Mitarbeitenden tatsächlich erbracht worden sind. Dass diese Mitarbeiterklientel eine andere Form bei der abschließenden Bewertung erfahren sollte, ist möglich über eine differenzierte Betrachtung der Ziffer 21. Bei Einrichtungen mit vielen Mitarbeitenden, wie Auszubildende, Praktikanten etc. können diese leicht bis zu mehreren hundert Stunden pro Monat leisten, obwohl gerade bei Auszubildenden viele Abwesenheitszeiten infolge von Außeneinsätzen dem gegenüberstehen. Es geht bei der Erfassung der Netto-Zeiten unter Ziffer 20 nicht um die Frage, ob diese Mitarbeitenden bezahlt werden oder nicht oder wie, sondern um deren Einsatz zugunsten der Bewohner. Die Spalte „Anteil Azubis" (= Ziffer 20) wird besonders bewertet, weil diese – sicherlich auch abhängig vom Fortschreiten der Ausbildung – anders bewertet werden als FSJ oder BFD.

In allen Spalten 16–20 werden immer nur die tatsächlichen Anwesenheitsstunden eingetragen, keinesfalls Zeiten der Abwesenheit wie Unterrichtstage, Außeneinsätze, Fehlzeiten, Urlaub etc.

Damit diese Anstellungsverhältnisse im Blick bleiben, werden neben der beschriebenen stundenmäßigen Erfassung der Nettoeinsatzzeiten über Ziffer 29 diese Mitarbeitenden selbst – unabhängig von Stellenplänen – mit ihren Stellenanteilen in dem unteren großen freien Feld miterfasst. Auf diese Weise spiegelt sich das gesamte monatliche Einsatzspektrum auf einen einzigen Blick und auf einem einzigen Blatt wider.

Ziffer 21: Die in Ziffer 21 beschriebene Indirekte und direkte Pflegezeit ist das Ergebnis aus der Ziffer 6 minus der Ziffer 15 + den Ziffern 16 – 20.

Aussagekraft Ziffer 21: Diese Ziffer zeigt definitiv diejenigen Stunden an, welche innerhalb des zurückliegenden Planungszeitraums des Dienstplanes, welcher dieser Auswertung zugrunde liegt, konkret für die Pflegebedürftigen zur Verfügung standen. Damit stellt diese Zahl eine der wesentlichsten Ergebnisse dieser Auswertung dar, weil gerade der Faktor Zeit eine enorme subjektive Bedeutung darstellt. Dabei ist zu bedenken, dass die Ziffern 10 – 14 überwiegend weitere Anteile der indirekten Pflegearbeit enthalten, welche ebenso den Bewohnern (zumindest indirekt) zugute kommen.

Insofern schließt sich an dieser Stelle der „Regelkreis der Einsatzplanung". Hier erfolgt die Nagelprobe, ob die vorgesehene Regelbesetzung über das Dienstplanbesetzungsprofil zur Ist-Planung geworden ist und lässt damit mögliche Korrekturen zu oder bestätigt das Vorgehen. Es wird damit belegt, ob die Planung aus „Definition der Regelbesetzung" (Kap. 2.1, Teil I) in der Praxis stattgefunden hat.

Die Ziffer 21 ist damit eine wesentliche Ergebniskontrolle und sollte in ihrer Aussagekraft für die verantwortlichen Mitarbeitenden in den Einrichtungen nicht unterschätzt werden. Es geht dabei nicht um die rhetorische Frage, ob die über den Pflegeschlüssel, den Pflegesatz oder was auch immer zur Verfügung gestellt Pflegezeit grundsätzlich ausreichend ist oder nicht, sondern um die Verantwortlichkeit der handelnden Führungskräfte, ob die von den Kostenträgern zur Verfügung gestellte Pflegezeit auch dort angekommen ist wo sie hin soll – bei den Pflegebedürftigen. Aus Sicht der Ergebniskontrolle kann es – in Verbindung mit der Ergebnisqualität der Leistungserbringung – kaum eine wichtigere Kennzahl geben. Noch nicht darin enthalten sind die Anteile, die dem Bewohnerklientel dieses Arbeitsbereichs aus anderen „Arbeitsbereichen" zufließen wie z. B. gesonderte Nachtdienstabteilung, aus dem Bereich des Sozialen Dienstes oder anteilig der Pflegedienstleitung (Zeilen F bis I im Schaubild 4.1.1).

Aussagekraft Ziffer 21: Eine Übereinstimmung der Ziffern 21 und 22 zeigt, dass die Sollplanung aus dem Dienstplanbesetzungsprofil mit dem Ist-Mitarbeitereinsatz übereinstimmt. Liegt die Ziffer 21 mit ihren Stunden über der Ziffer 22, so ist die im Besetzungsprofil geplante Besetzung aus irgendwelchen Gründen überschritten worden; liegt sie darunter, so ist die vereinbarte Besetzung aus irgendwelchen Gründen unterschritten worden. Beides wird Anlass sein, den Details im Interesse aller Beteiligter auf den Grund zu gehen, was in der Regel nicht schwierig ist. Betrachtet man aber die hier beschriebene Aussagekraft, kann man wohl lange Dienstpläne durchschauen um ein vergleichbar aussagekräftiges Ergebnis zu erzielen, wie dieses in der hier ausgeführten Übersichtlichkeit vorliegt. Dabei müssen zunächst gedanklich auch die Abwesenheitstage von Bewohnern aus Ziffer 26 mit berücksichtigt werden.

Ziffer 22: Hier wird die Summe der Stunden aus dem Einsatzprofil multipliziert mit den Kalendertagen des Abrechnungszeitraums der direkt und indirekt verfügbaren Pflegezeit aus Ziffer 21 gegenübergestellt.

Aussagekraft Ziffer 22: Liegt beispielsweise der tatsächliche Mitarbeitereinsatz nach der Auswertung (= Ist) über dem im Besetzungsprofil geplanten Zeitkontingent (= Soll), so muss die Frage gestellt werden, inwieweit diese hier aufgeführten Mitarbeitenden in dem Profil auch berücksichtigt sind oder nicht, z. B. BFD, FSJ. Sind sie im Besetzungsprofil nicht berücksichtigt, so dürfen Sie hier auch nicht zu den Stunden bei der Ergebniskontrolle (Ziffer 21) mit herangezogen werden. Das heißt, dass bei der Gegenüberstellung der Ziffern 21 und 22 in Verbindung mit den Abweichungen die Ziffer 19 gegebenenfalls unberücksichtigt bleiben muss.

Unberücksichtigt heißt jedoch nicht, dass diese in einer abschließenden Bewertung nicht mit in die Gesamtbetrachtung der quantitativen Leistungserbringung mit einbezogen werden sollten. Oft wird für eine Überziehung der Einsatzplanung ein erhöhter Aufwand für eine aktuell verstärkt auftretende Anzahl an Neueinzügen oder die Anleitung von Auszubildenden etc. ursächlich benannt. Diese Tätigkeiten stellen kein zulässiges Kriterium für das Überziehen der im Besetzungsprofil festgelegten Arbeitszeitstrukturen dar, weil dies nicht gesondert refinanziert wird. Um für diesen zusätzlichen Arbeitsaufwand über Reserven zu verfügen, gilt es die unter Ziffer 26 beschriebenen Möglichkeiten zu nutzen.

An dieser Stelle soll auch nochmals auf den Einbezug der Stunden aus Ziffer 20 eingegangen werden. Liegt der Ist-Mitarbeitereinsatz über dem der Soll-Planung aus dem Besetzungsprofil, ist zu prüfen, inwieweit das Stundenkontingent aus Ziffer 20 diesen Überhang beeinflusst. Das bedeutet nicht, dass diese Stunden nicht in die Bewertung mit einfließen sollten, sondern es erfordert von den verantwortlichen Mitarbeitenden, diesen Zeitanteil aus Ziffer 20 sehr differenziert unter Anbetracht der speziellen Zielsetzung des Einsatzes dieser Mitarbeitenden zu betrachten. Damit ist auch die Diskussion um den Einbezug dieser Mitarbeitenden in die Einsatzplanung in einem kaum zu übertreffenden Maße transparent.

Ziffer 23: Die Ziffer 23 verrechnet alle bei den in Ziffer 2 aufgeführten Mitarbeitenden bestehenden Plus- und Minusstunden miteinander, um über eine Wohnbereichsbezogene abschließende Bewertung für den jeweiligen Planungs- und Auswertungszeitraum zu verfügen. Die Differenz zwischen den Spalten 5 und 6 wird – bei unverändertem Mitarbeiterbestand – das Ergebnis der Ziffer 23 des vorigen Auswertungszeitraums erhöhen oder absenken.

Aussagekraft Ziffer 23: Eine Erhöhung oder Absenkung dieses Ergebnisses muss seine logische Erklärung unter Bezugnahme auf die aktuelle Regelbesetzung aus dem Besetzungsprofil in Verbindung mit den Erkenntnissen der Auswertung und deren Kategorien der Spalten 7 bis 14 finden. Ist dies nicht der Fall, gibt es zumindest keine logischen Begründungen für Veränderungen in der Einsatzplanung.

Genau das ist aber die gefährliche Stelle, an welcher Dienst- und Einsatzplanungen häufig aus dem Ruder laufen:

Erhöhungen oder Absenkungen der Einsatzplanung müssen ihre logische Begründung im Bezug zu der erforderlichen Hilfeleistung für die pflegebedürftigen **Bewohner wiederfinden**. Andere Beweggründe wie z. B.„endlich einmal Zeit, in Ruhe zu arbeiten" sind zwar verständlich, finden aber keine Refinanzierung bei den Kostenträgern und stehen auch insoweit einer Fürsorgepflicht gegenüber den Mitarbeitenden im Wege, welche zu Recht eine höhere Besetzung bei hohem Arbeitsanfall und eine geringere bei reduziertem Arbeitsanfall erfordert. Bei reduziertem Arbeitsanfall sollten zugunsten von einem höheren Arbeitsanfall Stunden „angespart" werden. Es zeigt sich auch an dieser Stelle wieder die bereits beschriebene Bedeutung der Definition der Regelbesetzung, um Abweichungen nach oben oder unten fest machen zu können.

Bei der abschließenden Bewertung des Endstandes der Summe wohnbereichsbezogener Überstunden zum Abschluss des Planungszeitraums muss in die Betrachtung mit einfließen, ob möglicherweise Nachtdienstperioden genau zu diesem Zeitraum enden und somit scheinbar den Bestand an Überstunden erhöhen.

Ziffer 24: Analog zu Ziffer 23, lediglich auf den Urlaubsbestand bezogen. Es geht dabei um die Summe des zu diesem Zeitpunkt noch bestehenden Urlaubsanspruchs für das Resturlaubsjahr aller in Spalte 2 aufgeführten Mitarbeitenden.

Ziffer 25: Hier werden diejenigen Urlaubstage aufgeführt, welche bereits fester Bestandteil der Urlaubsplanung sind.

Aussagekraft Ziffern 24 + 25: Beide Ziffern ermöglichen in ihrer Gegenüberstellung eine Aussage zu der Qualität der Urlaubsplanung. Wenn die Urlaubsplanung auf Basis einer profilbasierten Besetzungsplanung erstellt ist, ist die Gesamtausfallzeit und damit der Urlaub folgerichtig bereits fester Planungsbestandteil und als Zeitfaktor mit einkalkuliert (siehe Kap. 1.1, Teil I). Darüber hinaus lässt sich erkennen, ob der Restbestand der noch zu beanspruchenden Urlaubstage realistisch für das laufende Jahr bzw. den einzuplanenden Zeitraum machbar ist. Somit können auch hier frühzeitig Defizite in der Planung erkannt werden, bevor diese zum Problem für alle Beteiligten werden.

Teil II Der Regelkreis der Einsatzplanung

Wird die in Ziffer 24 aufgeführte Anzahl an Urlaubstagen durch die restlichen Planungszeiträume des laufenden Jahres geteilt, zeigt sich sehr schnell, ob diese Planung realistisch ist oder nicht (Soll/Ist-Abgleich). Die Differenz an Stunden innerhalb des zugrundegelegten Planungszeitraums – zwischen

- der Regelbesetzung (Netto-Arbeitszeit) und
- der Brutto-Arbeitszeit (= Arbeitszeit aus Dienstvertrag)

ist diejenige Stundenzahl, welche unter Berücksichtigung von Fortbildungs- und anderen Ausfallzeiten maximal für Urlaub eingeplant werden kann.

Auch an dieser Stelle zeigt sich, dass es zur jahreszeitlichen Abgrenzung des Urlaubsanspruchs zwischen den fest angestellten Mitarbeitenden und z. B. den BFD etc. besser ist, diese gesondert zu bewerten, weil ein Zusammenwerfen des gesamten Urlaubsanspruchs aller Mitarbeitenden jegliche Aussagekraft und Kalkulationsmöglichkeit in Frage stellt oder massiv erschweren würde. Deswegen tauchen die in Spalte 20 aufgeführten Mitarbeitenden mit ihren Netto-Arbeitszeiten an keiner anderen Stelle in der Dienstplanauswertung auf, mit Ausnahme des Eintrags (Ziffer 29).

Ziffer 26 und 27: Hier werden die Abwesenheitstage von Bewohnern erfasst. Jeder Abwesenheitstag verfügt über einen hausintern festgelegten Zeitwert (Schaubild 2.3.1), um welchen sich in Abhängigkeit von der Pflegestufe die über das Besetzungsprofil geplante tägliche Schichtbesetzung reduziert. In diese Spalten werden – wie bisher in einer Spalte – die Abwesenheitstage von Bewohnern getrennt eingetragen. Die Differenzierung erfolgt, weil Abwesenheitstage infolge von beispielsweise Krankenhausaufenthalten anders zu bewerten (Berechnung der ersten 3 Abwesenheitstage; § 87a SGB XI) sind als infolge einer generellen Nichtbelegung von Pflegeplätzen.

Aussagekraft Ziffer 26: Die Summe der Abwesenheitstage multipliziert mit dem jeweils pro Pflegestufe hinterlegten Zeitwert wird von der im Besetzungsprofil und für den gesamten Abrechnungszeitraum hochgerechneten Einsatzzeit (= Sollplanung) abgezogen. Die Differenz zwischen den Ziffern 21 + 22 lässt in Verbindung mit den Abwesenheitstagen aus Ziffer 26 schnell erkennen, ob eine bei Abwesenheiten von Bewohnern reduzierte Schichtbesetzung tatsächlich durchgeführt wurde oder nicht (siehe Kap. 2.4, Teil II „Belegungsabhängige Einsatzplanung").

Ziffer 28: Die Belegungstage werden wie folgt ermittelt: kalkulierte Bettenzahl bei 100 % Belegung x Tage des Auswertungszeitraums minus Abwesenheitstage von Bewohnern und Bettenleerstandstage = Ist-Belegungstage.

Summen Zeile

Die Erklärungen zu den Spalten orientieren sich an dem bereits Dargestellten, machen jetzt aber eine Aussage in Bezug auf das Ergebnis in Summe aller ausgewerteten Teilbereiche.

Ziffer 29: Hier wird Wohnbereichsbezogen die Anzahl an BFD, FSJ, Azubis, GFBs mit deren jeweiligem kalkulierten Stellenanteil eintragen. Beispiel: „WB 1: 2 Azubis à 0,33 VK", 2 ZDL à 0,24 VK"; WB 2: 1 FSJ à 0,33 VK" etc.

Ziffer 30: In der Summe werden keine BFD, FSJ, Azubis, GFBs, Praktikanten erfasst, weil diese stundenmäßig innerhalb der Spalten 20 und stellenmäßig unter Ziffer 29 erfasst werden.

Ziffer 31: Hier ist die Summe der gesamten Leistungszeit zu ersehen unter Abzug der Ziffern 7 – 14 und unter Anrechnung der Ziffern 16 – 20.

Ziffer 32: Hier wird in der Excel-Version automatisch – nach Eintrag der Belegungstage (= siehe Ziffer 28) der durchschnittliche Zeitwert pro Bewohner (= tatsächlich erhaltene Pflegezeit in 24 Std.) ausgegeben. Dieser Wert stellt einen Durchschnitt für alle Bewohner dar, unabhängig von deren Pflegestufe und quantitativ unterschiedlichen Leistungszeiten. Ein Vergleich mit dem Nettozeitwert aus dem Pflegeschlüssel/Pflegestufe (siehe Schaubild 2.3.1) ermöglicht die abschließende Ergebniskontrolle. Dabei gilt es den Aufwand für die indirekten Pflegeanteile (Ziffern 10 – 14) nicht aus dem Auge zu verlieren.

Aussagekraft Ziffern 7 bis 14 in der Gesamtbetrachtung: Unter Heranziehung von Vergleichszahlen anderer Einrichtungen oder Betriebsvergleichen bieten diese die Möglichkeit den eigenen Standort zu bewerten und ggf. Verbesserungspotenziale einzubringen. Diese Fakten zu kennen ist für die interne Entscheidungsfindung innerhalb der Regelkreissystematik von Bedeutung. Die im 2. Schritt der Regelkreissystematik berücksichtigten Anhaltswerte (z.B. Ausfallzeiten, Aufwand für Administration etc.) beeinflussen die Besetzung im Alltag und müssen somit in Bezug auf deren Validität einer kontinuierlichen Verlässlichkeitskontrolle unterzogen werden. Die hier beschriebene Fakten sind von eminent herausragender Bedeutung in Bezug auf Begehungen durch die Heimaufsicht oder Qualitätsprüfungen. Diese Fakten zu kennen gibt auf der einen Seite Sicherheit und zeigt möglicherweise auf der anderen Seite Handlungsbedarf, bevor Dritte dazu auffordern.

Unterste Querzeile in der Betrachtung:

Die Summen aus den Spalten 17 + 18 werden aufaddiert und in der Summe durch einen Bruttomonatsstunden-Fixwert von 167,28 Std. dividiert (= bezogen auf eine 38,5 Std./Woche) oder die jeweiligen monatlichen Sollstunden, um die eingesetzten Stunden umgerechnet in VK-Stellen zu erhalten. Dieses Ergebnis wird zu der Summe aus der Spalte 2 (= Ziffer 30) hinzugerechnet, um die in diesem Abrechnungszeitraum insgesamt diesbezüglich eingesetzte Mitarbeiterzahl in VK-Stellen zu kennen. Bei der Berechnung anderer Planungs- bzw. Auswertungszeiträume sowie anderer Wochenarbeitszeiten muss der Divisor von 167,28 Std. für die Ziffern 17 + 18 entsprechend angepasst werden. Gleiches gilt dann, wenn z. B. für Mitarbeitende aus Zeitarbeitsfirmen ein im Vergleich höherer Fixkostenbetrag kalkuliert werden muss im Verhältnis zu den Kosten eines fest angestellten Vollzeitmitarbeitenden.

Ebenso erfolgt hier auch der anteilige (einrichtungsintern definierte) Bruttoeinbezug der Mitarbeitenden aus Ziffer 20 in das gesamte Kontingent an eingesetzten Stellen umgerechnet in Vollzeitkräfte.

Das Verhältnis von VZ (= Vollzeitmitarbeitenden) zu TZ (Teilzeitmitarbeitenden) – linke Seite, unterste Zeile – erlaubt eine grobe Aussage bezüglich der Flexibilität in der Einsatzplanung in Bezug auf die „Kopfzahl" der Mitarbeitenden (siehe Kap. 2.8, Teil II). Aus dem Ergebnis der Summe aus Spalte 2 lässt sich in Verbindung mit dem Ergebnis der Rubrik „Verhältnis VZ zu TZ" ein fiktiver Flexibilitätswert errechnen. Je mehr sich dieser einem Verhältnis von eins zu eins annähert, umso günstiger zeigt sich das Verhältnis in der Einsatzplanung. Als Richtgröße sollte allerdings die Einsatzplanung in Bezug auf das Wochenende dienen (= doppelte Kopfzahl der geplanten Besetzung; siehe Kap. 2.7, Teil II).

Die Erfassung der „Austritte laufendes Jahr" hat einen quantitativen und qualitativen Aspekt. Hier soll einerseits selbstkritisch fortlaufend der Stand der Austritte erfasst werden, andererseits auch gleichzeitig eine Aussage bezüglich des daraus resultierenden Einarbeitungsaufwands in die erforderliche Betrachtung abgeleitet werden. Dieser Aufwand in Stunden kann auf Basis eines bestehenden Besetzungsprofils in Verbindung mit einem konsequenten Einarbeitungskonzept aus der Differenz in Stunden zwischen den Ziffern 21 + 22 abgelesen und somit sogar unter Kostengesichtspunkten bewertet werden. Bei der Anzahl der Austritte pro Jahr muss natürlich der Anteil an Mitarbeitenden gesondert mit in Betrachtung gezogen werden, die in Rente gegangen sind.

Die abschließende Rubrik Ziffer 29 erfasst diejenigen Mitarbeitenden, welche aus der Lohnfortzahlung fallen und damit in diese Form der Auswertung nicht weiter miteinbezogen werden. Gleichwohl sind dies Mitarbeitende, welche in der Regel wieder an den Arbeitsplatz zurückkommen und deswegen hier nicht komplett aus der Betrachtung fallen dürfen. Der Grund für ihren Nichteinbezug in die Rubriken aus den Ziffern 8 oder 13 liegt darin begründet, dass beispielsweise durch Langzeitkranke oder Mitarbeitende im Erziehungsurlaub möglicherweise astronomische Fehlzeitenwerte zustande kämen, welche so nicht kalkuliert werden können. Darüber hinaus ergäbe sich ein falsches Bild in der Innen- und möglicherweise Außenbewertung.

Um die Auswertung auch nicht zu sehr zu komplizieren wird der Beginn des Herausfallens aus der Lohnfortzahlung ausschließlich für den ganzen Monat erfasst. Ein prozentuales Herausrechnen – gemessen an dem Anteil der tatsächlichen Arbeitsleistung in Bezug auf den Abrechnungszeitraum – über alle Rubriken stünde in keinem Verhältnis zu möglichen potenziellen Rechenfehlern, dem Zeitaufwand und dem Ergebnis. Einfacher ist es dann, wenn Mitarbeitende bereits nach wenigen Tagen des Auswertungszeitraums aus der Lohnfortzahlung fallen. Dann empfiehlt es sich, diese erst gar nicht in die Rubrik mit der Ziffer 2 mit einzubeziehen. Bei einer Rückkehr zur Arbeit beispielsweise Mitte des Monats kann die ab diesem Zeitpunkt wieder eingebrachte Arbeitszeit zunächst in der Spalte mit der Ziffer 16 erfasst werden und im kommenden Abrechnungszeitraum wieder komplett wie alle anderen fest angestellten Mitarbeitenden über die Ziffer 2.

FAZIT

- Nach Fertigstellung der Auswertung wissen die Durchführenden detailliert, wohin die Arbeitszeit gegangen ist und an welchen Stellen ggf. mit welchen Maßnahmen angesetzt werden muss, um langfristige Fehlentwicklungen zu vermeiden. Kurzfristige Auffälligkeiten werden zunächst lediglich in die Beobachtung miteinbezogen.
- Auf Basis dieser Auswertung kann unter Einbezug der Bewohnerstruktur und einer definierten Regelbesetzung ein bestimmungsgemäßer und wirtschaftlicher Mitarbeitereinsatz jederzeit beurteilt werden. Die Auswertung gibt die maximale Sicherheit in Bezug auf mögliche Anforderungen aus Heimbegehungen oder Wirtschaftlichkeitsprüfungen und zur eigenen Kontrolle.
- Die Dienstplanauswertung zeigt das Ergebnis des gesamten Planungszeitraums auf einen einzigen Blick und auf einem einzigen Blatt für alle Arbeitsbereiche sowohl im Detail (= wohnbereichsbezogene Zeile), als auch in der Summe (= abschließende Zeile).
- Es gibt kaum ein anderes Hilfsmittel, welches bezogen auf den Aufwand der Erstellung eine derartig hohe Ergebnisqualität in dieser Aussagequalität zulässt.

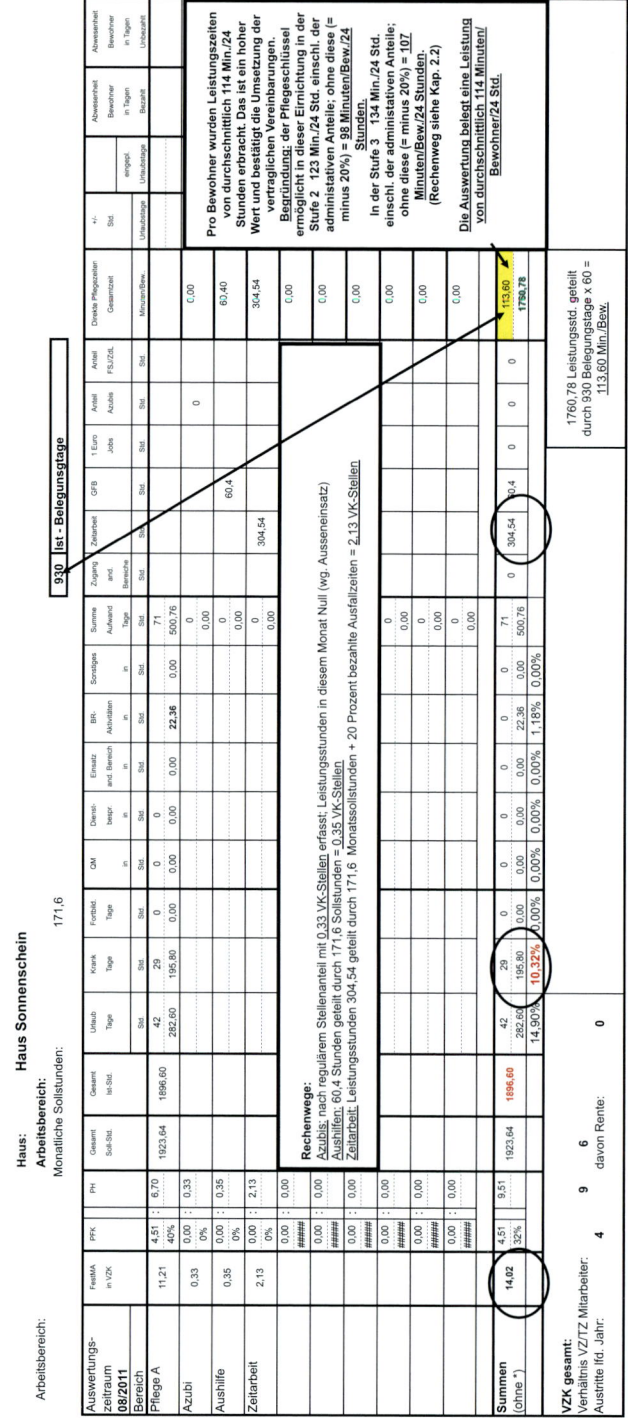

Schaubild 4.1.2: Dienstplanauswertung – ausgefülltes Beispiel

4.2 Absicherung der Verantwortlichkeiten

KAPITELMERKSÄTZE

- Es ist wichtig nachweisen zu können, dass die über die vertraglichen Vereinbarungen indirekt festgelegten Pflegezeiten auch für die Bewohner eingesetzt wurden.
- Alle aus den vertraglichen und gesetzlichen Vorgaben bestehenden Anforderungen müssen sich in der Dienstplanung wiederfinden.

Eine der wesentlichen Faktoren in der Leitungsverantwortlichkeit ist die Frage, ob die zur Verfügung gestellte knappe Ressource Arbeitszeit auch wirklich zu einem Großteil beim Pflegebedürftigen ankommt. Dass diese Beurteilung nicht nur subjektiv zu beantworten ist, sondern mit relativ einfachen Mitteln auch nachweisbar zu erheben ist wurde in Kapitel 4.1, Teil II beschrieben.

Im 2. Schritt der „Regelkreissystematik" ist beim Arbeiten mit dem Dienstplanbesetzungsprofil festgelegt worden, welcher Zeitanteil an direkter und indirekter Pflegezeit – basierend auf den Pflegeschlüsseln in Verbindung mit der Bewohnerstruktur nach Pflegestufen dem Pflegebedürftigen zuteil werden kann (= Nettoarbeitszeitanteil). In der Dienstplanauswertung wird die beschriebene Erfolgskontrolle durchgeführt, welche belegt, ob das gesteckte Ziel erreicht worden ist oder nicht.

Beispiel:
- Das Dienstplanbesetzungsprofil sieht an 7 Tagen pro Woche eine Besetzung im Tag- und Nachtdienst von 55,00 Stunden vor; pro Woche **385,00 Stunden** (= Soll-Planung).
- Die Dienstplanauswertung zeigt im Schaubild 4.1.1 mit der Ziffer 32 diejenigen Zeiten auf, welche abzüglich aller in den Feldern 7 – 14 definierten Aufwandstätigkeiten für die direkte und indirekte Pflegearbeit zur Verfügung stehen. Dabei dürften eigentlich sogar – bezogen auf die Definition Netto-Arbeitszeit nur die Zeiten für Urlaub, Krankheit und Fortbildung abgezogen werden, weil die übrigen Zeiten aus 10 – 14 auch den Bewohnern als indirekte Pflege zu Gute kommen. Als Beispiel könnte als Ergebnis der Dienstplanauswertung ein tatsächlicher Ist-Stundeneinsatz von **399,00 Stunden** herauskommen. Damit wäre der Nachweis erbracht, dass Soll-Planung und Ist- Einsatzplanung im Ergebnis übereinstimmen. Die einzelnen Arbeitszeitdetails sind Punkt für Punkt aus der Dienstplanauswertung abzulesen und belegen die Entwicklung Monat für Monat.

321

Der Regelkreis der Einsatzplanung • Wipp/Sausen/Lorscheider
© Vincentz Network GmbH & Co. KG Hannover 2011 • ISBN 978-3-86630-184-9

Eindeutig ist aber zu sehen, dass der Nachweis zwischen geplanter Einsatzzeit und tatsächlich erbrachter Leistungszeit über die Verbindung von Dienstplanbesetzungsprofil mit der Dienstplanauswertung eindeutig erbracht werden kann (= Regelkreissystematik).

Gerade in Zeiten knapper Ressourcen stellt der unmittelbar bewohnerbezogene Zeitanteil einen subjektiv hohen Wert in der Außen- und Innenwirkung dar – bei Bewohnern, Angehörigen, Mitarbeitern und anderen Interessenpartnern. Deswegen kann hier – frei von subjektivem Empfinden die Frage beantwortet werden, ob die in der Planung (siehe Kap. 1.1 und 1.2, Teil I) zugrunde gelegte Zeit auch tatsächlich angekommen ist. Die Absicherung, welche sich aus der eindeutigen und definitiven Beantwortung dieses Sachverhalts ergibt, ist für die Pflegedienstleitung von herausragender Bedeutung. Diese zunächst rein quantitative Aussage in Verbindung mit Anforderungen aus der Bewohnerstruktur (siehe Kap. 1.1, Teil II) – entscheidet darüber, ob die Verantwortlichen beruhigt Qualitätskontrollen und Pflegesatzverhandlungen entgegensehen können oder nicht. Gleichwohl sollte der Gedanke der Verantwortlichkeit gegenüber den Pflegebedürftigen und Mitarbeitern keineswegs zu kurz kommen: Es kann hier durchaus ein für die Verantwortliche Pflegefachkraft subjektiv wichtiges Gefühl bezüglich des Einsatzes von knappen Ressourcen entstehen, wenn diese gezielt eingesetzt und nachweislich auch wie geplant bei dem pflegebedürftigen Bewohner angekommen sind.

Eine Diskussion mit Mitarbeitern, um eine quantitativ ausreichende Pflegearbeit ist oft wenig ergiebig, wenn nicht eindeutige Fakten vorliegen, wie viel Arbeitszeit in der eigenen Einrichtungen definitiv für die Bewohner „übrig bleibt". Auf Basis der beschriebenen Dienstplanauswertung ist eindeutig nachvollziehbar, welche Arbeitszeiten wofür eingesetzt wurden. Dies stellt die Basis einer professionellen Dienst- und Einsatzplanung dar. Dies in gewissen Abständen in Dienstbesprechungen mit einzubeziehen – unter Bezugnahme auf Vergleichswerte anderer Einrichtungen – ist ein wesentliches Kriterium Mitarbeiter über interne entscheidungsrelevante Sachverhalte zu informieren, welche für diese in ihrer eigenen Arbeit eine erhebliche Bedeutung haben. Dabei geht es nicht um die Frage, ob es woanders auch nicht besser ist, sondern darum zu erkennen: Wo steht unsere Einrichtung in einem zunehmenden Wettbewerb und wofür setzen wir die knappe Ressource Arbeitszeit ein?

Die Auswertungen müssen sich auf die einzelnen Bereiche beziehen, um positive wie negative Entwicklungen innerhalb der gesamten Einrichtung frühzeitig lokalisieren zu können. Dennoch ist eine einrichtungsbezogene Gesamtbetrachtung neben der bereichsbezogenen Teilbetrachtung von erheblicher Bedeutung, vor allem dann, wenn ein Träger mehrere Einrichtungen betreibt und übergreifende

Aussagen gewünscht sind. Die interne Betrachtung obliegt in der Regel vor allen den Verantwortlichen vor Ort.

Gerade unter der Berücksichtigung der Anforderungen aus den entsprechenden Paragrafen der Landesheimgesetze und des SGBXI ist es wichtig nachvollziehbar belegen zu können, dass eine vertragsgemäße Leistungserbringung für die Bewohner durchgeführt wurde. Mit dem in Kapitel 2.1, Teil II beschriebenen Dienstplanbesetzungsprofil (Soll-Planung) in Verbindung mit der in Kapitel 4.1, Teil II beschriebenen Dienstplanauswertung (Ist-Situation) stellt dies kein Problem dar, weil ein monatlicher Soll – Ist Abgleich erfolgt. Diese Form der Nachweisbarkeit kann gerade in der Zukunft mache ungünstige Diskussion von Anfang an auf eine andere Gesprächsebene stellen oder aber möglicherweise hausintern die Notwendigkeit der Überprüfung der internen Planungsstrukturen aufzeigen.

In der Übersicht 4.2.1 sind alle gesetzlichen und vertraglichen Anforderungen aufgeführt, welche im Rahmen der Dienstplangestaltung zu berücksichtigen sind. Diese müssen nicht ständig abgeglichen werden. Wichtig ist, dass der dienstplanende diese kennt und diese in seiner Grundplanung (= Dienstplanbesetzungsprofil) als Rahmendienstplanung berücksichtigt hat.

Gesetz/Vertrag	Bundes-/ Landes- gültigkeit	„Rechtl. Verbind- lichkeit"	Inhalte	Konsequenzen für die Dienstplanung
Arbeitszeitgesetz, § 3 „Höchstarbeitszeit"	Bund	Verbindlich (durch Tarifvertrag modifizier- bar)	Werktägliche Höchst- arbeitszeit	10 Stunden werktäglich, wenn innerhalb von 6 Monaten oder 24 Wochen im Durchschnitt 8 Stunden pro Werktag nicht überschritten werden.
Arbeitszeitgesetz, § 4 „Ruhepausen"	Bund	Verbindlich (durch Tarifvertrag modifizier- bar)	Mindestpausen	Bei einer Arbeitszeit von: ■ bis zu 6 Stunden = 0 Minuten ■ 6 bis 9 Stunden = 30 Minuten ■ mehr als 9 Stunden = 45 Minuten
Arbeitszeitgesetz, § 5 „Ruhezeiten"	Bund	Verbindlich (durch Tarifvertrag modifizier- bar)	Ununterbrochene Mindestruhezeit zwischen zwei Diensten	11 Stunden. Verkürzung auf 10 Stunden, wenn Verkürzung binnen eines Kalendermonats oder binnen 4 Wochen durch Verlängerung einer anderen Ruhezeit auf 12 Stunden aus- geglichen wird

Übersicht 4.2.1: Übersicht gesetzlicher und vertraglicher Vorgaben zur Dienstplangestaltung

Gesetz/Vertrag	Bundes-/ Landes- gültigkeit	„Rechtl. Verbind- lichkeit"	Inhalte	Konsequenzen für die Dienstplanung
Arbeitszeitgesetz, § 6 „Nachtarbeit"	Bund	Verbindlich (durch Tarifvertrag modifizier- bar)	Verkürzung des Aus- gleichszeitraums des § 3 ArbZG für Nachtarbeit- nehmer	Ausgleichszeitraum des § 3 ArbZG ist auf 1 Monat oder 4 Wochen verkürzt.
Arbeitszeitgesetz, § 11 „Freie Sonntage"	Bund	Verbindlich (durch Tarifvertrag modifizier- bar)	Es sind mindestens 15 freie Sonntage im Jahr zu gewähren	Die Verpflichtung bezieht sich auf 15 Sonntage, nicht auf 15 Wochenenden.
JugendarbeitsschutzG, § 8 „Höchstarbeitszeit"	Bund	Verbindlich	Werktägliche und wöchentliche Höchst- arbeitszeit	Maximal 8 Arbeitsstun- den täglich. Maximal 40 Stunden wöchentlich.
JugendarbeitsschutzG, § 11 „Ruhepausen"	Bund	Verbindlich	Mindestpausen	Bei einer Arbeitszeit von: ■ bis zu 4,5 Stunden = 0 Minuten ■ 4,5 bis 6 Stunden = 30 Minuten ■ mehr als 6 Stunden = 60 Minuten
JugendarbeitsschutzG, § 12 „Schichtzeit"	Bund	Verbindlich	Maximale Schichtlänge	10 Stunden.
JugendarbeitsschutzG, § 13 „Tägliche Freizeit"	Bund	Verbindlich	Ununterbrochene Mindestfreizeit zwischen zwei Diensten	12 Stunden
JugendarbeitsschutzG, § 14 „Nachtruhe"		Verbindlich	Verbot der „Nachtarbeit"	Beschäftigung nur im Zeitraum 06:00 Uhr bis 20:00 Uhr erlaubt.
JugendarbeitsschutzG, § 15 „Fünf-Tage-Woche"	Bund	Verbindlich	Maximal „Fünf-Tage- Woche"	Beschäftigung nur an 5 Tagen in der Woche erlaubt. Ruhetage sollen aufeinander folgen.
JugendarbeitsschutzG, § 16 „Samstagsruhe"	Bund	Verbindlich	Mindestens 2 Sams- tage im Monat sollen beschäftigungsfrei sein.	Mindestens 2 Sams- tage im Monat sollen beschäftigungsfrei sein.
JugendarbeitsschutzG, § 17 „Sonntagsruhe"	Bund	Verbindlich	Jeder 2. Sonntag im Monat soll, mindestens 2 Sonntage im Monat müssen beschäftigungs- frei sein.	Jeder 2. Sonntag im Monat soll, mindestens 2 Sonntage im Monat müssen beschäftigungs- frei sein.
JugendarbeitsschutzG, § 18 „Feiertagsruhe"	Bund	Verbindlich	Beschäftigungsverbot/ -einschränkung an bestimmten Feiertagen.	Beschäftigungsverbot am 25.12., 01.01. Ostersonntag, 01.05. ganztägig; am 24.12. und 31.12. ab 14:00 Uhr.

Gesetz/Vertrag	Bundes-/ Landes- gültigkeit	„Rechtl. Verbind- lichkeit"	Inhalte	Konsequenzen für die Dienstplanung
Mutterschutzgesetz, §§ 3, 6 „Beschäftigungsverbote"	Bund	Verbindlich	Absolute und individu- elle Beschäftigungsver- bote.	Beschäftigungsverbot aufgrund ärztlichen Attestes. Beschäfti- gungsverbot 6 Wochen vor und 8 (bzw. 12) Wochen nach der Entbindung.
Mutterschutzgesetz, § 4 „Generelle Beschäftigungs- verbote"	Bund	Verbindlich	Verbot der Beschäfti- gung mit bestimmten Tätigkeiten.	Verbot der Beschäfti- gung mit bestimmten Tätigkeiten.
Mutterschutzgesetz, § 8 „Verbot von Mehr-, Nacht- und Sonntagsarbeit"	Bund	Verbindlich	Verbot von Mehrarbeit. Einschränkung von Nacht- und Sonntags- und Feiertagsarbeit.	Keine Mehrarbeit über 90 (bzw. 80) Stunden in der Doppelwoche erlaubt. Nacht-, Sonn- tags- und Feiertags- arbeit nur erlaubt, wenn Ruhezeit von 24 Stunden im Anschluss an Nachtruhe gewährt wird.
SGB IX, § 124 Mehrarbeit Schwerbehin- derter	Bund	Verbindlich	Freistellung von Mehr- arbeit	Schwerbehinderte und Gleichgestellte sind auf Ihr Verlangen hin von Mehrarbeit freizustellen.
SGB IX, § 125 Zusatzurlaub für Schwerbe- hinderter	Bund	Verbindlich	Gewährung von Zusatzurlaub	Es sind Schwerbehinder- ten auf Basis einer 5-Tage-Woche 5 Tage Zusatzurlaub zu gewähren.
Gewerbeordnung, § 106 „Direktionsrecht"	Bund	Verbindlich	Ausübung des Direkti- onsrechts	Bestimmung von Umfang und Lage der Arbeitszeit nach „billigem Ermessen". Berücksichtigung der berechtigten Belange des Mitarbeiters.
Bundesurlaubsgesetz, § 7 „Zeitpunkt, Festlegung"	Bund (durch Tarifvertrag modifizier- bar)	Verbindlich	Zeitpunkt und Festle- gung des Urlaubs	Berücksichtigung der Urlaubswünsche der Arbeitnehmer. Urlaub ist zusammenhängend zu gewähren, zumindest 12 aufeinanderfolgende Werktage.
Bundesurlaubsgesetz, § 9 „Erkrankung während des Urlaubs"	Bund	Verbindlich	Keine Anrechnung von Krankheitstagen auf den Jahresurlaub	Erkrankt der Mitarbeiter während des Urlaubs, werden die durch ärztl. Attest nachgewiesenen Krankheitstage nicht auf den Jahresurlaub angerechnet.

Gesetz/Vertrag	Bundes-/ Landes-gültigkeit	„Rechtl. Verbind-lichkeit"	Inhalte	Konsequenzen für die Dienstplanung
BetriebsverfassungsG, § 87 „Mitbestimmung"	Bund	Verbindlich	Mitbestimmung bei Dienstplan-gestaltung und Über-stunden	Der Betriebsrat muss dem Dienstplan und späteren Änderungen, sowie bei der Anordnung von Überstunden zustimmen.
BetriebsverfassungsG, § 37 „Freistellung zur BR-Arbeit"	Bund	Verbindlich	Anspruch auf bezahlte Freistellung für (erfor-derliche) Betriebsrats-arbeit	Betriebsratsmitglieder sind für erforderliche Betriebsratsarbeit von Arbeitspflicht zu befreien.
BetriebsverfassungsG, § 37 „Freizeitausgleich"	Bund	Verbindlich	Freizeitausgleich für (erforderliche) Betriebs-ratsarbeit in der Freizeit	Betriebsratsmitglieder haben für erforderliche Betriebsratsarbeit während der Freizeit Anspruch auf Freizeit-ausgleich.
BetriebsverfassungsG, § 37 „Freistellung für Fortbil-dung"	Bund	Verbindlich	Freistellung für Fortbil-dungen des Betriebsrates	Betriebsratsmitglieder sind für erforderliche Fortbildungen bezahlt von der Arbeit freizu-stellen.
„Gemeinsame Grundsätze und Maßstäbe zur Siche-rung und Weiterentwick-lung der Pflegequalität" § 113 SGB XI	Bund	Verbindlich	3.5 Dienst-planung	Sehr allgemein gehaltene Aussage
Heimpersonalverordnung	Bund bzw. Land	Verbindlich	Fachkraftquote je nach Definition	
(Gesamt)-Versorgungsver-trag nach § 72 SGB XI	Bund	Verbindlich	Etwas abweichende Inhalte nach Bundes-ländern und mögli-cherweise Vertragspart-ner – hier hilft nur die Nachschau im eigenen Vertrag.	
Rahmenvertrag § 75 SGB XI	Land	Verbindlich	Unterschiedliche Inhalte nach Bundesländern – hier hilft nur die Bundeslandbezogene Nachschau	
Landesheimgesetze	Land	Verbindlich		
Richtlinien/ Orientierungs-hilfen	Land	Nicht verbindlich		
MDK-Anleitung zur Prüfung der Qualität	Bund	Nicht verbindlich	4.2 Aufgabenwahrneh-mung 4.4 Geeignete Dienst-pläne	

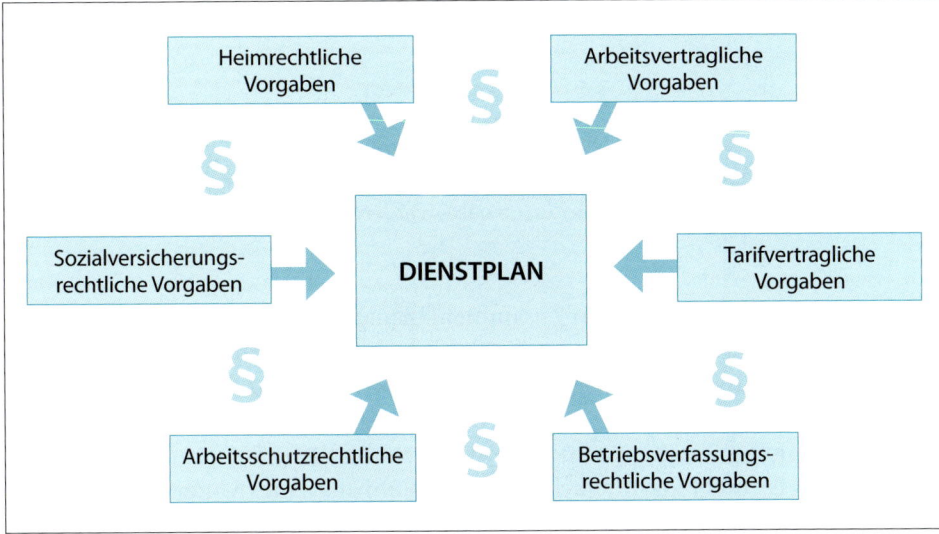

Schaubild 4.2.2: Spannungsfeld Dienstplangestaltung

4.3 Kennzahlen zur Personaleinsatzplanung

KAPITELMERKSÄTZE

- Ausfallzeiten sind bei der Dienstplanung zu berücksichtigen.
- Die Kalkulationsgrundlage für Ausfallzeiten liegt bei 20 Prozent.
- Kennzahlen müssen sorgfältig ausgewählt werden.

Kurzerklärung Kennzahlen: Zusammenfassung von quantitativen, d. h. in Zahlen ausdrückbaren Informationen für den innerbetrieblichen (betriebsindividuelle Kennzahlen) und zwischenbetrieblichen (Branchen-Kennzahlen) Vergleich[1].

Die Bedeutung von Kennzahlen für die wirtschaftliche Steuerung eines Unternehmens ist nicht zu unterschätzen. Die Führung eines Unternehmens ohne Kennzahlen gleicht gewissermaßen einer Fahrt im Nebel, da sowohl negative als auch positive Entwicklungen nicht zeitnah analysiert und keine hieraus resultierenden Maßnahmen eingeleitet werden können. Entscheidend ist es, für den jeweiligen Bereich aussagefähige Kennzahlen zu benutzen und entsprechend zu interpretieren.

Es gibt branchenübergreifend verwendete Kennzahlen wie beispielsweise den Cash Flow, Gewinn vor Steuern, Return on Invest, Eigenkapitalquote, Fremdkapitalquote usw. Diese Kennzahlen sind von großer Wichtigkeit, haben jedoch nur mittelbaren Einfluss die operative Steuerung der Personaleinsatzplanung und finden auf einer anderen Ebene der Unternehmenssteuerung Verwendung. In der Praxis der Personalplanung für Pflegeeinrichtungen haben sich andere Kennzahlen bewährt, die unmittelbare Entscheidungshilfen darstellen und kein tiefgreifendes betriebswirtschaftliches Fachwissen voraussetzen.

Für die praktische Umsetzung der Regelkreissystematik und damit der Dienstplangestaltung sind die im folgenden genannten Kennzahlen von erheblicher Bedeutung. Deswegen muss es einrichtungsintern eine Regelung geben, in welcher Form die Kennzahlen regelmäßig aufbereitet werden und wie diese den für die Dienstplanung verantwortlichen Mitarbeitern kontinuierlich zur Verfügung gestellt werden bzw. diese selbst ermitteln können.

Im Folgenden sollen diejenigen Kennzahlen vorgestellt werden, welche für die Dienstplanung von Bedeutung sind. Dabei wird in diesem Buch keine Rangfolge

---

[1] Gabler Wirtschaftslexikon, Gabler Verlag (Herausgeber), Stichwort: Kennzahlen, online: http://wirtschaftslexikon.gabler.de/Archiv/54801/Kennzahlen-v4.html

Der Regelkreis der Einsatzplanung • Wipp/Sausen/Lorscheider
© Vincentz Network GmbH & Co. KG Hannover 2011 • ISBN 978-3-86630-184-9

vorgenommen, weil diese Kennzahlen aufgrund der unterschiedlichen Situationen in den Einrichtungen vor Ort auch unterschiedlich bedeutsam in ihrer Bewertung sein können.

Fachkraft-Quote: Definition:

Sie gibt das Verhältnis der examinierten Mitarbeiter zu Mitarbeitern laut Soll Personalschlüssel an. Nachfolgenden die Definition welche Berufsgruppen in Baden Württemberg als Fachkraft zählen[2]. Die Definition von Berufsgruppen als Fachkraft kann in anderen Bundesländern abweichend sein und ist individuell zu prüfen Die „Fachkraft erfordert eine Berufsbildung, die Kenntnisse und Fähigkeiten zur selbständigen und eigenverantwortlichen Wahrnehmung der von der Fachkraft geübten Funktion und Tätigkeit vermittelt. Grundsätzlich ist eine dreijährige Ausbildung erforderlich. Grundsätzlich kann von einer Eignung und damit vom Fachkräftestatus ausgegangen werden, wenn eine staatlich geregelte Ausbildung zu den genannten Tätigkeitsbereichen der Pflege, Therapie und sozialen Betreuung vorliegt. Insbesondere sind folgende Ausbildungen zu nennen:

Pflege
- Altenpfleger(in)
- Krankenpfleger/schwester
- Haus- und Familienpfleger
- Dorfhelfer/in
- Heilerziehungspfleger/in
- Kinderkrankenpfleger/schwester

Therapie
- Beschäftigungs- und Arbeitstherapeut/in (Ergotherapeut/in)
- Krankengymnast/in/physiotherapeut/in
- Sprachtherapeut/in/Logopäde/in
- Orthoptist/in
- Diätassistent/in
- Kunsttherapeut/in
- Musiktherapeut/in
- Tanztherapeut/in
- Masseur/in sowie Masseur/in und medizinische (r) Bademeister/in
- Sport-Bewegungstherapeut/in
- Heilpädagoge/in

---

[2] Schreiben des Ministeriums für Arbeit, Gesundheit und Sozialordnung vom 30.08.1994 ergänzt um Erlass vom 04.07.95, 29.01.96, 17.06.96, 18.01.01

Beratung

- Sozialarbeiter/in (Hochschule)
- Sozialpädagoge/in
- Diplom-Psychologe/in
- Diplom Gerontologe

Für Behinderteneinrichtungen zusätzlich

- Erzieher/in
- Heilerzieher/in

Folgende Kräfte werden in der Regel nicht als Fachkraft anerkannt:

a) Andere Fachkräfte

- Fachhauswirtschafterin für ältere Menschen
- Hebamme (auch mit Zusatzausbildung zur Gesundheitsfürsorgerin)
- Medizinische(r) Fußpflege(r)
- Morphologie-Assistent/in
- Ärzte/Ärztinnen
- Medizinisch-technischer(r) Laboratoriumsassistent/in
- Medizinisch-technischer(r) Radiologieassistent/in
- Medizinisch-technischer(r) Assistent/in für Funktionsdiagnostik
- Medizinlaborant/in
- Pharm.-techn. Assistent/in
- Rettungsassistent/in

b) Sogenannte Helferberufe zählen nicht zu den Fachkräften im Sinne der Heimpersonalverordnung

- Arzthelfer/in
- Altenpflegehelfer/in
- Krankenpflegehelfer/in
- Heilerziehungshelfer/in Rettungssanitäter/in

Beispiel:
Der Personalschlüssel ergibt ein Soll Personal von 30 VK Stellen. Derzeit sind in der Einrichtung 15 VK Fachkräfte und 20 VK Kräfte ohne Examen (35 VK Stellen) besetzt.

Richtige Berechnung der Fachkraftquote:
15 VK Mitarbeiter mit Examen : 30 VK Mitarbeiter laut Soll Personalschlüssel
= 50 % Fachkraftquote

Teilweise wird auch das Verhältnis der examinierten Mitarbeiter zur Summe aller Mitarbeiter verwendet. Diese Betrachtungsweise verfälscht jedoch die Aussagekraft der Kennzahl, wenn in der Einrichtung mehr Mitarbeiter als Nicht Fachkräfte beschäftigt sind, als der Pflegeschlüssel insgesamt vorsieht. Nachfolgend das Beispiel, wie die Fachkraftquote **fälschlicherweise** berechnet wird.

Falsche Berechnung der Fachkraftquote:
15 VK Mitarbeiter mit Examen : 45 VK Mitarbeiter gesamt
= 33,33 % Examinierten-Quote

Einhaltung des Pflegeschlüssels

Stimmt die aktuelle Personalmenge (Ist) mit dem Soll laut Pflegeschlüssel überein? Es gibt zwei Möglichkeiten, diesen Abgleich durchzuführen:

- Tagesaktuell
  Die Bewohner, die aktuell zahlend in der Einrichtung sind, werden zur Berechnung des Soll-Personals herangezogen und mit dem aktuell vorhandenen Personal verglichen. (siehe Schaubild 1.1.1, Teil II)

- Monatsdurchschnitt
  Alle Pflegetage des aktuellen Monats der entsprechenden Pflegestufe werden durch die Anzahl der Tage im aktuellen Monat dividiert. Als Ergebnis erhält man die Durchschnittsbelegung im aktuellen Monat. Das Pflegepersonal wird nun nicht mit dem Stellenwert (der Stellenanteil, der laut Arbeitsvertrag vereinbart wurde) bewertet, sondern mit dem Stellenanteil (also dem Anteil an Arbeitstagen, an denen der Mitarbeiter Gehalt bezogen hat).

Beispiele
Grundlage: Monat April 2011 = 30 Tage
Berechnung der durchschnittlichen Belegung:

Pflegestufe	Pflegetage	Anzahl Tage im Monat	durchschnittliche Belegung
0	180	30	6
1	1.140	30	38
2	1.170	30	39
3	630	30	21
Summe	**3.120**	**30**	**104**

Berechnung von Stellenanteil und Stellenwert zur Ermittlung der durchschnittlichen Mitarbeitervollzeitkräfteanzahl

Mitarbeiter Name	Vertrags-beginn	Vertrags-ende	(/) wöchent-liche Arbeitszeit	Stellen-anteil	Stellen-wert	Berechnung Stellenwert
Mitarbeiter 1	01.01.2011		38,50 h	1,00	1,00	1,00 x 30/30
Mitarbeiter 2	01.04.2011		38,50 h	1,00	1,00	1,00 x 30/30
Mitarbeiter 3	15.04.2011		38,50 h	1,00	0,50	1,00 x 15/30
Mitarbeiter 4	01.01.2011	20.04.2011	38,50 h	1,00	0,66	1,00 x 20/30
Mitarbeiter 5	20.04.2011		38,50 h	1,00	0,33	1,00 x 10/30
Mitarbeiter 6	01.01.2011		19,25 h	0,50	0,50	0,50 x 30/30
Mitarbeiter 7	01.04.2011		19,25 h	0,50	0,50	0,50 x 30/30
Mitarbeiter 8	15.04.2011		19,25 h	0,50	0,25	0,50 x 15/30
Mitarbeiter 9	01.01.2011	20.04.2011	19,25 h	0,50	0,33	0,50 x 20/30
Mitarbeiter 10	20.04.2011		19,25 h	0,50	0,17	0,50 x 10/30

Einhaltung der Besetzung

In den Kapiteln 1.1 und 1.2 von Teil II sind die Anforderungen an die Besetzung der jeweiligen Früh-, Spät- und Nachtdienste sowohl in qualitativer als auch in quantitativer Hinsicht beschrieben. Diese hängen ab von der Bewohnerstruktur nach Pflegestufen; die Schrittfolge vom Pflegeschlüssel zu der Besetzung der Dienste ist ausführlich in Kap. 2.2 von Teil II beschrieben. Wichtige Kennzahl ist hier, dass

- die Einteilung der verfügbaren Fachkräften zwischen den einzelnen Diensten passend zu den pflegerischen Interventionsbedarfen stimmt und
- die Anzahl der im Dienst befindlichen Mitarbeiter zu den Anforderungen unter Einhaltung des gesamt verfügbaren Stellenkontingents aus den Pflegeschlüsseln passt.

Gesundheits-/Krankheitsquote

Gibt das Verhältnis von erkranken bzw. gesunden Mitarbeitern zur gesamten Mitarbeiterschaft an. Als Grundlage können Gesamtarbeitstage/Krankheits-Gesundheitstage oder Gesamtarbeitsstunden/Krankheits-Arbeitsstunden bewertet werden (siehe auch Schaubild 4.5.3).

Beispiel:

Mitarbeiter Name	(/) wöchentliche Arbeitszeit	Sollarbeitszeit	Gesamtarbeitstage	Ausgefallene Stunden wegen Krankheit	Ausgefallene Tage wegen Krankheit
Mitarbeiter 1	38,50	165,00	22	20	5
Mitarbeiter 2	38,50	165,00	22	10	1
Mitarbeiter 3	19,25	82,50	22	20	8
Mitarbeiter 4	38,50	165,00	22	0	0
Mitarbeiter 5	19,25	82,50	22	0	0
Summe		**660,00**	**110**	**50**	**14**

Berechnung:
Krankheitsquote nach Tagen berechnet:
14 Tage Ausfall : 110 Tage x 100 = 12,73 % Ausfall

Krankheitsquote berechnet nach Stunden:
50 Stunden Ausfall : 660,00 Stunden = 7,58 % Ausfall

Resturlaubsanspruch

Dieser gibt die Entwicklung der aktuellen Resturlaubstage an, entweder in Tagen oder in Stunden.

a) Berechnung in Tagen

	Jahresurlaub inkl. Vorjahr	Jan	Feb	Mrz	Apr	Mai	Jun	Jul	Aug	Sept	Okt	Nov	Dez	Jahresende
		Urlaubsplan												
MA 1	30	3		5					8		10	4	0	
MA2	32		6		10		2			10		4	0	
MA3	28	7		6			13			2			0	
MA4	35		7		14			10				4	0	
MA5	34	3			3	11			15		2		0	
Gesamt	**159**	**13**	**13**	**11**	**13**	**14**	**13**	**13**	**18**	**15**	**12**	**12**	**12**	**0**
Entwicklung Resturlaub	**159**	**146**	**133**	**122**	**109**	**95**	**82**	**69**	**51**	**36**	**24**	**12**	**0**	**0**

b) Berechnung in Stunden
Der Rechenweg wird am Beispiel von MA 1 aufgezeigt:
38,50 h/Woche : 6 Tage mal 30 Tage Urlaub = 192,50 Stunden
38,50 h/Woche : 6 Tage mal 3 Tage Urlaub = 19,25 Stunden

	MA 1	MA2	MA3	MA4	MA5	Gesamt	Entwicklung Resturlaub
Jahresende	0	0	0	0	0	0	0
Dez	25,67	25,67		12,80		64,17	0
Nov	64,17				9,63	73,79	64,17
Okt		64,20	6,42			70,58	138,00
Sept					72,20	72,20	208,50
Aug	51,33			32,10		83,42	281,00
Jul			41,70			41,71	364,00
Jun		12,83			52,95	65,78	405,90
Mai				44,92		44,92	471,60
Apr		64,20			14,44	78,61	517,00
Mrz	32,08		19,30			51,33	595,00
Feb		38,50		22,50		60,96	647,00
Jan	19,25		22,46	14,44		56,15	707,50
Jahres Urlaub inkl. Vorjahr	192,50	205,33	89,83	112,30	163,70	763,60	
(/) wöchentliche Arbeitszeit 6 Tage Woche	38,50h	38,50h	19,25h	19,25h	28,88h		

(Spaltenbeschriftung im Datenblock: Urlaubsplan)

334

Grundsätzlich sollte 1/12 des Anspruchs aller Mitarbeiter monatlich geplant und genommen werden. Im Beispiel A sollte der monatliche Wert 1/12 von 159 Tagen = 13,25 Tagen betragen. Im Beispiel B liegt der Wert bei 1/12 aus 763,60 Stunden = 63,63 Stunden

Fluktuationsquote

Hierbei handelt es sich um eine Quote, die die beendeten Arbeitsverhältnisse im Verhältnis zu bestehenden Arbeitsverhältnissen zum Ausdruck bringt. Zwei Sichtweisen sind möglich: entweder betrachtet man lediglich die Mitarbeiter, die aus eigenem Wunsch das Arbeitsverhältnis aufgelöst haben, oder aber alle beendeten Arbeitsverhältnisse.

Beispiel
alle Mitarbeiter die das Unternehmen verlassen haben:
- Anzahl aller Mitarbeiterköpfe: 50
- Alle Mitarbeiter die das Unternehmen verlassen haben in einem bestimmten Zeitraum (z. B. letzte 6 oder 12 Monate): 5 Mitarbeiter

Berechnung:
5 Mitarbeiter : 50 Mitarbeiter x 100 = 10 % Fluktuationsquote

Beispiel
nur Mitarbeiter die das Unternehmen aus eigenen Stücken verlassen haben:
- Anzahl aller Mitarbeiterköpfe: 50
- Nur Mitarbeiter die das Unternehmen aus eigenen Stücken verlassen haben in einem bestimmten Zeitraum (z. B. letzte 6 oder 12 Monate): 3 Mitarbeiter

Berechnung:
3 Mitarbeiter : 50 Mitarbeiter x 100 = 6 % Fluktuationsquote

Der Zeitraum ist zur Ermittlung der Fluktuationsquote frei wählbar. Jedoch sollte bei Vergleichen immer darauf geachtet werden, dass der gleiche Zeitraum zur Ermittlung gewählt wird.

Neben den bisher genannten Kennzahlen sind auch die folgenden von weiterführender Bedeutung, jedoch weniger für die unmittelbaren Dienstplanerstellenden.

Sonderfall Leihpersonal

Berücksichtigung von Leihmitarbeitern (siehe auch Schaubild 1.2.3, Teil I). Grundsätzlich müssen bei der Berechnung von Ist-Personal auch die geleisteten Stunden von Leihpersonal Berücksichtigung finden. Die Praxis hat gezeigt, dass dies häufig nicht erfolgt. Die Gründe hierfür sind, dass diese Kosten in der

Teil II Der Regelkreis der Einsatzplanung

335

Finanzbuchhaltung grundsätzlich nicht unter Personalaufwand verbucht werden, sondern unter Fremdleistung. Des Weiteren liegen der Personalabteilung meist keine Daten der Leihkräfte vor, die in Auswertungen standardmäßig berichtet werden.

Berechnung:
167,28 Arbeitsstunden : 167,28 Stunden durchschnittliche Sollarbeitszeit x 1,20 = 1,20 Stellenanteil

Die Bewertung der Arbeitszeit eines Leihmitarbeiters um zusätzliche 20 % (Faktor 1,20) erklärt sich dadurch, dass für einen Leihmitarbeiter keine bezahlten Ausfallzeiten anfallen und die bezahlte Ausfallquote rechnerisch 20 % beträgt.

Bewertung von Aushilfen

Geringfügig Beschäftigte werden entsprechend ihrer Tätigkeit und ihrer vereinbarten Wochenarbeitszeit im Verhältnis zur Regelwochenarbeitszeit angerechnet.

Beispiel:
10 Stunden vertraglich vereinbarte wöchentliche Arbeitszeit

Berechnung:
10 Stunden : 38,50 Stunden = 0,26 VK Stellenanteil

Bewertung, Praktikanten, Auszubildenden, Bundesfreiwilligendienst

Die Bewertung des Stellenanteils oben genannter Berufsgruppen ist nicht bundeseinheitlich geregelt, sondern ergibt sich aus den länderspezifischen Regelungen. So wird dieser Personenkreis teilweise mit einem Stellenanteil von 0,13 VK, bzw 0,20 VK berücksichtigt, oder mit einem Stellenanteil von 0,00 VK in der Berechnung des Ist-Personals berücksichtigt.

So sind beispielsweise im Rahmenvertrag nach § 75 SGB XI in Rheinland Pfalz in § 20, Abs. 14 folgende Anrechnungsgrundlagen nachzulesen:

Altenpflegeschülerinnen und -schüler sind im Verhältnis 1 zu 7 auf die Personalausstattung der Pflegehilfskräfte anzurechnen.

Beispiel:
1 Altenpflegeschüler

Berechnung:
1 : 7 = 0,14 VK je Altenpflegeschüler

Praktikanten, ZDL (damals noch), FSJ werden, sofern sie eine Vergütung von mindestens 250 Euro monatlich erhalten, wertmäßig im Verhältnis zu den kalkulierten Personalkosten einer Pflegehilfskraft der Einrichtung als Hilfskraft angerechnet.

Beispiel:
Kalkulierte jährliche Personalkosten Pflegehilfskraft beispielsweise: 20.000,00 €
Monatsgehalt eines Praktikanten: 500,00 €

Berechnung:
500,00 € x 12 Monate : 20.000,00€ = 0,30 VK

Überstundenentwicklung

Durch Überstunden bzw. Mehrarbeit von Mitarbeitern können kurzfristige Ausfälle anderer Mitarbeiter kompensiert werden. Ein dauernder Aufbau von Überstunden, bzw. ein nicht stattfindender Abbau kann auf eine jedoch falsche Dienstplanung hinweisen bei der Ausfallzeiten nicht berücksichtigt wurden. Der Aufbau von Überstunden stellt nur eine Arbeitszeitleihe von Mitarbeitern dar, dies kann bei Mitarbeitern zu Unzufriedenheit, bzw. Überlastung führen. Der Aufbau von Überstunden kann auch durch zu wenig vorgehaltenes Personal hervorgerufen werden. Dann ist die Einrichtung gehalten mehr Personal vorzuhalten bzw. bei bestehenden Mitarbeitern den Stellenanteil zu erhöhen. Die Kosten für Überstunden werden spätestens am Jahresende in der GuV Rechnung erfasst. Entscheidend ist die konsequente Beobachtung der Entwicklung der Überstunden als Grundlage für Analysen und ggf. einzuleitende Korrekturen.

Mitarbeiteranzahl

Die Mitarbeiteranzahl spielt in Bezug auf die Besetzung von Wochenenddiensten, der Häufigkeit des Einspringens und der Notwendigkeit von Geteilten Diensten wie beschrieben eine entscheidende Rolle. Insofern muss kontinuierlich bereichsbezogen die Entwicklung der Mitarbeiteranzahl (= „Kopfzahl") beobachtet werden.

Eigene Kennzahlen

Selbstverständlich ist häufig auch die Entwicklung von eigenen Kennzahlen angezeigt, um einrichtungsspezifische Sachverhalte abzubilden. Diese Kennzahlen dürfen nicht um ihrer selbst willen entwickelt werden, sondern müssen auch eine entsprechende Aussagekraft haben. Wichtig ist, Kennzahlen immer nach denselben Kriterien zu erarbeiteten, damit die Vergleichbarkeit über unterschiedliche Perioden gewährleistet ist. Der Vollständigkeit halber sei erwähnt, dass blindes Vertrauen in Kennzahlen nicht angezeigt ist, da Kennzahlen auch ihre Grenzen haben. Der Gesamtzusammenhang darf niemals außer Acht gelassen werden.

FAZIT

- Wirtschaftliche Kennzahlen sind unerlässliche Grundlage zur Steuerung eines Unternehmens.
- Personalkennzahlen ermöglichen eine bedarfsgerechte und wirtschaftliche Personaleinsatzplanung.
- Wenn Leihpersonal vorhanden ist, muss es zwingend berücksichtigt werden.
- Die Ermittlung eigener sinnvoller Kennzahlen ermöglicht eine optimierte Personalpolitik.

4.4 Ausfallzeiten in der Einsatzplanung

KAPITELMERKSÄTZE

- Ausfallzeiten werden in planbare und nicht planbare unterschieden.
- Planbare Ausfallzeiten müssen gleichmäßig über das gesamt Jahr verplant werden.

Die Thematik der Ausfallzeiten ist in dem Kap. 1.1, Teil I im Zusammenhang mit der Beschreibung der Brutto- und Netto verfügbaren Arbeitszeiten bereits eingangs dargestellt. Damit Ausfallzeiten geplant und kalkuliert werden können, sollte im Vorfeld die beschriebene Differenzierung der Ausfallzeiten vorgenommen werden. Grundsätzlich werden planbare und nicht planbare Ausfallzeiten unterschieden:

- Planbare Ausfallzeiten sind damit diejenigen Anteile, welche kalkulatorisch mit ca. 20 Prozent veranschlagt werden (siehe Schaubild 1.1.2, Teil I):
  Urlaub,
  Fortbildung,
  absehbare Kur,
  Erziehungsurlaub,
  = insgesamt ca. 12 – 14 Prozent.

- Nicht- bzw. teilplanbare Ausfallzeiten:
  Krankheit = ca. 6 – 8 Prozent (= Fehlzeiten),
  kurzfristiger Urlaub.

Die Aufzählung zeigt, dass die meisten Arten der Ausfallzeiten planbar sind. Die Planung dieser Ausfallzeiten sollte im Interesse der Bewohner und Mitarbeiter weitestgehend berücksichtigt und organisiert werden. Wie bereits beschrieben sollte das Dienstplanbesetzungsprofil auf die Netto-Arbeitszeit abgestimmt sein (Definition der Regelbesetzung siehe Kap. 2.1, Teil II). Planbare Ausfallzeiten müssen entsprechend auf das gesamte Jahr verteilt werden wie im Kap. 4.4, Teil II erklärt wird. Bei konsequenter Umsetzung dieser Planung, führt dies nicht zu den sogenannten „Sommerlücken", d.h. es entsteht kein Personalmangel durch Urlaub der in der Sommerzeit normalerweise vermehrt genommen wird.

Nach Beendigung der Dienstplanperiode müssen die entsprechenden Kennzahlen auf Abweichungen hin geprüft werden (Regelkreissystematik), um ggf. die Planung für die folgenden Dienstplanperioden zu modifizieren.

339

Der Regelkreis der Einsatzplanung • Wipp/Sausen/Lorscheider
© Vincentz Network GmbH & Co. KG Hannover 2011 • ISBN 978-3-86630-184-9

Beispiel:

- Wurden die Urlaubstage (Stunden) entsprechend der Planung geplant?
- Wurden die geplanten Urlaubstage (Stunden) gegeben?
- Wie hoch ist die Krankheitsquote?

Die Auswirkungen fehlender Kalkulation und Kontrolle von Ausfallzeiten ist nicht zu unterschätzen. Nicht geplante Ausfallzeiten führen meistens zu Überstunden und damit möglicherweise in Folge zu einem erhöhten Krankenstand der bisher gesunden Mitarbeiter. In Zeiten enger werdender Personalressourcen ergeben nicht geplante Ausfallzeiten oft eine direkte Kostenbelastung, wenn teures Leihpersonal ergänzend eingesetzt werden muss.

Die Kosten für nicht gegebenen Urlaub bzw. für aufgebaute Überstunden werden spätestens am Jahresende sichtbar, wenn diese Positionen bewertet und hierfür entsprechende Rückstellungen gebucht werden müssen, die die Personalkosten erhöhen. Es ist wichtig, ein Bewusstsein dafür zu entwickeln, dass diese Posten Personalkosten darstellen und es sich um eine **Zeitleihgabe** der Mitarbeiter handelt. Dies bedeutet, dass der Mitarbeiter eine Arbeitsleistung zur Verfügung gestellt hat, die aktuell nicht an den Mitarbeiter ausgezahlt wird. So hat der Mitarbeiter einen Anspruch auf den vertraglich vereinbarten Urlaub, soweit dieser Urlaub nicht gegeben wurde, hat der Mitarbeiter einen Anspruch an das Unternehmen. Dasselbe gilt für Mehrarbeitsstunden. Ein Aufbau, bzw. das Entstehen von Mehrarbeitsstunden über die vertraglich vereinbarte Zeit hinaus, sind Leistungen, die der Mitarbeiter vom Unternehmen einfordern kann.

Ausfallzeiten sind Kennzahlen und müssen wie alle Kennzahlen regelmäßig geprüft werden, damit ein kontinuierlicher Mitarbeitereinsatz gewährleistet ist. Durch Analyse der Kennzahlen können negative Ausschläge dargestellt werden, um anschließend entsprechende Maßnahmen einzuleiten (Plan-Do-Check-Act Zyklus).

FAZIT

- Ausfallzeiten treffen – abgesehen von extremen Ausnahmen – eine Einrichtung dienstplanmäßig nur dann, wenn die von vorne herein kalkulierten Zeiten bei der Personaleinsatzplanung nicht ausreichend berücksichtigt und eingeplant werden.
- Ausfallzeiten stellen einen nicht unerheblichen Kostenfaktor dar.
- Ausfallzeiten sind Kennzahlen und müssen kontinuierlich genau analysiert werden.

Frage an den Juristen

- *Wie ist es möglich, durch Betriebsvereinbarung oder Organisationsanweisung planbare „Fehltage" zu organisieren?*
  Antwort: Bei den planbaren „Fehltagen" steht der Urlaub der Mitarbeiter im Focus der Betrachtung. Existiert ein Betriebsrat, so können mittels einer Betriebsvereinbarung bindende und nachvollziehbare Regelung zur Planung und Gewährung des Urlaubs aufgestellt werden. Besteht kein Betriebsrat und sieht auch ein anwendbarer Tarifvertrag keine entsprechenden Regelungen vor, sollte der Arbeitgeber versuchen, in dem dann eingeschränkt möglichen Rahmen, über eine Dienstanweisung Vorgaben an die Mitarbeiter zur Urlaubsplanung und Urlaubsgewährung zu machen. Zu beachten ist in allen genannten Alternativen, dass das Bundesurlaubsgesetz in weiten Teilen zwingendes Recht ist und von den dortigen Regelungen nicht zum Nachteil der Mitarbeiter abgewichen werden kann.

4.5 Fehlzeiten in der Einsatzplanung

■ Eine bestehende Fehlzeitenproblematik lässt sich nicht über den Dienstplan regeln.

■ Es muss ein betriebliches Fehlzeitenmanagement erarbeitet sein.

■ Fehlzeitenmanagement bedarf der zwingenden Unterstützung der Vorgesetzten.

■ Negieren von Fehlzeiten erhöht eine möglicherweise bereits bestehende Problematik.

Der konstruktive Umgang mit Fehlzeiten in Folge von Krankheiten stellt eine hochbrisante Thematik und gleichzeitig eine der zentralen Führungsaufgaben dar. Dabei geht es zunächst um die einrichtungsinterne Definition von Fehlzeiten in Folge von Krankheiten in Abgrenzung zu anderen Ausfallzeiten (siehe Schaubild 4.5.1), deren detaillierte Erfassung (siehe Schaubild 4.5.2/4.5.3 und Kap. 4.1, Teil II) und Analyse (= Ursachenforschung) und schließlich um abgestufte Reaktionsformen wie z. B. Rückkehrgespräche, Einbezug von Betriebsarzt und MDK, gegebenenfalls Änderungs- und Beendigungskündigungen unter möglicher Beteiligung von Betriebsrat oder MAV etc. Das Negieren dieser hochbrisanten Thematik ermuntert nicht nur zu weiteren Fehlzeiten, sondern zerstört das Engagement derjenigen Mitarbeiter, welche die Fehlzeiten anderer ausgleichen müssen und nicht selten vergeblich auf Maßnahmen seitens der Leitungsebene warten.

Bei einem allgemeinen Rückgang an Fehlzeiten liegen Pflegeeinrichtungen immer noch über dem Durchschnitt anderer Berufsgruppen. Dies verdeutlicht die Notwendigkeit, sich einrichtungsintern konstruktiv dieser Thematik zu stellen. Dabei geht es zum einen darum, die berechtigten krankheitsbedingten Fehlzeiten im Interesse von Bewohnern und Mitarbeitern von denen abzugrenzen, welche zwischendurch als willkommener freier Tag (mit)-genommen werden. Ein einfacher Verweis auf den branchenüblichen hohen Krankenstand mag zwar beruhigen, stellt aber keine Rechtfertigung dafür dar, sich mit diesem Problem nicht auseinanderzusetzen. Die Zunahme der Arbeitsverdichtung aller Berufsgruppen erlaubt nicht im Ansatz einen Laissez-faire-Stil seitens der verantwortlichen Mitarbeiter im Umgang mit dieser extrem wichtigen Führungsaufgabe, sondern erfordert ein klar strukturiertes, transparentes und nachvollziehbares Handeln. Selbstverständlich sind die Mitarbeiterzahlen weitgehend durch die Vertragspartner im stationären Bereich vorgegeben, nicht aber der Anteil an Fehlzeiten in Folge von Krankheit daran und dieser ist erheblich beeinflussbar. Auch, weil sich Einrichtungen beim (gehäuften?) Auftreten von Krankheitsfehlzeiten oft

Der Regelkreis der Einsatzplanung · Wipp/Sausen/Lorscheider
© Vincentz Network GmbH & Co. KG Hannover 2011 · ISBN 978-3-86630-184-9

plakativen Vorwürfen wie mangelnder Führungskompetenz, Mobbing oder schlechtem Betriebsklima ausgesetzt fühlen, sollten sie Fehlzeiten konsequent analysieren und ein betriebliches Fehlzeitenmanagement aufbauen.

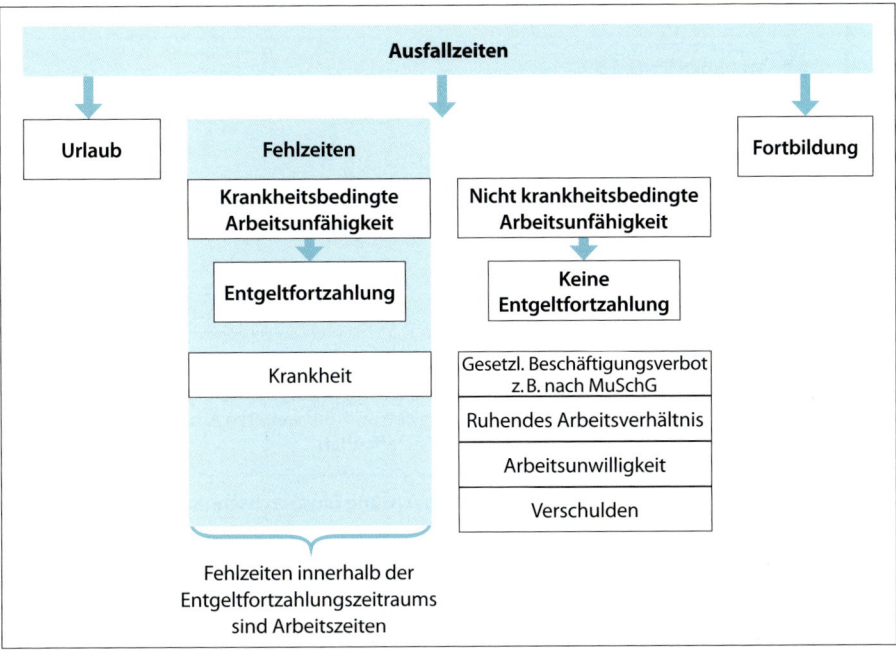

Schaubild 4.5.1: Abgrenzung von Ausfallzeiten zu Fehlzeiten infolge von Krankheit

In der Alltagspraxis vieler Einrichtungen diktiert die Reaktion auf die Fehlzeiten das Handeln. Es geht darum, sich nicht das Handeln durch die Fehlenden aufzwingen lassen, sondern zu handeln bevor es zu weiteren Fehlzeiten kommt.

Die Lösung einer Fehlzeitenproblematik erfolgt nicht über den Dienstplan. Wird ein Mitarbeiter krank und ein anderer springt ein, so löst das zwar die momentane Besetzungslücke in Bezug auf die Kontinuität in der Leistungserbringung für den Bewohner. Dies löst jedoch nicht die Frage nach dem ursächlichen Hintergrund des Fehlens. Besteht die einzige Maßnahme im Umgang mit Fehlzeiten darin, dass diese „Dienstplanlösung" ständig präferiert wird, so ist abzusehen, dass der Krankenstand weiter ansteigen wird. Es muss ein betriebliches Fehlzeitenmanagement installiert sein, welches mit den Mitarbeitern erarbeitet wurde, diesen somit inhaltlich bekannt ist und gleichermaßen kontinuierlich Anwendung findet. Somit besteht keine Gefahr, dass dieses Vorgehen als Mobbing gegen einzelne ausgelegt werden kann oder manche Vorgehensweisen großer Diskounter als „Fehlzeitenmanagement" missverstanden werden.

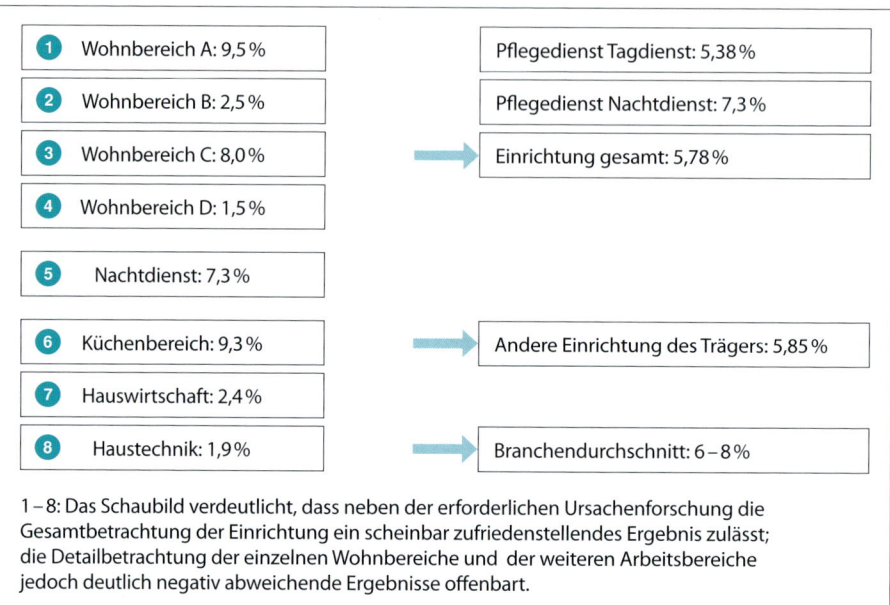

1–8: Das Schaubild verdeutlicht, dass neben der erforderlichen Ursachenforschung die Gesamtbetrachtung der Einrichtung ein scheinbar zufriedenstellendes Ergebnis zulässt; die Detailbetrachtung der einzelnen Wohnbereiche und der weiteren Arbeitsbereiche jedoch deutlich negativ abweichende Ergebnisse offenbart.

Schaubild 4.5.2: Differenzierte Fehlzeitenbetrachtung (im Durchschnitt von 12 Monaten)

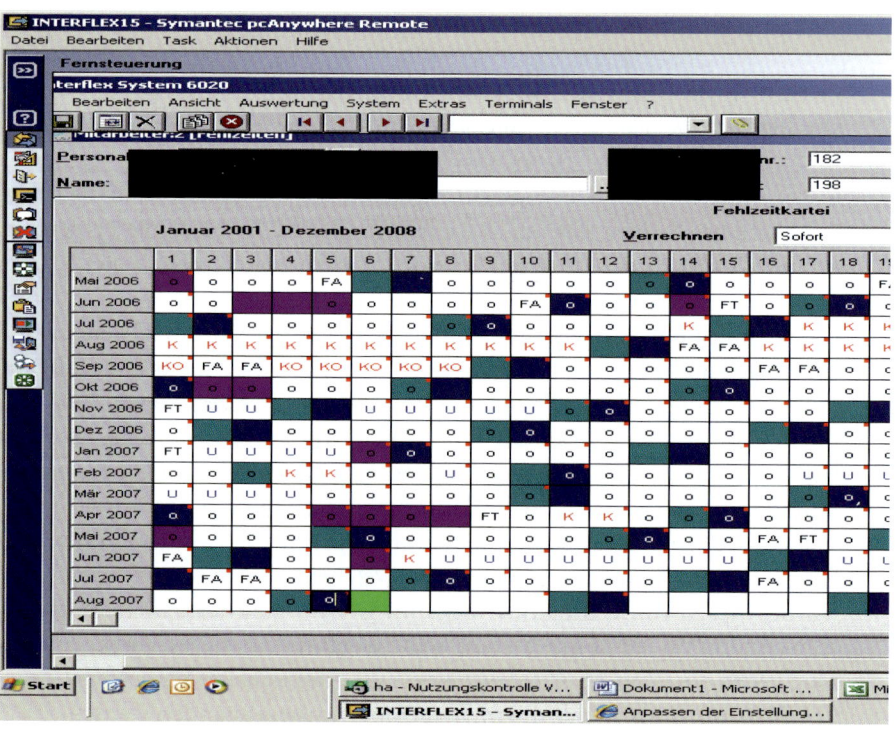

Schaubild 4.5.3: Kalendarischer Verlauf einer Fehlzeitenentwicklung über die letzten 24 Monate

Aufgrund der Komplexität der Thematik kann diese hier nicht in allen einzelnen Punkten besprochen werden, weil das den Rahmen erheblich sprengen würde. Gleichwohl kann aber nicht über Dienst- und Einsatzplanung gesprochen werden ohne dieses Thema aufzugreifen; gerade „Neulinge" in der Dienstplaner-stellung fühlen sich oft hilflos gegenüber dem Verhalten mancher Mitarbeiter in Bezug auf Fehlzeiten in Folge von „Krankheit". Inhaltlich sei hier u.a. auf weiterführende Fachliteratur bei Vincentz Network verwiesen. „Fehlzeiten kon-struktiv managen – und wer springt morgen ein?". Dort ist vom Aufbau eines Betrieblichen Fehlzeitenmanagements über dessen mögliche Inhalte bis hin zu den komplexen rechtlichen Fragestellungen die Vorgehensweise neben vielen vorformulierten Schriftsätzen detailliert nachzulesen.

Betriebliches Fehlzeitenmanagement sollte folgende Aspekte berücksichtigen:
- Klare Regelungen zum Verhalten beim Auftreten von Krankheit,
- klare Regelungen zum Umgang mit Arbeitsunfähigkeitsbescheinigungen,
- detaillierte innerbetriebliche Erfassung von Fehlzeiten,
- interne Analyse zu den Ursachen und Hintergründen von Fehlzeiten,
- Regelungen zu Rückkehrgesprächen,
- betriebliches Eingliederungsmanagement § 84 SGB IX in Abgrenzung zu der
- stufenweisen Wiedereingliederung nach § 75 SGB V.

Die Praxis belegt anhand vieler Beispiele, dass eindeutige Regelungen und deren konsequente Anwendung/Umsetzung nachhaltig Fehlzeiten senken – Fehlen darf nicht einfach sein. Die Betonung liegt hierbei auf dem Wort konsequent. Etwas zu beginnen und dann wieder schleifen zu lassen, stellt die Ernsthaftig-keit des gewählten Vorgehens in Frage. Deswegen ist entscheidend, dass ein Betriebliches Fehlzeitenmanagement Maßnahmen enthält, die auch realistisch umzusetzen sind (= zeitlich und personell) und dann auch in aller Konsequenz eingehalten werden. Fehlzeitenmanagement muss u.a. zum Ziel haben, dass sich für Mitarbeiter, die krank sind, Möglichkeiten und Lösungen finden, die Ihnen helfen, sich wieder in die Arbeit einzufinden bzw. die Krankheit auskurieren zu können. Es muss aber auch gleichermaßen deutlich machen, dass diejenigen Mitarbeiter, welche letztlich auf Kosten ihrer Kollegen immer wieder fehlen, keine Toleranz in diesem Verhalten erleben.

Die Verbindung von Maßnahmen aus einem Betrieblichen Fehlzeitenman-agement mit den notwendigen Korrekturen/Anpassungen beim Auftreten von Fehlzeiten über den Dienstplan ist die entscheidende Kombination. Die Berück-sichtigung der in Kap. 1.1, Teil I/Schaubild 1.1.2, Teil I beschrieben Arbeitszeitres-source von 6 – 8 Prozent als durchschnittliche kalkulatorische Ausfallzeit für Krankheit bei der Dienstplanung, gibt zwar eine gewisse planerische Sicherheit; ausschließlich darauf zu bauen, reicht jedoch nicht aus.

Teil II Der Regelkreis der Einsatzplanung

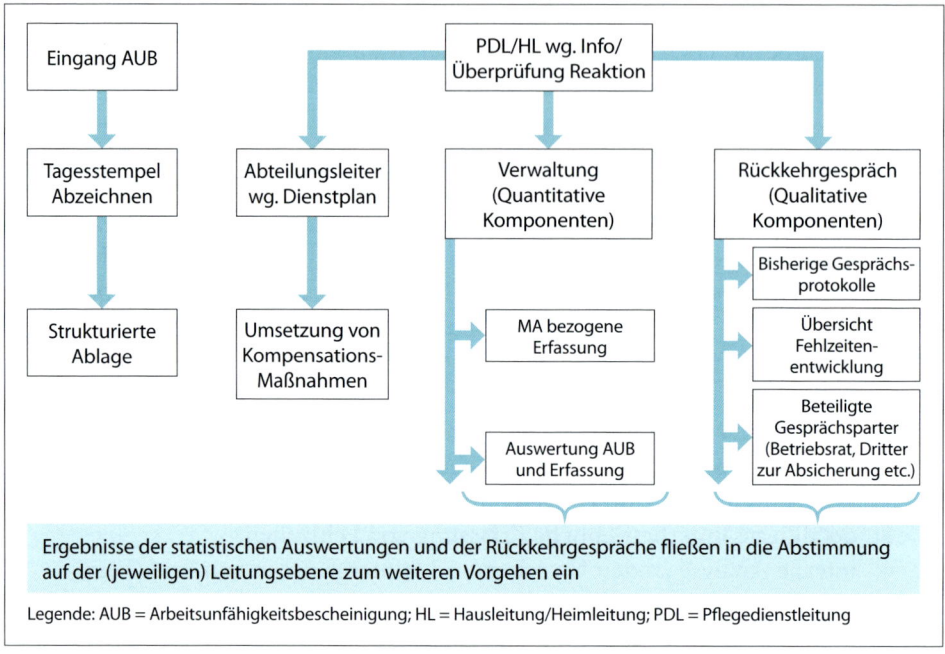

Schaubild 4.5.4: Prozessverlauf Eingang AUB bis Einbindung in Rückkehrgespräch

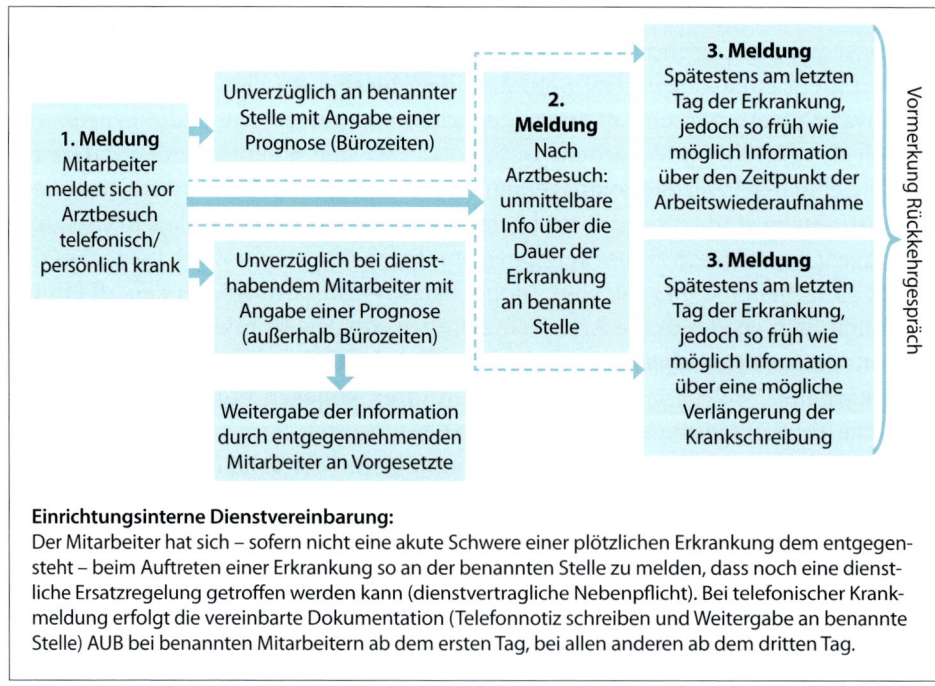

Einrichtungsinterne Dienstvereinbarung:
Der Mitarbeiter hat sich – sofern nicht eine akute Schwere einer plötzlichen Erkrankung dem entgegensteht – beim Auftreten einer Erkrankung so an der benannten Stelle zu melden, dass noch eine dienstliche Ersatzregelung getroffen werden kann (dienstvertragliche Nebenpflicht). Bei telefonischer Krankmeldung erfolgt die vereinbarte Dokumentation (Telefonnotiz schreiben und Weitergabe an benannte Stelle) AUB bei benannten Mitarbeitern ab dem ersten Tag, bei allen anderen ab dem dritten Tag.

Schaubild 4.5.5: Prozessverlauf Krankmeldung bis Rückkehrgespräch

TEIL III

Anlagen

Übersicht Schaubilder und Tabellen

Begriffe und Erklärungen

Entscheidungssammlung

Arbeitsrechtliche Muster

– Betriebsvereinbarung über die Grundsätze und das Verfahren zur Erstellung und Änderung von Dienstplänen

– Rahmenbetriebsvereinbarung zur Urlaubsplanung und Urlaubsgewährung

– Muster Anstellungsvertrag (auszugsweise)

Literaturtipps

Abkürzungen

Die Autoren

Übersicht Schaubilder und Tabellen

Der Regelkreis der Einsatzplanung • Wipp/Sausen/Lorscheider
© Vincentz Network GmbH & Co. KG Hannover 2011 • ISBN 978-3-86630-184-9

Teil	Kap.	Abb. Nr.	Titel	Seite
II	4.1.	4.1.1.	Dienstplanauswertung mit Erläuterungsziffern	305
II	4.1.	4.1.2.	Dienstplanauswertung – ausgefülltes Beispiel	320
II	4.2.	4.2.1.	Übersicht gesetzlicher und vertraglicher Vorgaben zur Dienstplangestaltung	323 f
II	4.2.	4.2.2.	Spannungsfeld Dienstplangestaltung	327
II	4.5.	4.5.1.	Abgrenzung von Ausfallzeiten zu Fehlzeiten infolge von Krankheit	343
II	4.5.	4.5.2.	Differenzierte Fehlzeitenbetrachtung (im Durchschnitt von 12 Monaten)	344
II	4.5.	4.5.3.	Kalendarischer Verlauf einer Fehlzeitenentwicklung über die letzten 24 Monate	344
II	4.5.	4.5.4.	Prozessverlauf Eingang AUB bis Einbindung in Rückkehrgespräch	346
II	4.5.	4.5.5.	Prozessverlauf Krankmeldung bis Rückkehrgespräch	346

Begriffe und Erklärungen

Begriff	Erklärung
Belegungstage	Anwesenheitstage aller Bewohner in einem definierten Zeitraum
Betriebsrat (Mitarbeiter-vertretung)	Gewählte Interessenvertretung der Mitarbeiterschaft eines Betriebes mit gesetzlichen Mitbestimmungs-, Beratungs- oder Informationsrechten in bestimmten betrieblichen Angelegen-heiten. In kirchlichen Einrichtungen heißen die Interessenvertre-tungen der Mitarbeiter „Mitarbeitervertretung", in öffentlichen Einrichtungen „Personalvertretung". In kirchlichen Einrichtungen sind die Rechte der Mitarbeitervertretung im Vergleich zu den Betriebsräten eingeschränkt.
Betriebsvereinbarung	Die Betriebsvereinbarung ist ein Vertrag zwischen Arbeitgeber und Betriebsrat als Vertreter der Belegschaft. Sie regelt in erster Linie mitbestimmungspflichtige Angelegenheiten.
Bewohnerstruktur	Unterscheidung: Quantitativ nach Pflegestufen Unterscheidung: Qualitativ nach Hilfebedarf
Bezugspflege	Definition „personelle Kontinuität" nach „MDK Anleitung" 2009; Seite 198; Pkt. 18.4
Bruttopflegezeit	Zeiten der direkten und indirekten Pflege
Dienstanweisung	Ausübung des Weisungsrechts des Arbeitgebers durch Formu-lierung einer (in der Regel schriftlichen) Anweisung an den/die Arbeitnehmer.
Direkte Pflege	Tätigkeiten, welche unmittelbar mit oder am Bewohner ausgeführt werden.
Einfache Arbeitsplatz-methode	Die sog. Einfache Arbeitsplatzmethode dient dazu, den Personalbedarf für ein vom Stundeneinsatz her definiertes Tätigkeitsgebiet zu ermitteln.
Feiertag	Es werden „gesetzliche" und „sonstige" Feiertage unterschieden. Als gesetzliche Feiertage gelten nur die durch Gesetz bestimmten Feiertage.
Gesamtarbeitszeit = Brutto-Arbeitszeit	Umfasst die Brutto-Arbeitszeit einschließlich Urlaub, Krankheit, Fortbildung
H.I.L.DE	Heidelberger Instrument zur Erfassung der Lebensqualität demenzkranker Menschen
Indirekte Pflege	Tätigkeiten, welche nicht direkt am oder mit dem Bewohner ausgeführt werden.
Mehrarbeit	Überschreitung der nach dem Arbeitszeitgesetz zulässigen regel-mäßigen täglichen Höchstarbeitszeit. „Mehrarbeit" wird oft auch synonym für „Überstunden" verwendet.
Mindestbesetzung	Besetzung unterhalb der Regelbesetzung
Minusstunden	Negative Differenz zwischen Soll-Arbeitszeit und Ist-Arbeitszeit in einem Referenzzeitraum.

351

Begriff	Erklärung
Netto-Arbeitszeit	Brutto-Arbeitszeit minus der Anteile von Urlaub, Krankheit und Fortbildung ohne Pausen
Pflegeschlüssel/ Personalschlüssel	Beide Begrifflichkeiten werden synonym verwendet und beschreiben das Verhältnis von Mitarbeiter zu Bewohner z.B. 1 zu 2,34 Der Pflegeschlüssel besagt, auf wie viele Pflegebedürftige eine Vollzeitkraft kommt. Teilzeitkräfte werden immer in Vollzeitkräfte umgerechnet. Ein Pflegeschlüssel von 1 zu 2,34 besagt, dass für 2,34 Pflegebedürftige eine Vollzeitkraft eingesetzt werden muss. Damit müssen 24 Stunden und 7 Tage in der Woche abgedeckt werden.
PLAISIR	Verfahren zur Personalbedarfsermittlung; KDA 1999 – 2002; PLAISIR ist ein in Kanada entwickeltes Pflegebedarfs- und Personalbemessungsverfahren. PLAISIR = „Planification Informatisee des Soins Infirmiers Requis"
Plusstunden	Positive Differenz zwischen Soll-Arbeitszeit und Ist-Arbeitszeit in einem Referenzzeitraum.
RAI	Verfahren zur Personalbedarfsermittlung; Resident Assessment Instrument
Regelbesetzung	Die Regelbesetzung im Dienstplan errechnet sich aus der gesamten wöchentlich verfügbaren Arbeitszeit aller Mitarbeiter des Arbeitsbereichs. Diese wird dienstplanmäßig verteilt auf die einzelnen Wochentage.
Tarifvertrag	Ein Vertrag zwischen Tarifvertragsparteien zur Regelung von Arbeits- und Wirtschaftsbedingungen. Tarifvertragsparteien können Gewerkschaften, einzelne Arbeitgeber sowie Vereinigungen von Arbeitgebern sein. Die (quasi) Tarifvertragswerke im Bereich der Kirchen nennen sich „Allgemeine Vertragsbedingungen – AVR"
Überbesetzung	Besetzung der Dienste oberhalb der Regelbesetzung
Überstunden	Überschreitung der regelmäßigen Arbeitszeit in einem Referenzzeitraum. Oft auch als „Mehrarbeit" bezeichnet.
Wohnbereich	Räumliche Zusammenfassung einer Pflegeeinheit
Zusätzliche Betreuungskräfte/87 b SGB XI	Mitarbeiter, welche nach dem Pflege-Weiterentwicklungsgesetz aus 2008 für den in § 87 b SGB XI definierten Bewohnerkreis unter Bezugnahme auf die Kriterien nach § 45 a SGB XI zur Verfügung stehen und nicht auf den Pflegeschlüssel angerechnet werden.

Entscheidungssammlung

In dieser Entscheidungssammlung finden Sie für die Dienstplangestaltung wichtige Urteile und gerichtliche Beschlüsse. Die Kernaussagen der Entscheidungen sind zusammengefasst dargestellt. Die Sortierung erfolgte nach dem jeweiligen Entscheidungsdatum.

Bundesarbeitsgericht – Urteil vom 22.02.1973 (5 AZR 461/72)
Eintritt der Arbeitsunfähigkeit während des Dienstes.
Tritt eine Erkrankung des Arbeitnehmers erst nach Aufnahme des Dienstes ein, so wird dieser Tag als gearbeitet gezählt. Der rechnerisch erste Krankheitstag ist erst der folgende Tag. Als Krankheitstag zählt mithin nur der Tag, an dem die Arbeit aufgrund der Erkrankung nicht aufgenommen wurde.

Bundesarbeitsgericht – Urteil vom 27.02.1981 (2 AZR 86/79)
Verpflichtung zur Leistung von Überstundenarbeit.
Eine Verpflichtung zur Leistung von Überstunden oder Mehrarbeit ergibt sich in der Regel nur aufgrund Tarifvertrag, Betriebsvereinbarung oder Arbeitsvertrag. Darüber hinaus ist der Arbeitgeber ausnahmsweise, in besonderen Situationen, insbesondere in Notfällen gehalten, Überstunden zu leisten. Die Gefährdung der termingerechten Abwicklung von Arbeiten mit daraus resultierenden Rechtsfolgen für den Arbeitgeber stellt eine besondere Situation dar, der der Arbeitnehmer sich dann nicht verschließen darf, wenn der Arbeitgeber die Situation nicht schuldhaft herbeigeführt und der Arbeitnehmer bisher anstandslos Überstunden geleistet hat.

Bundesarbeitsgericht – Urteil vom 14.01.1992 (9 AZR 148/91)
Zur Berechnung der Anzahl der Urlaubstage bei unregelmäßiger Verteilung der Arbeitstage. Keine Mitbestimmung des Betriebsrates bei der konkreten Berechnung der Urlaubsdauer.
Ein nach Werktagen bemessener Urlaubsanspruch eines Arbeitnehmers ist in Arbeitstage umzurechnen, wenn die Arbeitszeit des Arbeitnehmers nicht auf alle Werktage einer Woche verteilt ist. Eine Umrechnung ist erforderlich, da der in Werktagen ausdrückte Urlaubsanspruch der konkreten Arbeitsverpflichtung des Arbeitnehmers anzupassen ist. Der Urlaubsanspruch hat der ihr nach Arbeitstagen obliegenden Arbeitspflicht verhältnismäßig zu entsprechen. Der Arbeitnehmer kann nur an Arbeitstagen von seiner Arbeitsverpflichtung freigestellt werden. Ist ein Arbeitnehmer an bestimmten Werktagen zu keiner Arbeitsleistung verpflichtet, kann eine Arbeitsbefreiung an diesen Werktagen nicht erfolgen. Die

Der Regelkreis der Einsatzplanung · Wipp/Sausen/Lorscheider
© Vincentz Network GmbH & Co. KG Hannover 2011 · ISBN 978-3-86630-184-9

Dauer des Urlaubsanspruchs unterliegt gesetzlicher, tariflicher und/oder arbeits-vertraglicher Regelung und ist dem Mitbestimmungsrecht des Betriebsrates nicht unterworfen. Die konkrete Berechnung der Urlaubsdauer ist nicht als allgemeiner Urlaubsgrundsatz im Sinne von § 87 Abs.1 Nr. 5 Betriebsverfassungsgesetz (BetrVG) zu verstehen. Urlaubsgrundsätze im Sinne von § 87 Abs.1 Nr. 5 BetrVG betreffen nur die kollektive Umsetzung des Urlaubs auf das Urlaubsjahr, z.B. nach sozialen Kriterien, festzulegenden Richtlinien für die urlaubsmäßige Behandlung bestimmter Personengruppen in der Belegschaft oder die vom Arbeitgeber bei der Urlaubsgewährung zu berücksichtigenden Verfahren zur Urlaubsverteilung.

Bundesarbeitsgericht – Urteil vom 22.01.1998 (2 ABR 19/97)

Kein Recht zur Selbstbeurlaubung.

Ein Recht des Arbeitnehmers, sich selbst zu beurlauben, ist grundsätzlich abzu-lehnen. Der Arbeitnehmer, der eigenmächtig einen vom Arbeitgeber nicht geneh-migten Urlaub antritt, verstößt in erheblichem Maße gegen seine vertraglichen Pflichten. Dieser Pflichtverstoß setzt sich mit jedem weiteren Urlaubstag fort. Je länger die „Selbstbeurlaubung" dauert, desto gewichtiger ist das Fehlverhalten des Arbeitnehmers. Ein solches Verhalten ist an sich geeignet, einen wichtigen Grund zur fristlosen Kündigung darzustellen. Der Arbeitnehmer, der sich selbst beurlaubt, verletzt nicht eine bloße Nebenpflicht aus dem Arbeitsverhältnis, er verletzt vielmehr die Hauptpflicht zur Arbeitsleistung, von der er mangels einer Urlaubsbewilligung durch den Arbeitgeber nicht wirksam entbunden ist.

Bundesarbeitsgericht – Urteil vom 11.02.1998 (5 AZR 472/97)

Einteilung zu Nachtschichten kraft Direktionsrechts.

Der Arbeitgeber kann kraft seines Direktionsrechts die Anzahl der in Folge zu leistenden Nachschichten festlegen, soweit durch Arbeitsvertrag, Betriebsverein-barung oder Tarifvertrag keine Regelung getroffen ist. Es gibt keine gesicherten arbeitsmedizinischen Erkenntnisse darüber, ob eine kurze oder längere Schicht-folge die Gesundheit der Arbeitnehmer stärker beeinträchtigt. Dennoch hat der Arbeitgeber gemäß § 6 Abs.1 Arbeitszeitgesetz (ArbZG) die Arbeitszeit der Nacht- und Schichtarbeitnehmer nach den gesicherten arbeitswissenschaftlichen Erkenntnissen über die menschengerechte Gestaltung der Arbeit festzulegen. Ein Arbeitnehmer, der über einen längeren Zeitraum eine bestimmte Anzahl von Nachtdiensten in Folge zu leisten hatte und stets in derselben Weise ein-gesetzt wurde, kann nicht verlangen, auch zukünftig nur wie bisher eingesetzt zu werden. Eine Konkretisierung des Arbeitsvertrags, also einer Änderung der ursprünglich vereinbarten Rechte und Pflichten aus dem Arbeitsvertrag hin zu einem einseitig nicht veränderbaren Vertragsinhalt tritt nicht alleine dadurch ein, dass der Arbeitnehmer längere Zeit in derselben Weise eingesetzt wurde.

Bundesarbeitsgericht – Urteil vom 08.09.1998 (9 AZR 161/97)

Zur Berechnung des Urlaubsanspruchs bei unregelmäßiger Verteilung der Arbeitszeit auf die Wochentage.

Ist die vertragliche Bemessung der Anzahl der im Kalenderjahr dem Arbeitnehmer zustehenden Urlaubstage auf Basis einer 5-Tage-Woche erfolgt, so erhöht oder vermindert sich bei einer abweichenden Verteilung der tatsächlichen Arbeitstage auf die Kalenderwochen die Anzahl der Urlaubstage je nach dem, ob die regelmäßige Arbeitszeit des Arbeitnehmers auf mehr oder weniger Tage der Kalenderwoche verteilt worden ist.

Bundesarbeitsgericht – Urteil vom 20.06.2000 (9 AZR 405/99)

Ein vertraglich geregeltes Recht des Arbeitgebers zum Rückruf des Arbeitnehmers aus dem Urlaub ist rechtsunwirksam.

Hat der Arbeitgeber den Arbeitnehmer zur Erfüllung des Anspruchs auf Erholungsurlaub freigestellt, kann er den Arbeitnehmer nicht aufgrund einer vertraglichen Vereinbarung aus dem Urlaub zurückrufen. Eine Vereinbarung, in der sich der Arbeitnehmer verpflichtet, den Urlaub auf Aufforderung des Arbeitgebers abzubrechen und die Arbeit wieder aufzunehmen, verstößt gegen § 13 Abs. 1 Bundesurlaubsgesetz (BUrlG). Eine solche Vereinbarung ist rechtsunwirksam.

Bundesarbeitsgericht – Urteil vom 19.09.2000 (9 AZR 504/99)

Zur Festlegung des Urlaubs durch Erklärung des Arbeitgebers.

Äußert der Arbeitnehmer keine abweichenden Urlaubswünsche gegen die einseitige Festlegung des Urlaubs durch den Arbeitgeber und bleibt der Arbeitnehmer hiernach im festgesetzten Zeitraum der Arbeit fern, so ist der Urlaubsanspruch des Arbeitsnehmers ordnungsgemäß erfüllt.

Bundesarbeitsgericht – Urteil vom 11.10.2000 (5 AZR 122/99)

Waschen und Umkleiden sind keine vergütungspflichtige Arbeitzeit.

Waschen und Umkleiden sind in der Regel, sofern nichts anderes vereinbart ist, keine Hauptleistungspflicht des Arbeitnehmers, für die der Arbeitgeber nach § 611 Bürgerliches Gesetzbuch (BGB) eine Vergütung zu gewähren hätte. Werden Waschen und Umkleiden als Tätigkeiten vom Arbeitnehmer verlangt, kann es sich zwar um Dienstleistungen nach § 612 Abs. 1 BGB handeln, diese sind regelmäßig aber nicht nur gegen eine Vergütung zu erwarten.

Bundesarbeitsgericht – Urteil vom 16.11.2000 (6 AZR 338/99)

Zur Berücksichtigung von Wochenfeiertagen bei Schichtarbeit.

Die regelmäßige wöchentliche Arbeitszeit eines im Schichtdienst beschäftigten Arbeitnehmers verringert sich nicht um die um einen Wochenfeiertag entfallenden Arbeitsstunden, wenn der Wochenfeiertag für die Arbeitnehmer nach dem Dienstplan arbeitsfrei ist. Die nach § 2 Abs.1 Entgeltfortzahlungsgesetz (EntgeltFG) vom Arbeitgeber an den Arbeitnehmer zu zahlende Vergütung für Arbeitszeit, die infolge eines gesetzlichen Feiertags ausfällt, setzt voraus, dass die Arbeitszeit ausschließlich infolge des gesetzlichen Feiertages ausgefallen ist. Der Feiertag muss die alleinige Ursache für den Ausfall der Arbeitszeit sein. Fällt die Arbeit an dem gesetzlichen Feiertag (auch) aus anderen Gründen aus, ist der erforderliche Kausalzusammenhang nicht mehr gegeben, so dass die Zahlungspflicht des Arbeitgebers nach § 2 EntgeltFG entfällt. So verhält es sich bei der dienstplanmäßigen Freistellung des Arbeitnehmers an einem Feiertag.

Bundesarbeitsgericht – Urteil vom 13.12.2000 (5 AZR 334/99)

Zum Ausgleich eines negativen Arbeitszeitkontos bei Beendigung des Arbeitsverhältnisses.

Bei einem negativen Zeitguthaben des Arbeitnehmers auf einem Arbeitszeitkonto handelt es sich der Sache nach um einen Lohn- oder Gehaltsvorschuss des Arbeitgebers. Eine Zahlung durch den Arbeitgeber ist dann ein Vorschuss, wenn sich beide Seiten bei der Auszahlung darüber einig waren, dass es sich um eine Vorwegleistung handelt, die bei Fälligkeit der Forderung verrechnet wird. Besteht eine Vereinbarung darüber, dass das Arbeitszeitkonto spätestens mit Beendigung des Arbeitsverhältnisses entweder durch zusätzliche Arbeitsleistung oder aber Zahlung auszugleichen ist und gelingt es nicht mehr, ein negatives Zeitguthaben durch entsprechende Mehrarbeit auszugleichen, so hat der Arbeitnehmer diesen Negativsaldo finanziell auszugleichen. Der Arbeitnehmer kann in diesem Fall nicht davon ausgehen, der Arbeitgeber wolle auf eine finanzielle Erstattung verzichten, wenn der Ausgleich eines negativen Zeitguthabens durch Mehrarbeit nicht mehr möglich ist. Besteht keine arbeitsvertragliche Absprache darüber, wie mit einem negativen Zeitguthaben bei Beendigung des Arbeitsverhältnisses zu verfahren ist, gilt: Kann alleine der Arbeitnehmer darüber entscheiden, ob und in welchem Umfang das negative Guthaben entsteht, hat er es im Falle der Vertragsbeendigung bei nicht rechtzeitigem Zeitausgleich finanziell auszugleichen. Dazu darf der Arbeitgeber eine Verrechnung mit Vergütungsansprüchen vornehmen. Im Übrigen unterliegt die Ermöglichung eines negativen Zeitguthabens gemäß § 87 Abs.1 Nr. 3 Betriebsverfassungsgesetz (BetrVG) der Mitbestimmung des Betriebsrats.

Bundesarbeitsgericht – Urteil vom 24.01.2001 (4 AZR 538/99)

Zum Feiertagslohn bei flexibler Arbeitszeitregelung.

Nach § 2 Abs.1 Entgeltfortzahlungsgesetz (EntgeltFG) hat der Arbeitgeber dem Arbeitnehmer den Verdienst für die Arbeitszeit zu zahlen, die „infolge eines gesetzlichen Feiertages ausfällt". Ein Anspruch des Arbeitnehmers auf Feiertagsbezahlung nach dem EntgeltFG besteht hiernach nur dann, wenn der Feiertag die alleinige Ursache für den Arbeitsausfall gewesen ist. Wird ein Arbeitnehmer nach einem im Voraus bestimmten Arbeitsplan an einem bestimmten Wochentag von der Arbeit freigestellt, so ist seine Arbeitszeit an einem Wochenfeiertag, der nach Arbeitsplan arbeitsfrei ist, nicht infolge des Feiertages ausgefallen. Ein Anspruch auf Zahlung von Feiertagsvergütung nach dem EntgeltFG besteht dann nicht.

Bundesarbeitsgericht – Urteil vom 12.12.2001 (5 AZR 294/00)

Zum Ersatzruhetag für Wochenfeiertage.

Werden Arbeitnehmer an einem auf einen Werktag fallenden Feiertag beschäftigt, müssen sie gemäß § 11 Abs.3 Satz 2 Arbeitszeitgesetz (ArbZG) einen Ersatzruhetag haben, der innerhalb eines dem Beschäftigungstag einschließenden Zeitraums von 8 Wochen zu gewähren ist. Nach dem Wortlaut der Vorschrift kommt als Ersatzruhetag jeder Werktag, also auch ein ohnehin arbeitsfreier Samstag oder ein schichtplanmäßiger arbeitsfreier Werktag, in Betracht. Der Ersatzruhetag kann „gewährt" werden, ohne dass der Arbeitgeber ihn ausdrücklich als Ersatzruhetag im Schichtplan bezeichnen muss. Ohne ausdrücklich anders lautende Vereinbarung kann der Arbeitnehmer eine bezahlte Freistellung als Ausgleich für die Arbeit an Wochenfeiertagen nicht verlangen.

Bundesarbeitsgericht – Urteil vom 13.02.2002 (AZR 470/00)

Zur Erkrankung des Arbeitnehmers in flexiblen Arbeitszeitsystemen.

Eine betriebliche oder vertragliche Regelung zur flexiblen Verteilung der Arbeitszeit, nach der die sich in der Phase verkürzter Arbeitszeiten ergebende Zeitschuld nur durch tatsächliche Arbeitsleistung, nicht aber bei krankheitsbedingter Arbeitsunfähigkeit in der Phase verlängerter Arbeitszeiten ausgeglichen wird, verstößt gegen das Lohnausfallprinzip des § 4 Abs.1 des Entgeltfortzahlungsgesetz (EntgeltFG). Für die Entgeltfortzahlung kommt es auf die tatsächlich ausgefallene Arbeitszeit an. § 12 EntgeltFG verbietet, die wegen krankheitsbedingter Arbeitsunfähigkeit ausgefallene Arbeit teilweise ohne weiteres Entgelt nacharbeiten zu lassen.

Landesarbeitsgericht Köln – Urteil vom 17.04.2002 (7 Sa 462/01)

Außerordentliche Kündigung wegen angedrohter Krankmeldung

Droht der Arbeitnehmer zu einem Zeitpunkt, zu dem er unstreitig nicht krank ist, seine Krankmeldung für den Fall an, daß ihm an einem bestimmten Folgetag nicht die gewünschte Arbeitsfreistellung gewährt wird, so kommt ein solches Verhalten als "wichtiger Grund" für eine außerordentliche Kündigung in Betracht. Dies gilt erst recht, wenn der Arbeitnehmer trotz entsprechender Abmahnung seine Androhung wahr macht.

Der Beweiswert einer dann vorgelegten Arbeitsunfähigkeitsbescheinigung ist erschüttert. Er kann allenfalls dadurch wiederhergestellt werden, daß der Arbeitnehmer objektive Tatsachen vorträgt, die geeignet sind, den Verdacht einer Täuschung des krankschreibenden Arztes zu beseitigen.

Landesarbeitsgericht Hamm – Beschluss vom 12.07.2002 (10 Ta BV 150/01)

Zum Mitbestimmungsrecht des Betriebsrates bei Versetzungen.

Die Umsetzung mehrerer Pflegekräfte in einem Seniorenheim von einem Wohnbereich in einen anderen Wohnbereich mit einer Zeitdauer von jeweils bis zu einem Monat zur Abdeckung eines längerfristigen, einen Monat überschreitenden Personalbedarfs, stellt regelmäßig keine Versetzung im Sinne des § 95 Abs.3 BetrVG (Betriebsverfassungsgesetz) dar. Versetzung im Sinne des § 95 Abs.3 Satz 1 BetrVG ist die Zuweisung eines anderen Arbeitsbereichs, die voraussichtlich die Dauer von einem Monat überschreitet oder mit einer erheblichen Änderung der Umstände verbunden ist, unter denen die Arbeit zu leisten ist. Die Umstände der Arbeitsleistung ändern sich dadurch, dass die von der Umsetzung betroffene Pflegekraft nach der Umsetzung andere Bewohner zu betreuen und sich auf diese einzustellen hat. Eine mitbestimmungspflichtige Versetzung ist jedoch erst dann gegeben, wenn die Umsetzung die Zeitdauer von einem Monat überschreitet.

Bundesarbeitsgericht – Urteil vom 05.09.2002 (9 AZR 244/01)

Zur Berechnung des Urlaubs bei Teilzeitkräften mit Jahresarbeitszeit.

Beträgt der Urlaub bei einer regelmäßig auf fünf Arbeitstage verteilten Arbeitszeit 30 Arbeitstage, ist für die Umrechnung des Urlaubs eines Teilzeitbeschäftigten, der mit dem Arbeitgeber eine Jahresarbeitszeit vereinbart hat, auf die im Kalenderjahr möglichen Arbeitstage abzustellen. Der Urlaub des Teilzeitbeschäftigten verringert sich entsprechend. Wird die Arbeitszeit des Teilzeitbeschäftigten in einem Zeitkonto erfasst, sind sämtliche aufgrund des gesetzlichen Urlaubs ausfallenden Arbeitsstunden als „Ist-Arbeitzeit" anzusetzen. Änderungen der Verteilung der Arbeitszeit innerhalb des jeweiligen Bezugszeitraums sind zu berücksichtigen. Unter Umständen muss daher die Urlaubsdauer mehrfach berechnet werden. Der Urlaubsanspruch ist auf die vollständige Befreiung von der Arbeitspflicht in Arbeitstagen und nicht auf eine stundenweise Befreiung von der Arbeit gerichtet.

Landesarbeitgericht Rheinland-Pfalz – Urteil vom 09.10.2002 (9 Sa 654/02)

In der Gehaltsabrechnung angegebene Urlaubstage stellen kein Schuldanerkenntnis des Arbeitgebers dar.

Eine Gehaltsabrechnung enthält grundsätzlich kein Schuldanerkenntnis. Ein in einer Lohnabrechnung ausgewiesener „Resturlaub" stellt keine Bestätigung eines entsprechenden Resturlaubsanspruchs des Arbeitnehmers im Sinne eines Schuldanerkenntnisses des Arbeitgebers dar. In aller Regel teilt der Arbeitgeber in der Lohnabrechnung dem Arbeitnehmer nur die Höhe des Lohns und sonstige Ansprüche, wie z.B. des Urlaubsanspruchs mit. Die Lohnabrechnung hat nicht den Zweck, streitig gewordene Ansprüche endgültig festzulegen. Der Lohnabrechnung kann somit regelmäßig nicht entnommen werden, dass der Arbeitgeber die Zahl der angegebenen Urlaubstage auch dann gewähren will, wenn er diesen Urlaub nach Gesetz, Tarifvertrag oder Arbeitsvertrag nicht schuldet.

Bundesarbeitsgericht – Urteil vom 05.11.2002 (9 AZR 470/01)

Zur Berechnung der Urlaubsdauer bei unregelmäßiger Verteilung der Arbeitstage je Woche.

Urlaub ist die Zeit, an der der Arbeitnehmer von seiner Arbeitsleistung unter Fortzahlung der Bezüge freizustellen ist. Damit sind alle Kalendertage, an denen der Arbeitnehmer an sich arbeiten müsste, in die Berechnung einzubeziehen. Das ist unabhängig davon, welcher Wochentag betroffen ist. Das gilt auch dann, wenn die Arbeitsleistung an sich an einem Sonntag oder an einem gesetzlichen Feiertag zu erbringen wäre. Unterscheidet sich die Arbeitszeitregelung von einer regelmäßigen Arbeitszeit innerhalb einer Woche, kann eine Gleichwertigkeit hinsichtlich der ausgefallenen Arbeitszeit mit der urlaubsrechtlichen Grundregelung nur durch eine Umrechnung von Urlaubsansprüchen erreicht werden. Für diese Umrechnung ist grundsätzlich auf Arbeitstage abzustellen. Bei der Umrechnung ist die unterschiedliche Anzahl der Tage mit Arbeitspflicht mit der Anzahl der Urlaubstage zueinander ins Verhältnis zu setzen. Dabei ist für diese Verhältnismäßigkeitsrechnung auf den Zeitabschnitt abzustellen, in dem im Durchschnitt die regelmäßige wöchentliche Arbeitszeit erreicht wird. Ist bei diesem Referenzzeitraum auf ein Jahr abzustellen, ist das Jahr mit 365 Tagen zu rechnen.

Bundesarbeitsgericht – Urteil vom 24.03.2004 (5 AZR 346/03)

Zur Entgeltfortzahlung im Krankheitsfall und dem für den Arbeitsausfall anzusetzenden Zeitfaktor.

Nach § 4 Abs. 1 Entgeltfortzahlungsgesetz (EntgeltFG) ist dem Arbeitnehmer für den Zeitraum der Entgeltfortzahlung das ihm bei der für ihn maßgebenden regelmäßigen Arbeitszeit zustehende Arbeitsentgelt fortzuzahlen. Maßgebend ist dabei alleine die individuelle Arbeitszeit des erkrankten Arbeitnehmers. Es kommt darauf an, welche Arbeitszeit aufgrund der Arbeitsunfähigkeit ausgefallen ist. Der Arbeitnehmer ist bei der Berechnung der ausgefallenen Arbeitszeit so zu stellen, wie er stehen würde, wenn die nach dem Dienstplan zu leistende Arbeit nicht wegen der Erkrankung ausgefallen wäre. Nur durch Tarifvertrag kann ein vom Entgeltfortzahlungsgesetz abweichende Bemessungsgrundlage zur Bestimmung des fort zu zahlenden Entgeltes festgelegt werden. Hiernach ist es möglich, nicht die individuelle, sondern eine bestimmte Durchschnittsstundenzahl zur Berechnung der ausgefallenen Arbeitsstunden zugrunde zu legen. Diese tarifvertragliche Gestaltungsmacht findet ihre Grenze jedoch dort, wo der Anspruch auf Entgeltfortzahlung in seiner Substanz angetastet wird.

Oberverwaltungsgericht Münster – Urteil vom 21.06.2004 (4 A 151/01)

Keine permanente Erfüllung der Fachkraftquote erforderlich.

Die Fachkraftquote des § 5 Abs. 1 Satz 2 Heimpersonalverordnung (HeimPersVO) ist nicht so zu verstehen, dass grundsätzlich jederzeit die Anzahl der mit betreuenden Tätigkeiten befassten Fachkräfte der Anzahl der ebenso tätigen Hilfskräfte zumindest entsprechen müsse. Die Vorschrift steht einem flexiblen Einsatz von Fachkräften nicht entgegen. Die Fachkraftquote verlangt vom Einrichtungsträger nicht, dass er stets in jedem Wohnbereich auf jeder Station und auch im Nachtdienst 50 % Fachkräfte im Einsatz haben muss. Es ist deshalb zulässig, dass zu Zeiten, in denen vornehmlich betreuende Tätigkeiten geringerer Schwierigkeit anfallen, die Anzahl der tätigen Hilfskräfte die der tätigen Fachkräfte übersteigt. Die Einrichtungsleitung muss jedoch in der Lage sein, nachzuweisen, dass sich die Hilfskräfte an fachliche Vorgaben halten und dass Fachkräfte im Hintergrund ansprechbar und einsatzbereit sind, wenn nur hierdurch eine angemessene Qualität der Betreuung gewährleistet ist.

Bundesarbeitsgericht – Urteil vom 29.09.2004 (5 AZR 559/03)

Zur Mitbestimmung des Betriebsrates bei „Schichtwechsel".

Der Betriebsrat hat nach § 87 Abs. 1 Nr. 2 Betriebsverfassungsgesetz (BetrVG) ein Mitbestimmungsrecht bei der Festlegung von Beginn und Ende der täglichen Arbeitszeit einschließlich der Pausen sowie der Verteilung der Arbeitszeit auf die einzelnen Wochentage. Das Mitbestimmungsrecht umfasst auch den Beschluss eines Arbeitgebers, das im Unternehmen bestehende Schichtsystem zu wechseln und die Arbeitnehmer zukünftig gemäß dem geänderten Schichtsystem einzusetzen. Alleine daraus, dass eine betriebliche Regelung hinsichtlich der Zeit der Arbeitsleistung über einen längeren Zeitraum hinweg beibehalten wird, kann ein Arbeitnehmer nach Treu und Glauben nicht auf den Willen des Arbeitgebers schließen, diese Regelung auch künftig unverändert beizubehalten.

Bundesarbeitsgericht – Urteil vom 16.02.2005 (7 AZR 330/04)

Zum Freizeitausgleich von teilzeitbeschäftigten Betriebsratsmitgliedern.

Nimmt ein teilzeitbeschäftigtes Betriebsratsmitglied außerhalb seiner Arbeitszeit an einer für die Betriebsratsarbeit erforderlichen Schulungsveranstaltung teil, besteht nach § 37 Abs. 6 Satz 1 und 2 in Verbindung mit § 37 Abs. 3 Satz 1 Betriebsverfassungsgesetz (BetrVG) ein Anspruch auf entsprechenden Freizeitausgleich. Zu den ausgleichspflichtigen Schulungszeiten zählen auch während der Schulung anfallende Pausen. Der Umfang des Freizeitausgleichs eines teilzeitbeschäftigten Betriebsratsmitgliedes ist (wie stets) auch die Arbeitszeit eines vollzeitbeschäftigen Arbeitnehmers an dem entsprechenden Schulungstag begrenzt. Dabei ist grundsätzlich die betriebsübliche Dauer und Lage der Arbeitszeit eines vollzeitbeschäftigen Arbeitnehmers maßgeblich.

Bundesarbeitsgericht – Urteil vom 24.02.2005 (2 AZR 211/04)

Zur Unmöglichkeit der Gewährung eines Ersatzruhetages für Sonntagsarbeit.

Werden Arbeitnehmer sonntags beschäftigt, müssen sie nach § 11 Abs. 3 ArbZG (Arbeitszeitgesetz) einen Ersatzruhetag im Zeitraum von 2 Wochen haben. Kann der Ersatzruhetag tatsächlich nicht gewährt werden, darf der Arbeitgeber den Arbeitnehmer sonntags nicht beschäftigen. Dies gilt auch dann, wenn ein Arbeitgeber einen Arbeitnehmer ausschließlich sonntags beschäftigt, der vorgeschriebene Ersatzruhetag jedoch nicht gewährt werden kann, weil der Arbeitnehmer von Montag bis Samstag in einem anderen Arbeitsverhältnis tätig ist. In diesem Fall besteht für den Arbeitgeber, der den Arbeitnehmer für die Sonntagsarbeit eingestellt hat, ein Grund zur ordentlichen Kündigung aus personenbedingten Gründen.

Bundesarbeitsgericht – Urteil vom 07.12.2005 (5 AZR 535/04)

Zur Arbeit auf Abruf. Grenze des flexibel abrufbaren Zeitvolumens.

§ 12 Abs. 1 Satz 2 Teilzeit- und Befristungsgesetz (TzBfG) erfordert die Festlegung einer Mindestdauer der wöchentlichen und täglichen Arbeitszeit. Die Arbeitsvertragsparteien können wirksam vereinbaren, dass der Arbeitnehmer über die vertragliche Mindestarbeitszeit hinaus Arbeit auf Abruf leisten muss. Die bei einer Vereinbarung auf Abruf einseitig vom Arbeitgeber abrufbare Arbeit des Arbeitnehmers darf nicht mehr als 25 % der vereinbarten wöchentlichen Arbeitszeit betragen.

Bundesarbeitsgericht – Urteil vom 11.01.2006 (5 AZR 97/05)

Es besteht kein genereller Anspruch auf Zuschläge für Sonn- und Feiertagsarbeit.

Ein Arbeitnehmer hat keinen Anspruch auf einen gesetzlichen Sonn- und Feiertagszuschlag für geleistete Sonn- und Feiertagsarbeit. Vielmehr hat der Arbeitnehmer bei Sonn- und Feiertagsarbeit nach § 11 Abs. 3 Arbeitszeitgesetz (ArbZG) einen Anspruch auf einen (unbezahlten) Ersatzruhetag. Lediglich der Arbeitnehmer, der an Sonn- und Feiertagen Nachtarbeit leistet, hat wegen dieser Nachtarbeit Anspruch auf eine angemessene Anzahl bezahlter freier Tage oder einen angemessenen Zuschlag auf das ihm hierfür zustehende Arbeitsentgelt.

Bundesarbeitsgericht – Urteil vom 14.03.2006 (9 AZR 11/05)

Zur Urlaubsgewährung durch den Arbeitgeber sowie zur Widerruflichkeit des erteilten Urlaubs.

Die zur Erfüllung des Urlaubsanspruchs erforderliche Erklärung des Arbeitgebers muss hinreichend deutlich erkennen lassen, dass eine Befreiung von der Arbeitspflicht zur Erfüllung des Anspruchs auf Urlaub gewährt wird. Nach ständiger Rechtsprechung des Bundesarbeitsgerichts kann der Urlaubsanspruch eines Arbeitnehmers auch dadurch erfüllt werden, dass der Arbeitgeber den Arbeitnehmer bis zur Beendigung des Arbeitsverhältnisses unter Anrechnung auf den Urlaubsanspruch von der Arbeit freistellt. Die Erfüllung von Urlaubsansprüchen durch den Arbeitgeber bedarf der unwiderruflichen Befreiung des Arbeitnehmers von der Arbeitspflicht. Nur dann ist es dem Arbeitnehmer möglich, anstelle der geschuldeten Arbeitsleistung die ihm aufgrund des Urlaubsanspruchs zustehende Freizeit uneingeschränkt zu nutzen. Das ist nur dann gewährleistet, wenn der Arbeitnehmer während der Freistellung nicht damit rechnen muss, zur Arbeit gerufen zu werden. Es besteht kein Anspruch des Arbeitgebers gegen den Arbeitnehmer, den gewährten Urlaub abzubrechen oder zu unterbrechen. Landesarbeitsgericht Nürnberg – Urteil vom 30.03.2006 (6 Sa 111/06) Das Risiko von Arbeitsmangel trägt der Arbeitgeber.

Eine Vereinbarung zwischen Arbeitgeber und Arbeitnehmer, wonach die Arbeitnehmer bei erwartetem Auftragsmangel Urlaub nehmen müssen, ist rechtswidrig. Das so genannte Wirtschaftsrisiko eines Unternehmens trägt grundsätzlich der Arbeitgeber. Diesem Risiko kann der Arbeitgeber durch entsprechend flexible Gestaltung der Arbeitszeit der Arbeitnehmer begegnen.

Landesarbeitsgericht Düsseldorf – Urteil vom 06.06.2006 (16 (18) Sa 167/06)

Zum Überstundenabbau bei Krankheit.

Ein u. a. vertraglich vorgesehener Überstundenausgleich durch Freistellung von der Arbeit ist grundsätzlich auch während einer krankheitsbedingten Arbeitsunfähigkeit möglich. Es handelt sich bei der Arbeitsbefreiung und der Beschaffung von Freizeit lediglich um die Entbindung des Arbeitnehmers von seiner vertraglichen Arbeitspflicht im Umfang der vorab geleisteten Überstunden, nicht aber darüber hinaus, um die Verschaffung einer zu Erholungszwecken nutzbaren arbeitsfreien Zeit. Ein Recht des Arbeitnehmers auf weiteren Freizeitausgleich, wenn der Arbeitnehmer nach Festlegung des Freizeitausgleichstages an dem dafür vorgesehenen Arbeitstag arbeitsunfähig krank wird, besteht nicht. Dies gilt jedenfalls dann, wenn die Zeiten der Arbeitsbefreiung schon vor der Erkrankung des Arbeitnehmers festgelegt und bekannt gegeben worden waren.

Bundesarbeitsgericht – Urteil vom 13.06.2007 (5 AZR 849/06)

Zur Schichtplangestaltung an Feiertagen.

Die Schichtplangestaltung betrifft die Organisation des Betriebes. Es ist Aufgabe des Arbeitgebers, den konkreten Einsatz der Arbeitnehmer im Rahmen der vorgegebenen Wochenarbeitszeit zu planen und zu bestimmen. Alleine daraus, dass ein Arbeitgeber eine bestimmte Personaleinsatzplanung über einen bestimmen Zeitraum hinweg beibehält, kann ein Arbeitnehmer nicht auf den Willen des Arbeitgebers schließen, diese Planung auch künftig unverändert beizubehalten und sich gegenüber den Arbeitnehmern soweit individuell vertraglich zu binden. Der Arbeitgeber kann daher seine Entscheidung darüber, wie er mit Feierta gen bei der Schichtplangestaltung verfährt, im Rahmen der gesetzlichen Regelungen, anwendbarer Tarifverträge, bestehender Betriebsvereinbarungen und der Arbeitsverträge jederzeit im Zuge einer neuen Organisationsentscheidung ändern.

Landesarbeitsgericht Rheinland-Pfalz – Urteil vom 09.06.2008 (5 Sa 58/08)

Fristlose Kündigung wegen angedrohter Arbeitsunfähigkeit nach verweigerter Urlaubsbewilligung

Wenn der Arbeitnehmer erklärt, er werde krank, wenn der Arbeitgeber ihm den im bisherigen Umfang bewilligten Urlaub nicht verlängert, obwohl er im Zeitpunkt der Ankündigung nicht krank war und sich aufgrund bestimmter Beschwerden auch noch nicht krank fühlen konnte, ist ein Kündigungsgrund gem. § 626 BGB gegeben. Ein solches Verhalten ist dann ohne Rücksicht darauf, ob der Arbeitnehmer später tatsächlich erkrankt, an sich geeignet, einen wichtigen Grund zur außerordentlichen Kündigung abzugeben. Dabei kann es ausreichend sein, dass die Drohung mit der Erkrankung nicht unmittelbar erfolgt, sondern im Zusammenhang mit dem Urlaubswunsch gestellt wird, und ein verständiger Dritter dies als deutlichen Hinweis werten kann, bei Nichtgewährung des Urlaubs werde eine Krankschreibung erfolgen.

Bundesarbeitsgericht – Urteil vom 19.05.2009 (9 AZR 433/08)

Urlaub kann nicht widerruflich erteilt werden. Die widerrufliche Anordnung von Freizeitausgleich zum Abbau von Überstunden ist als Ausübung des Weisungsrechtes durch den Arbeitgeber hingegen möglich.

Urlaub kann durch den Arbeitgeber nicht unter den Vorbehalt eines Widerrufs erteilt werden. Demgegenüber kann die Anordnung von Freizeitausgleich zum Abbau von Überstunden durch den Arbeitgeber auch unter dem Vorbehalt des Widerrufs erfolgen. Mit dem Vorbehalt der widerruflichen Freistellung zum Abbau eines Arbeitszeitguthabens weist der Arbeitgeber nur auf die gesetzliche Regelung des § 106 Gewerbeordnung (GewO) hin, wonach die Verteilung der Arbeitszeit durch den Arbeitgeber im Wege der Weisung erfolgt. Mit einer widerruflichen Freistellung erklärt der Arbeitgeber, für die Zeit des Freistellungszeitraums nicht auf sein Weisungsrecht nach § 106 GewO zu verzichten und den Arbeitnehmer ggf. auch im Freistellungszeitraum zur Arbeitsleistung auffordern zu können. Das Weisungsrecht des Arbeitgebers umfasst nicht nur die Befugnis, den Arbeitnehmer an bestimmten Tagen von der Arbeit freizustellen, sondern auch das Recht, ihn an bisher „freien" Tagen zur Arbeitsleistung heranzuziehen.

Landesarbeitsgericht Köln – Urteil vom 24.09.2009 (7 Sa 1438/09)

Zur Verpflichtung eines Wohnbereichsleiters in einem Seniorenzentrum zur Wochenend- und Feiertagsarbeit.

Gemäß § 106 Gewerbeordnung (GewO) gehört es zum Kernbereich des arbeitgeberseitigen Direktionsrechts, u.a. die Zeit der Arbeitsleistung nach billigem

Ermessen zu bestimmen. Zu den Wesensinhalten dieses arbeitgeberseitigen Direktionsrechtes zählt, die objektiv erforderliche Arbeit, die auf Zeiten entfällt, die von der Mehrzahl der Arbeitnehmer typischerweise als ungünstig oder unangenehm empfunden werden, nach pflichtgemäßem Ermessen gerecht auf die zur Verfügung stehenden Arbeitskräfte zu verteilen. Dies ist dann gegeben, wenn alle für die entsprechende Arbeitsaufgabe zur Verfügung stehenden Mitarbeiter in mehr oder minder großem Umfang erfasst werden. Dies betrifft auch eine Wohnbereichsleitung.

Bundesarbeitsgericht – Urteil vom 16.12.2009 (5 AZR 157/09)

Bereitschaftsdienst ist Arbeitszeit. Zur Zulässigkeit der Anordnung längerer Pausen durch den Arbeitgeber.

Bereitschaftsdienst ist Arbeitszeit im Sinne von § 2 Arbeitszeitgesetz (ArbZG). Dementsprechend ist Bereitschaftsdienst bei der Bestimmung der Dauer von gesetzlichen Ruhepausen als Arbeitszeit zu berücksichtigen. Die in § 4 ArbZG geregelten Ruhepausen stellen lediglich das Mindestmaß dar und verwehren es dem Arbeitgeber nicht, kraft seines Weisungsrechts längere Pausen vorzusehen.

Landesarbeitsgericht Baden-Württemberg – Urteil vom 27.01.2010 (12 Sa 44/09)

Zum Anspruch eines teilzeitbeschäftigten Arbeitnehmers auf Aufstockung seiner Arbeitszeit.

Arbeitnehmer haben nach dem Teilzeit- und Befristungsgesetz (TzBfG) einen gesetzlichen Anspruch auf eine dauerhafte Verringerung ihrer vertraglich festgelegten Arbeitszeit, soweit sie in einem Betrieb mit mehr als 15 Beschäftigten arbeiten und dort schon länger als 6 Monate beschäftigt sind. Jedoch besteht kein Anspruch „in umgekehrter Richtung", wonach Teilzeitbeschäftigte im Allgemeinen keine Aufstockung ihrer Arbeitszeit vom Arbeitgeber verlangen können. Allerdings können teilzeitbeschäftigte Arbeitnehmer verlangen, bei der Vergabe freier Vollzeitstellen im Betrieb auf ihren Wunsch hin bevorzugt berücksichtigt zu werden. § 9 TzBfG verlangt vom Arbeitgeber (unabhängig von der Größe des Betriebs), eine Teilzeitkraft bei entsprechendem Aufstockungsverlangen bei gleicher Eignung bevorzugt zu berücksichtigen, es sei denn, dass dringende betriebliche Gründe oder Arbeitszeitwünsche anderer teilzeitbeschäftigter Arbeitnehmer entgegenstehen. Beachtet ein Arbeitgeber diese Grundsätze nicht, setzt er sich der Gefahr aus, schadenersatzpflichtig in Bezug auf die Gehaltsdifferenz zum gewünschten aufgestockten Arbeitszeitanteil zu werden.

Arbeitsgericht Köln – Urteil vom 17.08.2010 (12 Sa 513/10)

Der Wunsch eines Arbeitnehmers auf Aufstockung seiner Teilzeitarbeit zu Vollzeit ist ausnahmsweise nicht nur bei einem freien Arbeitsplatz, sondern schon bei der Personalplanung zu berücksichtigen.

Die Verpflichtung des Arbeitgebers aus § 9 Teilzeit- und Befristungsgesetz (TzBfG), einen Teilzeitbeschäftigten bei entsprechendem Aufstockungsverlangen bei der Besetzung eines Vollzeitarbeitsplatzes bevorzugt zu berücksichtigen, greift an sich erst bei der Stellenbesetzung und nicht schon bei der Personalplanung. Dies ist dem Grundsatz geschuldet, dass es alleinige organisatorische Entscheidung des Arbeitgebers ist, wie er den von ihm erkannten Beschäftigungsbedarf abdeckt. Jedoch kann der gesetzlich eingeräumte Anspruch auf Berücksichtigung von Verlängerungswünschen teilzeitbeschäftigter Arbeitnehmer nicht dadurch unterlaufen werden, dass ohne Rücksicht auf arbeitsplatzbezogene Erfordernisse ausschließlich Teilzeitstellen eingerichtet werden. Bereits bei einer solchen Planung sind Aufstockungswünsche von teilzeitbeschäftigten Arbeitnehmern zu berücksichtigen.

Bundesarbeitsgericht – Urteil vom 01.09.2010 (5 AZR 517/09)

Zur Unwirksamkeit einer Überstundenpauschalierungsabrede.

Die Vertragsklausel „Erforderliche Überstunden sind mit dem Monatsgehalt abgegolten" genügt nicht dem Transparenzgebot des § 307 Abs. 1 Bürgerliches Gesetzbuch (BGB), wenn sich der Umfang, der danach ohne zusätzliche Vergütung zu leistenden Überstunden nicht hinreichend deutlich aus dem Arbeitsvertrag ergibt. Eine die pauschale Vergütung von Mehrarbeit regelnde Klausel ist nur dann klar und verständlich, wenn sich aus dem Arbeitsvertrag selbst ergibt, welche Arbeitsleistungen von ihr erfasst werden sollen. Anderenfalls lässt sich nicht erkennen, ab wann ein Anspruch auf zusätzliche Vergütung besteht. Bereits bei Vertragsabschluss muss der Arbeitnehmer erkennen können, was ggf. „auf ihn zukommt" und welche Leistung er für die vereinbarte Vergütung maximal erbringen muss. Folge der unwirksamen Überstundenpauschalierungsabrede ist, dass für die geleisteten Überstunden die angemessene durchschnittliche Vergütung zu zahlen ist.

Bundesarbeitgericht – Urteil vom 06.04.2011 (7 AZR 716/095)

Zeitliche Beschränkung des Vorbeschäftigungsverbotes in § 14 Abs. 2 Satz 2 TzBfG.

Der Möglichkeit, ein Arbeitsverhältnis nach § 14 Abs. 2 Satz 1 Teilzeit-und Befristungsgesetz (TzBfG) ohne Sachgrund bis zu 2 Jahre zu befristen, steht ein früheres Arbeitsverhältnis des Arbeitnehmers mit demselben Arbeitgeber nach § 14 Abs. 2 Satz 2 TzBfG nicht entgegen, wenn das Ende des vorangegangenen Arbeitsverhältnisses mehr als 3 Jahre zurückliegt.

Der Zweck der Regelung in § 14 Abs. 2 Satz 2 TzBfG besteht darin, zu verhindern, dass die in § 14 Abs. 2 Satz 1 TzBfG vorgesehene Möglichkeit der sachgrundlosen Befristung zu „Befristungsketten" missbraucht wird. Zur Verwirklichung dieses Zweckes bedarf es keines lebenslangen Anschlussverbots. Ein solches wäre unangemessen.

Bundesarbeitsgericht – Urteil vom 18.05.2011 (5 AZR 181/10)

Zeiten des Umkleidens und der Desinfektion sind keine vergütungspflichtige Arbeitszeit.

Auch das durch den Arbeitgeber angewiesene Umkleiden und eine vor Arbeitsaufnahme und nach Arbeitsende erforderliche Desinfektion (beispielsweise der Hände) stellt keine vergütungspflichtige Arbeitszeit dar. Die auf das Umkleiden und das Desinfizieren entfallenden Zeiten sind folglich auch keine Überstunden oder Mehrarbeit.

Bundesarbeitsgericht – Beschluss vom 01.06.2011 (7 ABR 117/09)

Zur Mitbestimmung des Betriebsrates bei der Einstellung eines Leiharbeitnehmers.

Der Betriebsrat ist bei der Einstellung von Leiharbeitnehmern zu beteiligen. Bei der Einstellung eines Leiharbeitnehmers ist der Arbeitgeber nicht verpflichtet, dem Betriebsrat die Höhe des Entgelts der bei ihm als Stamm- und als Leiharbeitnehmer beschäftigten Mitarbeiter mitzuteilen. Der Betriebsrat benötigt diese Informationen nicht, um sein Recht zur Stellungnahme nach § 99 Abs. 2 Betriebsverfassungsgesetz (BetrVG) sachgerecht ausüben zu können. Denn er kann die Zustimmung zur Einstellung eines Leiharbeitnehmers nicht mit der Begründung verweigern, die Arbeitsbedingungen des Leiharbeitnehmers verstießen gegen das Gleichheitsgebot nach § 3 Abs. 1, § 9 Nr. 2 AÜG (Arbeitnehmerüberlassungsgesetz).

Bundesarbeitsgericht – Urteil vom 21.06.2011 (9 AZR 236/10)

Unwirksamkeit der Vereinbarung einer Durchschnittsarbeitszeit ohne gleichzeitige Vereinbarung eines Ausgleichszeitraums.

Eine Arbeitszeitregelung in einem Formulararbeitsvertrag, die den Arbeitnehmer „verpflichtet, im monatlichen Durchschnitt 150 Stunden zu arbeiten", ist infolge Intransparenz unwirksam. Bestimmungen in Formulararbeitsverträgen sind unwirksam, wenn sie den Arbeitnehmer entgegen dem gebotenen Treu und Glauben unangemessen benachteiligen. Eine unangemessene Benachteiligung kann sich auch daraus ergeben, dass die Bestimmung nicht klar und verständlich ist. Dies ist gegeben, wenn für den Arbeitnehmer offen bleibt, ob die durchschnittliche Arbeitszeit in Bezug auf das Kalenderjahr, auf das jeweilige Beschäftigungsjahr des Arbeitnehmers oder gar in Bezug auf die Dauer des Arbeitsverhältnisses zu berechnen ist. Bei Fehlen einer wirksamen Teilzeitvereinbarung wird im Zweifel ein Vollarbeitsverhältnis begründet.

Europäischer Gerichtshof – Urteil vom 22.11.2011 (C-214/10)

Die Möglichkeit der Ansammlung von Ansprüchen auf nicht genommenen bezahlten Jahresurlaub, die während eines Zeitraums der Arbeitsunfähigkeit erworben wurden, kann zeitlich begrenzt werden.

Das Recht auf unbegrenztes Ansammeln von Urlaubansprüchen während eines langen Zeitraums der Arbeitsunfähigkeit entspricht nicht dem Zweck des Urlaubsanspruchs. Der Urlaub soll dem Arbeitnehmer ermöglichen, sich von seiner Arbeit zu erholen und über einen Zeitraum für Entspannung und Freizeit zu verfügen. Dabei muss der Urlaub nicht unbedingt im laufenden Kalenderjahr genommen werden, sondern kann auch später liegen. Dies insbesondere dann, wenn der Arbeitnehmer aufgrund lang anhaltender Arbeitsunfähigkeit daran gehindert war, seinen Urlaub im laufenden Kalenderjahr zu nehmen. Überschreitet der Übertragungszeitraum für den Urlaub aber eine gewisse zeitliche Grenze, so fehlt dem Jahresurlaub seine positive Wirkung für den Arbeitnehmer im Hinblick auf den in der Erholungszeit bestehenden Erholungszweck. Eine diesbezügliche zeitliche Grenze von 15 Monaten ist interessengerecht. Der Arbeitgeber muss vor der Gefahr der Ansammlung von zu langen Abwesenheitszeiträumen und den sich daraus für die Arbeitsorganisation ergebenden Schwierigkeiten geschützt werden. Ein solcher Schutz kann dadurch erreicht werden, dass die Möglichkeit, Ansprüche aus bezahltem Jahresurlaub anzusammeln, dadurch eingeschränkt wird, dass in entsprechenden Regelungen ein Übertragungszeitraum von 15 Monaten vorgesehen wird, nach dessen Ablauf der Anspruch erlischt.

Vorgeschlagene Klauseln und Muster sollen eine erste Orientierung geben und für verschiedene ausgewählte rechtliche Probleme sensibilisieren. Sie können jedoch keine Rechtsberatung ersetzen, da in jedem konkreten Einzelfall Besonderheiten auftreten. Der Umgang mit Formularen und Mustern ist aufgrund sich ständig ändernder Rechtsprechung und Gesetzeslage nicht ungefährlich. Ihre Verwendung liegt in der Eigenverantwortung des Lesers und bedarf stets der sachkundigen Anpassung an den Einzelfall. Trotz gewissenhafter Recherche und Bearbeitung kann daher von Autoren und Verlag keine Haftung für vorgeschlagene Klauseln und Muster übernommen werden.

Betriebsvereinbarung
über die Grundsätze und das Verfahren zur Erstellung und Änderung von Dienstplänen

zwischen

der _____ ,

vertreten durch _____

- im Folgenden „Arbeitgeber" genannt -

und

dem Betriebsrat der _____

vertreten durch die/den Betriebsratsvorsitzende/n, _____ .

- im Folgenden „Betriebsrat" genannt -

§ 1 Regelungsgegenstand

Diese Betriebsvereinbarung regelt die Grundsätze sowie die Erstellung und Änderung von Dienstplänen unter Berücksichtigung der Mitbestimmungsrechte des Betriebsrates.

§ 2 Geltungsbereich

(1) Diese Betriebsvereinbarung gilt für die nachfolgend benannten Arbeitnehmerinnen und Arbeitnehmer (künftig "Arbeitnehmer") des Betriebes des Arbeitgebers in

_____

369

Der Regelkreis der Einsatzplanung • Wipp/Sausen/Lorscheider
© Vincentz Network GmbH & Co. KG Hannover 2011 • ISBN 978-3-86630-184-9

(2) Die Betriebsvereinbarung gilt für alle Arbeitnehmer, die in der Pflege und Betreuung tätig sind und deren Arbeitseinsatz durch Dienstplan geregelt wird. Für die in der Pflege und Betreuung tätigen Praktikanten, Auszubildenden, Zivildienstleistenden und geringfügig Beschäftigten sind die Besonderheiten der jeweiligen Beschäftigungsverhältnisse zu berücksichtigen.

(3) Vom Geltungsbereich ausgenommen sind die Einrichtungsleitungen, Pflegedienstleitungen und die in der Verwaltung tätigen Arbeitnehmer.

(4) Der Arbeitgeber verpflichtet sich über die Dienstvorgesetzten in den jeweiligen Einrichtungen zur Umsetzung und Einhaltung dieser Vereinbarung.

§ 3 Dienstplangrundsätze

(1) Dienstpläne dokumentieren jeweils den Zeitraum von einem Monat (Dienstplanperiode). Sie enthalten für jeden Arbeitnehmer die individuelle Schichtfolge und Schichtlänge.

(2) Die Dienstzeiten ergeben sich aus den zwischen den Parteien vereinbarten Dienstplanlegenden, welche den Bedürfnissen und Erfordernissen der Einrichtungen nach Rücksprache mit dem Betriebsrat angepasst werden können. Die derzeit geltende Dienstplanlegende ist dieser Vereinbarung als Anlage beigefügt.
   Die Dienstzeiten folgen dem im Unternehmen geltenden Drei-Schicht-System mit Früh-, Spät- und Nachtschichten.

(3) Für jeden Arbeitnehmer wird ein fortlaufendes Arbeitszeitkonto geführt und in den Dienstplänen ausgewiesen. Es dient der Feststellung der geleisteten Arbeitszeit. Bis zur Einrichtung des Arbeitszeitkontos geleistete Überstunden (Plusstunden) werden dem Arbeitszeitkonto gutgeschrieben. Das gleiche gilt für ein noch zu erbringendes Zeitsoll (Minusstunden). In dem Arbeitszeitkonto werden mindestens erfasst:
– die monatliche Sollarbeitszeit für die Dienstplanperiode;
– die tatsächlich geleistete Arbeitszeit;
– die Differenz zwischen Sollarbeitszeit und tatsächlich geleisteter Arbeitszeit;
– der Kontostand am Ende einer jeden Dienstplanperiode.

(4) Die von einem Arbeitnehmer zu erbringende monatliche Sollarbeitszeit für die Dienstplanperiode wird wie folgt berechnet:
Anzahl der Tage des Monats geteilt durch 7 (= tatsächliche Anzahl der Wochen) multipliziert mit der von dem Arbeitnehmer geschuldeten Wochenarbeitszeit.

(5) Bei der Dienstplangestaltung sind die betrieblichen Interessen zu berücksichtigen. Die Arbeitnehmer können vor Erstellung des Dienstplans dem Arbeitgeber bis spätestens zum 1. des Vormonats schriftlich Wünsche mitteilen.

(6) Bei Diensten an Feiertagen muss dem Arbeitnehmer ein „Feiertagsausgleich" innerhalb eines den Beschäftigungstag einschließenden Zeitraums von acht Wochen gewährt werden.

(7) Jeder Arbeitnehmer soll in zwei Kalendermonaten an mindestens _____ (z. B. „drei") Wochenenden frei haben. Mindestens 15 Sonntage im Jahr müssen beschäftigungsfrei bleiben.

§ 4 Arbeitszeitkonto

(1) Arbeitnehmer können aus betrieblichen Gründen mit Plus- und Minusstunden geplant werden.

(2) Überschreitet das Arbeitszeitkonto mehr als _____ (z. B. „75") Plusstunden über einen Zeitraum von mehr als 2 Dienstplanperioden, so erfolgt eine Rückführung des Arbeitszeitkontos bis zu den vorgenannten Plusstunden durch Auszahlung mit der dann folgenden Gehaltsabrechnung. Ausgezahlte Plusstunden werden mit einem Aufschlag von _____ % (z. B. „20") vergütet. Das Arbeitszeitkonto ist auf grundsätzlich maximal _____ (z. B. „30") Minusstunden zu beschränken.

(3) Für Arbeitszeitkonten deren Stand bereits bei Inkrafttreten dieser Betriebsvereinbarung über die vorgenannten Plus- oder Minusstunden hinausgeht, tritt die Regelung zur Rückführung des Arbeitszeitkontos erst nach 12 Monaten in Kraft (damit bleibt genügend Zeit, etwaig bestehende größere Guthaben in die Grenzen des Arbeitszeitkontos zurückzuführen = Anm. d. R.).

(4) Die Arbeitnehmer verfügen über ihr Arbeitszeitkonto individuell und eigenständig. Ein Zeitausgleich kann jedoch nur in Abstimmung mit der Pflegedienstleitung in Anspruch genommen werden. Die Inanspruchnahme eines Zeitausgleichs darf den Betriebsablauf nicht in Gefahr bringen und ist mit einer Frist von mindestens _____ (z. B. „acht") Wochen anzukündigen, damit er in der Planung des folgenden Dienstplanes noch berücksichtigt werden kann. Ein Zeitausgleich ist auch in der Verbindung mit Wochenenden und Feiertagen möglich.
   Die Mitarbeiter sind verpflichtet, den Zeitausgleich rechtzeitig mitzuteilen. Diesem kann nur aus betrieblichen Gründen widersprochen werden.

(5) Die Vergütung der Arbeitnehmer wird unabhängig vom jeweiligen Stand des Arbeitszeitkontos auf der Basis der vereinbarten monatlichen Vergütung und der vereinbarten regelmäßigen wöchentlichen Arbeitszeit kontinuierlich gezahlt.

§ 5 Verfahren der Dienstplanerstellung

(1) Der Dienstplan wird spätestens am _____ (z. B. „10. des Vormonats") dem Betriebsrat zur Freigabe vorgelegt. Bei Einwendungen seitens des Betriebsrates müssen diese unter schriftlicher Angabe der Gründe der Pflegedienstleitung | Einrichtungsleitung innerhalb der nächsten _____ (z. B. „drei") Tage mitgeteilt werden. Geht bis zu diesem Termin die vorstehende schriftliche Erklärung des Betriebsrates beim Arbeitgeber nicht ein, so gilt die Zustimmung zu den vorgelegten Dienstplänen als erteilt.

(2) Hat der Betriebsrat zu einem vorgelegten Dienstplan innerhalb der Frist seine Zustimmung nicht erteilt und gilt die Zustimmung auch nicht als erteilt, so ist mit dem Ziel einer einvernehmlichen Regelung unverzüglich eine Erörterung zwischen dem Betriebsrat einerseits sowie der Einrichtungsleitung und dem zuständigen Mitarbeiter des TQM andererseits durchzuführen.

(3) Kommt eine Einigung über den Dienstplan nicht zustande, ist die Einigungsstelle anzurufen. Bis zu einer Einigung im Rahmen der Einigungsstelle oder bis zu einer Ersetzung der Einigung durch den Spruch der Einigungsstelle gilt der von dem Arbeitgeber geplante Dienstplan.

(4) Hat der Betriebsrat keine Einwendungen gegen den Dienstplan schriftlich mitgeteilt, so wird der Dienstplan zwei Wochen vor dem ersten Gültigkeitstag den Arbeitnehmern in geeigneter Art und Weise bekannt gegeben. Die Bekanntgabe erfolgt regelmäßig durch Aushang in den betreffenden Bereichen. Hat der Betriebsrat rechtzeitig Einwendungen gegen den Dienstplan schriftlich mitgeteilt, so erfolgt die Bekanntgabe des Dienstplanes unverzüglich nachdem Einvernehmen über den Dienstplan herbeigeführt oder die Einigung durch Spruch der Einigungsstelle ersetzt worden ist.

§ 6 Abweichungen vom Dienstplan

(1) Bei Abweichungen vom Dienstplan einschließlich der Anordnung von Mehrarbeit und Überstunden muss der Betriebsrat sofort schriftlich informiert werden. Dies kann durch Einwurf einer entsprechenden Information in das Fach des Betriebsrats geschehen. § 5 gilt sinngemäß.

(2) Ist in unvorhergesehenen Abwesenheitsfällen eingeteilter Arbeitnehmer der Arbeitgeber der Meinung, dass eine Abweichung vom Dienstplan erforderlich ist, so informiert er den Betriebsrat sofort schriftlich und beantragt dessen Zustimmung. Erfolgt dies nicht oder kann eine Einigung über die Abweichung nicht sogleich erzielt werden, ist der Arbeitgeber berechtigt, gerechnet vom Zeitpunkt des Bekanntwerdens des Abwesenheitsfalles an bis zur Dauer von _____ (z. B. „fünf") Kalendertagen ohne Zustimmung des Betriebsrates und ohne Anrufung der Einigungsstelle vom Dienstplan abzuweichen. Über die Abweichung ist der Betriebsrat zu informieren. Der Arbeitgeber wird versuchen, als Ersatz einen Arbeitnehmer zu finden, der sich freiwillig zur Arbeitsleistung bereit erklärt.

(3) Erklärt der Betriebsrat die Verweigerung der Zustimmung und will der Arbeitgeber die beabsichtigte Dienstplanabweichung über eine Dauer von _____ (z. B. „fünf") Tagen hinaus gleichwohl durchführen, hat er unverzüglich die Einigungsstelle anzurufen.

(4) Der Arbeitgeber kann die beabsichtigte Maßnahme, soweit sie zur ordnungsgemäßen Versorgung der Bewohner notwendig ist, bis zur Beendigung des Einigungsstellenverfahrens durchführen.

§ 7 Freiwillige Arbeitszeitänderung/Diensttausch

(1) Auf Wunsch beteiligter Arbeitnehmer ist der Tausch einzelner Dienste grundsätzlich nach Abstimmung und Freigabe auf dem Dienstplan durch die Wohnbereichsleitung oder Pflegedienstleitung möglich.

(2) Als Voraussetzung einer Änderung bzw. eines Tauschs gelten folgende Kriterien:
– Gleiche Qualifikation bei Standardbesetzung;
– Gleiche tägliche Arbeitszeit;
– Der Tauschbegehrer geht in der Regel grundsätzlich in Vorleistung;
– Entsprechende Dokumentation im Dienstplan;
– Bestätigung durch den/die Vorgesetzten.

(3) Eine Zustimmung kann nur erfolgen, wenn folgende Kriterien erfüllt sind:
– Der Einrichtung dürfen keine zusätzlichen Belastungen entstehen;
– Der Funktionsablauf in der Einrichtung und die Bewohnerbetreuung / Versorgung müssen sichergestellt sein;
– Es dürfen keine rechtlichen Einwände bestehen.

§ 8 Ablauf des Dienstplanes

Der Betriebsrat erhält nach Ablauf des Dienstplans eine Kopie des abgelaufenen Dienstplans, welcher alle Änderungen und die gefahrenen Dienste enthält.

§ 9 Salvatorische Klausel

Sollte eine Einzelregelung dieser Vereinbarung nicht mit dem geltenden Recht in Einklang stehen und deshalb unwirksam sein, behalten die anderen Regelungen dieser Vereinbarung ihre Gültigkeit.

§ 10 Schlussbestimmungen

Diese Betriebsvereinbarung tritt mit ihrer Unterzeichnung in Kraft. Sie kann mit einer Frist von drei Monaten gekündigt werden. Bis zum Abschluss einer neuen Betriebsvereinbarung entfaltet die Betriebsvereinbarung insgesamt Nachwirkung.

_____, den _____

_____   _____
für den Arbeitgeber   Betriebsratsvorsitzende/r

(Anm. d. Red.: Das Muster soll eine erste Orientierung geben und muss noch auf jeden konkreten Einzelfall – ggf. unter Beachtung anwendbarer tarifvertraglicher Regelungen – angepasst werden. Es ist nicht zuletzt aufgrund sich ständig ändernder Rechtsprechung und Gesetzeslage nicht allgemeingültig. Seine Verwendung liegt in der Eigenverantwortung des Nutzers und kann eine Rechtsberatung nicht ersetzen.)

Rahmenbetriebsvereinbarung zur Gestaltung der Urlaubsplanung und Urlaubsgewährung

zwischen

der _____ ,

vertreten durch _____ ,

– im Folgenden „Arbeitgeber" genannt –

und
dem Betriebsrat der _____ ,

vertreten durch die/den Betriebsratsvorsitzende/n, _____ .

– im Folgenden „Betriebsrat" genannt –

§ 1 Geltungsbereich

Diese Vereinbarung gilt für alle derzeitigen und zukünftigen Arbeitnehmerinnen und Arbeitnehmer (künftig: „Arbeitnehmer") des Betriebes des Arbeitgebers in

_____ .

Ausgenommen sind leitende Angestellte im Sinne des § 5 Abs. 3 BetrVG.

Der Arbeitgeber ist darüber hinaus verpflichtet, etwaige Vorgesetzte auf die Einhaltung dieser Vereinbarung zu verpflichten, ggf. im Wege der schriftlichen Dienstanweisung.

§ 2 Urlaubspläne

In den Bereichen Pflege und Hauswirtschaft auf den Wohnbereichen werden Urlaubspläne erstellt. Zu diesem Zwecke werden Urlaubsantragslisten geführt. Alle Arbeitnehmer sind verpflichtet, zur Ermöglichung der Eintragung ihrer Urlaubswünsche ihre Urlaubswünsche unter Angabe von Beginn und Dauer des Urlaubs dem Arbeitgeber mitzuteilen. Die Urlaubswünsche haben den gesamten Jahresurlaub (inkl. Sonderurlaub) eines jeden Arbeitnehmers zu umfassen. Dabei können bis zu _____ (z. B. „fünf") Urlaubstage ausgenommen bleiben.

Die Mitteilung der Urlaubswünsche der Arbeitnehmerinnen müssen bis spätestens zum _____ (z. B. „30. Oktober") eines Kalenderjahres für das folgende Urlaubsjahr (Urlaubsjahr = Kalenderjahr) erfolgen. Der Arbeitgeber trägt die Wünsche jeweils nach Eingang sofort in eine Urlaubsantragsliste ein.

375

Der Regelkreis der Einsatzplanung • Wipp/Sausen/Lorscheider
© Vincentz Network GmbH & Co. KG Hannover 2011 • ISBN 978-3-86630-184-9

Der Arbeitgeber wird dem Betriebsrat bis zum _____ (z. B. „13. November") den aus den Urlaubsantragslisten nach ggf. mit den Arbeitnehmern und/oder deren Vorgesetzten geführten Gesprächen entwickelten Urlaubsplan mit den Urlaubsantragslisten zur Zustimmung vorlegen. Die Betriebsparteien müssen sich bis zum _____ (z. B. „23. November") auf einen Urlaubsplan in Betriebsvereinbarungsform für das Folgejahr geeinigt haben. Kommt es bis zu diesem Zeitpunkt zu keiner Einigung, ist der Arbeitgeber verpflichtet, der Betriebsrat berechtigt, die Einigungsstelle anzurufen, die eine Einigung herbeiführt (ggf. durch Spruch).

Nachdem sich die Parteien auf den Urlaubsplan geeinigt haben und dieser den Arbeitnehmern bekannt gegeben ist, ist der Arbeitgeber berechtigt, Urlaubsanträge außerhalb des Urlaubsplanes für das im Urlaubsplan geregelte Kalenderjahr ohne Zustimmung des Betriebsrates zu bewilligen.

§ 3 Urlaubszuteilung

Der Arbeitgeber ist berechtigt, Arbeitnehmern, die im geeinigten Urlaubsplan nach § 2 dieser Betriebsvereinbarung nicht oder nicht vollumfänglich berücksichtigt wurden, den gesamten Jahresurlaub (inkl. Sonderurlaub) im Sinne einer Urlaubsgewährung zuzuteilen. Dabei müssen _____ (z. B. „fünf") Urlaubstage ausgenommen bleiben. Die Zuteilung und deren Bekanntmachung haben innerhalb von _____ (z. B. „zwei Wochen") nach der Bekanntgabe des Urlaubsplanes durch den Arbeitgeber zu erfolgen.

§ 4 Urlaubsanträge

Urlaub, der nicht in den Urlaubsplan aufgenommen wurde, kann von den Arbeitnehmern jederzeit beantragt werden.

Die Entscheidung der Einrichtungsleitung über die Bewilligung des Urlaubs ist dem Arbeitnehmer binnen _____ (z. B. „einer Woche") nach Antragstellung, bei einem Urlaub bis zu einer Dauer von drei Tagen nach Möglichkeit am Folgetag mitzuteilen.

§ 5 Urlaubsplanänderungen

In Abstimmung mit der Einrichtungsleitung kann jeder Arbeitnehmer seine im Urlaubsplan festgelegte Urlaubszeit auf eigenen Wunsch hin ändern. Eine nachträgliche Änderung des Urlaubsplans durch den Arbeitgeber ist nur aus dringenden betrieblichen Gründen möglich. Die Zustimmung des Betriebsrates ist hierzu jeweils nicht erforderlich.

Änderungen des Urlaubsplanes sind dem Betriebsrat und allen Arbeitnehmern des jeweiligen Bereiches mitzuteilen.

§ 6 Vorrangregelung

Wenn Arbeitnehmer zur selben Zeit Urlaub in Anspruch nehmen wollen, gelten die von der Rechtsprechung entwickelten Grundsätze zur Vorrangregelung, die allerdings nicht zur Ablehnung bewilligten Urlaubes führen können. Insbesondere gilt:

Arbeitnehmer mit schulpflichtigen Kindern sind während der Schulferien grundsätzlich vorrangig zu berücksichtigen. Wenn Arbeitnehmer mit schulpflichtigen Kindern in einem Jahr während der Sommerferien Urlaub in Anspruch nehmen konnten, haben sie im darauffolgenden Jahr Nachrang gegenüber Arbeitnehmern mit schulpflichtigen Kindern, die tatsächlich keinen Urlaub während der Sommerferien erhalten hatten.

Auszubildende erhalten ihren Urlaub nach Möglichkeit während der Berufsschulferien.

Schließlich sind fristgerechte Eintragung in die Urlaubsantragsliste sowie persönliche Gründe wie zum Beispiel Heirat, Reise zu Angehörigen im Ausland etc. bei der Urlaubsplanung zu berücksichtigen.

Konnte sich ein Arbeitnehmer hinsichtlich der Gewährung seines Urlaubsanspruchs zugunsten anderer Arbeitnehmer nicht durchsetzen, hat sein Urlaubsanspruch im darauffolgenden Jahr gegenüber den bevorzugten Arbeitnehmern Priorität.

§ 7 Resturlaub

Im Mai des jeweils laufenden Urlaubsjahres ermittelt der Arbeitgeber für jeden Arbeitnehmer den bis dahin noch nicht erhaltenen und noch nicht bewilligten Resturlaubsanspruch des laufenden Urlaubsjahres. Sofort nach Ermittlung wird den Arbeitnehmern das Ergebnis der Ermittlungen mitgeteilt, verbunden mit der Aufforderung, die Bewilligung des Resturlaubes unverzüglich zu beantragen. Die Aufforderung erfolgt durch Aushang auf den Wohnbereichen.

Die eingehenden Urlaubsanträge werden nach der Reihenfolge des Eingangs bearbeitet und beschieden. Kommt eine Einigung zwischen einem Arbeitnehmer und dem Arbeitgeber nicht zustande, wird der Betriebsrat hinzugezogen. Verbleibt es bei der Ablehnung durch den Arbeitgeber, kann der Betriebsrat die Einigungsstelle anrufen (§ 87 Abs. 1 Nr. 5 BetrVG).

Der Arbeitgeber ist berechtigt, Arbeitnehmern, die die Gewährung ihres Resturlaubs innerhalb einer Frist von _____ (z. B. „zwei Wochen") nach Aufforderung nicht oder nicht vollumfänglich beantragt haben, den gesamten Restjahresurlaub (inkl. Sonderurlaub und Resturlaub) im Sinne einer Urlaubsgewährung zuzuteilen.

§ 8 Übertragung von Urlaubstagen

Für die Übertragung von Urlaubstagen auf Folgejahre gelten die gesetzlichen Vorschriften. Daneben sind Einzelvereinbarungen möglich.

§ 9 Inkrafttreten. Kündigung und Nachwirkung

Die Betriebsvereinbarung tritt mit Unterzeichnung (bei Unterzeichnung an verschiedenen Tagen: Datum der Letztunterzeichnung) in Kraft.

Die Betriebsvereinbarung kann nur zum 30. Juni eines Kalenderjahres mit einer Frist von drei Monaten gekündigt werden. Die Kündigung bedarf der Schriftform.

Bis zum Abschluss einer neuen Betriebsvereinbarung entfaltet die Betriebsvereinbarung insgesamt Nachwirkung.

_____ , den _____

_____   _____

für den Arbeitgeber   Betriebsratsvorsitzende/r

(Anm. d. Red.: Das Muster soll eine erste Orientierung geben und muss noch auf jeden konkreten Einzelfall – ggf. unter Beachtung anwendbarer tarifvertraglicher Regelungen – angepasst werden. Es ist nicht zuletzt aufgrund sich ständig ändernder Rechtsprechung und Gesetzeslage nicht allgemeingültig. Seine Verwendung liegt in der Eigenverantwortung des Nutzers und kann eine Rechtsberatung nicht ersetzen.)

Anstellungsvertrag

(auszugsweise)

Zwischen

_____ ,

– im Folgenden „Arbeitgeber" genannt –

und
Frau/Herrn

_____ ,

– im Folgenden „Arbeitnehmer" genannt –

wird folgender Anstellungsvertrag geschlossen:

[…]

§ 4 Arbeitszeit

(1) Es wird eine durchschnittliche wöchentliche Arbeitszeit von _____ Stunden vereinbart.

(2) Ausgehend von der vertraglich vereinbarten durchschnittlichen wöchentlichen Arbeitszeit wird der Arbeitgeber die konkrete Arbeitszeit aufgabengerecht unter Berücksichtigung der betrieblichen Erfordernisse monatlich im Rahmen der Dienstplangestaltung bestimmen.

(3) Abweichungen von der bereits festgelegten Dienstplaneinteilung können von dem Arbeitgeber bei einem betrieblichen Erfordernis vorgenommen werden. Betriebliche Erfordernisse können einen kurzfristigen Mehr- oder Minderbedarf an Mitarbeitern bedingen. Hierzu zählen etwa der Ausfall von Mitarbeitern, Pflegebedarfsänderungen von Heimbewohnern, Krankheiten von Heimbewohnern, Neuaufnahmen etc. Der Arbeitgeber ist in derartigen Fällen berechtigt, die bereits festgelegte Arbeitszeit zu vermindern oder zu erhöhen.

(4) Es wird ein Arbeitszeitkonto eingerichtet, das durchlaufend zu führen ist und der Feststellung der tatsächlich geleisteten Arbeitszeit dient. Im Rahmen des Arbeitszeitkontos ist ein Zeitguthaben oder ein Zeitsoll bis zu _____ Stunden möglich.

(5) Die Vergütung wird unabhängig vom jeweiligen Stand des Arbeitszeitkontos auf der Basis der vereinbarten durchschnittlichen wöchentlichen Arbeitszeit kontinuierlich gezahlt.

Der Regelkreis der Einsatzplanung • Wipp/Sausen/Lorscheider
© Vincentz Network GmbH & Co. KG Hannover 2011 • ISBN 978-3-86630-184-9

(6) Im Falle der Beendigung oder des Ruhens des Arbeitsverhältnisses ist das Arbeitszeitkonto auf der Basis der vertraglich geschuldeten Vergütung auszugleichen.

(7) Der Arbeitnehmer ist verpflichtet, über den Stand des Arbeitszeitkontos hinaus Überstunden zu leisten, wenn es die betrieblichen Belange erfordern. Ansprüche aus der Leistung von Überstunden bestehen nur, wenn die Überstunden von dem zuständigen Vorgesetzten ausdrücklich angeordnet oder genehmigt worden sind. Überstunden sind grundsätzlich durch Freizeit auszugleichen. Anstelle eines Freizeitausgleiches können Überstunden auch nach Maßgabe der sich aus § 3 zu berechnenden Stundenvergütung abgegolten werden.

[...]

§ 7 Urlaub

(1) Der kalenderjährlich zu gewährende Erholungsurlaub eines Arbeitnehmers in der Fünf-Tage-Woche beträgt einschließlich des gesetzlichen Urlaubs nach dem Bundesurlaubsgesetz insgesamt ____ Tage. Wird Urlaub gewährt, wird zuerst der gesetzliche Urlaub nach dem Bundesurlaubsgesetz aufgebraucht.

(2) Ist die individuelle Arbeitszeit des Arbeitnehmers nicht auf fünf Arbeitstage in der Kalenderwoche verteilt oder ändert sich im Verlauf des Kalenderjahres die Verteilung der Arbeitszeit, verkürzt oder verlängert sich die Dauer des dem Arbeitnehmer zustehenden Urlaubs entsprechend.

(3) Ist der Arbeitnehmer nicht das gesamte Kalenderjahr beim Arbeitgeber beschäftigt, wird der Urlaub anteilig gewährt (je voller Beschäftigungsmonat 1/12). Es wird jedoch mindestens der gesetzliche Urlaub nach dem Bundesurlaubsgesetz gewährt.

(4) Der Urlaub muss im laufenden Kalenderjahr gewährt und genommen werden. Eine Übertragung des Urlaubs auf das nächste Kalenderjahr ist nur statthaft, wenn dringende betriebliche oder in der Person des Arbeitnehmers liegende Gründe dies rechtfertigen. Im Fall der Übertragung muss der Urlaub in den ersten drei Monaten des folgenden Kalenderjahres gewährt und genommen werden. Urlaub der nicht innerhalb der genannten Fristen angetreten ist verfällt, soweit gesetzlich nichts anderes geregelt ist. Soweit der gesetzliche Urlaub nach dem Bundesurlaubsgesetz wegen Krankheit nicht verfällt, erlischt dieser 12 Monate nach Ablauf des Zeitraums nach Abs. 4 Satz 3.

(5) § 616 S.1 BGB findet keine Anwendung.

§ 8 Arbeitsunfähigkeit

(1) Der Arbeitnehmer ist verpflichtet, dem Arbeitgeber jede Arbeitsunfähigkeit und ihre voraussichtliche Dauer unverzüglich anzuzeigen.

(2) Im Falle der Erkrankung ist der Arbeitnehmer verpflichtet, vor Ablauf des ersten Kalendertages nach Beginn der Arbeitsunfähigkeit eine ärztliche Bescheinigung über die Arbeitsunfähigkeit sowie deren voraussichtliche Dauer vorzulegen. Dauert die Arbeitsunfähigkeit länger als in der Bescheinigung angegeben, so ist eine neue ärztliche Bescheinigung bereits am ersten Tag nach Ablauf der vorangegangenen Arbeitsunfähigkeitsbescheinigung einzureichen.

(3) Im Übrigen gelten die gesetzlichen Regelungen.

[…]

_____ ,den _____   _____ ,den _____

_____   _____
Arbeitgeber   _Arbeitnehmer_

(Anm. d. Red.: Das Muster soll eine erste Orientierung geben und muss noch auf jeden konkreten Einzelfall – ggf. unter Beachtung anwendbarer tarifvertraglicher Regelungen – angepasst werden. Es ist nicht zuletzt aufgrund sich ständig ändernder Rechtsprechung und Gesetzeslage nicht allgemeingültig. Seine Verwendung liegt in der Eigenverantwortung des Nutzers und kann eine Rechtsberatung nicht ersetzen.)

Literaturtipps

Gabler Verlag (Herausgeber): Gabler Wirtschaftslexikon, Stichwort: Kennzahlen, online

Ministerium für Arbeit, Gesundheit und Sozialordnung Baden-Württemberg: Schreiben des Ministeriums für Arbeit, Gesundheit und Sozialordnung vom 30.08.1994 ergänzt um Erlass vom 04.07.95, 29.01.96, 17.06.96,18.10.01

Saarländische Pflegegesellschaft e.V. 12.08.2010:Personalausstattung in Pflegeheimen;

Wingenfeld 2001: „Grundlagen der Personalbemessung in vollstationären Pflegeeinrichtungen"

Wingenfeld, Schnabel; 2002: „Pflegebedarf und Leistungsstruktur in vollstationären Pflegeeinrichtungen"; Untersuchung im Auftrag des Landespflegeausschusses NRW

Wipp, Kämmer, Aghamiri, 2005: Fehlzeiten konstruktiv managen: Vincentz Network

Der Regelkreis der Einsatzplanung • Wipp/Sausen/Lorscheider
© Vincentz Network GmbH & Co. KG Hannover 2011 • ISBN 978-3-86630-184-9

Abkürzungen

AUB	Arbeitsunfähigkeitsbescheinigung
BFD	Bundesfreiwilligen Dienst
BTW	Betreutes Wohnen
FSJ	Freiwilliges Soziales Jahr
GFB	Geringfügig Beschäftigter
HL	Hausleiterin
LfZ	Lohnfortzahlung
LQM	Leistungs- und Qualitätsmerkmale
LQV	Leistungs- und Qualitätsvereinbarung
PDL	Pflegedienstleistung
PFK	Pflegefachkraft
PH	Pflegehelfer
TZ	Teilzeitstelle
VK-Stellen	Vollkraft Stellen (Teilzeit wird in Bezug auf eine 100% Anstellung umgerechnet)
VZ	Vollzeitstelle

ArbG	Arbeitsgericht
ArbPlSchG	Arbeitsplatzschutzgesetz
ArbSchG	Arbeitsschutzgesetz
ArbZG	Arbeitszeitgesetz
AÜG	Arbeitnehmerüberlassungsgesetz
BAG	Bundesarbeitsgericht
BetrVG	Betriebsverfassungsgesetz
BGB	Bürgerliches Gesetzbuch
BurlG	Bundesurlaubsgesetz
EntgeltFG	Entgeltfortzahlungsgesetz
EUGH	Europäischer Gerichtshof
GewO	Gewerbeordnung
JArbSchG	Jugendarbeitsschutzgesetz
KSchG	Kündigungsschutzgesetz
LAG	Landesarbeitsgericht
MuSchG	Mutterschutzgesetz
MuSchVO	Mutterschutzverordnung
OVG	Oberverwaltungsgericht
SGB XI	Sozialgesetzbuch XI (Pflegeversicherung)
TzBfG	Teilzeit- und Befristungsgesetz

Der Regelkreis der Einsatzplanung • Wipp/Sausen/Lorscheider
© Vincentz Network GmbH & Co. KG Hannover 2011 • ISBN 978-3-86630-184-9

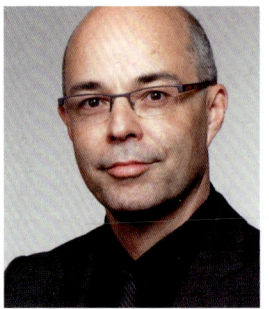

Michael Wipp

Geschäftsführer Haus Edelberg Dienstleistungsgesellschaft für Senioren mbH, Karlsruhe; 30-jährige berufspraktische Erfahrung auf dem Gebiet der Altenhilfe in unterschiedlichen Positionen, langjährige Tätigkeit als Unternehmensberater; Dozenten – und Lehrtätigkeit; Autor und Co-Autor von Fachbüchern und zahlreichen Fachveröffentlichungen, u. a. in der Zeitschrift Altenheim, Vincentz Network; Aufsichtsrats- und Kuratoriumsmitglied.

Bisher bei Vincentz Network von Michael Wipp erschienen: Fehlzeiten konstruktiv managen, 2009; Praxishandbuch Qualitätsprüfungen, 2010.

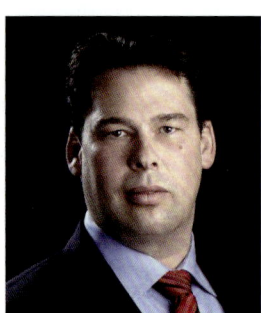

Peter Sausen

Rechtsanwalt, Fachanwalt für Arbeitsrecht.

Inhaber der Kanzlei STEINRÜCKE.SAUSEN mit Büros in Köln und Berlin (www.steinruecke-sausen.de).

Langjährige deutschlandweite Beratung von Pflegeeinrichtungen zu arbeitsrechtlichen Fragestellungen.

Umfangreiche Beratungserfahrung u. a. im Bereich „Gestaltung und Umsetzung von Dienstplan- und Arbeitszeitsystemen".

Dozent für Pflegerecht, Dozent sowie Fachautor für Arbeitsrecht.

Mitglied der Arbeitsgemeinschaft Arbeitsrecht im DAV.

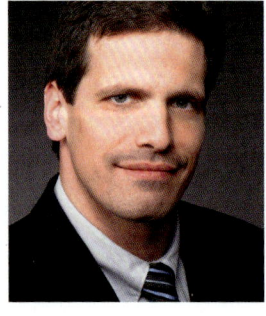

Dirk Lorscheider

Geschäftsführer Haus Edelberg Dienstleistungsgesellschaft für Senioren mbH, Karlsruhe, der Seniorenresidenzen Allerhop GmbH, und Wölperring GmbH, Mitglied der Geschäftsleitung der Silvercareholding, München, langjährige Managementerfahrung in Leitungspositionen führender Altenheimbetreiber in Deutschland, Dozenten-Tätigkeit, Kaufmann, Heimleiter nach § 2 HeimPers.VO.